中医名家名师讲稿丛书
第二辑

费兆馥中医诊断学讲稿

费兆馥　著
费兆馥名师研究室　整理

人民卫生出版社

图书在版编目（CIP）数据

费兆馥中医诊断学讲稿／费兆馥著. —北京：人民卫生出版社，2009.2

（中医名家名师讲稿丛书·第二辑）

ISBN 978-7-117-11146-1

Ⅰ. 费… Ⅱ. 费… Ⅲ. 中医诊断学 Ⅳ. R241

中国版本图书馆 CIP 数据核字（2008）第 205273 号

中医名家名师讲稿丛书（第二辑）

费兆馥中医诊断学讲稿

著　　者：费兆馥

出版发行：人民卫生出版社（中继线 010 – 59780011）

地　　址：北京市朝阳区潘家园南里 19 号

邮　　编：100021

E - mail：pmph@ pmph. com

购书热线：010 – 59787592　010 – 59787584　010 – 65264830

印　　刷：北京汇林印务有限公司

经　　销：新华书店

开　　本：705×1000　1/16　印张：32.5　插页：2

字　　数：619 千字

版　　次：2009 年 2 月第 1 版　2024 年 3 月第 1 版第 9 次印刷

标准书号：ISBN 978-7-117-11146-1/R · 11147

定　　价：59.00 元

打击盗版举报电话：010-59787491　E-mail：WQ @ pmph. com

（凡属印装质量问题请与本社市场营销中心联系退换）

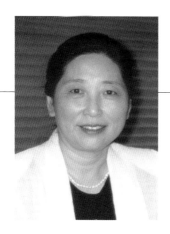

费兆馥简介

　　费兆馥,女,国内著名中医诊断学专家,上海中医药大学教授,上海中医药大学名师工程"费兆馥名师研究室"名师,长期从事中医学临床、教学工作,并致力于中医脉诊客观化研究。1963年毕业于上海中医学院,1981获中医学硕士学位;1982以来在上海中医药大学基础医学院开展中医诊断学的教学和科研工作,曾任中医诊断教研室主任,中医四诊研究室主任。1989～1997年于日本九洲大学健康科学中心高级访问学者,协作研究脉诊客观化课题。自1978年起从事脉诊客观化研究,取得了大量的研究成果。曾参与国家"六五""七五"攻关项目,近年来参加科技部863计划项目国家自然基金等多项研究项目。代表性论著有:《现代中医脉诊学》、《新编中医诊法图谱》、《望舌识病图谱》、《中医诊断学》、《中医诊法学》等。在国内外公开杂志和国际学术会议上发表论文40多篇。曾多次应邀赴日、德、美等地讲学。在中医脉诊研究方面取得显著成就,1982年获上海市人民政府科技成果二等奖;1985年"脉象模拟装置和脉图信号计算机处理"获卫生部重大科技成果乙级奖;近年来申请脉诊检测仪专利三项。

出版者的话

　　自20世纪50年代始,我国高等中医药院校相继成立,与之相适应的高等中医教育事业蓬勃发展,中医发展史也掀开了崭新的一页,一批造诣精湛、颇孚众望的中医药学专家满怀振兴中医事业的豪情登上讲坛,承担起传道、授业、解惑的历史重任。他们钻研学术,治学严谨;提携后学,不遗余力,围绕中医药各学科的建设和发展,充分展示自己的专业所长,又能结合学生的认识水平和理解能力,深入研究中医教学规律和教学手段,在数十年的教学生涯中,逐渐形成了自己独特的风格,同时,在不断的教学相长的过程中,他们学养日深,影响日广,声誉日隆,成为中医各学科的学术带头人,中医教育能有今日之盛,他们居功甚伟,而能够得到各位著名专家的教诲,也成为莘莘学子的渴望,他们当年讲课的课堂笔记,也被后学者视为圭臬,受用无穷。

　　随着中医事业日新月异的发展,中医教育又上升到新台阶。当今的中医院校中,又涌现出一大批优秀教师。他们继承了老一辈中医学家的丰富经验,又具有现代的中医知识,成为当今中医教学的领军人物。他们的讲稿有着时代的气息和鲜明的特点,沉淀了他们多年的学术思想和研究成果。

　　由于地域等原因的限制,能够亲耳聆听名家、名师授课的学生毕竟是少数。为了惠及更多的中医人,我们策划了"中医名家名师讲稿丛书",分辑陆续出版,旨在使后人学有所宗。

第一辑(共 13 种):

《任应秋中医各家学说讲稿》　　　《任应秋内经研习拓导讲稿》

《刘渡舟伤寒论讲稿》　　　　　　《李今庸金匮要略讲稿》

《凌耀星内经讲稿》　　　　　　　《印会河中医学基础讲稿》

《程士德中医学基础讲稿》　　　　《王绵之方剂学讲稿》

《王洪图内经讲稿》　　　　　　　《李德新中医基础理论讲稿》

《刘景源温病学讲稿》　　　　　　《郝万山伤寒论讲稿》

《连建伟金匮要略方论讲稿》

第二辑(共 8 种):

《孟澍江温病学讲稿》　　　　　　《颜正华中药学讲稿》

《周仲瑛内科学讲稿》　　　　　　《李鼎针灸文献讲稿》

《张家礼金匮要略讲稿》　　　　　《费兆馥中医诊断学讲稿》
《邓中甲方剂学讲稿》　　　　　　《张之文温病学讲稿》

丛书突出以下特点：一是权威性。入选名家均是中医各学科的创始人或重要的奠基者，在中医界享有盛誉；同时又具有多年丰富的教学经验，讲稿也是其数十载教学生涯的积淀。入选名师均是全国中医药院校知名的优秀教师，具有丰富的教学经验，是本学科的学术带头人，有较高知名度。二是完整性。课程自始至终，均由专家们一人讲授。三是思想性。讲稿围绕教材又高于教材，专家的学术理论一以贯之，在一定程度上可视为充分反映其独特思想的专著。四是实践性。各位专家都有丰富的临床经验，理论与实践的完美结合能给读者以学以致用的动力。五是可读性。讲稿是讲课实录的再提高，最大限度地体现了专家们的授课思路和语言风格，使读者有一种亲切感。同时对于课程的重点和难点阐述深透，对读者加深理解颇有裨益。

在组稿过程中，我们得到了来自各方面的大力支持，许多专家虽年事已高，但均能躬身参与，稿凡数易；相关高校领导也极为重视，提供了必要的条件。在此，对老专家们的亲临指导、对整理者所付出的艰辛努力以及各校领导的大力支持，深表钦佩，并致以诚挚的谢意。

人民卫生出版社
2008 年 12 月

中医诊断学是在中医理论指导下,运用四诊、八纲、辨证对病症进行诊断的一门学科。它是中医辨证论治的前提,是中医学基础理论过渡到临床各学科的桥梁,是弘扬中医特色,提高中医学术水平的主干课程之一。通过教学,使学生掌握"司外揣内"、"审证求因"、"辨证论治"的基本理论和法则,学会诊察、识辨病症的方法,为治疗和防病打下基础。本学科的教学任务和目标是讲授:①中医诊察病症的四诊(望闻问切)方法,尤其是最具特色的舌诊、脉诊方法;②八纲指导下的多种辨证方法;③观察病情、辨识病症的逻辑思维,以及抓住重点、顾及全面、层层剖析的辨证方法;④将临床资料,进行梳理整合,结合现病史,真实无误地进行记录。根据病案书写要求格式,学会在诊疗同时完成病案书写。中医诊断学是实践性很强的学科。要求学生牢固地掌握中医理论知识,重视技能训练,为从事中医、中西医结合临床医疗,实验研究,打下良好的基础。同时,学生通过受承先辈的医术、医德,培养良好的医德风尚。

多年来,以国家教委,中医药管理局统编教材为核心,相关教材和教参层出不穷,中诊教学在开创形声教学、实验教学等方面不断地充实和提高,学生的知识面、思考点和辨别能力亦有所增加,但教学中存在"二头脱节"现象亟待解决:一是"中诊"教学与前期课程脱节;二是中诊教学与临床实用脱节,这些问题不解决,就会干扰和影响本学科的教学质量和课程设置的价值。如:在现用《中医诊断学》教材里,要求书写中、西医结合病史,作出中、西医双重诊断等,对尚未学习《诊断学基础》《内科学》的学生来说是脱离实际的。中、西医学是两种不同知识结构的学科,放在一个教学节点上似不妥当。或者要用加倍时间去求得一知半解,非但达不到要求,反而冲淡了中医诊断学的教学内容;在医院里有的中医师根据实验诊断的报告开中药处方,但说不清处方用药的"理"、"法";或能书写西医的大病史,但却说不准患者是什么脉象或舌象等。长此以往,中医学术将不摧自毁,必将遭受废医存药的厄运。

为了发扬传统医学特色,加强中医诊法、辨证知识,提高诊断的综合运用和思维能力,本书试图增加"分部诊断"内容,缩短基础与临床的距离。使学者一见主症,立即联想出该部位发病的可能性和特殊性,比较容易得出合理的判断,胸有成竹地面对病人。

上海中医药大学费兆馥名师研究室(成员:许家佗(传承人),何建成,张志枫,李果刚,雍丽,庄燕鸿,龚其森,丁杰,燕海霞,付晶晶)成立后,环绕教学为中心开展了教学研讨活动,《讲稿》主要是对本人面向不同层次授课的讲稿内容加以整理,并结合长期医、教、研的经验体会提出自己的观点。本讲稿内容分为诊法,八纲,辨证,分部诊断,病案书写五篇。部分篇章又得到研究室老师们协助整理,具体整理情况为许家佗:舌诊,腹部;何建成:胸部;张志枫:气血津液辨证,脏腑辨证;李果刚:颜面、五官部;雍丽:头颅(脑),颈项部;庄燕鸿:背腰部;二阴部;龚其森:四肢,皮肤毛发部。图片和插图由许家佗老师帮助制作完成。由于篇幅有限,彩图请参考其他相关书籍。

本讲稿内容丰富,观点明朗,说理中肯,文字简朴,图文并茂。便于学者阅读、理解和记忆。适用于广大高等中医药院校师生,中医进修生,西医学习中医人员,中医工程学、中医药剂师、中医营养师等专业人员参考使用,并适宜多学科中医爱好者自学《中医诊断学》时参考。

囿于水平,纰缪之处在所难免,敬请师长、同道、读者不吝赐教,批评指正。

费 兆 馥

2008 年 12 月

目录

3

4

第二篇　八　　纲

第三篇　辨　　证

6

7

9

11

13

第五篇　病案书写和选读

15

绪　　论

　　中医诊断学是运用中医学基础理论,研究诊断病症的基本理论和方法的一门学科。具体地说是从整体出发,诊察病情,识别病症,推断病情,为防治疾病提供依据的临床基础课。是中医学基础理论过渡到临床各学科的桥梁。通过教学,使学生掌握"司外揣内"、"审证求因"、"四诊合参"的医理和法则,学会诊察病情、辨识病症的基本技能,并能书写中医医案,提出初步诊断和治则。为学习临床各学科,进行临床见习与实习奠定基础。

一、中医诊断学的基本法则

　　中医诊断学是历代医家在长期医疗实践中积累的诊病经验的总结,不但验证了中医学的理论,又逐步创建了一整套诊断疾病的理论和方法。有效地推进了中医临床的发展。中医诊断学的基本法则是:"司外揣内"、"审证求因"、"四诊合参"。

(一)中医整体观

　　中医整体观认为,人是一个统一整体,体表皮肉脉筋骨、经络与脏腑息息相关,精神情志与内脏功能相关联,局部与整体、机体与外界环境均有着密切的联系。五行学说又论述了五脏、五体、五官、五色、五音等对应关系,以及五脏功能的相互影响(生、克)。可见,机体的每一个病症的出现,无不体现整体功能的失调。即所谓"欲知其内者,当以观乎外;诊于外者,斯以知其内。盖有诸内者,必形诸外",由此提出了"司外揣内"("以表知里"、"以此及彼"),为中医诊断学的基本法则。

(二)审证求因

　　审证求因,是根据病人出现的一系列具体症状和体征(四诊所得)加以分析、综合,找出发病的原因和癥结所在,为解除病症提供依据,也是中医诊断的基本法则。发病的原因是复杂的,可以由外来的致病因素(外邪),如自然因素,有物理、生物、化学的因素;社会因素(人文);或体内功能失调产生的致病因素(内邪),或由精神情志,饮食、劳逸失调等引起机体内气机、气化失调等,均可出现相应的病变。运用四诊和辨证可以从一系列证候中,不仅识辨疾病性质和特征,还可探求病因、病位和病程的进展,作为立法处方的依据。如每当情绪激动,即出现腹痛腹泻,泻后痛减,则与一般脾虚泄泻不同,可诊断为肝气侮脾的痛泻证。

对此病症就可有更加真切的认识。治疗可达到"治病求本"的目标。

（三）四诊合参

四诊合参是医者通过目视、耳闻、鼻嗅、口问、手摸，从不同角度观察病情，采集病人的临床征象，加以全面、仔细、综合分析，才能对病人形成比较完整的印象，通过去粗取精，去伪存真的删选，对病症得到比较准确的认识和合理的判断。临床征象是辨证的基础，要合理、正确地判断病症，必须要有充分的征象为依据。要搜集详细的临床征象，就必须要四诊合参。

确切的早期诊断，将使病人得到及时的合理的治疗，达到阻断自然病程，早日康复的目的，这对病人和医生都有非常重要意义。如诊断不及时，不正确，则会延误病情，造成医疗事故，甚则危及生命。因此，学习诊断学对每个医务工作者都是十分重要的。

中医临床是非常丰富的，综合性强的领域，不可能在完成基础理论学习后就直接进入临床课。必须要经过诊断学的学习，开始接触临床，掌握观察病人、辨识病症的基本法则后，才能进入临床学习阶段。因此，诊断学是中医基础理论用于实践，联系、结合临床的学科。在实际工作中，诊断学的理论和方法对于所有专科的诊断都一样适用。因此，诊断学的内容，包括四诊的方法和步骤，对症状、证候的辨证，以及对证候的预后、判断等，都是临床工作者所必须学习、掌握的，因而也必然成为各个临床学科的基础。

二、《诊断学讲稿》的基本内容

本讲稿内容分为诊法、八纲、辨证、分部诊断、病案书写和病案选读五篇。

（一）诊法

诊法包括望、闻、问、切四类。又称"四诊"。

1. 望诊　是医生用视觉观察病人的方法。当医生的视线落到患者身上时，首先留下患者的总体印象是：神色形态（精神状态），反映出患者的健康状况和病态，病痛出现在体表的征象，亦称为体征。体征往往与症状相应出现，但亦可单独出现。如消瘦、黄疸等，对临床诊断起主导作用。通过仔细观察和分析，可以初略地了解病症的性质，病情的轻重，疾病可能发生的部位，及时发现病情变化的趋势。提示进一步诊察病情的重点，找到询问病史的切入口。

观察舌象变化，诊断病症的方法称舌诊。舌诊是中医最具特色的诊法之一。

2. 问诊　是通过医生与患者进行问答式的交谈过程，了解患者的病痛，及其发生与发展的情况。患者得病后出现的异常感觉称为症状，如头痛、呕心、腹胀等。这种异常感觉一般出现在发病早期，体表尚未出现明显的形态变化或功能异常的时候。通过问诊可以及早掌握疾病的主要特征，推测其发生发展和演变过程。对疾病作出初步诊断起重要作用。

2

3. **闻诊** 是医生运用听觉和嗅觉诊察疾病的方法。听诊的内容,主要听语言、声音、呼吸、咳嗽、嗳气、肠鸣等声音,了解病邪的性质,发音器官和内脏的功能变化;闻诊是运用鼻的嗅觉,分辨病体、分泌物、排泄物等发出的气浊。以了解疾病的性质、脏腑功能的损害程度。对观察疾病和预后有一定意义。

4. **切诊** 是运用指掌的触觉,了解体表肌肤、手足掌心的温凉、润燥;胸腹部的软硬、压痛反应,肿块性质等,并结合望、问、闻诊,观察疼痛部位对按压的喜恶,胸腹部叩击音的清浊等。测知某些内脏、组织的病变或肿块的部位、形态,或者体腔内的气、液潴留情况等。

运用指感分辨脉搏搏动的形象(脉象)称诊脉。根据脉象的特征,判断病症的方法即为脉诊。("诊脉识病")脉诊是诊断病症和动态观察病情变化的重要依据。亦是中医最具特色的诊断方法。

舌诊和脉诊是中医诊法中最具特色的诊察方法,内容丰富,近代研究和发展较快,故另立章节叙述。

(二)八纲

八纲,是阴阳学说在中医诊断学的运用,是观察、分析人体生命现象、病理变化、病邪性质、部位,邪正关系等方面的纲领。从八纲的症(征象)、证候、辨证,了解证候发生发展的一般规律,辨证法则(位、性、势、归),证候相互关系:相兼,错杂,传变、转化,真假。由此发展为许多比较具体辨证方法。

(三)辨证

主要介绍辨证的思维过程。

1. **掌握要领** 找出诸多临床表现中的主要征象(主要矛盾),及其特征性表现(矛盾的主要方面)。

2. **分层辨析** 从病邪性质、病变部位、功能失常、病程经过等方面进行分析、辨别。综合判断,定出证型。

3. **重视相间状态** 证情复杂时,必须分辨主次、标本、先后,注意证候的传变和转归。

再从致病因素和发病特征,分别介绍病因辨证(外因、内因、不内外因),外感病辨证,气血津液辨证,脏腑辨证,经络辨证的方法。

(四)分部诊断

为了帮助学生提高诊法和辨证的综合运用能力,努力缩短教学和临床的距离,在学习医学基础课与四诊、八纲、辨证的基础上,增设了《分部诊断》篇。该篇的编写体例是,迎合临床患者"某处不适(异常感觉)是什么病?"的发问习惯,编写以机体局部为单位的分部诊断法。以该部的主要结构(组织、器官、脏腑)和功能为基础,将临床出现的各种病理现象(四诊采集)分别纳入形态异常、感觉异常和功能异常三项之下,分别进行辨证分型。归纳出该部位常见证候。使学生再次学习诊断知识综合运用的方法,提高临床应诊能力。

(五)病案书写和病案选读

病案是记录患者病情变化和医生诊疗经过的记录,是具有重要学术意义和社会意义的档案。书写病案是医生的职责,亦反映出医疗水平。在本学科范围,要求学生在诊察病情的同时,抓住主诉或主症,以及临床有关的征象,及时进行梳理、分析和归纳,真实扼要地记录下来,提出初步诊断。及时填写病史卡或书写门诊病案。要求症因脉治,理法齐全。(完整病历在学习《诊断学基础》后书写)

本篇还精选有代表性的病案,供学生阅读、参考,使本科学生熟悉中医传统医案的书写方式,学习先辈的临床经验,增加临床医疗知识,冀其提高中医病案的书写能力。

三、中医诊断学的教学要求

(一)对教学的要求

中医诊断学是实践性很强的学科,中诊教学不仅要提高课堂授课的内容,改进教学方法,更重要的要带学生接触病人,加强临床知识和实际操作技能的训练。

诊断学的任务最主要的是指导学生如何接触病人,如何通过望、问、闻、切四诊方法,探索和搜集患者的症状和体征,分析这些异常征象的病因病机,及其与整体生理功能的联系。通过反复分析,将症状、体征、病因病机、病位、病性等方面的要素归纳为证候。证候是疾病在某一阶段的临床表现,又可从证候的特征及其演变,推测可能发生的疾病。

为了能达到上述目标,提出以下教学的要点、重点:

1. 重视第一手资料,关键在"亲自采集" 临床资料是诊断疾病的基础,症状、体征、病史等资料越全面,对疾病的判断越正确。临床表现是很复杂的,某些局部出现的症状可能是局部组织的病变,亦可能是其他组织或全身性病变在局部的表现,因此,学习诊断学首先要掌握四诊的方法。临床资料必须要亲自采集和全面了解。并结合病史才能进行全面分析。

2. 学会比较识别法,关键在"熟知常态" 辨别各种征象的正常与否,最惯用的方法是比较识别。"知常识变"即比较识别的基础。通常将临床征象与平时(发病前)比较,与平人(健康人群)比较,与平旦时(清晨基础生理状态)比较,出现明显异常的为病理征象。所以,学习诊法时必先多观察正常的生理状态,只有熟识常态才能比较敏锐地觉察病态。

3. 加强实践训练,关键在坚持不懈 学习诊断学只是为涉及临床医学课程的重要开端。必须明确,中医诊断学是实践性很强的一门学课,不可能一次学习即可立即掌握和应用。需要经长时间的反复实践和不断训练。尤其脉诊、舌诊难度更大。但俗话说得好"熟能生巧"。必须从学习诊断学开始,到医院见习、实习、直至担任住院医生的全过程中,自始至终地、认真地不断巩固和提高,并为带教学生做好准备,作出榜样。这样才能使诊断学成为临床各科的基石,并促进诊疗水平的不断提高。

4. 建立正确的诊断思维,重在不断总结　正确的诊断思维能指导医生从众多复杂的临床现象中理出头绪,提取重要病症,作为合理诊断的依据。尤其当今流行病学和循证医学的兴起,面对大量资料的选择,必须要以"整体观"、"衡动观"为核心,辨明主次、标本、从逆的互动关系。按症、因、脉、治的逻辑思维,得到理法方药的诊治方案。

诊断思维还在诊治过程得到反馈,不断地修正、充实和完善。亦在疗效中得到验证。所以,临床实践中经验的积累是很重要的。只有通过不断的临床实践才能逐步掌握和提高正确的诊断思维。

(二)对学生的要求

学生在学习过程中必须理论联系实际,在理解和熟记中医诊断学的基础知识、基本理论的前提下,重视实践训练,掌握基本技能。

在接受诊断学的教学过程开始,学生接触患者的机会增多,因此,必须要求学生培养良好的医德。要耐心倾听患者的陈述,细心观察病情的变化,关心体贴患者的疾苦,取得患者的信任和配合,一切从患者的利益出发,全心全意为患者服务,做一个具有高尚医德的医务工作者。具体要求如下:

1. 要全面观察患者的神色、形态,对病症、病情和可能发生的病位有初略的印象。

2. 认真听取患者的主诉,进行有针对性的问诊,熟悉掌握主诉、症状、体征间的内在联系和临床意义。

3. 认真细致地进行四诊观察,尤其是望舌、切脉和局部按诊。

4. 将四诊资料综合分析,确定病因病机,病位、病性以及邪正变化趋势,提出辨证结果,归属证型。写出格式正确,文字通顺,表述清楚,书写规范的病案或病程记录。对病程中出现的临床表现,病情变化进行分析、讨论。

5

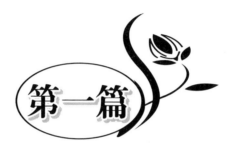

第一篇

中医诊法学

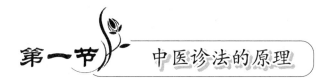

第一章 中医诊法的原理和方法

第一节 中医诊法的原理

一、中医诊法的原理

中医诊法是在长期的医疗实践中,逐步形成和发展的,它贯穿着中医整体观的基本理论。中医学的整体观指出,人体是一个统一的整体,体表与内脏、局部与全身,功能与情志都有密切的联系;人与自然界亦保持"天人相应"的密切联系。首先人体内在精气营血的盈亏,最能显露在体表的神色和形态。当体内脏腑功能出现异常变化时,必然在体表相应的组织器官上反映出来。包括形体组织、五官九窍等器官在神色形态,感觉、功能和精神情志活动的变化。医生通过目察、耳闻、鼻嗅、口问和触摸按压等诊察方法加以了解,并运用中医理论进行分析,便可推断体内脏腑的病变。所以《丹溪心法》指出:"欲知其内者,当以观乎外,诊于外者,斯以知其内,盖有诸内者,必形诸外。"说明中医诊法的基本原理是整体观理论基础上的"司外揣内"、"以表知里"、"由此及彼"地探测和推理。

《灵枢·外揣》:"近者司内揣外","故远者司外揣内"。司,伺通。揣,推测。即为通过诊察病人外在的表现,可以推测体内五脏的变化。这是中医认识人体生理病理的重要方法。

二、中医诊法的特点

(一)司外揣内,联想推理(医学、哲学、文学的结晶)

中医诊断学是通过望闻问切方法直接诊察患者的体表征象。运用司外揣内,由此及彼的原理,进行人体内外以及人与自然界各种关系的联想、推理。并用语言文字加以描述和记录,得出中医的诊断结果:证型或病名。以上显示,中医诊断着眼于有病的"人"(整体状况),诊断的结论具有感知、哲理、文学相结合的特点(综合的,定性的)。与现代医学的诊断目标是"病"(病原、组织),通过观察检测、实验分析、定性定量的诊断方法,得出的疾病诊断显然不同。简单以

"发热"症状为例:西医用体温表测量体内温度为标准,口腔测量体温 36 ~ 37℃ 为正常范围,38℃左右为轻度发热,38.5℃以上为高热。而中医主要观察临床有发热感、口干、尿赤、舌红、脉数等症状,或用手摸体表温度,以手感发热的程度,诊断为热证,测量体温可以升高,亦可以不升高。并用厥冷,不温,微热,灼热,燔灼等词加以描述。更可细分为内热肤冷,胸腹热四肢冷,头面热下肢冷,自我感觉热而体温不升,或自觉恶寒、寒战而体温测量为高热等现象。显示中、西医学的学术基础不同,而产生的观察病情,诊断病症的不同观点和方法,由此而指导的治疗法则也不相同。所以,在中医和西医两门学科相结合的历程中,不是简单的中药加西药;或者是西医诊断,中药治疗等,更不是中医辨证指导下的西药配方。而中医本身首先要重视研究中医证、症状的含义和病理基础,才能提高中医诊断学的理论水平和实用价值。中西医药结合必须在中西医学各自发展的基础上取长补短,而不能简单地取而代之。

(二)直接感知,综合分析

运用人体感官直接观察病人。望、闻、问、切四诊方法,便于在自然条件下,及时、全面地采集到患者丰富的病理信息,适合对复杂人体作多点式综合性研究。

中医认为人体是以五脏为中心的脏腑、经络、形体、五官等构成的一个有机整体。体内脏腑气血功能,可表现在体表的组织器官;体表和局部的病变,亦能导致体内功能异常而出现全身症状。五脏与筋、脉、肌肉、皮毛、骨五体(组织)以及目、舌、口、鼻、耳、二阴七窍(器官)有着相应的联系。形体官窍的某些异常征象,可以提示相应脏腑的功能异常。如鼻为肺窍,鼻塞流涕多为肺气不宣;肾开窍于耳,肾主骨,长期耳鸣,腰腿酸软多责之于肾虚;脾主肌肉,形体消瘦或肥胖,肢体无力,均与脾失健运有关。所以,中医诊法十分重视体表的各种征象。强调四诊合参,从不同角度,不同层次,进行动态观察病情,避免浮躁或疏漏。同时,某些体表组织,传递着极为丰富的整体的生理病理信息,借此可察觉体内脏腑气血的功能状态和异常变化。如寸口脉象可以反映全身气血和脏腑功能;舌象变化可以反映脏腑气血的盛衰,邪气的进退和胃气存亡。舌诊和脉诊是临床诊疗不可缺少的重要佐证。

在中医临床各科中,着重诊察局部病症的同时,同样应该重视望舌、切脉等全身性征象的观察,对诊断病症,确定治法、估计病程和预后,均有指导意义。如骨折病人,见毛发稀黄,齿列不齐,面色少华,舌淡嫩,脉象沉细者,是气血不足,肾精亏虚的征象,预感骨折的愈合比较慢,在常规伤科处理同时,加用调补气血,益肾壮骨的药物辅助治疗,可以改善全身情况,促进骨折愈合。

(三)知常识变、比较识别

中医对病理征象的识别,主要通过比较识别法。中医师必须在熟悉正常生理现象的前提下,才能敏锐地发现病理征象。即谓之"知常识变"。"常"一般指三种常态,一是正常人群的征象,如面色、舌象、脉象等;二是发病前的状态(健康状态),如发病后逐渐眼球突出,双目干涩,在发病前无此症状,即为与此疾病有关的病态。三是基础状态,即平旦时的状态。《素问·脉要精微论》:"诊法常以平旦,阴气未动,阳气未散,饮食未进,经脉未盛,络脉调匀,气血未乱,乃可诊有过之脉",若见平旦脉象动速,盗汗湿襟者,多为心阴虚,心火旺的征象。

但是,人体生活在自然环境中,时刻受到外界环境的影响,机体不断地进行着适应自然的主动调节,以维持与外界环境的动态平衡。脏腑气血的功能活动及其表现在外的征象,也会随之出现相应变动。如四季气候变化和昼夜阴阳的更迭,面色、脉象也会随之变化。地域不同,年龄、性别、先天禀赋的不同,也造成了个体差异,因此,诊察病人时,要善于结合当时的外界环境特点和病人的个体差异,灵活地掌握"常"的标准,辨认各种病理现象的诊断意义。孤立地、机械地看待任何异常征象,必然会混淆正常与异常的界限,导致辨证的错误。

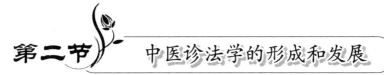

第二节 中医诊法学的形成和发展

一、中医诊法学的起源

先古时代的群居生活,长期饱尝自然条件的磨难,生活困惑,饮食和防御条件的低劣,疾病给生命带来了巨大的威胁。古人最早发现的是身体有病痛(异常感觉)时,往往体表会出现异常的征象。当发现体表某些部位出现异常征象,或听见病体发出的异常声息或嗅到机体排泄物发出的奇异臭气时,往往与体内脏腑的某些功能异常有关联。然后,再用手触摸病痛部位,试探组织对按压的反映,进一步弄清疾病的部位和病变性质,这对选择解除病痛的对策很有帮助。经过长期反复的实践和经验的积累,逐渐意识到目视、耳听、鼻嗅和手摸可以发现机体的病变,推测病情的发展及其预后。初步形成了望诊、闻(听、嗅)诊和切诊的诊断方法。

二、中医诊法学的形成和发展

三千多年前,《周礼·天官》记载的"以五气、五声、五色,眡其生死","两之以九窍之变,参之以九脏之动"是我国最早的有关诊法的文献记载。春秋战国时期,著名医家扁鹊,就擅长于"切脉、望色、听声、写形"而言病之所在,尤以切诊、望诊著称。

随着语言文字的发展,人们可以将自身经历的疾苦,或亲眼目睹的疾病现象向他人叙述,又可询问他人的发病情况。通过广泛交流,对疾病过程的认识不断完善和加深,并将得到共识和颇为真切的诊断知识加以记载,大大地促进了诊法知识的积累和诊断理论的形成,使诊法很快地发展起来。

从长沙马王堆汉墓出土文物中发现,早在春秋战国至秦汉之际,已有了《脉法》、《阴阳脉死候》等脉学文献。《素问·脉要精微》中提出"诊法如何?"此诊法主要指切脉望色,审问病因(张景岳注曰)。《黄帝内经》所记载的诊法内容,大多有实用价值,一直沿用至今。后代医家在《黄帝内经》基础上,结合临床经验,撰写众多的诊法专著,为了便于参考,以下作简要介绍。

《黄帝内经》在理论和方法上为中医诊法奠定了基础。《伤寒杂病论》将诊法的理论和四诊方法,与临床辨证、治疗相结合,成为中医辨证论治的典范。《诸病源候论》详细描述的疾病症状,《幼幼新书》记载的小儿指纹诊法,《望诊遵经》记载的全身各部诊察方法,《舌胎统志》、《舌鉴》、《察舌辨证新法》、《舌诊研究》等专著,主要介绍历代医家对舌诊的运用和拓展,不断丰富了舌诊的内容,并体现了舌诊在临床医学中的意义。

《东垣十书》、《医学准绳六要》、《医门法律》、《医学入门》、《身经通考》等著作中都有闻诊的专论,但多注重于听声音方面,《重庆堂随笔》指出四诊之闻不专主于听声音也⋯⋯,在不少医案中记载了"呕吐酸腐"、"泻下气秽"等有关闻气浊的内容,尤其在温热病的文献,《广瘟疫论》中述"疫证必有秽浊之气,鼻观精者可以闻而知之也"。可见闻体气以及分泌物的气味对辨证有重要意义。

问诊在诊断中占重要地位,尤其在体表尚未出现明显病理现象时,病人的自觉症状更是判断疾病的主要依据。《素问·征四失论》曾告诫医者,不重视问诊会造成诊治失误。《素问·三部九候论》并指出问诊内容必须全面,"必审问其所始病与今之所方病",虽然未见论述问诊的专著,但一向为历代医家所重视。张景岳把问诊主要内容归纳为"十问歌",便于记诵和掌握。明代《韩氏医通》提出问诊"八要"着重了解病的主症、现病史和发病原因,与近代病史的问诊内容颇为相似。

切诊以脉诊最具特色。《黄帝内经》阐述了脉象形成的原理,切脉方法和临床意义。长沙马王堆汉墓出土文物中还发现,春秋战国至秦汉之际,已有了《脉法》、《阴阳脉死候》等脉学专著。《伤寒论》中近三分之一的条文含有脉象内容。《脉经》是现存最早的脉诊专著,阐明脉学原理,推行独取寸口的脉法,记载24种脉象的特征和临床意义,使脉诊得到很快的发展并流传国外,对世界医学亦有广泛的影响。由于诊脉的指感不易掌握,《察病指南》等脉学著作中用图像(33幅)示意。对脉学的推广运用有一定意义。《濒湖脉学》详述27脉的脉形、主病和类脉鉴别,为后人学习和研究脉象的蓝本。《诊家正眼》、《脉诀汇辨》、《三指禅》等书均使脉学不断充实和完善。此外,四诊综合论述的著作增多,《医学六要·四诊法》《四诊抉微》等,虽然有所侧重,都详细介绍四诊方法和四诊合参的重要意义。

随着临床诊疗的发展,诊法的不断充实,对病症的认识和治疗水平不断提高,医者将有效病例、诊疗经验和心得记录下来。公元前三世纪著名医家淳于意(仓公),不仅精于望色、切脉,还首创了诊籍,提倡对病情作如实记录。成为后世书写医案和病历的楷模。后世医家的论著层出不穷,内容主要为论理和临床验案,如《诸病源候论》《医宗金鉴》《景岳全书》《临证指南》《张聿青医案》等多为临床医生择手之卷,近代名医《蒲辅周医案》临床记录全面、真切,体现中西医学结合诊治的成果,更接近当前临床实用。又有更多专科专家的医案,均可借鉴为解决临床疑难病的后盾。但初学者可从《丁甘仁医案》入门。该书撰写文字流畅易读,症因脉治条理清楚,理法方药清晰完整,便于学习和效仿。

中医诊法确有独到之处,西医若临床上遇到实验室诊断找不到病原体,器械检测得不到明确病变时,往往治疗就不明方向。而中医在整体观指导下,首要观察的是生病的人,运用中医四诊方法,全面观察人体的异常征象进行辨证,并根据中医理论,采用辨证施治法则,达到治疗目的。所以二种医疗思想和体制的结合,才是医学发展的方向。

为适应临床医学的发展需要,中医亦可选用现代医学的诊断方法。熟悉现代医学常规检测和特殊检测的生理病理学基础,及其临床意义,对疾病诊断很有好处,这些知识将在《诊断学基础》教学课程中学习。但不能依赖实验诊断,并以此替代中医的四诊方法,因为只有四诊综合判断的结果才是确定中医治疗法则和处方用药的依据。

曾诊治一例慢性荨麻疹(风团)多年的患者,经检查由多种致敏原引起,对抗过敏药物已失效。外院已用验方清利湿热的茵陈蒿汤治疗,仍无显效。再经诊察舌苔薄腻中根黄而舌质淡润,脉象细软,大便溏薄日2~3行,发疹以阴寒天为甚,或初入冷被窝时加重,温暖后缓解。临床征象启示,脾虚寒湿为胜,非温中健脾湿邪难以化解,故重用附子、白术合祛风利湿之品而痊愈。可见中医药的疗效离不开四诊、八纲、辨证论治,而四诊是辨证的依据。

中医诊法历来认为很难,又是经验性很强的一门技术,缺乏客观检测手段和定量指标。当前临床上,虽已借鉴不少西医的检测方法,如内镜术、显微镜术,超声医术,影像医术,核医学等高新技术,拓宽和优化了中医直接感知的诊察方法,对机体的组织病变和病原病变可以得到明确的诊断,但对完整机体的功能状态及其相互关系尚缺乏客观的、全面的认识,所以,单凭现代医学的检测标准,诊断中医病症,或评价中医中药的疗效亦是不理想的。我们的任务是要努力创建中医药学理论指导下的检测方法和诊断指标,才能提高中医水平,促进中西医

13

结合。

多年来,中医和多学科科技人员的协力研究,脉诊、舌诊、腹诊、经穴诊断等客观检测方法和仪器,已取得初步成果。从科研、教学领域正逐步走向临床运用。使用器械描记的生理、病理信号不仅继承了中医传统诊法的经验,图像或数据均可以保存和传递、便于对照和多因素分析。比直接感知的特征信号更加丰富、客观,无经验误差。不论是博学知深的专家或才学疏浅的学子都可凭藉图像或量标,结合临床各种征象,对病症作出比较正确的诊断。所以,中医诊法的客观化、定量化研究是发展中医的重要工作。

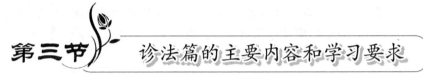

第三节　诊法篇的主要内容和学习要求

一、中医诊法学的主要内容

《中医诊法学》介绍望诊、闻诊、问诊、切诊四诊的基本理论,基本知识和操作方法。

望诊介绍全身的神、色、形、态的变化原理及其临床意义。闻诊包括听和嗅二方面,介绍语言、呼吸变化,以及各种病理性声音,病体和排出物的异常气味。问诊重点介绍自觉症状,如寒热、汗、疼痛、饮食、二便等症状的形成原理和临床意义。切诊分切脉和按诊两部分,按压方法,按诊与闻诊、望诊相结合诊法的意义。望诊中的舌诊和切诊中的脉诊,是中医诊法中最具特色的方法,是中医诊断的重要依据,内容丰富,教学要求高,故另立章节阐述。

在问诊内容中,一般选择与主诉相关的症状进行深入了解,但是,饮食、二便、睡眠三项直接概括了消化、循环、代谢和神经系统等构成机体内环境的基本生理功能,是机体健康的基础,亦反映疾病对机体损害程度,对疾病的治愈和生命延续均有重要意义。所以,作为问诊的三项常规提出,即对任何病人都要询问,不论病情轻重,三项症状为单独出现或出现在其他疾病过程中,显著异常者,多要认真处理,及时纠正。

二、中医诊法学的学习要求

中医诊法学的内容,既有理论知识,又有实际操作方法,所以最基本的要求是理论联系实际。一方面要理解各种临床症状和体征产生的原理及其辨证意义,熟悉四诊的操作要领;另一方面要加强基本技能的训练,多看、多做,从而熟能生巧。

四诊采集的资料,多用"知常识变"的比较识别法加以定性分析,所以,必须善于观察,掌握或熟知常态,才能识别病态。在实际运用中,还应学习和掌握诊察病情的一般思维规律,从诊察主要症状着手,循藤摸瓜,不断扩大线索,找出各种症状之间的有机联系,揭示病症的本质。从某种意义上说,四诊检查的过程,是有目的探索病情的过程,也是分析、认识病情的过程。

同时要关注四诊客观检测的新技术,了解四诊检测仪器的原理和性能,学习和运用新的测试技术,为提高临床诊疗水平,进行临床研究打好基础。

15

第二章

望　诊

　　望诊是依靠视觉观察病人，了解病情的一种诊察方法。望诊可以远距离、直接获取最为丰富的病理信息。通过望诊首先留下的是对病人的整体印象，指引继续诊察的重点和切入口，为临床诊断提供重要线索。所以，前人有"望而知之谓之神"的说法。说明望诊在四诊中居首要地位。敏锐的观察力，是医生的基本功之一。

　　望诊的内容包括望全身和局部的神、色、形、态，以及望排出物的变化等。本章主要介绍全身望诊的内容。望舌内容比较丰富，另立章节介绍。局部望诊内容纳入第四篇分部诊断篇章。

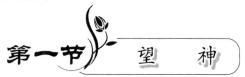

第一节　望　神

　　望神，是通过观察人体神气盛衰诊断病情的方法。

　　在中医学中，神的含义很多。主要是指机体生命活动的外在表现，包括脏腑气血的功能活动和人的精神情志活动。亦称神气。神具体表现在面色、目光、精神意识、语言气息、表情动作及各种知觉，舌象，脉象等方面。

一、望神的原理和意义

　　《黄帝内经》对神的产生及其意义的论述颇多。《灵枢·本神》曰"生之来谓之精，两精相搏为之神"。《灵枢·平人绝谷》指出："神者，水谷之精气也"。又"五脏安和，血脉和利，精神乃居"。《素问·八正神明》说："血气者，人之神"。《素问·六节藏象》说："气和而生，津液相成，神乃自生"。综上所述，神是以先天之精气及后天水谷精微化生的气、血、津液为物质基础，并通过脏腑、经络的功能活动反映出来的生命现象。所以又称为"神气"。

　　通过望神可以对病人的精气盈亏，脏腑功能的盛衰、病情的轻重以及预后有一个初步的估计。病人有神气，表明体内的精、气、血、津液充盈，脏腑功能未衰，提示病情轻浅，正气未伤，预后良好；病人缺少神气，表明体内的精、气、血、津液被耗损，脏腑功能减退，提示病情较重，正气受损，预后较差；病人神气消亡，说明体内精、气、血、津液耗竭，脏腑功能衰败，提示病情危重。所以，《素问·移精变气》指出:"得神者昌,失神者亡"。说明神的盛衰存亡往往是病情轻重和疾病进退的征兆,是临床诊断的重要依据之一。

二、望神的主要内容

神作为生命现象的综合表现,通过面色、眼神、精神意识、情志思维、语言、呼吸、动作体态、舌象、脉象等方面表现出来。望神时观察的要点是神情、眼神、神色和体态。

1. 眼神　是指神在眼的色泽、形态方面的表现。目聚五脏六腑的精气,目系通于脑,为肝之窍、心之使、神之舍。所以,两目最能传神,望神尤其注重望眼神。目色的清浊,目光的明暗,眼球运动的灵活或呆滞,瞳仁大小的调节等方面,都能灵敏地反映神气的盛衰存亡。《形色外诊简摩》说:"凡病虽剧而两眼有神,顾盼灵活者吉。"可见望眼神在分析疾病轻重,预测病情转归方面的重要意义。

2. 神情　体现在精神意识、思维和表情等方面。具体表现在疾病过程中神志清楚还是昏糊;思维有序还是紊乱、应答反应灵敏还是迟钝,表情安详还是烦躁或者淡漠等。

3. 神色　是神在色泽方面的体现。《医门法律》说:"色者神之旗也,神旺则色旺,神衰则色衰,神藏则色藏,神露则色露。"色随气华,神以气养,色泽可以反映脏腑气血的盛衰和功能的强弱。舌、面、唇、爪、发等不同部位可出现不同色泽,均以荣润含蓄为有神,枯槁、晦暗或鲜艳、暴露为失神。

4. 神态　是指神在形体或姿态等方面的表现。如形肉丰盛还是羸瘦;姿态自如还是强迫状;动作协调自如还是迟钝、失调甚至失控等。

此外,神气的盛衰还可表现在言语、声音、气息、饮食、舌象、脉象等多方面。其中望诊是观察神气盛衰存亡的主要方法。但还必须结合闻诊、问诊和切诊进行综合观察和分析,才能对神气的盛衰有全面的认识。

三、神气盛衰的程度及其临床意义

神气盛衰的程度,主要根据临床特征区分(见表1-2-1):

1. 得神　即为有神。临床表现为面色红润有泽;目有精彩,顾盼灵活;神情安和,思维有序,感觉和反应灵敏;肌肉不削,体态自然;呼吸平稳,语言清亮,饮食、二便调匀等。总之,得神体现了机体精、气、血、津液等物质充盛,脏腑经络功能正常,即所谓精足、形壮、神旺是健康的象征,或虽有病,正气尚无明显损伤。

2. 少神　少神即神气不足。临床表现为面色少华,精神不振,容易疲劳或稍有劳累体力不易恢复;两目少神,声低懒言,动作迟缓,肌肉松弛,饮食不馨;嗜睡或少寐等。反映了营养物质的不足和脏腑生理功能的减退,是正气轻度损伤或体质虚弱的标志。多见于疾病过程或病后尚未康复期。正常人过于劳累之后亦可出现。临床上必须结合病史,仔细观察变化动向,如正常人过度劳累或禀赋虚弱出现短暂的神气不足,稍加休息或补充饮食即可恢复正常。长期少神,调养无效,并有加重趋势者,要警惕潜在疾患。

3. 失神　失神是神气败乱而出现的病情危重的征象。此时机体精、气、血、津液严重耗损,脏腑经络功能障碍。根据临床症状,失神有以正气虚衰为主和邪扰神明为主的二类表现。

正气虚衰而出现的失神,临床表现为面色晦暗,或鲜艳暴露;目无精彩或目暗睛迷,瞳仁呆滞(对光反射不灵敏),感觉和反应迟钝;精神萎靡,表情淡漠,甚则昏迷或形体羸瘦,或喘促倚息,或循衣摸床,撮空理线,或泻下不止等,在眼神、神情、神态方面出现显著异常。提示五脏精气衰败,正不敌邪病情危重。

若因邪盛扰乱心神而导致的失神,常见有高热神昏谵语,或烦躁不安,肢体妄动;或突然昏仆,二手握固,牙关紧闭;或眼闭口张,手撒遗尿;或神志不清,思维障碍等,多由邪热鸥张,内陷心包,扰乱神明,或肝风夹痰蒙闭清窍等原因所致。亦是病情危重的征兆。

4. 假神　患者在久病、重病阶段,突然出现某种症状暂时"好转"的现象称为假神。如病人原来精神极度萎靡,突然精神兴奋,言语不休;原来神志昏糊,突然清醒,目光转亮,想见亲人;或原来毫无食欲,今反暴食;或原来面色晦暗或惨白无华,突然出现面赤如妆等,这些局部症状的突变,与全身病情的恶化不相符合,并不符合病情转机的一般规律,紧接着病情迅速恶化。故称之为假神。古人比喻为"残灯复明"或"回光返照"。出现假神多由脏腑精气衰竭,阴不敛阳,虚阳浮越,阴阳欲将离决所致,往往是临终的先兆。

假神有时易与失神病人经过抢救治疗后的病情好转混淆,为了能比较正确地估计病情发展的趋势,必须全面观察、仔细分析。一般说来,假神出现在危重病人,它与整个病情发展趋势和全身症状明显不符。如病人貌似亢奋,但脉象散乱无根,为真脏脉见(出现)的死象。又"好转"的征象历时短暂,很快进入濒死阶段。而失神患者经过积极治疗后,病情好转必然与全身情况同步改善,如脉细和缓,指末转温等,提示病情正在逐渐缓解。

总之,在疾病过程中,病人的神气由得神向少神、失神变化,标志着脏腑精气逐渐亏损,乃至衰竭,病情由轻变重;反之,提示脏腑精气逐渐恢复,病情减轻,邪去正复。故临床上观察神气盛衰存亡的变化,对了解病情,推测预后有重要意义。

表 1 - 2 - 1　神气盛衰归纳简表

观察项目	得神	少神	失神	假神
神志、语言	神志清楚语言清晰	精神不振；懒言	精神不振；语言错乱，或神昏谵语，或猝然昏仆	突然神志清醒，言语不休，想见亲人。
两目	精彩	乏神、啼哭无泪	晦暗	突然目光转亮，浮光外露。
呼吸	平稳	少气	气微或喘促	
面色形体	面色荣润，肌肉不削	面色少华，倦怠乏力，肌肉松软	面色无华色、形体羸瘦	面色无华，两颧泛红如妆
动作反应	动作自如，反应灵敏	动作艰难，反应迟钝	烦躁不安，四肢抽搐；循衣摸床，撮空理线；两手握固，牙关紧闭	
饮食				突然食欲亢进

四、望神的方法及注意点

1. **静心凝神、一会即觉**　神气在有意无意之间流露最真。要求医生必须静心凝神，留住刚一接触病人的瞬间直觉印象，然后再进行全面观察和比较分析，这种敏锐的观察力和判断能力必须通过学习和训练才能做到。整个观察过程，要求聚精会神，思想高度集中。

2. **注意形与神结合**　形体和神气都能反映机体的气血和脏腑的功能情况。神不能离开形体而孤立存在，有形才能有神。《类证治裁》曰："形者，神之宅也"，形健则神健，形衰则神惫，这是一般规律。但由于体质和发病情况不同，病人可以出现形与神不一致的情况，如某些急性病时，出现神志异常而形体依然如故。而某些慢性病人形体消瘦而神态如常。疾病诊断时要注意病人的全部病史，辨证时有所侧重。如形羸色败者，虽然两目有神，并非一定是病轻；形盛丰满者却不一定神旺。只有神与形俱，形盛神旺才是健康的标志。形神相离多病重，形神俱败为病危。《素问·上古天真》曰"……故能形与神俱而终其天年，度百岁乃去"。若"五藏俱虚，神气皆去，形骸独居而终矣"。所以，临床观察病人时要重视形神结合。

3. **注意对照观察**　观察病人神气，估计病情轻重，还必须注意患者发病前的情况，考虑禀赋和痼疾对神气的影响。尤其对一时难以明确诊断的患者，很需要仔细地进行前后对照，这对了解正气盛衰、疾病的进退和预后都是重要的。

4. **观察治疗反应**　在诊疗过程中观察患者服药后的反应，亦是辨别神气盛衰存亡的一个方面。如胀满而补泻不可施；或病寒热而温凉皆不可用。虚不受补,实不可攻,有良药不能下咽,说明胃气已竭,汤液纵下,胃气不能施化,药力不达病所,即《黄帝内经》所谓"神不使",也是失神的表现之一,提示脏将衰败,病难治愈。

临床还有许多以精神,情志异常为主症的病人,如精神抑郁、焦虑、惊恐、狂躁不安或猝然昏倒、四肢抽搐等。不是出现在其他疾病过程中,而是有致病因素、突然发病,或反复发作的病史,可能是精神情志疾病的表现。所以,不作为"望神"的内容。只能作为诊断疾病(痫、狂、癫)的依据。

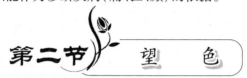

第二节 望 色

望色是通过观察人体皮肤、黏膜和其他体表组织器官的色泽,诊断疾病的方法。内容包括望颜面、全身皮肤黏膜、脉络、五官、齿龈、毛发、爪甲等组织的色泽。还包括对痰、涕、二便、经带等排出物颜色的观察。色泽变化主要反映了气血变化,与脏腑功能亦有相应的联系;排出物的颜色与体内物质的代谢和组织器官的排泌以及脏腑功能有关。所以,望色可以了解气血、脏腑的生理状态和病理变化。望色是中医望诊的重要内容之一。

一、色诊的原理和意义

望色主要观察颜色(色度)和光泽(明度)的综合情况。体表组织的颜色主要来自血色,它很大程度上反映了血液的盈亏和运行情况,亦反映脏腑组织的生理病理变化。血液充盈而流畅则颜色淡红明润;血液衰少则颜色向浅淡变化,呈现淡白或萎黄,无华色;当心主血脉、肺主呼吸、肝主疏泄等功能失常,或其他因素引起气机不利,血脉不通,清气不足,血循障碍时,血行瘀滞则颜色加深、晦暗或青紫。先由血色带青,由红变绀,甚则紫黑或青黑;当邪热内侵,邪正分争,身热汗出时,因阳热亢盛,气血畅行,全身或局部肤色鲜红;阴虚内热,体液消耗,血液浓缩时血色越深,舌、唇等黏膜可见红绛色。若湿热内蒸,肝失疏泄,胆汁外溢,使血液胆红素升高,出现黏膜皮肤、组织体液均带黄色;过食黄色的食物或药物,亦可出现局部皮肤黄色。久病及肾,肾精亏虚者,或瘀血内阻者,多现皮肤发黑,或黑斑。

体表组织的表面还覆盖着半透明或透明或带有色素的皮肤或黏膜,赖脏腑精气的充养,精气充足则表皮组织的结构致密透亮而有光泽,透过表皮血色隐隐可现,并增添了颜色的明度,使肤色明润、含蓄;反之,精气不足,表皮组织失养,代谢延缓,组织增生透明度降低,或生长不足引起组织萎缩,就会造成肤色无光泽或血色暴露。《黄帝内经》曾将肤色的明润含蓄比喻为"如以缟裹"。《望诊遵经》解释说:"缟者,白绢也。绢之白,犹肤之白也;绢之光明润泽,犹肤之光明润泽也。光明者,神气之著;润泽者,精血之充"。脏腑精气不足,则肤色枯槁晦暗;脏腑精气涸竭,阴阳欲将离决,就会出现色泽暴露。《四诊抉微》曰"气由脏发,色随气华",亦点明了体表皮肤色泽赖脏腑精气的充养,确立了色泽是精气外在表现的论说。所以,正常人(黄种人)的肤色特点是:红黄隐隐,明润、含蓄。

为了进一步探讨疾病发生与内脏功能的联系,古人在色诊中又融入"五脏""五色"的因素。《灵枢·五色》曰:"青为肝,赤为心,白为肺,黄为脾,黑为肾"。但一般情况下,五色与血色相兼,隐现于皮肤之中。《素问·五脏生成篇》曰:"生于心如以缟裹朱;生于肺,如以缟裹红;生于肝,如以缟裹绀;生于脾,如以缟裹栝楼实;生于肾,如以缟裹紫",表明脏腑精气充盛时五脏色泽的特征。如果某一脏腑功能失常,则可出现五色异常,临床上常根据五色偏胜的表现,推测脏腑的病变。以上主要介绍色诊形成的原理,概括地说:色为血色,泽为气华,五脏盛衰兼五色。

体表组织或排出物颜色的变化,还能提示引发某些病症的病因和病性,《灵枢·五色》:"青黑为痛,黄赤为热,白为寒"。临床上排出物色黄赤,多属热证;澄澈清白,多属寒证。这些论述对分析某些疾病的病因病机有指导意义。(见表1-2-2)

表1-2-2　五脏常色和病色

气(泽)	血(色)	五脏	五色	五脏常色		五脏病色
如缟	红	肝	青	如缟裹绀	如苍壁之泽	如蓝
透明	朱(鲜)	心	赤	如缟裹朱	如白裹朱	如赭
(带色)	赤(暗)	脾	黄	如缟裹瓜蒌实	如罗裹雄黄	如黄土
含蓄、明润	紫	肾	黑	如缟裹紫	如重漆色	地苍
	淡红	肺	白	如缟裹红	如鹅羽	盐

二、色诊的主要内容

(一) 常色

即指人体生理状态时体表的颜色与光泽。其特点是:有血色,或兼五脏色,明润而有光泽,含蓄而不暴露(如以缟裹)。中国人是黄色人种,故肤色以红黄隐隐,明润含蓄为常色。提示机体精气充盈,脏腑气血功能正常。由于体质禀赋不同,或气候条件和生活环境等影响,亦可产生偏红、偏白、偏黑等差异,所以常色又有主色和客色之分。

1. 主色　由于先天禀赋或体质不同,人与人之间的肤色有个体差异,其一生中保持基本不变的肤色即为主色。《医宗金鉴·四诊心法要诀》说:"五脏之色,随五形之人而见,百岁不变,故为主色。"临诊必须注意。

2. 客色　随季节、气候和地理环境的影响,人的肤色亦相应地产生变化,称为客色。《医宗金鉴·四诊心法要诀》说:"四时之色,随四时加临,推迁不常,故为客色也。"属于岁气加临所致,客色体现了人与自然界的相应关系。

此外,职业、情绪、饮食、动静等因素亦可使肤色发生变化。例如长期居于室内工作者,日照时间少,肤色略白;长期野外工作者,日照强烈,则肤色较黑;情绪激动或饮酒后,面色变红;惊恐时面色苍白。《素问·异法方宜论》还指出:不同地区的生活和饮食习惯亦难免对人体的体质和体表颜色有影响,"东方之域……其民食鱼而嗜咸……故其民皆黑色疏理"等。但只要肤色明润含蓄而有光泽,皆属常色范围。《望诊遵经》说:"望诊之法,有天道之殊,有人事之变。故凡欲知病色,必先知常色,欲知常色,必先知常色之变,欲知常色之变,必先知常色变中之变。"提示望色的要领和掌握比较辨识方法的意义。

(二)病色

是疾病过程中出现的异常肤色称病色。病色最多出现在颜面部(参考第四篇分部诊断法)。常见病色有:绀(青赤)、黄赤、白。病情轻浅时虽有病色尚有光泽;病情严重时大多有如下特征:①晦暗枯槁或鲜艳暴露;②缺少血色;③某一色独见于面部或体表某一部位;④肤色变化与季节、时间、体表部位不相应。

晦暗枯槁是肤色缺乏光泽,提示脏腑精气匮乏,气不华色;鲜艳暴露是指肤色缺少含蓄和缓之感,甚至出现面部油亮,如涂油彩,提示脏腑精气将绝,真脏色暴露。肤色缺少血色相兼,无红润之色,则为机体营血衰少;肤色暗红或青紫为气血运行不畅所致。其一色独见于面部或体表局部,主要反映脏气偏胜或不同疾病性质的特征。肤色变化不应时应位,提示机体的生理活动与自然界不相应。疾病过程中病色出现的程度,与正气的盛衰相应。病色分为善色与恶色二类。善色是指肤色异常,尚为明润含蓄;恶色指肤色异常,晦暗枯槁,或病重反见鲜明暴露之色,二者均非佳象。如《素问·五脏生成》说:"色见青如草兹者死,黄如枳实者死,黑如炱者死,赤如衃血者死,白如枯骨者死。此五色之见死也"。可见,病色善恶是以"光泽"的有、无作区分。实质上反映了脏腑精气的损伤程度。善色提示病情较轻,脏腑精气未衰,大多预后良好;恶色是五脏败坏,病情重危,预后不良,故又称为"夭色"。由善色转为恶色,标志病情日趋危重;而由恶色转为善色,提示正气渐复,病情向愈。

(三)常见病色及临床意义

病色主要反映气血盛衰,脏腑功能和感受病邪的情况。以前多以五色主病为纲介绍病色的临床意义。《证治准绳·察色要略》曰"青色属木,主风、主寒、主痛,乃足厥阴肝经之色也……;赤色属火,主热,乃手少阴心经之色也……;黄色属土,主湿,乃足太阴脾经之色也……;白色属金,主气血不足也,乃手太阴肺经

之色……;黑色属水,主寒,主痛,乃足少阴肾经之色。"为了更接近临床实际,便于掌握病因病机,现将常见病色分为三类:

1. 绀、紫黑、灰黑色(以青、赤为基本色调)　出现此类肤色主要由肝主疏泄,肺主呼吸,心主血脉的功能失职所致。"气能行血","气能生血","血能载气",气机失常,血行阻滞,气不行血,气不养血,血不载气致血色不荣而为发绀。

(1)色绀(青紫):大多由寒冷、疼痛、惊恐郁怒等因素导致血络收引,气血运行受阻,或肺气壅滞,呼吸困难,清气不足,血失充养;或心脉瘀阻,心气窒痛等因素引起全身气血凝滞严重时出现。若病程短,病情轻时青赤相兼为绀色,多见唇、甲、面部色绀。

(2)紫黑或青黑色:气血瘀阻日久,病情加重时绀色加深,出现灰黑、紫黑色。

(3)黧黑:脾肾久虚,精血衰少,肤色萎黄而晦暗无泽称为黧黑(近似古铜色)。此外,肾精亏虚,冲任失养时,亦可出现头额肤色晦暗、灰黑或出现黑斑、或眼圈发黑等。

2. 黄赤色　正常肤色红黄相兼。患者肤色比正常肤色淡的有:肤色淡黄、黄胖、萎黄;比正常肤色加深的有:黄疸、通红等。

(1)肤色淡黄:为血虚,血色不荣。多有脾胃虚弱,气血生化不足。或慢性出血,导致营血耗损所致。

(2)肤色萎黄:是肤色偏黄而无光泽。多为气血两虚,脏腑功能减弱,血脉失于充盈,肌肤失于濡养。虚弱程度更为明显。

(3)黄胖:肤色淡黄兼有水肿。多为脾虚血少,运化失职,水湿潴留而致。

(4)黄疸:肤色黄而伴巩膜黄染为黄疸。如肤色黄而明润如油咖喱,称阳黄。是由中焦湿热熏蒸,胆汁外溢所致。黄疸时的汗液、尿液均可色黄染衣。黄疸亦可由寒湿困阻,郁久化热或发病于体质虚寒者,目黄、肤色晦黄无泽,称阴黄。

(5)红:是由血热气盛,血流薄疾,脉道充盈,常伴有全身发热,肌肤通红而明润,多为实热证。如局部红肿伴热痛者多发为疮疡,为局部实热证。

(6)潮红:颧面潮红或头面烘热,并有时间性或间断性出现或加甚的特点,多属虚热。

3. 白色　是为气血不荣之候。

(1)淡白:气血衰少,血脉不充,或阳气虚衰,气血运行无力或外寒侵袭,经脉收引,气血不畅,均可出现黏膜或肤色淡白。如眼睑、口唇、舌、爪甲等部位尤为明显。禀赋皮色偏白的人,血虚时肤色淡白与皮色淡黄有相同的临床意义。

(2)苍白:血虚伴气血不畅时,肤色可出现苍白(青白相兼)。多见于阳虚阴盛,寒引疼痛;或惊恐伤神等原因,引起经脉收束,络脉痹阻,气血凝涩所致。严寒外出或低温操作时,常见手指苍白或青紫,疼痛凌心。得温后痛缓,肤色转为红润。均与寒性收引,寒凝血涩的特性有关。久则肤色转为青黑。阳气虚弱者更易受邪而为脉痹等病。

(3)㿠白:色白而光亮,伴有水气者称为㿠白。多由阳虚水湿上泛所致。

三、色诊的方法和注意事项

(一)色诊的基本方法

1. 比较识别法　比较识别包括自身比较,整体与局部比较,群体与个体比较等,临床上主要根据大多数健康人的常色特征,结合个体差异而认定。体表组织器官(皮肤、络脉、舌、爪甲、目)在发病过程中的色泽变化趋势一般是相同的,如阳热过盛多见红赤,血行不畅多见青紫,气血衰少多见淡白等,所以,多观察几个部位可以避免因某些组织色泽变化不明显,而造成诊断上的困难。如患者因长期日晒而皮肤黝黑时,难以望面色了解有无血虚,就可以通过舌色、爪甲、眼睑色泽淡白,而明确诊断。某些复杂的病症,还可以自身不同组织色泽的比较,帮助鉴别。如高热患者出现面色苍白,爪甲青紫等症状,为了鉴别此证为热深厥深(真热假寒),还是重阳必阴的突变(由实热转化为虚寒)是至关重要的问题,从色诊上看前者肤、唇、甲色绀,但舌色干红,尿液黄赤,肢冷腹炽热,脉数有力,仍为实热证;后者皮肤黏膜全部色淡,体温下降,脉细数无力,是由实热转为虚寒的脱证,病机决然相反,如不加细察明辨,后果不堪设想。

2. 动态观察的方法　在疾病过程中,病人体表组织和排出物的色泽变化,常能提示疾病的趋势。对某些重急病人来说,色诊的意义尤为重要。如黄疸在短期内迅速加深者,多为感受温毒之邪,正气抗御不力,病情加重之征兆。婴儿食指络脉色发绀,并逐渐延伸达指端,是病情严重的表现。发热病人小便由黄赤转清,则是邪热渐去的指征。病人清晨面色萎黄或色淡白晦滞,午后或傍晚两颧泛红,是阴虚内热的征象。病人在重病时,本来面色晦暗或苍白,突然出现颧面泛红如妆,称为戴阳,是临终的先兆等,都是通过动态观察才能获取的信息。清·汪宏根据《灵枢·五色》的论述,结合临床实践经验,总结出"望诊十法"。即观察色泽的浮、沉、清、浊、微、甚、散、抟、泽、夭以辨别疾病的表里部位、阴阳属性、病程长短、病势轻重及疾病的转归等情况,显示色泽变化的精微,亦是辨色方法的要领。

浮沉:浮是指色显于皮肤之表,一般出现在疾病初起,提示病在表;沉是指色隐于皮肤之间,提示病在里。病色初浮后沉,为病从表入里,由浅入深;反之,病色由沉而转浮,提示病情好转,或病邪欲解。如果久病重病者突然两颧浮红,是虚阳浮越的表现,提示病情急转凶险,不可掉以轻心。

清浊:清是指面色清澄明亮,病属阳证;浊是指色泽晦暗混浊,病属阴证。病色由清转浊为阳证转为阴证;由浊转清,为病由阴出阳,病情有好转的征象。

微甚:微指色浅淡,多见于正气虚或病邪轻;甚为色深浓,多见于邪气盛或病势重。

散抟:散是指病色疏离,如云消散,为病程短暂,邪未积聚的表现;抟是指病色壅滞,团聚,为病久不解,病情深重。病色由散变抟为病情加重;由抟变散为病情减轻或病邪欲解。

泽夭:泽是指肤色明润有光泽,提示无病或虽病而气血未衰,病有生机;夭是指肤色枯槁,提示气血受损。先泽后夭多为正虚邪实,病情恶化;先夭后泽多为正气渐复,病有转机。

运用上述的内容,进行对病人治疗过程中色泽的观察、对照,是很有意义的。可以提示病变的趋势和治疗效果。

3. 色和部位相结合的观察方法 《灵枢·五色》记载:"赤色出两颧,大如拇指者,病虽小愈,必卒死。黑色出于庭,大如母指,必不病卒死"。提示心肾有严重疾病时,面色有局部变化的特征。《麻科活人全书》论载:"认麻须细看两耳根下,颈项连耳之间,及脊背以下至腰间,必有三、五细点,此即麻之报际,如无红点以为佐证,则当以别证施治。"指出麻疹初起的诊断要点。又如两掌大小鱼际红赤如丹,压之褪色,称为"朱砂掌",为肝血瘀阻,肝肾阴亏的特征。鼻端下方的人中部位色黑,多主子宫与膀胱疾患;颜面全身红若涂丹,环口苍白,舌红绛起刺,为丹痧的特征。说明体表某些特定部位的色泽变化,对疾病的诊断和病情预测均有重要意义。

(二)色诊的注意事项

1. 色诊与其他诊法合参 由于色诊的个体差异大和干扰因素多,因此不能依靠单一的色诊作诊断依据。必须四诊合参,从不同角度了解病变的全貌,通过辨色、按脉、问症进行综合分析。如真寒假热证中可见面赤,在真热假寒证中可见面色苍白。只有结合其他症状,才能鉴别寒热的真假。一般而言,阳证见阳色,阴证见阴色,为色证相符,是大多数疾病的普遍规律;反之,多为病情复杂或严重的征兆,需警惕病情的突变和恶化。

2. 注意辨明体表不同组织或排出物的常色和变色 体表各种组织和排出物的颜色变化虽有共同的规律可循,但还应注意它们的特点。如黏膜比皮肤透明故色泽鲜明而显露;络脉多为淡紫色,若紫红、紫黑、淡白而青为病色。大便以黄色为常,便色黑、灰白、夹黏液脓血者为病色。要免除饮食物影响,如进食动物血做的菜肴,可见大便色黑(大便化验隐血阳性)。所以,对黑便患者,必须追问病史、饮食情况等,不能轻易诊断为便血。

3. 注意避免各种干扰因素 光线对色诊影响很大。在普通灯泡照射下(黄灯泡),容易将黄色误看成白色;用日光灯照明,光色偏蓝,易使红色黏膜变为紫色。所以,色诊最理想的光照是晴朗白天的自然散射光。还要注意周围环境如墙壁、衣物等颜色的影响。此外,不同季节,气温高低,饮食前后,情志活动,运动等,都能暂时影响肤色或某些组织的颜色,也应加以注意。

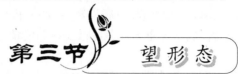

第三节 望形态

望形态是通过观察病人的身形、动作、姿态进行诊断病症的方法。身形由皮、脉、筋、肉、骨五种基本组织构成,又称为五体。五体与五脏六腑在生理功能上密切相关,又在神的驾驭下肢体产生随意动作,并呈现各种姿态。所以,人的身形、动作、姿势可以反映机体精神、气血、阴阳的盛衰,脏腑功能的强弱。正如《素问·三部九候论》所说:"必先度其形之肥瘦,以调气之虚实"。又《素问·经脉别论》说:"观人勇怯,骨肉皮肤,能知其情,以为诊法也"。说明观察人体的形态,在临床诊断中有一定的意义。

一、望形态的原理和意义

人的体表组织与内脏的形成,同为先天之精所化生,又赖后天之精以充养,两者在发生和发育上,互相关联。《灵枢·经脉》说:"人始生,先成精,精生而脑髓生,骨为干,脉为营,筋为刚,肉为墙,皮肤坚而毛发长。谷入于胃,脉道以通,气血乃行……"指出人体外形和内脏在形态、结构、功能方面的密切联系,并与先天禀赋、后天调养有关。

五体是构成躯体身形的基本组织,五体的结构和功能直接影响身形动作和姿态。如:肉盛而骨小为肥胖;肉削骨耸为消瘦。动作灵活,轻劲有力多壮实;动作呆钝,迟缓无力多虚弱。五体的功能又离不开气血津液的充养。气主温煦,卫气有温分肉、充皮肤、肥腠理、司开阖的功能。卫气和则分肉解利,皮肤柔韧,腠理致密;血主濡养,营血和则经脉流畅,分肉结实,筋骨坚固;津液有滋养润泽作用,是血液和体液的主要成分,津液充盈则皮肤润泽,关节滑利。所以,气血津液是身形动作姿态的物质基础。

从"五行学说"的演示,显示五体与五脏的对应关系是:心主血脉,肺主皮毛,脾主肌肉、四肢,肝主筋,肾主骨。五脏精气及其功能状况又通过五体展现于外。

皮毛居一身之表,为机体防御外邪的第一道防线,赖卫气充养。皮肤色泽荣润,腠理致密,是气血津液旺盛,肺气充沛的表现,皮肤松缓,毛悴色夭,是精血耗损,肺气不足的征象。毛发为血之余,肾之华。观察毛发的多少、色泽和分布部位,可以候脏腑气血的多少和气血运行的情况。

肉居皮之里,赖脾胃水谷之精气充养。《灵枢·本脏》详细阐述了五脏六腑与相应体表组织(五体)的结构和形态的密切联系。如"脾应肉,肉䐃坚大则胃厚。"䐃肉,肌肉积聚之处。王冰:"䐃,谓肘膝后肉如块者。"尺肤、臀肉皆为大肉。大肉坚实而分理明显,是脾胃之气旺盛的征象;大肉瘦削或松软,为虚弱。尺肤既削,臀肉必枯,为大肉陷下,多与脾气虚衰,气血生化乏源有关。又曰:"肉䐃不称身者,胃下,胃下者,下管约不利,肉䐃不坚者,胃缓"即从䐃肉"小而幺"可推测类似胃下垂,或胃动力低下等病症。

骨骼构成了机体的构架,赖肾脏精气充养。肩、背、腰、膝皆为大骨。骨骼粗壮坚固为肾精充足;骨骼细小脆弱,或先天形态异常,均与肾精亏损有关;肩垂头倾,腰重膝软者为大骨枯槁,乃肾中精气衰弱之象。

脉为奇恒之府,赖心气充养,是运行气血的通道,周游全身如环无端,供养组织所需的营养物质,带走新陈代谢产生的废物,协调并维持机体正常的生理功能。观察血脉,除可见显露于体表络脉的色泽和形态外,主要通过切脉详细诊察。

筋能连接骨骼形成关节,所以说"诸筋者皆属于节"。是维持机体正常姿势和动作的重要组织。筋赖肝血的充养。观察肢体关节的活动,可以了解肝主筋的功能情况。

此外,通过观察动作姿态,不仅可以了解五体的功能状况,还可以推测神气的盛衰。如动作协调,反应灵敏,举止有度,为五志安宁,魂魄附体,精神内治的表现。反之,提示神气不足,五志不宁,魂不附体的征象。

二、望身形的内容

(一)望肥瘦壮弱

正常人的体形适中,各部组织均匀对称,过于肥胖或过于消瘦都可能是病理状态。

1. 肥　指肥胖。其特点的"肉胜于骨",肉多松软,皮肤细白,脂肪分布不均匀,多集中于颈项、肩背和腹等部。《灵枢·卫气失常》将肥胖分为脂、膏、肉三型。脂型者,身形小而皮肉坚满结实;膏型者,形盛大而肉松皮缓,腹纵而垂腴;肉型者,介于二者之间,体形大而上下相称,皮肉比较结实。形体肥胖者每多聚湿生痰,痰壅气塞化火,易患暴厥。

2. 瘦　指消瘦。其特征为肌肉消瘦,严重者形瘦骨立,皮肤干枯。若形体瘦削,大肉尽脱,毛发枯槁,称为形脱,为气液干枯所致;形瘦而食少者为脾胃虚弱;食多而消瘦为中焦火炽;形瘦而伴五心烦热、盗汗为阴虚内热,相火偏亢。瘦人气火有余,以阴虚居多,故朱丹溪说:"瘦人多火"。

3. 壮　即体魄强壮。表现为骨骼粗大,胸廓宽厚,肌肉充实,皮肤润泽。同时精力充沛,食欲旺盛,即谓"形气有余",是强壮的标志。形体强壮者内脏坚实,气血充沛,虽患疾病预后良好。

4. 弱　即指体质衰弱,多表现为骨骼细小,胸廓狭窄,肌肉消瘦,皮肤枯槁并兼精神疲惫,为"形气不足"。或形体盛大而气血不足,饮食衰少,短气乏力,为"形盛气虚",二者均为内脏脆弱,正气不足,易受外邪侵袭或患病预后较差。

(二)望畸形

畸形,是指人体某些组织器官出现解剖形态的异常,对身形姿态最有影响的是骨骼。骨骼畸形有先天性和后天性二种。先天性畸形主要因禀赋不足,肾精亏虚,使骨组织发育不健全;后天性畸形多由疾病和创伤所造成,常因精血亏耗,不能充养骨髓或痰、湿、热毒壅阻成患,遗留残疾。

胸骨突出称为鸡胸。胸椎向后突出为龟背,胫骨向外或向内弯曲呈"X"或"O"型腿,多由先天禀赋不足或后天哺养失调,精血亏损,骨失充养所致。

胸廓前后径增大呈桶状称桶状胸。胸廓前后径变小呈扁平称扁平胸。桶状胸多见于痰饮阻肺日久,气道壅滞,呼吸困难而肺胀,久病及肾,肺肾同病的患者。扁平胸多见于肺肾阴虚,肺失清养,久咳伤气,精血不足的患者。

(三)望肿胀

肿胀是指全身或局部肿大,感觉发胀的症状。

1. 水肿　皮肤肿胀,肤色光亮,按之凹陷没指,留有压迹者为水肿。水肿多由肺、脾、肾运化敷布失司,津液失于输布,聚而为饮,淫于肌肤,亦称溢饮。轻者仅眼睑或足踝部浮肿,重者遍身肿,伴体腔积水。水肿部位常随体位而变化。若身肿而腹大脐突,或缺盆平者,为水肿严重,预后较差。

2. 鼓胀　又称单腹胀,患者以腹部鼓胀为主症,四肢无明显浮肿,还可见腹壁青筋暴露,与瘀血阻滞有关。

3. 局部肿胀　局部肿胀也可通过望诊来分析病因、病机。如局部肿胀,肤色红而光亮,多为湿热、热毒蕴结;局部肿胀,肤色苍白,多为气郁肌表或寒湿凝滞;局部肿胀有青紫色瘀斑,多为血瘀所致。

此外,观察外形的异常还可以推测内脏的状况。清·周学海在《形色外诊简摩》记载:"肝气之病,内舍胠胁,外在关节;心气之病,内舍臂胁,外在经络;脾气之病,内舍心腹,外在肌肉四肢;肺气之病,内舍膺胁肩背,外在皮毛;肾气之病,内舍腰脊骨髓,外在溪谷腨膝"。指出了体表不同部位与内脏的相应关系,可以从相应部位的异常变化推测内脏功能情况。《灵枢·本脏》还列举了体表某些特殊部位,为观察脏腑病变的重要体征。如以髑骬(胸骨剑突部,又称鸠尾。《灵枢·骨度》称髑骬)的长短、偏正,观心之象;以肩背厚薄,观肺之象;以胁肋的形状,观肝之象;以唇口好恶,观脾之象等等。还记载了一些特殊的体态所反映的内脏变化,如"巨肩反膺陷喉为肺高","合腋张胁者肺下","胁偏疏者肺偏倾"等,确是临床常见的肺气肿(肺胀)、肺不张(肺痿)的体征。

三、望姿态的内容

望姿态是观察人体的动作姿势和体位状态。古人将姿态归纳为动、静、强、弱、俯、仰、屈、伸八种。其中动、强、仰、伸,属阳;静、弱、俯、屈,属阴。八者交互为用,得其中为正常,不得其中则为病。"中"即为不偏不亢,动作协调自如。但是,天有寒暑,人有阴阳,体有劳逸,年有老少,一般说来,寒则多屈,热则多伸;阴则多俯,阳则多仰;劳则多强,逸则多弱;少则多动,老则多静。故临诊时应根据病人体质、年龄、病情等多种因素,加以判断。

(一)望异常动作

《素问·玉机真脏》:"病筋脉相引而急。"指出引起异常动作的诸多原因中,与肝主筋的关系最密切。临床上可有不同程度的表现。

1. 瞤动　为肌肉跳动,多见于眼睑、口唇或肢体局部肌肉。以血虚、血不养筋引起者居多;也有因阳虚,水气盛于内,筋失濡润而致。

2. 震颤　震有摇动之意,颤为抖动,多见于头和肢体、眼球等。震颤大多是血不养筋,或气虚无力自持,或肝风内动所致。

3. 战栗　为全身剧烈抖动。如伴有明显发冷的称寒战;战栗后汗出称战汗,是由正邪剧烈相争所致。可见于疟疾。

4. 蠕动　是指缓慢的伸缩动作。如蠕虫爬行,幅度小而速度慢。手足蠕动多见于气血两虚,筋失濡养,虚风内动。胃肠道有节律的蠕动是正常生理现象。肠蠕动加快、增强是肠功能紊乱的现象。

5. 搐搦　是手指对持或呈握持状抽动。瘛疭,瘛,筋急而收缩;疭,筋缓而伸展,一伸一缩手足牵引,抽动不止。多由阴血亏虚,筋脉失养,肝风内动所致。

6. 痉挛　是由肌肉不自主地收缩,产生持续性的或阵发的强直性抽搐和拘急。若牙关紧闭,四肢抽搐或拘挛,项背强直、角弓反张,属于痉病。大多见于热极生风或肝阳化风,亦可见于血不养筋,血虚动风者;肢节拘急多于较长时间保持一种姿势作功时出现,症状轻者痉而不硬,属虚证。亦有因受外风寒湿诸邪所致,如下肢受冷时腨部肌肉拘急疼痛,为太阳经感受风寒引起。

7. 肢体妄动　疾病过程中出现肢体妄动,不能自控,或意识不清,多有邪热过甚扰乱心神,或病久气血亏虚,血不养神,心神涣散所致。为神不守舍,魂不附体的征象。

(二)望异常体态

正常人的体态自然,并可随意变换姿势。当病情发展到一定程度,由于疾病造成肢体的功能丧失或畸形,以致不能恢复自然体态。可出现被迫体位,所以观察体态可以帮助了解疾病的部位和病情严重程度。被迫体态有以下几种:

29

1. 跛行 肢体软弱无力,行动不灵便,但无疼痛感觉,或伴肌肉萎缩,称为痿证。下肢痿弱跛行亦称"痿躄",多属虚证。单侧肢体偏废不用、麻木不仁,或萎软,称为偏枯,多见于中风后遗症。关节疼痛屈伸不利或手足拘挛,或关节肿胀、强直、变形,统称为痹证,由风寒湿邪痹阻经络所致,多属实证。

2. 意态 患者因病痛所迫,选择某种体态可以减轻疾苦。如端坐、护腹、屈膝、托肘等,《望诊遵经》称为"意态"。

见患者喜动多阳证;喜静多阴证;患者卧床时仰面舒足,身轻自能转侧,欲去衣被,多属实热证,提示邪热内盛,正气未衰;身重静卧,不能自转侧,或头身蜷曲,背光,喜加衣被,多属虚寒证。

坐而仰首,喘而多痰咳者属肺实证;坐而俯首,气短懒言者属肺虚证。

以手护腹,屈腿弯腰多为腹痛;但卧不能坐,坐起即觉眩晕多为夺血、气虚或为痰浊上扰。坐立不定多为烦躁或腹满胀痛。叉手扪心,闭目不语,多见于心虚怔忡。蹙额捧头,俯不欲仰,多见于头痛。

3. 衰态 脏腑精气衰败,出现精神衰惫的状态,《望诊遵经》称为"衰态"。

头为精明之府,是精气神明之居处。头低垂不能抬起,目陷无光,为精神将夺;

背为胸中之府,是心肺所居之处,背部弯曲而两肩下垂,为宗气将败;

腰为肾之府,久病身躯不能转侧,是指肾之精气将衰;

膝为筋之府,如下肢屈伸不便,需扶物而行,是筋将衰惫;

骨为髓之府,如不能久立,行动摇晃不稳,是骨将衰惫。

所以,头、背、腰、膝、骨五府的衰态。是脏腑衰败的征象,多在病情深重时出现,预后多为不良。

4. 失神态 以意识丧失为主要特征的昏迷状态。如突然昏迷兼半身不遂,口眼㖞斜,多为中风入脏(脑血管病);突然昏迷跌仆,四肢抽搐,口吐涎沫,喉中发出猪羊叫声为痫证。盛暑高温下猝然昏倒,面赤汗淌,多为中暑。

四、望形态的方法

(一)比较观察法

人的身形差异很大,很难以一个标准进行衡量。因此,在观察形体时,经常用群体比较和自身比较的方法进行。正常人体的头、躯干、四肢呈一定比例,左右对称。通过人群普查,已得出一些常数范围。如成人头部约占身高的1/7左右;脐孔在身长连线(头顶至足跟)的中点以上。脐孔位于中点以下为软骨发育不良。体重大约为身长(cm)-100=体重±10%千克。若偏差较大,反映形体过胖或过瘦。正常人的腹上角(第7~10肋骨在胸前的夹角)近似直角,腹上角呈钝角为矮胖体型;呈锐角为瘦长体型。四肢应左右对称,出现两侧肢体的长短、粗细或形态不一致时,可以提示有病理性变化。如跌仆后,受伤肢体出现局部明显压痛、血肿或畸形,病肢比对侧缩短等,可能为骨折。还可以通用肢体对称的特点,比较左右肢体的外形,发现局部肿胀、肌肉萎缩、骨骼关节畸形等病变。

(二)动态观察法

有些病理状态,尤其是功能异常在自然体位,或静态下不易觉察。只有在动作过程中出现。如病人要拾起地上东西时,如出现不能俯身弯腰,只能屈膝下蹲的动作时,则可推测是脊椎有病变。步态异常可能与肾精亏损,髓海不足有关。所以,有时还须指定病人做些必要的动作或体位的变换,更有助于临床观察。

(三)整体观察法

观察形态变化要与病人的自觉症状、功能状态和全身情况相结合。如形体充盛而能食耐劳者为形气有余,是强壮的表现;形体高大而短气食少,为"形盛于气"(形盛气虚)为虚弱的征象。形体虽小,但精力充沛,亦属健康之体。《灵枢·寿夭刚柔》指出:"气胜于形则寿";若病人形肉已脱而反精神亢奋,多为假神,不能误认为佳兆。《灵枢·寿夭刚柔》还指出:"形充而脉小以弱者气衰,衰则危矣。若形充而颧不起者骨小,骨小则夭矣","形充而大肉无分理不坚者肉脆,肉脆则夭矣"。以上表明望身形要注重观察五体的组织功能是否健全,更重要的是结合机体的生理功能和精神状态的协调性。对提高临床诊断有一定意义。

五、形态和体质

体质是人体在形态、结构和功能方面的特异性。人体在遗传性和获得性的基础上,形成了个体的体质特性,这种特性在医学上具有重要意义。因为它在一定程度上能够影响机体对自然界的反应性和适应性,以及机体对致病因素的感受性和发病的倾向性等。从中医理论理解,体质受承于先天之精气,并由后天脏腑精气充养,体现在个体身形动态,生理功能以及抗病能力等方面的特性。这种观点在二千多年前已初步形成。如《灵枢·通天》中载:"盖有太阴之人,少阴之人,太阳之人,少阳之人,阴阳和平之人,凡五人者,其态不同,其筋骨气血各不等,⋯⋯谨诊其阴阳,视其邪正,安容仪,审有余不足"的论述。《医宗金鉴》指出:"盖人之形有厚薄,气有盛衰,脏有寒热。"即概括了形态与内脏功能,气血阴阳的联系,所以,观察形体和动态,对判断体质有一定意义。

(一)形体是体质分型的重要依据

古代医家为了掌握不同个体的差异性,在当时的历史条件下,根据中医理论和"四诊"方法,从不同角度对人的体质进行分类,其中比较有代表性的是"五行人"和"五态人"的分类法。

31

《灵枢·阴阳二十五人》根据人体肤色、体形、禀性、态度以及对自然界变化的适应能力等方面的特征,归纳总结出木、火、土、金、水五种不同的体质类型。并在分型的基础上,进一步论述了不同类型的体质反映在生理、病理方面的特异性。兹就五行人的分类列表。(见1-2-3)

表1-2-3 阴阳五行人分类

类型	肤色	体 型	禀 性	态度	时令适应能力
木型	苍色	小头,长面,大肩,背直,身小,手足好	有才,劳心,少力,多忧,劳于事	雍容自得	能春夏,不能秋冬
火型	赤色	广䏏,脱面,小头,好肩背髀腹,小手足,行安地,疾心,行摇,肩背肉满	有气,轻财,少信,多虑,凡事明,好颜急心	真诚朴实	能春夏,不能秋冬
土型	黄色	圆面,大头,美肩背,大腹,美股胫,小手足,多肉,上下相称,行安地,举足浮	安心,好利人,不喜权势,善附人也	诚恳忠厚	能秋冬,不能春夏
金型	白色	方面,小头,小肩背,小腹,小手足,如骨发踵外,骨轻	身清廉,急心,静悍,善为吏	坚定不屈	能秋冬,不能春夏
水型	黑色	面不平,大头,廉颐,小肩,大腹,动手足,发行摇身,下尻长背延延然	不敬畏,善欺,治人,戮死	多不廉洁	能秋冬,不能春夏

《灵枢·通天》又分"五态人",亦分别叙述了每一类型人的性情、体质和形态等,并指出生理特性和治疗的关系。(见表1-2-4)

表1-2-4 阴阳五态人分类表

类别	阴阳多少	性格、心理	外观形态	组织结构
太阴之人	多阴而无阳	贪而不仁,下齐湛湛,好内而恶出,心和而不发,不务于事,动而后之	黮黮然黑色,急然下意,临临然长大,腘然未偻	其阴血浊,其卫气涩,阴阳不和,缓筋而厚皮
少阴之人	多阴少阳	小贪而贼心,见人有亡,常若有得,好伤好害,见人有荣,乃反愠怒,心疾而无恩	清然窃然,固以阴贼,立而躁险,行而似伏	小胃而大肠,六将不调,其阳明不调,而太阳脉大
太阳之人	多阳少阴	居处于于,好言大事,无能而虚说,志发于四野,举措不顾是非,为事如常自用,事虽败而常无悔	轩轩储储,反身折腘	

类别	阴阳多少	性格、心理	外观形态	组织结构
少阳之人	多阳少阴	諟谛好自贵,有小小官,则高自宜,好为外交,而不内附	立则好仰,行则好摇,其两臂两肘则常出于背	经小而络大,血在中而气外,实阴而虚阳
阴阳和平之人	阴阳气和	居处安静,无为惧惧,无为欣欣,宛然从为,或与不争,与时变化,尊则谦谦,谭而不治,是谓至治	委委然,随随然,颙颙然,愉愉然,目旋旋然,豉豉然,众人皆曰君子	血脉调

虽然上述分类中,尚有不合理的内容,但根据人体的形态及心理特点进行体质分类的思路和方法,对研究体质学说有一定的参考意义。

(二) 形态、体质与发病的联系

形态在一定程度上反映了体质特性,因此观察机体的形态可以辨别体质的强弱,推测机体对疾病的易感性和好发性。《灵枢·论勇》"黑色而皮厚肉坚,固不伤于四时之风,其皮薄而肉不坚,色不一者,长夏至而有虚风者病矣",指出皮薄肉不坚者,体质弱,易受外邪。反之,体质强者,不易受邪患病。

形体肥胖,每多聚湿生痰,痰壅气塞化火,或形盛气虚,气血周流不畅,风痰上旋清空,易患中风暴厥之证;形体消瘦者每多阴血虚少,相火易亢,肺失清养,木火刑金,故易患劳嗽。可见受体质因素的影响,好发病种不同,造成体内阴阳失调的情况亦不同。

不同体质的人,即使感受同一病邪,得病后的传变不一致,《医宗金鉴》说:"人感受邪气虽一,因其形藏不同,或从寒化,或从热化,或从虚化,故多端不齐也。"其人阳热素盛,邪热极易化燥伤阴,出现神昏抽搐,发斑,舌绛等症;而素体阳虚,多从寒化,热势不甚,病程迁延,或出现腹冷痛,下利清谷等内脏虚寒征象。

形态还可以反映人的耐痛性和耐毒性。《灵枢·论勇》指出:"夫人之忍痛不忍痛,非勇怯之分";"人之骨强筋弱,肉缓、皮肤厚者耐痛,其于针石之痛,火焫亦然;坚肉薄皮者不耐针之痛,于火焫亦然",指出人的耐痛性不全是心理作用的影响,痛觉与机体组织结构和生理功能有关。该文还指出"胃厚色黑大骨及肥者皆胜毒,其瘦而薄胃者,皆不胜毒。"所以,在选用方药和制定药物剂量时亦要因人制宜。

体质虽与先天禀赋有关,但亦受生活环境和社会因素的影响,在一定条件下,可以诱发体质的变异。如移居外乡的人群易受饮食或水土空气(花粉)等因素的影响,出现了过敏的体质状态,引发许多的过敏性疾病,形成新的体质状态。因此医生在诊治疾病过程中既要重视体质因素的影响,又要引导病人通过调养和锻炼,改善体质增加防御功能,达到防病治病的目的。

第四节 望排出物

　　排出物是分泌物和排泄物的总称。根据排出物的性状、作用等可以分成以下三类。第一类是机体在生理活动过程中化生或分泌的,通过有关组织器官溢出,产生生理效应。如精血、精液是在肾脏功能和天癸的促进下,化生而生成的,通过阴器溢出,受冲脉、任脉、天癸的影响,有生殖功能;另一类是由饮食物摄入,经消化、吸收而产生的代谢产物,称排泄物,须清除出体外。排出物均有一定的色质形状和排泌规律。在病理情况下,排出物产生形、色、质、量和排泌规律等方面的异常变化。第三类是出现在某些疾病过程中的病理性产物。如痰液、脓液,呕吐物等,其性状与病变组织和病变特性有关。因此,望排出物就是通过观察排出物的形、色、质、量的变化和排出情况,推测各相关脏腑组织的病变情况,分析疾病性质的一种诊法。

一、望排出物的原理和意义

　　排出物是脏腑生理、病理过程的产物,它反映有关脏腑的功能情况。《灵枢·五癃津液别第三十六》:"水谷入于口,输于肠胃,其液别为五,天寒衣薄,则为溺与气,天热衣厚则为汗,悲哀气并则为泣,中热胃缓则为唾,邪气内逆则气为之闭塞而不行,不行则为水胀。"指出汗、泪、唾、溺、水等均为水谷精微气化而生,其分泌和排出受外界环境和外邪的影响。因此,观察排出物的性状和排出情况,可以推测疾病的部位、疾病发生的原因,以及病情预后。二便又是代谢的产物,直接反映饮食消化器官的功能情况;脓液、痰液之类均为病理变化的产物,一定程度上,反映病邪性质和病变程度。在某些危重病中,当出现病症不符时,排出物往往可以作为鉴别虚实、寒热的重要佐证。如夏令暴发昏迷厥逆,体温不升,肤色青灰,腹部胀气,无吐泻症状,脉象沉细而数。肛拭检查:目视脓血便。即可拟诊为疫痢热毒内闭,邪毒攻心,出现热极似寒的危象。亦可推测疾病的预后险恶。《素问·玉机真脏论》曰:"脉盛、发热、腹胀、前后不通、闷瞀,此谓五实;脉细、皮寒、气少、泄利前后、饮食不入,此谓五虚。……浆粥入胃泄注止,则虚者活;身汗得后利,则实者活。"就是以二便情况结合脉、症,分析疾病预后的记载。

二、望排出物的内容

　　望排出物应注意观察排出物的形、色、质、量等方面的变化。《素问·至真要大论》说:"诸病水液,澄澈清冷,皆属于寒"、"诸转反戾,水液混浊,皆属于热"适用于辨别排出物寒热属性的要点,不论涕痰、二便、经带、泪、唾等,排出物的颜色淡、白,形质稀薄、清澄,多属于虚证、寒证;颜色深、黄或赤,形质黏稠、混浊,多属实证、热证。此外,还必须结合排出物的气浊(闻诊),和排出状态综合分析。为了减少内容讲述重复,二便、经带、呕吐物将在问诊篇讲述。

(一)泪、涕、唾、涎

为津液化生,有滋润、营养官窍的作用,与五脏功能有关。

1. 泪　有滑润和保护眼球的作用,维持眼球正常运动。泪液的异常分泌,除眼部疾病外,受五脏功能影响。如心情悲伤则流泪;肺失宣肃则鼻塞、咳嗽、喷嚏、涕泪俱下;两目干涩,多见于肝脏阴血两虚,或伤津脱液;如小儿发热,啼哭无泪为津液大伤,是病情危重的征象。迎风流泪,多因体质虚弱,气虚不能固摄津液,又受外风招引所致,老年患者居多。

2. 涕　为肺之液,有清润气道,维护呼吸通顺的作用。涕液的变化和分泌异常,可以反映肺气的虚实,以及肺系受邪情况。鼻为肺之窍,正常状态鼻腔湿润适度。鼻燥干痛为肺燥或肺热伤津;鼻塞流清涕为寒邪凝滞,或阳气不足,津不化气,运化失常所致;涕稠、色黄由外感风热,或风寒化热,邪热煎熬津液所致;久流浊涕,涕黄如脓,气腥秽浊如鱼脑者为鼻渊,由湿热蕴阻所致;小儿肺风痰喘(肺炎),鼻煽无涕,多由肺热伤津,为病重;涕中夹血多为燥热伤络;经常涕中带血丝,慎防鼻腔恶候,需进一步检查。

3. 唾　为肾之液,足少阴肾经夹舌本,散于舌下。从口腔分泌稠滞状黏液称唾,并与胃、肾有关。肾阳不足或胃中虚寒,水液失于温运、气化,则水邪上泛而唾沫。胃有宿食、积冷或湿滞扰动,唾液可随胃气上逆而溢于口,故胃中虚寒或有邪实停滞均可出现多唾。肾阴耗损,津液不能上承,可出现口干、舌体燥裂等。

4. 涎　为脾液,是从口腔分泌的清稀的液体,有湿润和清洁口腔的作用,并有助于搅拌和吞咽食物。其分泌量与脾胃运化功能有关。口干舌燥为津液枯乏或津气不能上承、多见于热病伤津,或阳虚湿困,气不化津;小儿口角流涎称"滞颐",多因脾虚不能摄津,或受风热所致。睡中流涎多为胃中有热、湿滞或宿食内停;脐腹部时时作痛而流涎者,多为蛔虫扰中;经常满口清水,多见于胃寒、胃阳不振或寒湿内停。口中涎黏,多为脾胃湿热,困阻中焦,脾失运化,湿浊上泛所致。

(二)痰、饮(水)

痰、饮由津液运化失常,潴留于组织而致,稠者为痰,清稀者为饮。

痰有无形之痰和有形之痰之分。无形之痰是指留滞于经络、经髓等组织中的异常液体,仅观察到由它引起的麻木、眩晕、惊厥、昏迷等症状,但不能直接看到物质。故称为"无形之痰";有形之痰是指从肺和气管排出的黏液。后者是望诊的主要内容。古人有"脾为生痰之源,肺为贮痰之器"的说法,所以,痰的形成

35

主要与肺、脾的运化功能失常有关。痰，又可引起多种疾病。故曰："痰因病生，病以痰著"。一般说，痰液清稀而多泡沫为风痰，多因风邪袭肺所致；痰白滑量多而易咯出者，多为湿痰，常由脾虚湿盛所致；痰黏稠量少而难咯出者，多为肺燥津伤；干咳痰少，舌红少苔为肺阴不足；痰色白或有灰黑点为寒痰，因寒伤阳气，气不化津，聚湿为痰；痰黄质稠或黏而成块为热痰，因热邪煎熬津液所致；痰如脓血，或脓痰如糜粥腥臭，多因热邪郁肺，肉腐成脓所致；咳痰带血，多因热邪犯肺或阴虚火旺，热伤肺络所致。

以上提示痰液稀白病多寒，痰液稠黄病多热。此外，从痰液的稀稠转化还可推测病情的进退，《望诊遵经》指出：痰由稀而稠者，病曰退，由稠而稀者，病曰进。确是经验之谈。

饮即指体内多余的水液，亦称饮邪、水毒。与痰同样是内源性致病因素之一，多由脾肾阳虚，温煦不足，或邪气内逆，气机闭阻，水液不行而致。饮邪停留的部位不同，可出现不同的临床症状。溢于皮下为肤肿（溢饮），潴留于腹腔为鼓胀，停于胸腔为悬饮，积于颅内可出现大头畸形（脑积水）。以上症状将在第四篇分部诊法章节介绍。

三、望排出物的方法和注意点

（一）排出物的采集和观察

根据排出物的性状及观察的目的，要注意采集的方法和选择适当的容器。留痰的容器应该是带有刻度的、无色广口的玻璃容器，可以观察到痰的颜色、数量，并放入水（计量）看痰的浮沉，辨别痰的稀稠。《医灯续焰·肺痈脉证》记载："……咳嗽有臭痰，此在水内，沉者是痈脓，浮者是痰。"这是肺痈痰液的特征。根据临床观察，肺痈的痰液分为三层，上层为痰沫，下为脓血，中有黏液相连；肺痨之痰血多浮于水面。脓液，粪便等宜留于白色无水的瓷盆里，便于观察形色的变化。留置时间不宜长，以免排出物颜色、性状发生变化而影响观察结果。

（二）观察排出物必须与闻诊、问诊结合

排出物的形、质、色、量是反映病情的重要内容，但排出物的气味和伴随症状亦有重要的临床意义。尤其在门诊，因限于条件，医生不能直接观察到排出物时，必须依据病人的主诉和化验报告。所以对排出物的形状、气浊和自觉症状要详细询问。如：淋雨受寒而感形微恶风，鼻塞流清涕，为风寒引起；突然间鼻腔奇痒，喷嚏连续，涕泪俱下如注，多为肺虚不固的过敏症；如经常头痛，鼻息不通，交替堵塞，涕黄稠，自觉有腥臭，此为鼻渊。

（三）排除外界因素的干扰

饮食物对排泄物的影响尤为明显。如气温高时汗出增多，或饮水减少，使小

便量少色黄。反之,则量多色淡。当尿量减少时,或气候寒冷,尿酸盐溶解浓度降低,尿液中可出现白色混浊物,加热后可以溶解而变为透明;饮食物碱性偏高时,亦可使尿中有乳白色磷酸盐沉淀,加入醋酸后,亦可使其溶解变清。上述二种乳白色尿液均不属病态。与乳白色悬浮状的乳糜尿不同。

食用含铁质丰富的食物,大便色黑,所以,黑便诊断为大便隐血前,必须排除服用铁剂补血药或动物血、内脏等食品。服安络血后,小便色红。当小便色红疑似血尿时,亦要问清有无食品和药品的影响所造成,并结合实验诊断,认识排出物异常和临床病症的关系,排除干扰因素的影响。

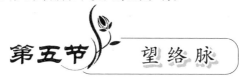

第五节 望 络 脉

望络脉是通过观察体表显露的络脉色泽、形态,诊察病情的一种方法。包括望小儿食指络脉、舌下络脉、鱼际络脉、鼻根青络、眼睛血络、颈、胸、腹及下肢青筋(血脉)以及丝状红缕等。

络脉是经脉的分支。《灵枢·脉度》说:"经脉为里,支而横者为络,络之别者为孙。"络脉在人体分布极广,网络全身。本节讨论的是指可以观察到的体表络脉。相当于解剖学的浅表静脉,或扩张的微小动脉等。

一、望络脉的原理和意义

络脉的主要功能是沟通经与经、经与络,经络与腧穴之间的联系,加强十二经脉气血在体表的循环传注,使气血敷布于全身。络脉的色泽与气血运行有关,气血运行不畅,则络脉青紫或青黑;气血运行加快,则皮肤络脉色赤。阳络浅浮在外,可受四时寒热影响而发生变化。寒多凝泣,凝泣则青黑;热多淖泽,淖泽则色赤。所以,络脉的色泽,既可以反映机体气血运行的情况,又可以反映自然因素对人体的影响。

络脉又是外邪侵入机体的途径。《素问·皮部》说:"皮者脉之部也,邪客于皮则腠理开,开则邪入客于络脉,络脉满则注于经脉,经脉满则入于府藏也"。所以,百病之始生,必先起于皮毛,其入于络,则络脉盛而色变,故观察络脉色泽的变化,又可提示某些疾病的病因病性和病情轻重的程度。

二、望络脉的内容

络脉变化主要反映在络脉的色泽和形态两个方面。一般说,络脉色青多寒多痛;色赤为热;色黑为久痹(瘀阻不通);色白多寒;有青有赤者为寒热。络脉粗、长、多迂曲者为血行不畅;络脉短、细为气虚血少。

1. **望小儿食指络脉** 诊食指络脉,对三岁以内的小儿有重要诊断意义。因食指内侧的络脉,也是由手太阴之脉分支而来。所以,诊小儿络脉同诊寸口脉象的意义是一致的。但是由于小儿寸口脉部短小,诊脉时又常哭闹躁动,以致影响切脉的准确性。而小儿皮肤薄嫩,脉络易于暴露,食指络脉更为显露。因此,望络脉比脉诊更为方便,可弥补小儿脉诊的不足。

食指络脉的显现与分布,主要是从虎口至食指内侧上廉。食指的第一节为风关,即掌指关节纹向远端至第二节横纹之间;第二节为气关,即第二节横纹至第三节横纹之间;第三节为命关,即第三节横纹至食指末端。食指络脉的正常色泽以淡紫红色为主,隐现于风关之内,大多不浮露,甚至不明显,多为斜形、单支、粗细适中,气候热时稍长,寒则变细缩短。一岁以内稍长,随年龄增长而缩短。在疾病过程中,络脉的形、色和出现的部位,又随病邪侵入人体的深浅而变化。络脉显于风关时,是邪气入络,邪浅而病轻。络脉从风关透至气关,其色较深,是邪气入经,外邪深入而病重。若络脉显于命关,是邪气深入脏腑,可能危及生命。若络脉直达指端,称为"透关射甲",病更凶险,预后不佳。对内伤杂病的诊察,同样可以参照。

观察络脉的浮沉、色的深浅、颜色、形状可以对病情做出估计。

浮沉:络脉浮露者,主病在表,多见于外感表证。络脉沉滞者,主病在里,多见于外邪入里或内伤的病症。健康儿童亦有偏浮或偏沉者。

深浅:色深浓者为病重;色淡者为病轻。色淡为虚;色滞为实。络脉色深而滞者,多见于邪陷心包,气血郁闭之症;色淡而隐没者,为阳气不达四末。

颜色:络脉色紫红者多属内热;色鲜红者多见于外感表证;色青主风,也可以见于各种痛证或惊风;色紫黑为血络郁闭,色淡白无华多属气血不足。

形状:络脉增粗者多属热证、实证;变细者多属寒证、虚证;单支、斜形多属病轻;弯曲、环形、多支为病重。络脉日渐增长的为病进;日渐缩短为病退。但也有津液枯竭,气血二虚而络脉缩在风关以下;阴虚火旺者,多见络脉延长。

2. **望鱼际络脉** 鱼际络脉是指手拇指本节后内侧,肌肉丰满处的络脉,又称鱼络。鱼际属于太阴肺经之部,望鱼际络脉诊断的原理与切寸口脉一致。此外,络脉中的气血,是以脾胃为化源,胃气上至于手太阴,故诊鱼际亦可候胃气。《灵枢·经脉》说:"胃中寒,手鱼之络多青,胃中有热鱼际络赤……,若青而短小是少气也"。《灵枢·邪气脏腑病形》又指出:"鱼络血者,手阳明病"提到鱼际络脉充血明显,常提示手阳明大肠经有病变;大小鱼际络赤称为朱砂掌,是肝脏有瘀血积聚的征象。

3. **望腹壁络脉** 正常人腹壁青筋隐伏,如显现青筋多为气血不畅,瘀血停滞的症状,大多与腹部鼓胀并见。

此外,小儿颞部与山根青筋显现,多为脏腑薄弱;目之白睛布满赤络可见于肺火上炎,或外感风热、时邪等原因;颈部青筋怒张、舌下络脉粗长、色青紫,下肢青筋曲张等都是瘀血的常见体征。

三、望络脉的方法

望络脉历来多注重于看,但有时还需要结合按诊,使络脉显现得更为清楚。望络脉的方法大致可以归纳为二点:

1. 比较的方法　观察络脉首先要熟悉正常络脉的分布、不同部位络脉的色泽和形态特征,以便与患者的络脉进行比较,推测其病变的性质和部位。

正常人的络脉隐现于皮下,浅表静脉多呈淡青紫色。微小动脉多为鲜红色。络脉受很多因素的影响,如时令、年龄、性别、运动等生理因素影响而产生一定的变化,辨证时一定要注意区别。例如女子眶下络脉紫黑,仅出现在月经期是属生理现象。长期不退,则为肾精亏损,或为肾虚带下,或为其他妇科病的征象。又如冬季络脉较深沉,夏季络脉较浅浮,是为正常规律。如冬季反见络脉浮现,则为邪热鸱张;夏季络脉突然隐没,常出现在邪毒内陷,阳气暴脱的征象。此外,如局部络脉有变化,还可以进行患侧和健侧比较,以便推测病变的部位和程度轻重。

2. 望诊和按诊结合的诊察方法

(1)小儿食指络脉诊察法:医生用左手握住患儿食指末端,以右手拇指在小儿食指掌侧前缘,从指端向掌端推几次,用力适中,使指纹显现,以便观察指纹色泽、长短、浮沉及形态等方面的变化。

(2)丝状红缕(蜘蛛痣)的诊察法:蜘蛛痣的形态是细小红色络脉成簇,呈放射排列,中心有红色小点,为扩张了的毛细动脉。如压迫中心点时,可使周围络脉全消失。放开后血流又从中心点向四周分支扩散充盈,便可确认为蜘蛛痣。中医又称为红缕赤痕。

(3)颈脉(静脉)怒张的诊察方法:病人坐位或立位时,见到颈脉明显充盈,或病人平卧时,颈脉充盈超过锁骨与下颌骨之间的三分之一长度,即属颈脉怒张。怒张的颈脉可见到搏动,其特点是柔软、弥散、徐缓,与脉搏不一致,可以在侧光条件下看到。与动脉(人迎脉)搏动亦不同步。

第三章
闻　诊

闻诊是通过听声音和嗅气浊诊断疾病的方法。听声音是听病人的语音、呼吸、咳嗽等声音的变化；嗅气浊是嗅病人体内散发的或排出物气浊的变化。由于各种声音、气浊，产生于脏腑的生理活动和病理变化过程中，并与某些脏腑组织的结构形态有关。所以，闻诊可以了解脏腑的功能情况。

古代已有以"五声五音"的变化来判别五脏病变的记载。《难经》指出"闻而知之者，闻其五音，以别其病"。临床上大多是根据不同部位和脏腑组织发出的声音来诊断疾病。《素问·咳论》说"咳而喘息有音，甚则唾血"，是肺病导致呼吸气息的异常。《灵枢·杂病》说："厥而腹响响然，多寒气"，是指脾虚寒引起的肠鸣。汉代，张仲景更注重对病人的语言、呼吸异常及喘息、咳嗽、呕吐、呃逆、呻吟等病理性声音进行辨别。后世医家又将口气、鼻气以及各种排出物的异常气浊列入闻诊范围，使闻诊的内容不断丰富。

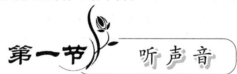

第一节　听声音

体内的气体或液流通过管道（或腔道）组织，产生振动而发出声音。《医宗金鉴》曰："凡万物中空有窍者皆能鸣焉。"说明声音的产生主要与脏腑器官的形态结构和运动形式关系密切。通向体外的器官所发出的声音大多能直接所到，发生于体腔深处的声音，不能直接听到（心音、血管音等），但可借助于器材间接获取。这里我们主要讨论可以直接听到的声音。语音、呼吸音、咳嗽、喷嚏、呵欠、叹息等声音多由气体通过气道、咽喉、口鼻等组织产生；嗳气、呃逆、呕吐等声音，是胃内的气体和内容物，通过贲门、食管、咽喉、口腔等组织时产生振动而发生。此外，肠道内气体和液体流动，亦发出肠鸣音，通过腹壁传导到体表。声音亦受到脏腑器官的运动形式的影响，如肠蠕动亢进时，肠鸣音高亢如雷鸣。

一、声音发生的原理及听声音的意义

声音首先与发音器官的结构、功能有密切的关系。《医宗金鉴》说："凡发音必由喉出，故为声音之路也。必因会厌开合，故为声音之门户也，必藉舌的宛转，故为声音之机也，必资之于齿唇口，故为声音之扇助也。五著相次，故能出五音，

而宣达于远近也。"指出气管、咽喉为呼吸之气出入的通路,如气道不清或痰浊壅滞就会产生浊音;会厌(含声带)为直接发声的器官,又称声门,其组织的性质与音调的高低有关;舌、齿、唇的随意运动和谐有序,与语言清晰有直接关系,尤以舌的灵动性更为重要。舌强则语言謇涩;齿唇缺陷则吐字不清;口腔与鼻腔相通,对声音起共鸣作用,如鼻塞不通则声音重浊,"声如从瓮中出",所以,这些组织和器官不仅与声音的发生和传导有关,而且影响到声量大小,音调高低,声音清浊,及语言的清晰程度。

同时,声音亦受脏腑功能的影响。肺脏虚如蜂窠,下无透窍,上通喉咙,开窍于鼻,主一身之气,有气机宣发、肃降的功能,肺气升降出入为呼吸之动能,呼吸则气动,气动则声发,气病则声变。由肺吸入的清气与水谷精气化生为宗气,积于胸中,走息道以司呼吸。宗气直接影响着声音响亮度。宗气充沛,则声音洪亮,悠长;宗气不足则语声低微而断续。"肺为气之主,肾为气之根",肺主呼气,肾主纳气,肺的呼吸运动又赖肾气摄纳相助。所以《医原》说:"声出于肺而根于肾",肾气不足则摄纳无权,可出现动则气喘、语音低微等症状。因此,声音还与肺、肾功能有关。

六腑皆为腔道器官,主传导化物,以通降为用。《灵枢·平人绝谷》描述正常的胃肠运动是"胃满则肠虚,肠满则胃虚,更虚更满,故气得上下五藏安定"。如水谷满实,气机阻滞,谷物不下,浊气逆上;或肝气犯胃,胃失和降,皆可产生气逆上返运动,临床上常见为呕吐、嗳气或呃逆症状。肠道传化失常,分利(分清泌浊)失职,或阻塞不通,或痰饮留滞,则可闻及肠鸣漉漉有声。

言语是神明活动的一种表现。《素问·脉要精微论》说:"衣被不敛,言语不避亲疏者,此神明之乱也。"可见病人的言语和行为反常是精神意识病变的表现。同时,心开窍于舌,言语不清,语音反常往往亦受心理因素的影响。故心主神明功能正常,思维有序则言语对答敏捷、切题,舌体灵动,则语音清晰。若热入心包,心神受扰,则狂言谵语;痰浊蒙闭心包则舌强语謇;心气不足无以养神,可见言语错乱,脑络梗塞轻则口齿不清,重则吐词障碍而失语等。

总之,通过听声音可以了解体内脏器的功能状况,及其病理变化。闻声音是辨证的重要依据之一。在儿科的诊察中,因缺少明确的主诉,闻声音显得尤为重要,可以根据小儿啼哭、呼吸、语音、咳嗽等声音改变,了解疾病的性质和程度。如婴儿哭声高而尖,忽缓忽急,时作时止,多由腹痛引起;哭声嘶哑呼吸不利,多因咽喉肿痛,气道不利;语言沉静微弱多属虚寒;声音噪扰而洪亮多属实热;呼吸喘促气粗,多为肺热上迫。

二、听声音的内容

(一)语音

健康人的语声自然,音调和畅,柔和圆润,是宗气充沛,气机调畅的反映。由于体质和禀赋的关系,语音亦有个体差异,正如《医宗金鉴》中提到:"喉有宽隘,宽者声大,隘者声小。舌有锐钝,锐者声辨,钝者不真。会厌有厚薄,厚者声浊,薄者声清。唇亦有厚薄,厚者声迟,薄者声疾。牙齿有疏密,疏则声散,密者声聚。五音皆无病之声音,乃形质之禀赋不同也。"其次,语音的差异还与性别、年龄、体型等因素有关,如男性音调较低沉,女性则较高尖,儿童的声音较清脆,老年人声音多低浊等。此外,语音还与情志因素有关,如喜则声音欢悦而散,怒则声音忿厉而急,悲哀则声音凄楚而断续,爱则声音温柔而和润等。总之,健康人由于禀赋、体质、年龄、情绪等影响语音有所不同,但发声自然,音调和畅,柔和圆润,是正常人的共同的特点。语音的病理变化常见有如下几种:

1. 强弱变化 语音壮厉,比常态下高亢有力,声音连续,多见于阳证、实证。语音低微细弱,声音断续,或前重后轻,多为禀赋较弱,气血不足,常见于阴证、虚证、寒证。

2. 清浊变化 语音清晰是气道通利的表现。语音重浊不清,又称"声重",多为外感风、寒、湿诸邪,肺气失宣、鼻窍不通,或因痰湿困阻气机不利。临床常伴有鼻塞、流涕或咳嗽痰多等症。即《素问·脉要精微论》所谓:"声如从室中言,如从瓮中作声音然……或多嗽多痰,或痰在喉中,漉漉有声。"

3. 嘶哑和失音 声音嘶哑是语音、咳嗽均失清亮。多由邪袭肺系,肺失清肃,气道不清所致。此外,亦有因久咳伤气、暴怒叫喊、肝肾阴虚、痰瘀阻喉、肝气郁结等多种原因所致。声音不能发出称为失音,又称"喑"或"瘖",新病暴瘖多由风寒外邪客于会厌,或痰浊壅滞肺络,以致清窍被邪实所闭,称为"金实不鸣",多属实证;久病音哑,常由肺肾阴亏,虚火烁金,津枯肺损所致,又称"金破不鸣",多属虚证。妊娠期间音哑或失音谓之"子瘖",多由经络胞脉受阻而致肾精不能上承于咽喉,一般不需治疗,产后可自行恢复。《素问·奇病论》说:"人有重身,九月而瘖……胞之络脉绝也,……胞络者系于肾,少阴之脉,贯肾系于舌本,故不能言……当十月复"。

失音还要同失语相区别,失音为声音发不出;失语为不能言语,是由舌本不能回旋运动致言语难成,而声门发声正常。如中风失语症。

4. 呻吟 因病痛发出哼哼声,多因身有痛楚难以忍受而发出。其声高亢有力,多为实证,病势较剧;久病而呻吟低微无力,多是身体虚羸不耐病苦。临床上听到病人呻吟,结合其相应的姿态,可以估计病痛的部位。《证治准绳》中述:"如攒眉呻吟,苦头痛也。叫喊以手抚心下,中脘痛也。呻吟不能转身,腰痛也"。

5. 惊呼 疾病中无外界刺激而突然呼叫,声音尖锐,表情惊恐,常见于高热神昏或精神失常的患者。另有小儿夜啼,多因心脾有热或中寒腹痛所致。

(二)语言

语言是指讲话的内容及吐字的清晰程度。言为心声,语言是神明活动的表现之一。正常人的言语条理清楚,对答切题,口齿清晰,反应灵敏。心病则言不随心,故语言主要反映心神状况。疾病过程中出现沉默寡言,不喜言语,多属虚证、寒证;烦躁多言以实证、热证多见。

由于心神受扰而语言失常者,有谵语、狂言、郑声、独语、错语等。

1. 谵语 指神志不清,胡言乱语而声高有力者。多由邪热、痰火、瘀热等扰乱心神所致,常见于温热病热入营血;胃肠实热证或痰火扰心等证。谵语兼见发狂称为谵狂。谵语属实证者居多,但是,亦有出现于重病,久病的危重阶段。如《伤寒论纲目》所述:"小便如常,大便洞下,或发躁,或反发热妄言者,乃阴盛格阳之谵语也",此为寒极似热,阴盛格阳之证,临床务必脉症结合,仔细辨证。

2. 狂言 主要表现为神志失常而语无伦次,哭笑无常,喧扰不宁,或登高而歌,言语善恶不避亲疏。兼有狂乱不安,妄作妄动,衣被不敛,弃衣而走等症状。多因热入心包或痰火扰乱神明所致,属阳证。

3. 郑声 是指精神散乱,神志不清而语声低弱模糊,语言重复,不相接续,语不成句,《素问·脉要精微论》说:"言而微,终日乃复言者,此夺气也。"总属心气大伤,精神散乱的征象。常见于疾病晚期。

《伤寒论·辨阳明病脉症并治》指出"实则谵语,虚则郑声",就是说郑声与谵语虽同属失神范畴,但两者发生的机制不同。谵语多由邪热、痰、瘀扰乱神明所致,故其声必高,其气必粗,其色必艳,其神必盛,属实证;郑声为精气内夺所致,属虚证。故其声必低,其气必短,其色必萎,其神必惫。

4. 独语 指自言自语,喃喃不休,无人时言,见人便止,首尾不继。多为痰浊蒙蔽,心神失常所致。热病见到独语多为邪陷心包。

5. 错语 指经常不自觉的语言出错,言后亦能自己察觉,此症状与心、肝、脾脏功能有关,并有虚实之分。虚证由思虑过度,心脾气血两虚,心气不足,神失所养引起,兼见面色少华,头晕少寐,心悸气短等症状;实证多由痰湿、瘀血、气滞阻遏心窍所致。痰湿困阻者兼有呕恶、胸闷、苔腻等症;因瘀血内阻者,常见于女子经行不畅,或产后恶血积聚者;气滞者常见于情怀抑郁,肝失疏泄之证。临床必加区分。

6. 呓语 即睡梦中说话。吐字不清,意思不明的症状。多因心火、胆热或胃气不和所致。久病虚衰出现呓语,称为虚呓,多为神不守舍所致。

此外,神志清楚,思维正常而吐字困难,语言不流畅为语言謇涩,每与舌强并见,多由风痰阻络所致。亦有因先天性舌系带过短所致,应施手术治疗。

(三)呼吸

闻呼吸主要观察呼吸运动的快慢匀畅,气息粗细、长短及呼吸音的清浊等情况。正常呼吸每分16~20次,自然调匀通畅。运动或情绪激动时呼吸增快,睡眠时呼吸变慢加深,皆属生理性变化。因病而呼吸微弱,多属虚证,为内伤正气不足所致;呼吸气粗息高,多属实证,为邪盛气机壅滞所致。久病肺肾虚极时,也可出现息粗而断续,兼见面色晦暗,或汗出如油,为肺肾之气将脱的危象,不可错认为实证;温病热入心包可以出现息微而昏沉假象。亦当细心辨别。异常呼吸常见有:喘、哮、上气、短气、少气、鼾声。

1. 喘 即气喘。指呼吸困难,短促急迫,声如拽锯,甚则张口抬肩,鼻翼煽动,不能平卧。其发病与肺肾关系密切,临床有虚实之分。凡发作急骤,呼吸深长有余,气粗声高息涌,膨膨然气满胸中,呼出为快,仰首突目,兼见形体壮实,呼吸有力者为实喘,多有寒邪、热邪侵犯或痰饮内停于肺所致;发病徐缓,喘声低微,气怯息短,惶惶然如气欲绝,但得引长一吸为快,动则喘甚,兼见形体虚弱,倦怠脉虚,为虚喘,多由肺肾气虚,肾不纳气所致。

2. 哮 指呼吸急促,喉中如有水鸡声。多见反复发作,痰声漉漉,往往在吐出较多泡沫痰后才得缓解,病程缠绵难愈。哮的发病多有痰饮宿疾,复为外邪引动而作;亦有外邪束肺,失于表散所致。临床上哮常兼喘,惯常哮喘并称。《医学正传》说:"大抵哮以声响名,喘以气息言,夫喘促喉中如水鸡声音,谓之哮;气促而连续不能以息者,谓之喘。"但喘未必兼哮,哮亦未必兼喘。(非典型性过敏性哮喘症,主要为干咳、喉间有哮鸣音。)

3. 上气 指由各种原因所致肺气上逆,气道窒塞而呼吸急促,或为痰饮内停胸膈;或为阴虚火旺;或由外邪束于皮毛所致,与喘相类。《金匮要略》所谓"上气喘躁者属肺胀"。

4. 短气 指呼吸短促不能相接续,气短不足以息者。其气急而无痰声,似喘而不抬肩。可见于多种疾病,有虚实之分。虚者常见神疲乏力,声息低微。若气呼出多,吸入少为病危重。由体弱久病,元气耗损所致;实证常兼胸腹硬满,呼吸气粗,心胸窒闷等,多由痰饮、瘀阻、气滞等所致。

5. 少气 指呼吸微弱,短促而声低,气少不足以息,言语无力,但体态自然,非如短气之不相续。少气大多见于久病之后脏气不足者。临床上尚因所属脏腑不同而有相应的兼症。其中以肺气损,肾气亏耗为多见,肺虚为息微少气;肾虚则少气、骨酸懈惰,不能举动。

少气与短气,在临床有时难以截然划分。《医宗金鉴·杂病心法要诀》说:"短气者,气短不能续息也;少气者,气不能称形也。"少气为脏气不足,而短气则有虚有实,其虚者与少气无大差异,为气虚所致,其实者为气逆壅塞,与气喘颇相似,临床不必拘泥。

6. 鼾声 鼾音是熟睡或昏迷时发于喉鼻的声音。熟睡时的鼾音多由慢性鼻病,或老年人上颚黏膜松弛下垂,影响呼吸道通畅所致。卒中而鼾音不绝,昏睡不醒,多为痰迷心窍,中风入脏的危证。

（四）咳嗽

咳嗽是机体祛邪外出的一种反射动作,外邪对气管和肺的刺激尤为敏感。久咳伤肺,咳嗽是肺脏疾患的常见症状,有声无痰为咳,有痰无声为嗽,伴有呼吸困难的为咳喘。引起咳嗽的病因病机除与肺密切有关外,与其他脏腑亦有一定关系。《素问·咳论》曰:"五脏六腑皆令人咳,非独肺也"。临床可因外邪犯肺咳嗽,也可因脏腑内伤累及肺而致咳嗽。故有"咳嗽不止于肺,也不离乎肺"之说。咳嗽一症常与痰有关。故闻咳声时必须结合痰的性状和量的多少加以辨别。

咳嗽声重浊紧闷,痰白清稀,伴鼻塞不通,多是外感风寒。咳声低沉,痰多易咯,多为痰湿。咳声不扬,痰黄稠不易咯出,咽喉干痛,多属肺热。咳声清脆,干咳无痰,或仅少许黏痰,多属燥邪犯肺或阴虚肺燥。咳声低微无力,气短而喘,痰白如沫状,属肺气虚。

此外,尚有几种特殊的咳声,须注意识别及早防治。咳声阵发,连声不绝,终止时作鹭鸶叫样回声,称为顿咳,因病程长,缠绵难愈,又名"百日咳",多有风邪与伏痰搏结所致。若咳声如犬吠状,声音嘶哑,吸气困难,喉头红肿伴白腐状黏着者为白喉,为风邪火毒侵袭为患。

（五）喷嚏

喷嚏亦是一种祛邪外出的反射动作,《素问玄机原病式》说:"嚏,鼻中因痒而气喷作于声也"。是人体阳气上行于鼻,抗御外邪的一种表现,《灵枢·口问》亦说:"阳气和利,满于心,出于鼻,故为嚏"。若喷嚏频作,且伴有其他不适症状者,多为外感风邪,肺失宣肃,鼻窍不利之症。阳虚久病,突然出现喷嚏,提示阳气回复,病有好转趋势。所以说,初病见嚏为阳气不衰,正能抗邪,久病见嚏示阳气尚存。

（六）呕吐

呕吐是指胃内容物如宿食、涎沫等上涌,自口而出。呕吐常伴恶心。一般以有声而无物吐出为干呕,亦称哕;有物吐出而无声为吐;有物有声为呕吐。引起呕吐的原因很多,属胃寒者十有八九,内热者十之一二（《景岳全书》）。临床上要注意观察总体情况,结合呕吐的声音,呕吐物的特征、气味及兼症等进行辨证。

呕吐势猛,声音壮厉,吐物呈黏涎黄水或酸或苦,多为实热证。呕吐呈喷射状,呕吐物从口中急速喷出,多见于外感温热病,常伴高热神昏、项强等症。若呕吐徐缓,声音微弱,呕吐物多清稀涎沫,则是脾胃虚寒、寒邪、痰饮、宿食内停致胃气上逆所致。

（七）呃逆

呃逆古称"哕",指胃气冲逆而上,从咽喉部冲出,呃呃有声,其声较短促,与嗳气不同,俗称"打呃忒"。闻诊时须注意呃声高低、强弱及间歇时间的长短。

呃声频频,连续有力,高亢而短,多属邪热客胃。呃声低沉而长,气弱无力,良久一声,多属脾胃虚寒。呃声清亮,持续时间短暂,神清气爽,无其他兼症,多为进食仓促,或偶感风寒而致胃气上逆,可不治自愈。

呃逆在临床上是观察胃气存亡的重要指征之一,若久病、重病出现呃逆,声低气怯,是胃气将绝之兆,提示病情危重。

(八)嗳气

嗳气古称"噫"。指气从胃中上逆,其声沉长,不似呃逆声急短促。多由脾胃虚弱或邪气客于胃脘,胃失和降,气机上逆所致。嗳气低沉,无酸腐气味者,多为脾胃虚弱;嗳气声响,气味酸腐,多属宿食停滞;嗳声频作响亮,每与情志变化有关者,多为肝气犯胃。汗、吐、泻后,胃气不和,亦可出现嗳气。饮食之后有嗳气,并非病态。

(九)叹息

叹息又称太息。是以呼气为主的深呼吸。常自觉胸中憋闷,叹气则舒。多由情志不遂,肝气郁结,气机不利所致,亦可有气虚,宗气失于舒展而引起,常兼短气、自汗、倦怠等症。

(十)呵欠

呵欠即张口舒气。一般认为是阳弱阴胜,阳气欲伸之象。不拘时间,频频呵欠,称数欠。《金匮要略·腹满寒疝宿食病脉证并治》说:"中寒家喜欠"。临床上多由上气不足,气虚阳衰,肾气不充所致,患者常兼精神疲惫,面色㿠白等症。肝郁气滞而致时时欠伸者,往往兼有忧愁烦闷,抑郁寡欢,胸胁胀闷等症。

(十一)肠鸣

肠鸣指胃肠蠕动引起气液流动而发出漉漉声。肠主受盛而传化物,故肠鸣音可以反映胃肠的传导消化功能。正常情况下这种声音低弱而缓和,一般难以直接闻及,当肠道传化失常或阻塞不通时,水气相击而漉漉声响,通过腹壁传出体表,可以直接闻及。

病理情况下多因中虚、痰饮、寒湿、外邪客于肠胃所致,与脾胃、肝肾、大肠关系密切。脾胃升降失和,肝气疏泄失调,肾气虚寒不温,均可导致胃肠气机紊乱而肠鸣亢进。闻诊须注意部位和性质。如声在上部,病多在胃;声在下部,病多属肠。如囊裹浆,振动有声(振水声),起立行走或以手按抚声音漉漉下引,为痰饮留聚于胃。如声在脘腹,漉漉如饥肠,得温、得食则减,受寒、饥饿时加重,属中虚肠胃不实。如《灵枢·口问》所说"中气不足,……肠为之苦鸣"。若腹中肠鸣如雷,脘腹痞满,大便濡泄,多见于风、寒、湿邪客于大肠。寒甚者兼见腹痛、肢厥、吐逆。如肠鸣阵作,腹痛泄泻,胸胁不舒,每随情绪波动而加剧,多属肝脾不和。肠鸣泄泻,肛门灼热,则多为湿热内蕴。

（十二）矢气、阴吹

从肛门排出气体称为矢气,为胃肠浊气下泄所致。腹胀腹痛无矢气为肠道阻塞或气机失司的征象,得矢气后胀痛可以缓解;矢气频频而秽臭酸腐为食滞肠胃;矢气连连不止,无秽臭者为气虚下陷。

妇女前阴排气,籁籁有声,犹如矢气,称为阴吹,又称阴泣。《金匮要略》说:"胃气下泄,阴吹而正喧,此谷气之实也"。说明阴吹其声连续不断与大便秘结有关。但阴吹一般无臭味。如与粪水并见,则可能为直肠阴道漏。

（十三）骨节摩擦声

骨骼、关节发生病变时,可以随局部运动产生摩擦音,如骨折、脱臼等,检查或治疗时,可以结合这种声音判断疾病的性质和部位。《伤科补要》指出"皮肉不破者,骨若全断,动则辘辘有声;如骨损未断,动则无声;或有零星败骨在内,动则淅淅之声……"又如四肢或腰背筋脉拘急疼痛,肢体活动时患处常有襞襞弹响,多由筋骨劳损所致;脱臼复位时如能听到"喀嗒"之入臼声,提示关节已复位。有时,这些声音不能听到,仅是医生检查患处时感觉到手上有微微的振动感,需仔细地加以体会。

附:五音与五声

古人将五脏有五声以合五音为理论作为闻声音诊法的主要依据,为了进一步探讨其实际意义,故将"五声"、"五音"作概要介绍。

五声五音首见于《黄帝内经》,《素问·阴阳应象大论》记载:"在地为木","在藏为肝","在音为角","在声为呼";"在地为火","在藏为心","在音为徵","在声为笑";"在地为金","在藏为肺","在音为商","在声为哭";"在地为土","在藏为脾","在音为宫","在声为歌";"在地为水","在藏为肾","在音为羽","在声为坤"。这就是五藏、五音、五声相应的基本内容。以五行学说为基础的五声就是呼、笑、歌、哭、呻。五声不仅是人的情志活动的反映,也是五脏病理变化的表现。故五声可反映机体的生理和病理状况。

五音:是指我国古代的音阶,有角、徵、宫、商、羽五音。《文献通考·乐考》说:"黄帝使伶伦取竹于嶰谷,生而空窍厚薄均者,断而吹之,以为黄钟之宫,增损长短之,制十二篇,以成十二律。于是文之以五声,曰宫、商、角、徵、羽,以清浊高下分之……"其中五声就是《黄帝内经》所说的"五音"。五音的正音是五脏没有病变的正常声音。有关五音的发音在《医宗金鉴·四诊心法要诀》作了详细又形象的描述:"舌居中发,喉音正宫,极长下浊,沉厚雄洪;开口张腭,口音商成,次长下浊,铿锵肃清;撮口唇音,极短高清,柔细透彻,尖利羽音;舌点齿音,次短高清,抑扬咏越,徵声始通;角缩舌音,条畅正中,长短高下,清浊和平。"指出五音形成与发音方式有关,角为舌音,徵为齿音,宫为喉音,商为腭音,羽为唇音。

47

五声、五音与五脏病变的关系,在《医门法律·闻声论》说"《黄帝内经》本宫、商、角、徵、羽五音,呼、笑、歌、哭、呻五声,以参求五脏表里虚实之病、五气之邪"。其观察方法是:"五声之变,变则病生:肝呼而急,心笑而雄,脾歌以漫,肺哭促声,肾呻低微。"指出五声发生一定的变化,就意味着疾病存在。例如肝的声是呼,相应的音是角,呼的正常声音应该比较调和,其韵条达爽畅即具有角的特点,如显得急迫,便是呼声之变,可知肝已生病,所以说,"肝呼而急"为病。同理可以类推,就成为从五声与五音不相应的情况,推知五脏病变的方法。

《古今图书集成·医部全录》也较简明地论述如何从五声与五音不相应的情况,推知五脏病变的方法:"五脏有声,而声有音。肝声呼,音应角。调而真,音声相应则无病,角乱则病在肝;心声笑,音应徵,和而长,音声相应则无病,徵乱则病在心;脾声歌,音应宫,大而和,音声相应则无病,宫乱则病在脾;肺声哭,音应商,轻而动,音声相应则无病,商乱则病在肺;肾声呻,音应羽,沉而深,音声相应则无病,羽乱则病在肾。"意思与前文大抵相似,是较有代表性的论述。但是,这种论述的实际临床价值尚难肯定。近代学者研究"音乐疗法",治疗心理和生理疾病,已初见成效,如能结合脏腑与"音、声"的相关的理论,研究出通过生理信息的反馈,达到调整脏腑生理功能的效应,必将会创造出更为理想的治疗方法。

48

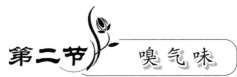

第二节　嗅气味

嗅气味是通过嗅觉分辨病体发出的气浊,进行辨证的方法。与疾病有关的气浊称为病气。

一、病气的产生及意义

人体健康在于气血流通,脏腑经络功能正常,病气无处化生。得病之体,或气血逆乱,或水谷运化失常,或余邪秽浊不除,均可产生异味浊气,即为病气。病气一般从体表或官窍发出。如腋下皮肤发出狐臭,口鼻呼出的浊气,说话时的口气,以及嗳气、矢气等。亦有随排出物散发于体外者,如汗液、二便、涕、痰、呕吐物及脓液等。当病室出现某些危重病人时,特殊的病气难以消散或随排出物清除,病室空气受到污染。若闻到病室有血腥气,多有患者大量失血;若有腐臭气,病者多患溃腐疮疡;若有尸臭,多为患者脏腑衰败,病情重笃;若有尿臊气(氨气),为水肿病重,肾失泄毒之能。总之,病室有特殊气味,是病情危重征兆。所以查房时发觉异常气浊,往往可以作为医生查房的警铃。

记得在一次早查房时,主治医带着学生们刚踏进病房,一位住院已久的晚期肝硬化女病人,冲着医生又哭又吵,指责他人对她不恭,讽嘲……,自称:病看不好,要跳楼自尽等。主治医出乎寻常地耐心劝说,并意外地同意她调换床位,她才气罢力竭地静下来。主治医叫学生们退出病房,一边告诉护理部给她住进小房间,接着问学生:你们闻出什么气味? 不清楚的可以再进病室体会一下,……这就是肝臭(特殊腥臭)。原来老师已经闻到了肝臭。接着又问:病人什么时候出现精神症状? 消化道出血有否控制? ……根据病人出现的精神异常,及肝臭可以诊断为肝昏迷先兆,若大出血很快会进入昏迷。立即准备应急措施。等下班前再去小房间探视时,只见病人已插上了三腔管,床边挂了多道"生命通道"。肝臭的气味,仅只闻到一次,终生不忘。

二、嗅气味的主要内容

(一)口气

指由口腔散发的气味。口气秽浊称口臭,多由胃中湿热停滞,传导失常,浊气上泛,或痰火湿浊停滞于肺,咽喉相通,肺胃之气杂至口鼻所出。口气酸馊,吞酸嗳腐,多为内有宿食。口气腥腐,咳吐脓血,多见肺有脓疡。

(二)鼻气

鼻气指鼻腔分泌物及呼出之气味。鼻涕黄稠腥臭,为鼻渊,常伴见鼻塞头痛,嗅觉减退。若鼻有秽臭气浊,经常患者自己嗅到,鼻腔内干燥枯槁,有黄绿干痂,或有嗅觉减退,甚则不闻香臭,为鼻藁,多有肝胆湿热上扰鼻窍所致。

(三)汗气

汗气由汗出过多,津液蒸变而产生。伤寒、温病病人有汗气,可知已曾汗出(邪热由卫入气),对外感热病的辨证治疗有参考价值。汗出稠黏,有腥膻气或汗色黄者,是风湿久蕴于皮肤,津液为之蒸变。风湿、湿温、热病因汗多而不及时更衣易生汗气;瘟疫病人汗气臭秽,为热毒甚;水肿病末期病人,汗出有尿臊气,提示肾气衰败,浊气不能下泄。

(四)体臭

体臭发自病体组织,多由疮疡痈疽溃腐败坏所致,甚则秽臭不可近身,如脱疽病人由病肢坏死发出的腐臭。此外,腋下发出阵阵臊臭(狐臭),多系先天秉赋所致,热盛汗液分泌过多时,秽臭之气更甚。

(五)排出物的气浊

痰浊浓稠腥臭为肺内热毒炽盛,多见于肺痈。痰血或咯血时伴血腥臭,多由热伤络脉或瘀热内阻胃络灼伤所致。

呕吐物无臭,喜热饮者多胃寒;吐物酸臭而喜饮凉者为胃热;吐物酸腐臭伴不消化食物为宿食停滞;呕吐脓血而腥臭者为内痈。呕吐物伴有粪臭者,往往伴有肠道梗阻,呕吐剧烈,污物上泛所致。

二便：小便浊臭黄赤为湿热；清澈而臊臭者多为寒，尿甜并散发苹果样气味者为消渴病。大便秽臭多为湿热，气腥为寒，有酸腐气者多为积食停滞。矢气极臭者为胃肠伤食、积滞，或有宿粪。

经带：经血、赤带有臭气多为热证；有腥气多为寒证。崩漏或带下奇臭，并杂见异常颜色，常见于疑难之病症。尚可结合色质加以辨证。

三、嗅气味的方法及注意点

嗅气味是凭医生的嗅觉来辨别病情的，人的嗅觉在初闻时最灵敏，但在短时内就可因嗅觉疲劳而香臭莫辨了。故有"入鲍鱼之肆，久而不闻其臭"，"入芝兰之室，久而不闻其香"之说。所以医者接近病人时，就要及时注意有无病气。王学权在《重庆堂随笔》中曾云："凡入病室，五官皆宜并用。问答可辨其口气，有痰须询其臭味，榻前虎子触鼻可分其寒热，痈疡脓血审气即知其重轻"。可见前人对嗅气味亦较重视。同时还需要医生有全心全意为病人诊病治疗的精神，正如《千金要方·大医精诚第一》所说，要"先发大慈恻隐之心，誓愿普救含灵之苦。亦不得瞻前顾后，护惜身命"。病体或排出物之气虽常秽臭难闻，但往往是诊断病症的重要线索，若有疏忽大意，往往影响诊断的及时性和准确性。

此外，还要注意病室其他气味的干扰，如病室里的饮食、水果的气味，或昏迷病人尿失禁，没有及时更换衣被发出的尿臊臭，或排泄物放置时间过久而出现的秽臭等，都会影响闻诊的结果。在多数情况下，闻气浊诊法，多与望诊、问诊同时进行。

第四章
问　诊

　　问诊是医生通过询问病人或家属，了解疾病的发生、病情演变、现有症状、诊疗经过和其他有关情况，进行综合分析而作出临床诊断的一种方法，是临床诊察疾病的重要方法之一。张景岳称问诊是"诊病之要领，临证之首务"。

　　根据收治病人时的情景和需要，可将问诊内容分为三类：即全面问诊适用于住院病人；重点问诊则主要适用于门、急诊病人；常规问诊（饮食、二便、睡眠）适用于每个病人。全面问诊要求全面、系统地了解病情和病人情况，对疑难重危病人的进一步检查，明确诊断，拟定治疗措施都是重要的依据；重点问诊是询问病人当前的主要病痛及其相关情况（发病时间、部位、性质等），适用于门、急诊病人，有助于短时间内抓住要点，明确诊断，排除隐患，及时处理；常规问诊是对每个病人都要进行询问的内容，可及时掌握病情的吉凶和转归。将该项重点列出是基于长期中医临床的经验总结，尤其是临床失误的教训，告诫学生应当重视。

第一节　问诊的意义

　　病人的自觉症状和发病经过，只有听取病人（或代诉者）的叙述才能了解。尤其当病人缺乏明显体征时，自觉症状更为重要。如情志致病，有时望而不能见，闻而不得知，必询其原因，方可知病源之所在。所以历代医家对问诊都很重视。《素问·征四失论》指出："诊病不问其始，忧患饮食之失节，起居之过度，或伤于毒，不先言此，卒持寸口，何病能中。"说明要正确地认识疾病，必须全面、认真地了解疾病的主要症状和发病原因、病人过去的健康状况，家族健康状况以及与发病有关的生活、工作、婚姻、生育等情况。故问诊是采集病史的主要途径，亦是诊断疾病的重要依据。反之，若忽视问诊，或不认真做好问诊，就可造成临床诊疗的疏漏或错误。

　　问诊又为医生有目的、有重点地检查病情提供线索，孙思邈在《备急千金要方》中主张"未诊先问"，强调"问而知之，别病之深浅"的重要意义，故将其列于四诊之首位。临床上当未发现明显病理征象时，诊察病情往往从问诊开始，掌握主诉后，就可以找到进一步诊察的线索和重点，探测疾病的根结。

　　通过问诊还可以得到临床鉴别诊断的依据。如李濂在《身经通考》中曾说：

"人之病,如咳嗽、发热、泻痢、诸病,俱病之总名也。一证之中,各有火有寒,有痰有气,有虚有实,致证之原不同……因此一问,舍病名而治原病。"指出详问病情还可辨别证的真假。又如徐灵胎说:"盖病人之所便,即病情真实之所在,如身大热而反欲热饮,则假热而真寒也,身寒战而反欲寒饮,是假寒而真热也,以此类推,百不失一。"由此可见,在长期的临床实践中,问诊的意义愈来愈受到医家们的重视,但要达到问诊的目的,还必须学会问诊的方法。掌握问诊的要点和重点。

问诊过程又是医者和病人沟通的机会,医生以关爱的心情,正确的方法和良好的问诊技巧进行问诊,可以使病人感到医生的亲切和诚信。有信心与医生合作,对诊治疾病有很大的帮助。

第二节 问诊的内容

问诊一般围绕病人的主症进行询问,包括病人的自觉症状,发病经过,个人病史,家族病史以及精神状态,生活与工作环境等。问诊的顺序应该从了解一般情况开始,然后深入疾病的主题,由浅入深,就近及远,使认识逐渐完整和系统。

52

一、全面问诊

(一)问一般情况

首先询问的内容是患者的姓名、年龄、性别、婚姻、民族、职业、籍贯、地址以及发病的时令等方面。

问病人年龄和性别,用以对照健康人群生理功能的一般规律。《灵枢·天年》叙述了人生"生、长、壮、老"过程中,气血脏腑盛衰的变化情况,这种变化对疾病的发生、发展和预后有很大的关系。李梴说:"壮年病多可耐,老人病杂而元气难当"。女子有经带胎产诸病,男子有遗精,滑泄,可见性别与发病有关。婚姻、生育直接关系着肾精的盈虚,辨证时亦须参考。

职业、居住环境和籍贯对人体健康的关系:地区不同则水土气候、生活习惯、饮食作业随之而异,容易发生某些具有地方特性的疾病。《素问·异法方宜论》已指出不同地方的常见病,如东方之域多痈疡(湿热);北方地区多寒痛(寒盛)等,近代的地方性疾病更具体,如远离海洋地方因缺碘,多患地方性甲状腺肿(瘿瘤);高原地域多患红细胞增多症。亦有因职业引起的疾病称职业病。如水泥厂工人,长期吸入粉尘,易得尘肺等。这些病除了药物治疗外,更重要的是改善劳动环境,加强劳动保护。

时令对发病的影响很大,所以问发病时间对辨证施治有指导意义。吴鹤皋说:"其年者,年之上干支,治病必先明运气也;其月者,治病必本四时也",四时六气的至止衰旺,不仅影响人体的生理,并使病邪性质发生变异,所以,同一种病在不同季节,出现的临床特征不同。如感冒,在春季多见风温,夏季多兼暑湿,秋季多兼燥气,冬季多伤寒。辨证用药必有温凉润燥的不同。同一种病在不同年份发病亦有差异,如流行性乙型脑炎(暑温病)在 1955 年石家庄市流行时,因自然气温偏热,所发之乙脑属于暑之偏热者,用人参白虎汤而收效特著。1956 年在北京市流行时,因自然气候多雨偏湿,所发之乙脑属于暑温偏湿者,用石家庄的经验不能奏效,改用清热除湿之法,则疗效迅速提高。可见运气对发病的影响,尤其在一些疑难杂症的诊治和危重病人的预测上值得引起重视。

以上各项可以帮助了解病人的体质和发病特点,所以必须认真询问,并按病史要求记录清楚。

(二)问主要症状和发病情况

本内容是问诊的核心,其他方面的问诊多是为了说明和引证对主症的判断而展开的,详见"重点问诊"项(主诉、现病史)。

(三)问既往的健康状况

问病人过去的健康状况,包括曾经患过的疾病,可按不同脏腑或年龄顺序进行询问,但要突出重点,尤其与现在发病有密切联系的病症,应详细加以询问。如病人突然跌仆,舌强语謇,询得其素有头眩头胀,面红耳鸣,情绪容易激动,则可知病人为肝阳上亢,升动无制而化肝风。

询问过去情况还可以了解患者的体质强弱,如经常大便溏薄者脾胃虚弱;腰酸、遗泄者,肾气早衰等。对辨证用药和估计疾病预后有一定意义。此外,对居住或生活地区的主要传染病和地方病感染情况,以及对药物和食物的过敏史等必须记录清楚。

(四)问个人生活情况

个人生活情况包括病人生活经历、精神情志、饮食嗜好、劳逸起居等方面。

1. 精神情志 精神情志的变化产生于外界因素对人体的刺激,以及人体对自然、社会的各种刺激的反应。精神情志的急剧变化,或长期反复的刺激,超越了机体自我调控能力时,必然会产生兴奋无制或抑郁不解。如暴喜伤阳,暴怒伤阴,可以影响脏腑阴阳气血的病变,出现心神不安,语无伦次,举止失常等。在竞争剧烈、心理压力过重、工作节奏过快的环境中,无休止、重负荷的操劳,对健康亦会带来不良影响。容易出现不顺心、不开心、无自信、不合群,睡不酣、纳无味、行无力的亚健康状态。久则出现心理或生理上的疾病。《医学入门》云:"学问所处顺否? 所处顺,则性情和而气血易调;所处逆,则气血怫郁,而多病痛"。

2. 饮食嗜好 饮食的偏嗜往往反映脏腑阴阳的偏颇。阴盛阳虚者嗜食灼热辛辣之物,若食生冷腹中便觉不适,甚则腹泻;阳盛阴虚者常嗜食生冷,若食辛辣、烧炙之物则咽痛,舌碎腹中热,大便燥结。而阴阳平和之人,饮食不拘寒热,脾胃调和如常。

饮食偏嗜容易造成一些疾病:酷嗜酒肉甘肥多有痰湿之患;恣食生冷者常有腹痛不适;喜食生刺海鲜易得寄生虫病(蛲虫);如儿童偏食可引起发育不良,若有一种嗜异症,如病人嗜食生米、泥土等,多为肠虫作祟。

3. 起居劳逸　生活起居对身体健康影响很大。《素问·四季调神大论》中指出一年四季的作息时间,是人应天时的理想方案,虽然人体尚有适应自然的调节能力,但是,长期昼夜倒置的生活,"逆于生乐,起居无节",只能"半百而衰"(《素问·上古天真论》)。

劳逸失宜常是内伤病的主要原因,过劳过逸都能使气血、筋骨、肌肉失去正常的功能。操劳过度则损伤元气或暗耗精血;过于安逸者,则气机郁滞,血脉失于宣畅,肢体萎废,卫表不固,容易受邪患病。

总之,五脏积劳,七情受伤是机体长期处于亚健康状态。《中医历代医论·劳伤论》述:百忧感其心,万事劳其形,有限之气血,消磨始尽矣。思虑太过则心劳,言语太多则肺劳,怒郁日久则肝劳,饥饱行役则脾劳,酒色无度则肾劳。方其初起,气血尚盛,虽日日劳之,而殊不自知,迨至愈劳愈虚,胃中水谷之气,一日所生之精血,不足以供一日之用,于是营血渐耗,真气日亏,头眩耳鸣,心烦神倦,口燥咽干,食少气短,腰脚作痛,种种俱见。(该文录此,供医者询问之余,向患者宣教时参考。)

(五)婚姻史、生育史

对成年患者应注意询问是否结婚(或性生活史),结婚年龄,配偶健康状况,以及有无遗传病、传染病或性病接触史。育龄期女性应询问月经初潮年龄或绝经年龄、月经周期、行经天数,带下的量、色、质等变化。还应询问妊娠次数,生产胎数,以及有无流产、早产、难产等。

(六)问家族健康状况

问家族健康情况主要是了解家族中与病人长期生活相处的父母、兄弟姊妹、配偶、子女等及密切接触者,有无患相同疾病者?目前状况如何?进一步确认是否与接触有关的传染病,或与血缘有关的遗传性疾病。《崔氏别录·灸骨蒸方序》中云:"骨蒸病者,亦名传尸……无问少长都患此疾。"可见古人已早有认识。此外,还有受生活、饮食等习惯影响造成的病变,如偏食导致营养不良;或代谢障碍等。

二、重点问诊

(一)问主要症状

病人感觉最痛苦的症状,或觉察身体某部最明显的异常,称为主要症状,简称"主症"。主症也就是病人就诊的主要原因。主症的内容可以包括感觉异常,如疼痛、麻木、眩晕;或者功能异常,如咳嗽、呕吐、便秘等;或者是身体某部的形态(包括色泽)异常,如腹部鼓胀,下肢浮肿,乳房肿块,面部黑斑等。病人的症状往往错综交杂,但有主次之分。根据病人陈述的主要症状,医生可以进一步询问相关的病情,才能作出正确的诊断。如病人主诉头痛,医生可以进一步询问头痛发生的时间,头痛的性质、部位、症状加重或缓解的时间和影响因素,以及头痛与睡眠、工作或五官的关系等。然后结合其他三诊进行全面考虑。

(二)问发病情况

发病情况是指本次发病的全过程,包括发病时间、病因或诱因,症状的具体特征和演变过程,伴随症状以及诊治经过等。

1. 发病时间　问发病时间可以了解病程长短,起病的缓急,有助于判别疾病的性质,一般而言,起病急,起病时间短,多为感受外邪,正气未衰,多属表证、实证。起病已久,经久不愈,或多次反复,常为正虚内伤或虚实夹杂。多次发病与时令或时间有关,反映了外界因素对机体的影响,如气阴两虚者夏令多痊夏,(厌食、消瘦、低热、乏力)。阳气不足者,冬天多咳喘。

2. 发病原因和诱因　从患者自述的发病原因,可以了解疾病的性质,如思虑劳心过度而致失眠、消瘦、纳谷不馨者为里证(心脾两虚)。从症状的发生因素及其缓解因素的询问,可推测发病的机制。如腹痛得矢气后缓解为气滞作痛;暴饮暴食后胃脘胀痛为"饮食自倍,脾胃受伤",食滞不化所致;胃痛饮冷即发或痛势加剧,得热熨可以缓解为胃寒疼痛。

3. 问主症和兼症的变化　如外感初起发热恶寒、头身疼痛、无汗出是病在肌表、经络的主症;二三日后,恶寒罢而身热反甚,兼汗出、烦渴则表明病邪由表入里、转化为里热证。如兼有腹满、便秘、腹痛拒按者,为邪热与肠中燥屎相结,是里实热证。伤寒有三阳三阴经传变,温病有卫气营血的传变,内伤杂病有脏腑乘侮,都可以从主症的变化和兼症的隐现变化加以判断。

4. 问治疗经过和服药效果　对由西医科转来或经中西医结合治疗的患者,先了解已经西医检查诊疗的结果,对了解病情的严重性或复杂性很有帮助,在此基础上,从中医整体观出发,加以辨证,可以选择更为有效的治疗法则和方药。对服用中药的患者,问服药后的效果,有助于验证辨证的合理性,可作为修正施治法则的参考。如某老翁,腹部胀满用行气消胀药后腹满益甚者,提示此胀非为气滞作胀而可能为气虚腹胀,多由脾胃虚弱运化无权所致,改投补中益气而奏效。又如:某青年女性,长期低热用养阴清热药后低热不退,考虑可能是气虚火郁所致,改用益气升阳散火之品,虽有小愈而未净,又问悉患者素有经少期乱之症,于益气之中佐以养血活血之品,而获痊愈。所以说,药后的反映是判断辨证

55

正确与否的最好鉴证,是指导临床的重要启示。(当然疗效的显微尚与方药有关)。临床病情比较复杂,所以初诊时处方不宜过长,一般投药二三日,多至一周以观后效。

三、常规问诊

饮食、二便、睡眠,一般作为病人主症时,才进行详细询问,而在全身问诊中往往不甚重视。现将问饮食、二便、睡眠作为问诊的三大常规,要求对每位病人必问,主要是为了引起医者的重视。通过常规问诊及时掌握整体功能的基本现状,判断病情的轻重安危,确定治疗的标本缓急。避免因疏忽而失去挽救生命的时机。

曾有一位离休返聘干部,连续几年入冬后出现心脏期前收缩,严重时为室早、室颤,虽经中西医结合治疗症状多得缓解,但屡发症状越发严重,体力逐渐减退。为了预防发病,减轻病情,是年暑期主动入院,作预防性治疗,采用新进口的强心药物每日作静脉滴注。治疗三四日后自觉小便量减少,腹部胀满,裤腰扣不上钮扣,走路气急、汗出。第五天下午结束滴注时向医生反映,昨晚小便仅一次,量很少,到现在还没有排尿(已近 20 小时),腹胀,烦热,汗出多。医生顺口回答:天太热了,出汗多,排尿就少了,我们小便亦很少。病人沉重的身躯从床上坐起时,感到腹胀加重不能俯身穿鞋。起立时腹部坠胀明显。医生答应次日检查肝肾功能。当夜烦躁不安,在洗澡时不料突然昏迷……经抢救无效而死亡。诊断为急性肾衰竭,尿毒症。反思:《黄帝内经》提到"小大不利者先治其标",可见二便通利对生命何等重要!

对于主诉非饮食、二便、睡眠这三项的病人,问诊要求简要。询问饮食能进否?或几天未进食了?可知胃气的存亡。"有胃者昌,无胃者亡"。问二便通调否?便秘尿闭几时?二便失禁时间?二便不通为闭证(邪毒攻心);二便失禁为脱证(元气衰竭)。揭示重病危象的性质。睡眠是阳入于阴,阴阳内守的生理现象,失眠和嗜睡是阴阳失调或邪扰心神的征象。不眠烦躁或沉睡不醒,反映病情不稳定,容易出现病情骤变,或提示正气难以恢复。所以,通过简要询问,可以洞察整体和病情变化的善恶吉凶。对诊断和治疗都很重要。

第三节 问主诉症状

主诉症状,是辨证的主要依据,亦是病史记录的中心内容。问诊时不仅要求主题突出,还要主动地环绕中心展开有目的的询问,同时结合望、闻、切诊进行相关的检查,为诊断掌握充分依据。

一、问寒热

在问"寒热"主题之前,讨论寒热与测量体温的关系问题,就想说明中医学中寒热的含义,与测量体温的异同;对寒热的诊察和判断不能简单地用测量体温来替代。以防止误解、误诊而导致误治。

问寒热,就是指询问病人有无寒冷和发热的感觉(包括冷热喜恶及相关症状)。这里首先要说明的是怕冷和发热的感觉和体温计检测的温度不能相提并论。体温计测量的温度是反映机体内部的温度状态,而怕冷发热主要由温差的刺激产生的感觉。温差:主要指病变时温度与常态时温度之差(体表、体内);以及体表与体腔内之温差。温差的有效刺激值存在个体差异。正常情况下由于循环网络功能和组织结构的影响,体温的传导和分布是不均匀的,由里至表呈一定梯度,如口表温度比腋下温度高0.5℃,口表温度比肛表的温度低0.5℃,肢体表皮温度更低。一般情况下,机体通过生理性调节维持内环境的相对稳定,并适应了一定的温差,就不产生异常的寒热感觉。

当机体受到寒邪侵袭时,寒主收引,寒性凝泣,使卫阳阻遏,营卫不和,卫阳不得敷布,体表失于温煦(体表血管收缩,末梢微循环减低),体表热量显著减低,故产生寒冷的感觉,同时可伴见皮色苍白、竖毛起栗等现象,但这种怕冷的感觉(当前尚不能用测量的方法显示);与此同时,体内热量不能正常散发,及邪正抗争使体内温度升高,虽能测出体温升高,但与正常体温相差不大时(38℃以内),主要感觉恶风、恶寒而无明显发热感觉(或仅感口鼻气热);当体内温度继续升高,明显高于正常时(38℃以上),出现恶寒发热并见。当卫阳宣达,寒邪祛散,腠理疏松,络脉弛缓,营卫相通(体表微循环功能增强),内热蒸汗外泄时,表里同热而怕冷感觉消除,此时发热与体温趋势一致。

在内伤杂病中,犹如肝肾阴虚,肝阳上亢,头面胸背首当其冲,皮表阳热偏盛,热则血流薄疾(血流加速,血管扩张,微循环加快等因素),出现头面潮红,发热,怕热、汗出如注,汗后方能热散而平伏,静而复始。但测量体温始终正常。这种烘热,或称轰热,亦是发热感觉,与体温不相应。由此可见:寒、热感觉是由于温差的刺激所引起,温差程度与寒热感觉的强弱相应。所以说体温升高不一定有发热感,有时反而有怕冷感;反之,自觉发热但体温不一定升高。而当温差达到一定程度时才会产生寒热的感觉。这种寒热的产生受多种因素影响,包括:病邪性质(寒、热),邪正斗势(病变程度),肺气、卫阳、营卫功能的强弱(自身免疫、调节),体质的阴阳偏性(基础体温),易感性、耐受性的差异等,故存在个体差异。总之,中医治疗寒热诸证是靠四诊诊断和辨证施治。临床上亦应该观察体温计,但测量体温不是诊治寒热的主要依据,而是治疗目标之一。(可参见八纲篇寒、热产生的机制)

（一）寒热产生的机制

1. 阴阳失调 寒热的产生与阴阳盛衰、消长有关："阳胜则热"（实热），"阴虚生内热"（虚热），"阴胜则寒"（实寒），"阳虚生外寒"（虚寒）。

（1）实热产生机制：可由外邪客于表，腠理闭塞，玄府不通，肺卫失于宣发，郁而化热，并兼有恶寒表证，故又称表证发热；又可由邪热入里，或饮食内伤或七情郁而化火，或脏腑功能异常亢进，或痰瘀积滞化火，热象与脏腑症状并见，属里实热证；实热的热象多见全身性，持续性。

（2）虚热产生机制：是由阴血不足，不能制阳，阳气相对有余所致。出现的热象往往是有时间性和局限性的。如五心烦热，颧红、午后潮热等，属里虚热证。

（3）实寒产生机制："阴胜则寒"，即阴寒内盛，阳气相对不足。一是外邪客表，卫阳被遏，失于温煦而恶寒。寒气独留于外，故寒栗。二是寒邪直中于里，阴寒内盛，阳气不得温通，故常伴有寒冷、疼痛拒按、喜暖的症状。均属寒实证。

（4）虚寒发生机制："阳虚则寒"，是指阳气绝对不足。常见有肾阳虚损，命门火衰，失于温煦和推动作用，出现畏寒喜暖喜按等症状。又："阳虚则外寒"主要是卫阳虚弱，不能宣达于表，体表失于温煦所致。主症为怕冷，易感受寒邪，亦可累及温运、温化功能，但无明显的寒痛拒按的症状。

（5）寒热往来产生机制：寒热往来是邪正交争，互为进退的病理表现，邪胜则恶寒，正胜则发热，故寒热交作，发无定时，与病位无关；若为疟邪侵入人体，"疟气者，并于阳则阳胜，并于阴则阴胜，阴胜则寒，阳胜则热。"故寒战与高热交替出现，休作有时。

2. 营卫不和 营行脉中，卫行脉外，营主内守，卫主护外，营卫调和，卫表坚固，腠理致密，能防御外邪和调节体温。营卫不和则卫表不固，腠理疏松，易感受外邪，而出现发热、恶风、汗出热不退等（汗出表不解）症状。属表虚证。

（二）问寒热的要点

1. 以寒热为主诉时，必须询问寒热出现的时间 寒热发生的时间短、起病急，多表、实证；发病时间长、起病缓，多里、虚证；寒热出现的形式，是寒热并见还是单独出现，以了解疾病的部位表里，寒热并见为表证；单独出现为里证。询问寒热出现时的伴随症状，诱发因素和缓解因素，有助于诊断和鉴别诊断。

2. 不以寒热为主诉时，询问对寒热的喜恶，可以了解疾病的寒热属性。如腹痛喜热熨，或饮食辛热可以缓解者为寒痛；口苦喜冷饮者多为热痛。

3. 询问患者平素的生活起居、饮食的寒热喜恶，可以了解体质的阴阳偏性。如喜饮冷，能冬不能夏者多偏阳盛，或为阴虚火旺；喜热饮，能夏不能冬者多偏阳虚。对预测疾病的变化趋势，对辨证论治有很大关系。

（三）寒热出现的主要形式

1. **寒热并见** 寒热并见为恶寒与发热同时出现。见于外感表证初起，或里热证邪正剧争阶段出现的高热寒战症状。

（1）表证寒热：外邪客于肌表，卫阳失于宣达时，寒热特征如"啬啬恶寒、翕翕发热"，表明寒热在表。同时兼有头身痛，项背强，脉浮紧等症状（邪袭肌表经络）。寒热轻重与正气抗御能力有很大关系。邪实正气不虚时，寒热俱重；反之，邪正均弱时，寒热俱轻。若邪盛正虚时，正不敌邪，邪毒内陷，表证不明显而且短暂，立即出现严重的里证。如病毒性感冒体弱者，容易并发病毒性心肌炎、脑炎等。此外，与体质有关，素体阳虚，则恶寒甚而发热轻。因此，单凭恶寒发热轻重，并不能完全说明病邪的性质，不能完全反应疾病的轻重，辨证时还必须参考兼症并观察舌象、脉象。

（2）在里热证病程中，出现高热寒战，是邪正交争的激剧反映，若汗出热退，脉实大有力者，提示病有转机，为正气胜复的佳兆。但热甚烦躁，汗出热不退，或身热肢凉，脉象虚数，往往是热毒颇甚，病情转为险恶的征象（如外疡脓毒内陷，出现脓毒血症），如抢救不当，危及生命。

2. **寒热往来** 指恶寒或寒战与发热交替而作。一般多为先寒后热，继之汗出热退。常有两种情况：

（1）寒栗鼓颔与壮热交替发作，发有定时，每日，或二三日在相同时间发作，兼见剧烈头痛、口渴、汗多等症，属疟疾，亦称正疟。由风寒等邪引起阴寒甚阳气遏则寒战而慄，阳气复阴寒去则内外皆热。

（2）恶寒发热，发无定时，兼口苦、咽干、目眩、胸胁苦满、不欲饮食、脉弦等，邪在半表半里证，亦称少阳病。

3. **寒热独见** 寒热独见指但寒不热，或但热不寒，都属里证。但寒不热多属阴盛或阳虚；但热不寒多属阳盛或阴虚。

（1）但寒不热：指感觉寒冷而无发热的症状。

患者不耐寒冷，但加衣被或近火取暖后，寒冷感消失，称为畏寒。全身症状见畏寒，四肢不温，兼面色苍白，蜷卧，重裘向火，脉迟弱，舌淡白等寒象。多为脏腑阳气虚弱，不能温煦肌表四末，故属于虚寒证。

形体畏寒，伴机体局部寒冷，疼痛拒按，或兼四肢拘挛，或吐泻，得温痛减或缓解，脉象弦紧等症，此属寒实证。

恶寒甚剧，同时出现全身战栗，称寒战。寒战可以产生热量，缓解寒冷感觉。在外感病的高热发作前出现寒战，是高热的先兆。

（2）但热不寒：是指病人感到全身或局部发热，无怕冷的症状。多由阳热亢盛，或阴虚阳亢所致。根据发热时间、特点及兼证不一，可分下列几种：

高热持续，烦渴喜冷饮，大汗出，兼肤热灼手，面红目赤，呼吸气粗，舌红苔黄，脉洪大等症,称为壮热。是邪热在里正气不衰,邪正交争剧烈的表现,为实热证。

身热按时而发或定时热甚,如潮水涨退有时,称为潮热。一般多见于下午及晚上。如发热甚于日晡(下午 3～5 时),称日晡潮热,兼有便秘腹胀,属阳明腑实证。

患者每于午后至黄昏,自觉发热,五心烦热,颧、唇红,口干者为阴虚发热。热感犹如自骨髓内向外透发,称为骨蒸潮热,为阴液亏损,不能敛阳,而阳气相对偏亢所致,属"阴虚生内热"的病变。

又有发热时高时低,以午后为甚,缠绵不解,或身热不扬,肌肤初扪时不感甚热,但按之稍久则感灼手,汗出热不退,伴胸脘痞闷,恶心、便溏,舌红苔黄腻的湿热征象,称湿温潮热。为湿热留恋三焦,或湿遏热伏,邪热难以透达所致。

长期低热,体温轻度升高(口腔温度 37.5～38℃)或体温正常,病程迁延日久。常见于内伤里虚致气虚发热,或温热病后期阴虚发热。气虚发热者,见少气乏力,倦怠自汗,烦劳热甚等症状;阴虚发热者见五心烦热,盗汗颧红,口干咽燥等症;若感邪后,病症缓解而低热不净,属虚实夹杂。由余邪不清,体元未复,为病多反复的警示。尚有受时令影响出现的季节性发热。夏季多暑热证(疰夏),身热不退,疲乏少气,厌食喜饮,汗少尿多等症,与肺卫气虚有关,大多在秋深后自然康复。

寒热是临床常见症状,临床辨证的主要依据是患者的自我感觉和临床征象,体温计测量的体温往往与自我感觉不一致,尤其病发初期,自觉恶寒甚发热轻,体温可能已过 40℃,如苔白脉紧,属表寒证者必用辛温解表之剂方能消解,所谓"体若燔炭,汗出而散"。长期低热者,体温测量为 37.5～38℃,患者自觉疲乏,恶风而无明显发热感,用益气升阳之剂,不清热而热自解。所以体温能反映疾病的病情,而并不能反映疾病的性质,作为辨证论治的依据。

二、问汗

汗由津液所化,从玄府外泄。出汗有滋润皮毛、排泄邪毒和调节体温的作用。因此,出汗是一项生理功能。正常人在适温环境里,汗液气化故肉眼不可见,但有潮润感觉。当进食辛热之品,或运动、劳作之后,或情绪急剧变化,或外界温度过高的情况下,均可见汗液渗出。当汗无汗、汗出过少;或动辄易汗、汗出过多、汗出不止;或汗出偏沮,或汗出伴有其他症状者多可能为病理现象。

通过问汗可以了解机体津液、气血的盛衰,肺卫气机调摄和邪正斗争的情况。

(一)出汗的机制

《素问·阴阳别论》指出:"阳加于阴谓之汗",说明汗是由阳气蒸化津液,从玄府渗出体表而成。

1. 阳气、阴液与汗出关系　《温病条辨》曰:"汗也者,合阳气,阴精蒸化而出者也,……盖汗之为物,以阳气为用,以阴为材料。"

汗少、无汗:阳气不足,则津液无阳蒸化故汗少;外邪袭表,卫阳阻遏,腠理闭塞,玄府不宣为无汗;阴液不足则阳无阴以化汗,而汗少(血虚津枯者不宜发汗)。

汗多:阳气旺盛,津液充沛则遇热而汗泄,为热邪逼津外泄;阳虚卫表不固,腠理疏泄则汗液逐漏不止;阴液枯竭,阴不敛阳则阳气外越,失于固摄,故汗出如油(见亡阴重证)。

2. 心、肺对汗的影响　心主营血,汗为津液所化,津血同源,故有"汗为心之液"之说。心阴虚者多盗汗;或心火旺,心烦不宁,脉动速者多汗出。心阳衰竭大汗淋漓为气不摄津,阴随阳脱。可见心阴,心阳和心情变化均可影响出汗。

肺主皮毛,主一身之气。有通调水道,开合腠理,调节汗液排泌的功能。肺气不宣,腠理闭塞则无汗,肺虚卫表不固则易汗、自汗。

3. 外邪与汗出的关系　由于外邪的性质和机体反应的不同,可表现为无汗,或汗出等征象。寒邪袭表,"寒主收引",腠理闭合,卫阳失于宣发故无汗,故寒热无汗为太阳病伤寒的特点;风邪袭表,风性开泄,卫气不固,营阴不能内守而汗出,故恶风发热,自汗出为太阳中风的主症;暑热之邪侵袭,邪热逼津外泄,故以身热汗出为主症。

此外,出汗受饮食、时令、外界温度等影响,过食辛辣容易出汗;春夏阳气升泄,气血趋向于表,故易汗出;秋冬阳气匿藏,气血趋向于里,故少汗或无汗。《灵枢·五癃津液别论》说:"天暑衣厚则腠理开,故汗出;天寒则腠理闭,气湿不利,水下留于膀胱则为溺与气"。在不同的气温条件下,机体有通过排泌汗液调节体温的功能,是人体适应自然、维持内环境稳定的重要生理功能。

(二)问汗的要点

询问首先要了解汗出异常是什么时候开始的? 自己觉得什么原因引起的? 出汗的时间,汗量多少,汗出部位,汗出特点及主要兼症。由此推测机体津液气血的盈亏和有关脏腑的功能情况,从而分析疾病的性质和病位。如病人连续几天来上半身津津汗出,动则益甚,乏力,微畏风。病起感冒发热,连服解热镇痛药片数日,身热得解后上述之症尚难自愈,舌淡苔薄,脉濡带数,证由汗多伤气(气随津脱),肺卫之气失于固摄,致汗液逐漏不止。属营卫气虚之证。可见,病人汗出过多,有阴虚,阳虚和阳热内盛之分。辨证时要结合全身症状;对于重病人,了解汗出情况可以区别闭证或脱证,昏迷无汗多属闭证,邪实内闭,正气未虚,预后较好;如形寒肢冷,汗大泄,为阳气暴脱,预后多凶。

1. 汗出有无

(1)无汗:当汗出而不出汗者谓之无汗。无汗主要原因有三:一为阳气不足，蒸化无能。二为津血亏耗，生化乏源。三为邪客于表，腠理闭塞。《伤寒明理论》说："无汗之由，又有数种，如伤寒在表，及邪行于里，或水饮内蓄，与亡阳、久虚，皆会无汗；……阳明病反无汗，其身如虫行皮中之状，此久虚故也，皆阳虚而无汗者也。"《温疫论》则指出："昔人以夺血无汗，今以夺液无汗，血液虽殊，枯燥则一也。"临床以表证无汗为最常见。如恶寒重发热轻，无汗而喘，头身痛者是由风寒束表所致；夏月受寒出现无汗，头痛身热，肢体酸楚等症状称为阴暑（属外感病）。尚有表里同病出现身热肢厥，烦躁无汗，是由阳气不舒所致。宣通里气，待汗出而表里自和。

此外，津血亏虚，阳气衰弱者汗液分泌减少，值秋冬干寒时令受气候影响，出现皮肤干燥脱屑，瘙痒等症状（冬令皮炎）。以高龄体弱者多见。

（2）有汗：有汗是指可以看到的出汗症状，包括不应汗出而反汗出，或汗出过多，或汗出而兼有其他病理变化。造成汗出的原因很多，如脏腑阳气虚弱，卫阳不固，腠理开则汗液外泄；风热或暑邪客于肌表，风性开泄，热邪蒸腾，汗孔开而津液泄，故见汗出；里热炽盛亦可迫津外泄致大汗淋漓等。可见汗出与病邪的性质和正气盛衰密切有关。

2. 汗出时间

（1）自汗：自汗是指白天不因气温高、劳动、厚衣等因素而汗出，动辄尤甚的一种症状。多因气虚于内，卫阳不固而汗自出。动则气耗故汗出尤剧，常伴神倦乏力、气短、畏寒等症。若阳气不足，还可兼见畏寒及四肢不温等症。若因发汗后，见汗出遂漏不止，恶风，兼小便不利，四肢微急，难以屈伸等症者，为汗出太过，阳气受伤，津液耗损，是气营二伤之候。

（2）盗汗：盗汗又称寝汗。入睡时汗出，醒后渐收干，多属阴虚之证。在生理状态下，入睡时卫气入里而行于阴分，与营阴相附。若病阴虚，则卫阳无所依附而浮散于外，营阴反随之外泄而汗出。故盗汗多兼有潮热、颧红、五心烦热，口干咽燥，舌红苔少，脉细数等阴虚症状。

入睡后全身或二下肢出汗，还出现在大量喝酒后，口干，溲赤，舌红苔黄，多因湿热壅蒸，迫津外泄。因此，盗汗不能尽言其虚，亦有湿热内炽之实证。

（3）阵汗：不定时、阵发性汗出。往往与烘热、潮红并见，大多分布在头面颈胸部，过后出现寒冷感。多由肾精虚亏，肝阳上亢所致。

阳虚自汗，阴虚盗汗之说，总结了临床上的一般规律，但不可拘于此说。正如《景岳全书·汗证》中云："自汗亦有阴虚，盗汗亦多阳虚"，"所以自汗盗汗亦各有阴阳之证……何以辨之？曰：但察其有火无火，则或阴或阳自可见矣。盖火盛而汗出者，以火烁阴，阴虚可知也。无火而汗出者，以表气不固，阳虚可知也。知斯二者，则汗出之要无余义"。上述之言提示我们必须全面诊察，根据汗出的兼证、舌脉、仔细分辨不同的病机。

3. 汗出多少

（1）大汗：大汗是指汗出量多，津液大泄的现象。临床上有虚实的不同。

大汗出（汗出湿襟或汗沾衣被）、壮热、面赤、烦渴饮冷、脉洪大等症，是阳热内盛，迫津外泄的表现，属实热证。

若大汗淋漓，汗出如油，伴有面色苍白、呼吸微弱、四肢厥冷、脉微细欲绝等症，是阳气将绝，元气欲脱，津随气泄的"亡阳"证。这种亡阳的大汗，提示病情危重，所以又称为"绝汗"或"脱汗"。如《灵枢·经脉》说："六阳气绝，则阴与阳相离，离则腠理发泄，绝汗乃出，故旦发夕死，夕发旦死。"后世医家根据"阴阳互根"的理论，补充了亡阴之汗，并作了二者间的辨别，其中以清代徐灵胎的论说最为精当，"其亡阴、亡阳之辨法如何？亡阴之汗，身畏热，手足温，肌热，汗亦热而味咸，口渴喜凉饮，气粗，脉沉实，此其验也；亡阳之汗，身反恶寒，手足冷，肌冷，汗冷而味淡微黏，口不渴而喜热饮，气微，脉浮数而空，此其验也。"总之，汗为津液所化，而津血同归一源，气血相随，阴阳互根，重证病人见大汗淋漓不止者，容易导致亡阴、亡阳，必须特别注意。

（2）汗出漐漐：汗出虽少而不停，手足俱周，遍身悉润称为汗出漐漐（漐，原意为小雨不止）。表证发热病人，见此而热退脉静者，为阴阳气和，营卫通达，邪祛正安之佳兆。里虚病人时时汗出，形微畏寒者为气虚卫表不固。

4. 部位汗出

（1）头汗：汗仅出在头、面部称之，又称"但头汗出"。导致头汗的原因主要有三种：一是上焦邪热。阳热亢盛于上而为头汗，常兼见烦渴，舌尖红、苔黄、脉数之症；二为中焦湿热蕴结，湿郁热蒸，津液上越，而为头汗。常兼有身重困倦，小便不利，舌苔黄腻等症；三为瘀热在里，如朱丹溪云："热入血室，心下懊恼，头汗"。症见但头汗出齐颈而还。这是由于热与血结，蕴郁于里，欲出不出所致。以上多属实证。虚阳上浮的但头汗出，多因久病体弱，阳气虚衰，阴盛格阳，虚阳浮越于上而致，可伴肢冷、气短、头额汗出、脉弱等症。若久病气虚者，突然额头有汗而喘，常为亡阳之兆。

除以上几种外，有些人平时头汗特多，每当吃饭喝汤，或情绪紧张时更加明显，头顶常有水汽冒出，犹如蒸笼揭开时的情景，俗称为"蒸笼头"。此乃素体阳热内盛，循经上蒸所致。老年人头汗明显增多，毛发细软易落，均与肾精衰减，肝阳升浮与机体生理性退化有关。

（2）胸汗：胸汗是指独见心胸部汗出过多，又称心汗。《类证治裁》说："当心一片，津津自汗，名曰心汗。"多因劳心过度，思虑伤脾，心脾两虚等证引起，常兼有心悸，食少腹胀，四肢无力，脉虚细等症。

（3）半身汗出：又称汗出偏沮。仅身体的左侧或右侧，或上半身，或下半身出汗的表现。《素问·生气通天论》指出"汗出偏沮，使人偏枯"。本症多发于气

63

血亏虚、营卫失和以及寒湿痹阻等病症。

如风痰或风湿之邪阻滞身体一侧经脉,使气血津液不得输布宣达,则病侧无汗。常伴肢体麻木不仁或屈伸不利,身重难以转侧等症。

(4)手足汗:手足汗出是脾胃之热蒸达四肢所致。《伤寒明理论》曰:"胃主四肢,手足汗出者,阳明之证也。"但手足汗出一症既有湿热征象,亦有气阴两虚证候。脾胃湿热所致者兼见胸脘痞闷,不思饮食,身重肢困,小便短赤,舌苔黄腻等症;脾胃气虚者兼短气懒言,身倦乏力,纳少便溏,舌淡苔白等症。脾胃阳虚者,兼见咽燥口干,饥不欲食或干呕作呃,舌红少苔。阴虚阳亢者,伴有潮热颧红、心烦等。亦有先天性汗腺分泌异常所致。

此外,两腋下局部汗出称腋汗,阴虚内热者汗出不臭,伴颧红、五心烦热等症;腋下出汗而有臭气、胸闷纳呆、身重、口舌黏腻为肝胆湿热。阴部有汗称阴汗,属下焦湿热或肾虚阳衰。

5. 汗出兼症

(1)战汗:在疾病过程中,先见恶寒战栗,而后汗出的称为战汗。战汗是邪正相争,疾病发展的转折点。病人感邪较甚而正气未衰,正气奋起与邪相争,则出现战汗之症。凡汗出热退、呼吸平稳、脉虚弱和缓,为邪去正安,是一种佳象;若汗后肤冷,脉来疾急,或脉微欲绝,躁扰不宁,则为正气欲脱之危候。战而不汗者为中气虚不能升发,次日可能再战。外科疮疡出现战汗,欲警惕脓毒内攻。

(2)狂汗:为邪将去而欲汗解者,其人禀赋素壮,阳气盛,腠理不能顿开,忽然坐卧不安,发狂躁,少顷大汗而躁止,脉静身凉,霍然而愈。

(3)黄汗:汗出沾衣,色如黄柏汁者称为黄汗,兼有头面四肢浮肿,腰髋重痛、小便不利等。多因风、水、湿、热交蒸所致。

(4)阵汗:烘热潮红、心烦、顿时汗出阵作,以头面、颈胸部为多,甚则欲脱衣揭被为快,瞬时又感发冷畏风,日夜不时发作,多见于肾虚肝亢,冲任失调证。

此外,出汗后的全身情况,亦是判断病势进退的主要依据,汗出后身凉、脉静、舌苔渐化是为邪退、病情向愈的征象;若汗出后热势稍减而烦躁、脉急促者,为阴邪已传里,病未解。所以单见出汗,并不能确定其表邪是否已解,尚须观察其他症状。而根据汗出后的症状,推测病情的预后和转归。张景岳曾指出有六个方面应该注意:①汗出而喘甚;②汗出而脉脱;③汗出而身痛;④汗出发润至巅;⑤汗出如油;⑥汗出如珠。这六种情况均提示气血津液将脱,五脏功能衰败,医者必须高度重视。

三、问异常感觉

异常感觉泛指机体因生理病理变化而产生的各种不适感觉。最多见的是疼痛,可以出现在内脏或肢体各部。此外,在机体的不同部位,还可以出现不同的异常感觉。如头部的眩晕、耳鸣；胸腹部的痞、闷、胀、满；肢体的酸、重、麻木等。大多由病邪侵袭或脏腑、经络功能失常，气血运行不畅所致。

异常感觉往往是病变最先出现的症状，是早期诊断的重要信息，了解异常感觉的特征、部位、程度和发生的时间，结合相应部位的形态和功能情况，可以对疾病有比较全面的认识，有助于诊断和治疗。

（一）问痛、痒

痛和痒是临床上最常见的自觉症状之一。可以发生在机体各个部位，往往是疾病发生的早期症状，所以，询问疼痛和痒的特点，结合望、切诊方法，进行综合分析，有利于早期明确诊断。

1. 痛、痒感产生的机制

（1）痛：疼痛主要由于脏腑、经络的气血不通或不荣而引起。有虚实之分，疼痛的实证以寒邪引发为多。《素问·痹论》曰："痛则寒气多也，有寒故痛也"。寒邪客于身，气血瘀滞，"不通则痛"。此外，热邪、气滞、瘀血、痰浊、虫积等闭阻脏腑、经络，使气血瘀滞不通，也可以出现疼痛，这些疼痛多属于实证；又有因气血不足，精血亏损，脏腑、经络失养出现的疼痛，称为"不荣则痛"，属于虚证疼痛。

（2）痒为痛的轻症：《类经·疾病一》："热甚则疮痛，热微则疮痒。"吴昆："热甚则痛，热微则痒，疮则热灼之所致也。故火燔肌肉，近则痛，远则痒，灼于火则烂而疮也。心为火，故属焉"；心藏神，王冰："痛痒疮疡生于心也。"故凡知觉痛痒皆由心所主，与知觉有关。痒的感觉多在皮肉之间，多由风燥、湿热、热毒诸邪客于肌肤或血虚肌肤失养，或心火，肺热，肝胆湿热均可出现皮肤痒的症状。虽痒为痛之轻症，但有时比痛更难消除。在外科疮疡病初期，出现剧烈疼痛是邪毒炽盛，病势发展的征兆，疮疡后期邪去正复，痛减轻而有痒的感觉，是气血舒畅，新肉渐生，病情逐趋好转的征象。

2. 问痛、痒的要点　产生痛、痒的原因复杂，出现范围较广，所以要着重询问其性质，诱发因素、部位和伴有症状。

（1）问疼痛性质

胀痛：疼痛而兼有胀满的感觉称为胀痛，一般多由气滞所致，往往与情志有关。多见于胸胁、脘腹。可伴胸闷、嗳气、肠鸣等症。若为头部胀痛，或目胀而痛，则多为肝阳上亢，肝火上炎，经气受扰，或风邪外束，经络之气失于宣通而致。

刺痛：疼痛如针刺状，称为刺痛。是瘀血导致疼痛的特点之一，头部、躯干、四肢均可见。

绞痛：疼痛如绞，或如刀割，痛势较剧烈，多因有形之邪内停，脏腑气机闭阻所致。一般与内脏病变有关。如心血瘀阻而致的"真心痛"；蛔虫、结石所致脘腹痛；石淋所致腰背痛，或少腹疼痛，排尿不畅等，大多为绞痛。

走窜痛:疼痛部位不固定称为走窜痛。常发生在肢体关节、胸胁或头面。风邪痹阻致肢体关节疼痛、游走不定的,又称游走痛;肝郁气滞、肝风入络引起头面、胸胁脘腹部疼痛走窜不定的,又称窜痛。

固定痛:疼痛部位固定不移称为固定痛。多为该部位有瘀滞。若肢体关节疼痛,而痛处固定不移,多为寒湿偏胜的痹证。局部损伤,引起气血瘀积的肿痛。胸胁固定疼痛多属气滞血瘀;脘腹部痛有定处多属瘀血、宿食等邪实积滞。

重痛:疼痛兼有沉重感觉的称为重痛。常见于头部、四肢及腰部,多由湿邪困阻气机所致。湿性重浊黏腻,湿滞经脉,气机不畅则疼痛而有沉重的感觉。头痛沉重如裹者是湿邪闭阻,清阳不升;四肢关节疼痛重着者,为湿邪偏胜之痹证;腰部冷痛重坠称为"肾着",多属肾虚寒邪客于腰部所致。

掣痛:指抽掣牵扯而痛,痛由一处连及他处,称为掣痛,也称引痛、彻痛。多因经脉失养或阻滞不通所致。肝主筋,所以掣痛多与肝血不足、肝风内动、肝火入络有关。

灼痛:疼痛伴有烧灼的感觉,局部喜冷恶热称为灼痛。见于体表者局部红肿,多由火热之邪损伤组织经络所致;见于脏腑器官者,多为邪热亢盛,如胃脘灼痛、尿道灼痛等。

冷痛:疼痛而感觉局部寒冷,得热痛减,称为冷痛。多由寒邪阻络,或阳气不足、脏腑、肢体失于温养所致。

空痛:疼痛而觉局部空虚,称为空痛,多由血脉失荣所致。可见于头部及脘腹,尤多见于妇女产后或经期过后,小腹绵绵空痛,多由精血亏虚,气血不能充养组织所致。

隐痛:疼痛隐隐不很剧烈,却绵绵不休,持续时间较长,称隐痛。一般多由气血不足,阴寒内生,机体失于充养温煦而致。

(2)问疼痛时间:疼痛发生时间,对虚实辨证有一定意义。如胃脘疼痛发生在餐前,饥饿时易发,得食后缓解者多为虚证;食后作痛,伴嗳气胀痛者多实证。又妇女痛经,经前腹痛多气滞,经行腹痛,经水发绀伴血块,瘀去痛减者为瘀滞,经后小腹绵绵空痛为血虚。疼痛昼日增剧,入夜安静是阳有余,病在气分;入夜增剧,昼日安静是阴有余,病在血分。

(3)问疼痛部位:疼痛部位与经络、脏腑等病变有关。如四肢疼痛主要病在经络。而头、胸腹、腰背部的疼痛,除与相关的经络有关外,还可能直接反映脏腑的功能情况和病理变化。如胁肋与少腹牵引疼痛,或腹痛牵引阴股,可由寒邪袭于厥阴肝经,因厥阴经脉布于胁腹,络阴器,抵少腹,所以疼痛牵引胁、少腹和阴股。

脘腹痛多与脾胃有关;腰为肾之府,腰痛与肾有关;咳嗽,胸痛病在肺;腹痛便泄病在肠等,不同部位的疼痛将在本书第四篇中讲述。

(4)问疼痛的兼症与诱发、缓解因素:兼症与诱发因素对推测引发疼痛的原因很有帮助。如胃脘痛,嗳腐食臭,食入痛甚,呕出不消化食物,呕吐后痛减腹舒,则为食滞内积,脾胃受伤。(详见第四篇各章)

(5)问痒的特征:痒无定处,遍身作痒,时作时休,局部有搔痕,无明显渗液为风邪所致;触冒风寒或入冬后皮肤瘙痒,得暖可缓,为风寒袭于肌表或阳虚气血不和所致;剧痒,有大小不等风团时隐时现,因内蕴湿热,复感风邪,郁于皮肤所发。瘙痒皮肤破碎后黄水淋漓,沿表皮蚀烂者,为湿邪所致;痒处有斑疹,焮红灼热而痒,常发于暴露部位,甚则发于全身,滋水黏稠,糜烂结痂,为湿热之邪并重;肤痒脱屑或有虫爬蚁行感,为血虚生风。

痒无皮肤变化多与内生邪毒有关(尿毒症、黄疸);伴皮疹者多为外邪侵袭;瘙痒后多滋水者为湿邪偏胜;脱屑者为风燥少津;出血者为血热生风。(详见第四篇第十章)

(二)问酸、重、麻、木

酸是指肢体、关节和肌肉酸楚或酸软无力;重是感觉头身肢体沉重,抬举无力;麻是非痛非痒,皮下有蚁行感,或触电感,按之不止;木为知觉消失,不知痛痒。

酸、重、麻、木多见于四肢或头面,一般相兼出现,亦可单独出现。主要病在经络、肌肤和骨节。多由寒湿阴邪侵袭或气血运行不利,或营卫气虚,清阳不能宣达所致。

1. 酸、重、麻、木感的形成机制

(1)邪阻经络:风寒湿邪客于经脉而为痹证。风邪甚则酸痛游走不定,寒邪甚则疼痛比较固定,湿邪甚则疼痛重着。邪侵络脉,气血涩滞,筋肉失养多见酸重麻木。

(2)脏腑气血不足:五脏虚弱,五体失养所致。肾主骨,腰为肾之府,肾精亏损则腰膝酸软;脾主肌肉,四肢,经曰"清阳实四肢"。脾虚清阳不能宣达,四肢肌肉失于煦养,则酸重麻木。肝主筋,肝血不足,经络失荣,虚风内动,亦可出现肢体麻木、筋肉酸楚的症状。

2. 问酸、重、麻、木的要点　问酸重麻木主要询问诱发因素,发生部位,主要兼症及其与运动和功能的关系。

四肢关节酸痛,如遇气候变化而发作或加重的多为痹证;如遇劳累加重,休养后改善者为肝肾两虚,精血亏损。痹证日久,引起关节畸形,肌肉萎缩,筋脉拘急,屈伸不利者,为正虚邪恋,气血损耗,关节筋脉失于濡养所致。腰膝胫酸,足跟痛,下肢不温,舌淡嫩者为肾精亏虚。腰背酸痛,久卧加剧,活动后减轻者,为气血瘀滞。

头身肢体沉重,兼胸闷恶心,苔腻等症,多由久居湿地,或夏秋感受湿邪,湿阻经络所致。关节酸痛重着,屈伸不利,为湿邪侵入关节,气血运行不畅所致,又称"着痹"。身重,腰部发冷,甚则如坐冷水中,伴腰痛,下腹胀痛,舌胖淡,为寒湿之邪留着于肾府,称为"肾着"。此外,还有中气不足,清阳不升而致头重身倦者,多兼面色㿠白,气短有汗等症。

麻木伴有疼痛,恶风寒,或遇冷加甚,四肢不温者为风寒入络,气血不和;麻木伴胀痛,按之舒,舌发绀为气滞血瘀;麻木伴震颤,且有头晕头痛,烦躁易怒者为肝风内动;麻木伴有蚁行感,兼见头眩,肩背沉重,痰多者为风痰阻络;肝风内动引起的麻木,历代医家把它列为中风先兆症状之一。中风后出现半身肢体麻木不仁,抬举无力而成半身不遂,为风痰、瘀血阻于经络所致。此外,尚有肌肤麻木,局部发斑块,日久毛发脱落,鼻梁崩塌,为麻风,由风湿疠气阻遏肌肤所致。

(三)问眩晕鸣聋

眩为目眩,自觉眼前发黑,视物昏花晃动的表现;晕为头晕,头脑昏沉,视物昏花旋转,甚则张目即天旋地转,不能站立。二者并见称为眩晕。鸣为自觉耳或头脑中有声音鸣响,甚则妨碍听觉。耳聋为听力减退或消失。

1. 眩、晕、鸣、聋的形成机制 眩、晕、鸣、聋症状,除了由耳目本身病变引起外,与脏腑功能失常或风火痰浊之邪内扰关系密切。

(1)脏腑虚弱,气血不足:耳目失于充养所致,眩晕鸣聋多为虚证。

肝藏血,开窍于目,体阴而用阳,善升动。肝血不足则肝阳无制而上亢,多为头晕目眩。《素问·至真要大论》说:"诸风掉眩,皆属于肝",指出眩晕与肝有关。

耳为肾之窍,目系络于脑,耳目功能障碍常与肾、脑有关。肾受五脏六腑之精而藏之;精生髓,脑为髓之海,肾虚则脑空,耳目失于充养而为病。《灵枢·海论》曰:"髓海不足则脑转耳鸣,胫酸眩冒,目无所见,懈怠安卧。"

脾为气血生化之源。脾主升清,气血匮乏,清气不升,则头目眩晕。《灵枢·口问》说:"上气不足,脑为之不满,耳为之苦鸣,头为之苦倾,目为之眩。"《灵枢·决气》也说:"精脱者耳聋,气脱者目不明"。以上指出脏腑精、气、血对耳、目功能有很大影响。

(2)风火痰浊为患:眩晕一症,常由风痰、痰火或痰浊所致。朱丹溪说:"痰在上火在下,火炎上而动其痰。"这是痰火上扰引起的眩晕。痰浊内阻,清阳不得上升,眩晕常有如坐舟车之感。亦有肝风内动夹痰浊上扰而致眩晕。故有"无痰不作眩"之说。

耳为宗脉之聚,手足少阳经循行所过,所以,肝、胆、三焦之火上扰或外感风寒之邪,经络运行受阻、官窍气道堵塞,亦可出现二耳暴鸣,甚则暴聋。

2. 问眩晕鸣聋的要点 问眩晕鸣聋主要询问这些症状的特征、程度、兼症,以辨别其虚实。

眩晕轻则闭目即止;或频发自愈,经久不瘥,甚则如履舟车,但卧不能起,虚证为多。眩晕面色萎黄,舌淡为气血虚;眩晕兼见耳鸣者多为精血不足;眩晕而肢体振摇者为肝风内动(阳亢无制);眩晕兼肢麻、恶心,甚则呕吐,苔腻,是痰浊为患。头眩身瞤动,振振欲擗地,兼色淡肢冷者为阳虚水气上泛。临床上眩晕以虚为主,占十之八九,实证居十之一、二。

耳鸣渐起,声小而绵绵不绝,以手按之可减,多为肾精亏虚,常伴不同程度的耳聋及腰膝酸软等症;若兼倦怠乏力,食少便溏,劳累加剧,脉虚弱者为脾胃气虚。

耳聋暴起,如物堵塞耳道,伴鼻塞,头胀痛,口苦,多由外邪或肝胆之火循经上扰所致。如耳聋渐起,听力逐渐减退,多由肾虚精气不能上呈于耳所致。耳部外伤,或药物中毒引起听力障碍,若发生在幼儿期易导致聋哑。成年人的药物性耳聋,往往伴有颜面、肌肤麻木症状,所以,遇到突发性听觉异常时还应询问近期服药情况。

(四)问心悸怔忡、心中懊憹

心悸是感觉心脏跳动不安,常伴有心慌。《伤寒明理论·悸》载:"悸者,心忪是也,筑筑惕惕然动,怔怔忪忪不能自安者是矣"。动悸感出现在剑突下(胃脘部)称心下悸;感觉在脐下跳动不安,称脐下悸。心悸而伴有惊恐感,称为惊悸。感觉心跳得很厉害,并伴有忧虑不安的症状称为怔忡。怔忡是心悸的重症。又心悸剧烈,自觉惶恐不安的表现称心中憺憺(憺:畏惧)大动。

心中懊憹为胸膈与心窝间烦热,闷乱不安,郁郁不舒的感觉,即所谓"郁郁然不舒,溃溃然无奈"。《素问·六元正纪大论》说:"火郁之发……甚则瞀(心绪烦乱)闷,懊憹"。

心悸怔忡、心中懊憹为心胸部常见症状,以虚证为多,实证少见。常因内虚而复加外因诱发,出现虚实并见的症状。

1. 心悸怔忡、心中懊憹的形成机制

(1)由脏虚:心主血,心藏神,心血亏虚,血不养心,阴虚阳动则神失宁静而悸动;心阳、肾阳虚衰,下焦水气上泛乘心则心悸,水饮留于胃脘则心下悸,留于少腹则脐下悸。

(2)由邪扰:心中懊憹多由邪热入里,郁而不发,结于胸膈,累及心肺所致。邪热上扰胸膈而致气机不畅或余邪未清,气郁化火为实证。

2. 问心悸怔忡、心中懊憹的要点　　主要了解发病的诱发因素,发病的特征和兼症,以辨别病邪性质和正气盛衰。

心悸遇惊恐易发,为惊恐伤神。

心悸怔忡兼气短乏力为气虚;兼眩晕目暗,少寐为血虚;兼五心烦热,多阴虚火旺;兼气喘、尿少、水肿者多心阳虚;兼胸闷刺痛多瘀血;兼口舌生疮心烦失眠,胸闷多痰者为痰火扰心。

69

心中懊忱出现在外感病汗、吐、下后,多为余邪未清,传里化热,热扰胸膈;兼黄疸,汗出不彻为湿热郁蒸;兼腹部满实,拒按,便秘者为阳明燥实证;如烦热汗出,失寐、胸闷、心烦者为阴虚火旺。

(五)问闷、满、痞、胀

闷、满、痞、胀主要是胸腹部的常见症状。主由脏腑气机失常所致,四者之间有密切联系,但发生的机制和病位有所不同。

闷,又称懑,是指胸中堵塞不畅,满闷不舒,如有重物压迫的感觉,称为闷。满,一般是指腹部有充满无隙的感觉,而外形无明显胀大的现象。痞有两个意思,一为病机,即"气隔不通"的意思,为胃脘部满闷不舒,有堵塞不通的感觉。常与闷、胀、满同用;二为病名,指腹内气机阻滞,可以显形变而无实物,如摸到包块(肠痉挛等),按之濡软或顿时消散者称为气块,亦称"痞块"。胀为膨胀,由于充满而外形扩张,常与痞、满、闷、痛等症并见。

痞满多见于腹部,如中满、心下痞等;闷多见于胸部;胀的范围较广,除了在体腔外还可见于机体的其他部位,如头目胀痛(青筋显露),四肢肿胀,按之没指等。

1. 闷、满、痞、胀的形成机制

(1)闷:由胸中气机不畅所致,多与心肺二脏功能有关。主要由风寒、邪热、痰饮恋肺而致肺气壅滞或心脉瘀血痹阻不通所致。

(2)满:满为邪气满盛之实证。《素问·异法方宜论》:"藏寒生满病"。

(3)痞:痞由脾胃升降气机不和而产生,主要病在心下(胃脘痞)。多由外感病误下,脾胃受伤,遂使客气上逆,阻塞气机;或痰与饮结于心下,胃气失于和降,清气不得上升致中气失于枢转。

(4)胀:胀有脏腑气机不畅,或营卫之气循行失常所致。胀的症状可出现在内脏或体表。《灵枢·胀论》指出胀的病机主要在两方面。一为在下之寒邪厥而上行,与真气相搏为胀,会于五脏为脏胀,会于六腑为腑胀;二为卫气逆乱,壅滞不行,卫气逆于营为脉胀,逆于分肉之间为肤胀。

胀常与痛同时并见,闷、满、痞、胀、痛往往是病情发展不同阶段的重要征象。《景岳全书·痞满》指出:"凡有邪而滞者,实痞也;无物无滞而痞者,虚痞也;有胀有痛而满者,实满也;无胀无痛而满者,虚满也"。仔细辨识对临床诊断和治疗有一定意义。

2. 问闷、满、痞、胀的要点　问诊时须注意闷,满,痞,胀发生的部位,程度和兼症,以便辨别虚实。

(1)闷:胸闷伴有咳嗽、气急痰多者为肺气壅滞所致;胸闷且胸骨后疼痛,口唇发绀,舌有瘀斑,为心阳不振瘀血阻滞心脉。胸闷兼胁痛,喜太息,或急躁易怒者为肝气郁滞,或肝郁化火所致。

（2）满：腹部充实无隙之感，甚则胀痛，按之不减，呕吐或腹泻之后可以松缓为实证。腹满时作时止，午轻午重，喜按喜暖，或进食热饮、热食则舒为虚寒证。

（3）痞：痞多见虚实夹杂的证候，心下痞，按之濡为气痞，由于寒邪或热邪阻于心下所致。兼有心烦、口渴、溲赤、苔黄者为热痞。如心下痞满，兼恶心呕吐，腹中作响，大便不利，苔白，为痰饮结于心下。

（4）胀：为气机壅滞所致，胀有外形变化。病症随其兼症而不同。如喘咳气逆，胸闷为肺气壅滞（肺胀）；胁下胀满而痛引少腹为肝气壅滞（肝胀）。胃脘胀痛而不能食，大便难为胃胀；四肢烦悗，体重不能胜衣，为脾气壅滞。肤胀则"鏊鏊然不坚"，是卫气壅滞之气胀，与水气潴留的按之凹而不起者不同，是临床上鉴别气胀和水肿的重要依据。

四、问饮食

问饮食主要了解口渴与饮水、食欲和食量，以及饮食后的感觉等方面情况。以此了解脾胃等有关脏腑对饮食物摄取、消化、吸收、代谢、输布、排泄等全过程的功能情况，气血、津液的盈亏及运化功能的盛衰。对辨别疾病的虚实及寒热属性多有重要意义。

（一）问口渴与饮水

口渴是指口干饮水超常的症状。渴不欲饮或饮之甚少称口干。《景岳全书》说："凡病人问其渴否？则曰口渴，问其欲汤水否，则曰不欲。盖其内无邪火，所以不欲汤。真阴内亏，所以口无津液，此口干也非口渴也，不可以干作渴治"。陆士谔也指出"口干，时欲润口而得饮即止者，名曰干；欲水多而饮能解渴者，名曰渴。"可见，口干与口渴是不同的两个概念。疾病过程中的口渴和饮水，同津液的多少，机体阴阳盛衰，疾病性质属寒属热等多种因素有关。

1. 口渴的机制　当机体内水分缺少时，需要补充液体，就产生口渴的感觉，还可伴见口腔、唇、舌干燥等症状。口渴与体内水液的摄入，运化（代谢、输布），排泄三个环节有关。《素问·经脉别论》说："饮入于胃，游溢精气，上输于脾，脾气散精，上归于肺，通调水道，下输膀胱，水津四布，五经并行"。概括了水液的运化过程，是与胃的受纳，脾的运化，肺的宣发肃降，通调水道，肾的蒸腾，气化作用关系最大。此外，小肠的分清泌浊，三焦的分流通利，膀胱气化开阖等功能亦有关。进入体内的水液，游经组织器官，供给组织所需的水分和营养的同时，携带代谢产物，通过出汗，大、小便，呼吸等途径排出体外，如排泌失常，水液潴留，日久化为痰、湿、饮之类内生之邪。当饮水过少，消耗过多，如发热出汗、呕吐、泄泻、小便过多等原因，使体液流失过多，可以引起口渴引饮的症状；若脏腑功能失常，脾不健运，肾失温煦，气化不足，水湿潴留，水不化津，津气不能上承，可以出现口干而不喜饮的症状。

2. 问口渴的要点　问口渴主要了解饮水量多少,渴喜冷饮或热饮,以及与渴饮有关的症状。同时要了解患者平时的饮水习惯、有无张口呼吸习惯,以及有无药物、食物的影响。

(1)口不渴:又称口中和。病人无明显口渴感觉,饮水如常。反映机体津液未伤。可见于寒证、湿证或无明显燥热症状的病症。

(2)口渴多饮:病人感觉口渴,饮水量明显增多,反映机体津液不足,多见于热证。如口渴喜饮冷者为热甚伤津。大汗,剧烈吐泻或大量利尿后,口渴多饮为津液大伤,欲饮水自救。大渴大饮,随饮随渴,小溲频多,伴消瘦者为消渴证,多由脾虚水谷不化津气,肾虚摄纳无权所致。

(3)渴不多饮:病人虽觉口干,但不欲饮水,或饮水不多,仅润口而已。多为津液输化失常,不能上呈于口所致。口干欲饮,水入即吐,为水饮内停的"水逆"证。由饮邪内阻,津液失于输布而口渴,胃失和降而泛吐。渴不多饮,身热不扬,苔厚腻者为湿遏热伏,津失输布。口干,但欲嗽水不欲咽,可见于瘀血证,为瘀血内阻,津失输布所致。亦有温病热入营血,虽见津液大伤,舌红苔剥,口反不渴,或渴不多饮,此由血热蒸腾营阴、上潮于口所致。亦可能与热伤心神,感觉迟钝有关。

(4)渴喜热饮或冷饮:饮水冷热的喜恶,反映了疾病的性质和体质的阴阳偏胜。病属寒证、湿证多喜热饮,因寒得热而解,湿得温可化;病属实热或阴虚内热者,多喜冷饮,因冷能制热。

总之,饮水是补充体内津液的主要方法之一,口渴与否是反映津液的多寡和输布状况,口渴与饮水是两个密切相关的症状,一般情况下,口渴与饮水常是一致的,口渴饮水多,提示津液已伤,欲饮水自救,多属里热证。口干时时欲水润口,不欲饮,或需少量热饮,标志着津液未伤,或津少而无大热,多见于表证、寒证、湿证。口干欲饮,饮入即吐,小便不利为水逆证,多有寒邪中阻,水饮内停于胃,胃失和降所致。瘀血证或邪热入营,热蒸营阴,或久病真阴亏损,饮水不能救阴,而但欲漱水不欲咽,再则胃气衰亡,运化失职,不思饮食,或口干饮水后反感不舒,是病情深重的表现。

(二)问食欲与食量

食欲是指进食的要求和进食时的欣快感。食量是指进食量的多少。《景岳全书》指出:"病有外邪而食不断者,知其邪未入脏,而恶食不恶食者可知。病因内伤而食欲变常者,辨其味有喜恶。……凡诸病得食稍安者,必是虚证;得食更甚者,或虚或实皆有之,当辨而治也。"所以,问食欲和食量对判断病人的脾胃功能,致病原因以及疾病的虚实、预后转归有重要意义。

1. 饮食失常的机制　食欲和食量主要与脾胃肠的消化功能直接有关。胃主受纳,腐熟水谷,脾主运化、吸收和输布水谷精微,小肠主受盛,分清别浊,大肠主传化糟粕,在其他脏腑的配合下,共同完成水谷饮食的消化、吸收过程。凡是直接或间接地影响消化功能的因素,如感受外邪、精神刺激、伤食、虫积,脾胃及其他脏腑的功能协调失常等,都能导致食欲和食量的变化。

2. 问食欲和食量的要点　问食欲和食量主要了解食欲是否亢进或减退,食量多少,食欲和食量是否一致,对食物的喜恶,食后的感觉等方面。正常人群间的食欲和食量有较大差异,故判断食欲和食量是否正常,首先必须了解患者平时的饮食情况。一般说,病中饮食如常,提示胃气未伤;如食欲和食量逐步改善,为胃气恢复;病中食欲减退,食量减少,甚至不思饮食,水谷不能下肚者为胃气衰败,经云"得谷者昌,绝谷者亡",提示食欲与病情预后有关。食后感觉异常者,多有病邪中阻运化失常,或受药物等因素的影响。

(1)食欲减退:患者不思饮食,或进食后无欣快感,又称"纳呆"、"纳谷不馨"。一般伴有不同程度的食量减少,总有脾胃运化失司所致。其成因有虚有实,虚者多有脾胃虚弱,运化无力;实者或有饮食积滞,或有邪热、寒痰、湿邪等内阻,以致脾胃运化失司所致。亦有七情内伤的影响。临床审证的要点是舌象,舌质嫩、苔薄白而润者多虚证;舌苔厚、腻、秽浊者为实证。

(2)饥不欲食:指患者常有饥饿感,但不想进食,或进食甚少;或稍进食即感饱胀,嗳气,又称早饱;或伴嘈杂感,似饥非饥,似痛非痛。舌红少苔者,多由胃阴不足,虚火内扰所致;亦有舌苔薄白或薄黄者,为肝气犯胃,肝胃不和所致。

(3)多食易饥:是指食欲亢进,进食量多,食后不久即感饥饿,又称为"消谷善饥"。多因胃火亢盛,腐熟太过所致,常见于消渴病。《灵枢·师传》:"胃中热则消谷,令人善饥"。

如久病重病,长期不能进食,突然暴食,称为"除中",常出现在病危阶段,可能是胃气衰败的先兆,是回光返照的征象之一。

(4)食物偏嗜:指病人偏嗜某种食物,或喜咬嚼某些物品。

喜食辛辣,多属胃寒;喜食生冷为胃中郁火。《景岳全书》说:"凡喜食茶叶、善食生米者,多因胃有伏火,所以能消此物","凡喜食炭者,必其胃寒而湿,故喜此燥湿之物"。

《黄帝内经》还记载:善食苦者,心不足;喜食酸者,肝不足,喜食辛者,肺不足;喜食甘者,脾不足;喜食咸者,肾不足。此与五味入五脏"精不足者补之以味"的论说有联系,可以五味偏嗜推测五脏精气的不足。

嗜食生米、纸片等异物称为嗜异,多为虫积所致。虫积病症见于儿童,常伴有消瘦、腹痛腹胀,脐周包块,按之可移,时聚时散等症状。

3. 食后异常感　根据病人食后的不适感觉,可以判断不同的疾病。

食后困顿:是指进食后产生困倦嗜睡的感觉,其则进餐中困倦难以支撑而停食入睡,多由脾胃气虚或痰湿困脾所致。《诸病源候论》述:"脾胃虚弱,不能传输谷食,使府藏气痞塞,其状令人食已则卧,肢体烦重而嗜眠是也"。故脾虚者多兼气短乏力,面色萎黄,食少便溏等运化无力,谷气不消,脾阳不升,神气不爽的症状;若兼肢体困重,痞胀口黏,苔腻,为痰饮、湿浊内阻,食后脾阳受困,清气不升,浊气不降,神气失养所致。

食后胃脘胀痛加剧,多为伤食;进食生冷即感腹痛欲泻,为脾胃虚寒;进食辛辣而见胃脘疼痛,多属胃热;食辛辣反感舒适,为胃寒;食欲虽旺,但食后脘腹胀满不舒,大便多不实,能食不能化,是由于胃强脾弱所致;进食油腻,而致右上腹闷胀疼痛,甚则痛引右侧肩背,为肝胆湿热或有结石梗阻。食入即厌,食后胃中灼热不舒,多属痰火或气郁。

五、问睡眠

睡眠受机体阴阳、气血、经络脏腑功能的影响,与昼夜变化相应。尤其机体自身的阴阳的消长、制抑和平衡更为重要。并与精神情志密切有关。睡眠与觉醒,不仅反映机体的生理功能,亦反映心理状态,所以,睡眠与饮食、二便,三者同样是评价生命质量和健康水平的重要指标。

(一)睡眠的机制

《灵枢·口问》说:"阳气尽,阴气盛则目瞑,阴气尽而阳气盛则寤矣。"瞑,闭眼。目瞑指闭目入睡。寤,睡醒。说明瞑、寤首先反映了机体阴阳消长和转化的过程,睡眠占此过程的大约三分之一时间,是体内进行能量合成、储备、转化和再分配的主要时段,化生的能量是维持昼日(觉醒期)阳气升腾,功能旺盛,神态活跃的动力。清晨和傍晚是阴阳消长相对平衡的时间,如作适当运动和整休,对促进阴阳交替,维持睡眠、觉醒的生理状态有很重要的意义。所以影响睡眠的因素,具体可以联想到营卫、气血、脏腑、经络以及精神情志等方面。

经云:卫气者昼行于阳,夜行于阴。卫气入于内则阴气甚而欲寐,卫气出于外则阳气盛而欲寤。气血充盛则营卫运行不失其常,故睡眠正常;气血亏虚者,其营气衰少而卫气内伐,则夜不安寐而日不振奋;若有外邪侵扰,营卫之气逆乱,可出现不寐或嗜睡的病态。

睡眠与心藏神、肝藏魂功能的关系。心赖血以濡养,阴血充盛,则心神守舍,睡眠自安。若阴血不足,心神不宁或心火独亢,肾水亏虚,水火不济;或肝郁化火,心肝火旺,神魂不宁;或由痰、瘀、火邪上扰心神,均可导致睡眠不宁。此外,跷脉合于太阳,上至睛明,有濡养眼目,司眼睑开阖的作用。跷脉对睡眠的作用,《灵枢·大惑论》说:"卫气留于阴,不得行于阳,留于阴则阴气盛,阴气盛则阴跷满,不得入于阳则阳气虚,故目闭也。卫气不得入于阴,常留于阳,留于阳则阳气满,阳气满则阳跷盛,不得入于阴则阴气虚,故目不瞑矣。"说明阳跷、阴跷脉经气之偏胜,造成目瞑、目不瞑,亦是影响睡眠的因素之一。

(二)问睡眠的要点

问睡眠主要询问睡眠时间的长短,入睡的难易、深浅,节奏变化和伴随症状。

1. 不寐　不寐是指经常性睡眠减少的症状。根据不同情况,可分为不易入睡;睡后早醒,醒后不易复睡;或彻夜不寐等。一般说不易入睡,心烦多梦,多为心火亢盛,水火不济所致。

睡后早醒,不易复睡,常见心悸、纳少、乏力,属心血虚,血不养心,心脾两虚。

入睡不酣,时时惊醒,兼胆怯、心烦、易怒,目眩口干苦者,属肝胆痰火内扰,而致心神不宁。

日夜不寐,哭笑无常,言语不避亲疏者,多为心肝火旺,痰瘀内阻,扰乱心神所致。

夜寐不安兼胸闷嗳气,腹胀不舒,是由胃失和降,浊气上犯,心神受扰所致。所以《素问·逆调论》有"胃不和则卧不安"之说。

2. 嗜睡　嗜睡又称"多眠",是由卫阳久留于阴而不行于阳所致,为阳虚阴盛或湿困脾阳的病理表现。多以精神困乏,常不由自主地入睡为主要特征。如兼头目昏沉,身重胸闷,口中黏腻者,属痰湿困脾,清阳不升,头目失养所致。兼眩晕耳鸣,形弱少气,食少纳呆者属脾肾二虚。即为李东垣所说:"脾气虚则怠惰嗜卧"及《灵枢·海论》所说"髓海不足,脑转耳鸣,胫酸、眩冒,目无所见,懈怠安卧"。

病人困倦嗜睡,神识蒙胧,闭眼即睡,呼之即醒,或似醒非醒,似睡非睡,肢冷脉微者,称"但欲寐",由心肾阳衰,阴寒内盛所致。多见于高龄气衰者。

此外,疾病渐愈时出现嗜睡,为病后余邪未清,正气未复;饭后神倦欲睡属脾虚。但不能与午睡习惯混为一谈。

3. 睡眠节律异常　正常人的睡眠节律与自然界昼夜节律相应。昼日阳气盛故人体觉醒而劳作,入夜阴气盛故人体入睡而养精。《灵枢·营卫生会》曰:"夜半为阴陇,夜半后为阴衰,平旦阴尽而阳受气矣。日中而阳陇,日西而阳衰,日入阳尽,而阴受气矣,夜半而大会,万民皆卧,命曰合阴,平旦阴尽而阳受气,如是无已,与天地同纪"。指出人身之阴阳与昼夜相应,故昼寤夜寐是一般规律,如若睡眠节律人为地逆转,可以出现睡眠不酣,觉醒无神的情况,需要相当的时间才能逐步适应,亦不能看作为病理状态。

老年人多出现昼日睏盹,入夜少寐的征象,与老年人肾气不足,精血衰少,五脏之气相搏,卫气循行反常有关;初生儿日间安静,夜间啼哭不安称为夜啼,多由肾气未充,阴阳失调或脾虚寒、心火旺或受惊所致。

4. 多梦　多梦是指梦幻纷纭,睡眠不安,或恶梦惊恐,醒来后有头晕、神疲等症状。多梦与机体阴阳失调,气血逆乱,脏腑虚损有关,亦可因外邪侵袭或情志变化而导致。《灵枢·淫邪发梦》曰:"邪从外袭内而未定舍,反淫于脏,不得定处与营俱行,而与魂魄飞扬,使人卧不得安而喜梦"。因此,做梦的内容往往与某些生理或病理现象有关。如睡梦中涉水或踩冰霜大多是二足受冷;老年梦中遇困居密室闷热窒息,呼唤不应,挣扎汗出等情境,突然惊醒起坐汗出心悸,伴脉律参差不齐者,慎防心肌缺血,应及时检查为妥;儿童多由体位不佳或衣被蒙面,影响呼吸所致。《素问·方盛衰论》、《灵枢·淫邪发梦》、《素问·脉要精微论》等篇中均有记载:如心火亢盛者梦多大火燔灼;肾虚阴盛者梦多舟船溺人;阴阳俱盛者梦多相杀毁伤;脾虚者梦饮食不足,身重不举;肝亢者则梦怒;肺气盛则梦恐惧,哭泣,飞扬;上盛则梦飞,下盛则梦堕,邪在胫则梦行走不能前等,与临床症状有一定联系,可以作为诊断的参考。近年来研究表明,做梦有时可预示某些疾病的发生。

除上述以睡眠异常为主症的病变外,对一般病人询问睡眠情况,有助于了解机体阴阳的均衡或偏颇,判断病情的轻重和预测疾病的变化。如外感热病出现神蒙嗜睡或烦躁不寐,均为邪热扰心,热毒内陷心包的征兆,有时虽暂无险重的征兆,亦要警惕突然昏迷或抽搐的出现。慢性病人睡眠正常,表明阴阳气血尚调和,虽形神虚弱,但预后良好,容易复原。

六、问二便

二便指大小便,是水谷代谢的产物。排便能及时清除体内垃圾(代谢物),排除毒害物质,所以,亦是维持生命活动的重要功能之一。了解病人的排便情况还可以估计病情轻重和预后,二便不通多见于闭证,二便失禁多见于脱证。二便不通,则热毒内攻,上扰心神,气机逆乱,血脉瘀阻,病情加重。如温热病的热势越甚,便次越少,得大便后腑气一清,热象每每缓解。失神深重时往往二便失禁,如癫痫大发作时昏迷抽搐,小便失禁,当症情减轻时虽神志不清但无遗尿。若遇重急疑难病症,更要注意二便情况,病程中出现少尿和尿闭,应警惕内毒攻心,危及生命。故通利二便亦是治疗实证的重要措施。高热不退、神昏谵语、腹部满胀、食入呕吐等症,首选清除宿便,有助于清热泄毒,清心开窍,消滞开积,可使邪去存正,病得转机。呼吸窘迫时,通腑降逆可以使喘急平息,转危为安。体现出经旨要义:"出入废则神机化灭,升降息则气立孤危"。《素问·标本病传论》:"小大不利治其标,小大利治其本"是值得临床遵循的古训。

二便异常主要反映在二便的形质(色、质、量、臭)和排便情况两方面。两者在疾病过程中,存在密切的联系,往往同时发生变化。了解排出物的情况,可以推测脏腑的功能和疾病情况。前者主要凭直觉观察,已在望诊和闻诊中介绍;排便情况需要通过问诊,从病人的诉述中了解。本节主要介绍询问排便时间、次数及排便感觉等异常变化的病理意义以及问诊要点。

（一）问大便

1. 大便异常的机制　食物进入人体,经过消化、吸收、产生粪便、排出体外的过程,称为消化过程。消化过程主要依赖胃的受纳、腐熟、降浊;脾的输运、化生、升清;小肠的受盛、主液、分清别浊及大肠的主津、传导;肾的温煦、蒸腾、气化和主司二阴的功能。同时与肺主宣肃,肝主疏泄等功能亦有一定联系。消化道的"七冲门":飞门(唇)、户门(齿)、吸门(会厌)、贲门(胃上口)、幽门(胃下口)、阑门(大小肠交接处)、魄门(肛门)。对消化过程都起一定的调节作用。若出现某一环节形态及功能异常,使消化道通降失司,都可影响饮食的受纳、消化、吸收和排泄,引起大便形质的异常。如脾不升清,"清气在下则生飧泄(完谷不化)";胃失和降则浊阴壅实,胸腹胀满而便秘,曰:"浊气在上则生䐜胀"。小肠失于分清则大便泄泻,小便短少;贲门梗阻不通则食入呕吐,大便不通;幽门梗阻,则朝食暮吐,暮食朝吐,脘腹作胀,大便不通等。所以排便情况可以推测内脏的病变的状况,以及辨别疾病的寒热虚实属性。

2. 问大便的要点　问大便主要了解大便次数、时间和排便感觉,如不能直接观察大便时,还需要询问大便的形质。

大便次数比平时减少,间隔二、三天或更长时间排便一次,伴大便干结,排出困难,称为便秘。多由糟粕传导阻滞所致。如便秘,腹胀满拒按者多为实证;如便秘腹无所苦,饮食无妨者多虚证。大便形质正常,或偏软,但排便不畅,肛门有阻滞感称便难,大多有气机不畅,或气虚推动无力所致;如大便形状变扁等应作肛指检查,观察肛门有否赘生物或狭窄等形变所致。

排便次数增多,便质稀软或呈水样称腹泻。每由脾失健运,小肠分清泌浊功能失职,水湿停潴肠道所致。排便次数增多,伴腹痛肠鸣,便下稀黄、秽臭或伴黏液,肛门灼痛者,为热迫大肠所致;若便意频,便下黏液伴脓血,量少不畅,或肛门坠胀,虚坐努责,为大肠湿热,传导失常所致。大便次数增多,色黑如柏油样,称为远血(黑粪)。首先应排除饮食影响(含铁质食品),若有胃痛病史,需作进一步检查大便隐血,隐血阳性者考虑上消化道出血。

黎明时分腹痛腹泻,便稀完谷不化,兼腰膝酸冷者,多为命门火衰,脾肾两虚,又称五更泄泻。若腹痛肠鸣腹泻,每当情志郁怒而引发,过后痛缓泻止,或排便不畅者属肝郁乘脾,肝脾失调所致。如排便时肛门裂痛,便干带血为肛裂、外痔;便后肛门不痛,随便出血鲜红,多为内痔;需肛肠专科进一步检查确诊。

（二）问小便

1. 小便异常的机制　尿液是水液代谢的产物。通过尿液排出体内的废毒水液,对维持机体正常生理功能有重要意义。尿量与机体水液的摄入量,输布、消耗和排泄有关。《素问·经脉别论》说:"饮入于胃,游溢精气,上输于脾,脾气散精,上归于肺,通调水道,下输膀胱"。指出尿液代谢过程中主要通过脾的运化,输布;肺的宣发肃降,通调水道的功能;并赖肾的温蒸气化和司膀胱开合的功能。前人将肺、脾、肾对水液输化的功能概括为:三焦气化功能。此外,尿液的分泌还与小肠主液,分清泌浊;大肠主津,吸取水分的功能有关。如三焦气化失司,水道失于通利则水湿潴留,溢于肌肤,出现皮肤水肿,小便短少;水湿留贮肠道,则导致大便泄泻,小便短少。此外,饮水甚少或津液耗损过多均可引起尿量、尿质的变化。问小便可以了解津液气血的盛衰,疾病的寒热属性和脏腑功能正常与否。对辨证有重要意义。

2. 问小便的要点 问小便主要了解排尿次数、时间和排尿时感觉,必要时亦可了解小便的色、质、量、臭等变化。一般情况下,健康成人日间排尿 3~5 次,夜间 0~2 次。每昼夜排尿量约 1000~1800ml。尿次和尿量受饮水,气温、出汗等因素影响。

小便频数,甚则失禁(忍不住),尿液澄清为肾气不固,膀胱失约所致。尿频尿多,口渴多饮,形体消瘦,称为消渴,多由肾气亏虚,气化无力,水谷精微失于固摄所致。夜尿增多,小便清长或遗尿(不自觉的流出)为肾阳虚,多见于老年人及儿童。

小便次数减少,尿量亦少而色黄赤者,多因发热、汗出、呕吐泄泻等原因,使体内津液耗损。尿少色清而伴浮肿者,多为脾肾气虚,水湿贮留,流溢肌肤所致。

小便频数急迫,少腹急痛、排尿涩滞不畅,尿液黄混,称为淋病。多由湿热下注,膀胱气化受碍所致。若排尿不畅,尿中伴有砂石称为石淋;尿中有血称为血淋。

小便赤涩,尿道刺痛,心烦少寐,属心火下移小肠。小便不畅,点滴而出为"癃";小便点滴不通为"闭",统称"癃闭"。癃闭有虚实之分,尚须结合全身情况进行辨证。排尿后余沥不尽,多为肾气不固。

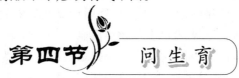

第四节 问生育

问生育,主要了解女子的经、带、胎孕、产育,男子的排精,性功能等情况。其中经带之色、质、气味等问题,本皆属望诊、闻诊范畴。然此等皆"隐曲"之事,常不便直接观察,只能通过问诊向患者了解。故有关内容在此一并介绍。

女子月经、胎孕、产育和男子的排精等是机体重要的生理功能,亦是成年人健康的重要标志之一。生育的功能活动多以精、气、血为物质基础,关系到肾、肝、脾、胞宫等脏腑功能,尤其受神明之心的主宰以及心肾阳气的养抚。并由足阳明、足厥阴、足少阴经及冲、任、督、带等奇经八脉的维系。

人体出身后,随着肾气充盛产生了"天癸"。天癸由肾中精气所化,能促进生长发育,维持生殖功能。《素问·上古天真论》曰:"女子七岁,肾气盛,齿更发长。二七而天癸至,任脉通,太冲脉盛,月事以时下,故有子。……七七,任脉虚,太冲脉衰少,天癸竭,地道不通,故形坏而无子也。丈夫八岁,肾气实,发长齿更,二八肾气盛,天癸至,精气溢泻,阴阳和,故能有子。……七八,肝气衰,筋不能动,天癸竭,精少,肾脏衰,形体皆极。八八则齿发去。……五脏皆衰,筋骨解堕,天癸尽矣,故发鬓白,身体重,行步不正,而无子耳"。这段叙述说明生育功能均与天癸的产生和盛衰有关,亦离不开脏腑经络的功能和精、气、血的充养,并显示生育功能只出现在生命全程中的一个阶段,有时间性和周期性的特点。所以,问诊时必须掌握其要点,并结合全身情况加以分析。

一、问月经

月经是女子发育成熟所特有的一种生理现象,初潮年龄一般在 13 ~ 15 岁,月经周期为 28 天左右。每次月经持续时间为 3 ~ 5 天。经血色偏暗红,无瘀块和异常气味。行经期间可有轻度腰酸、腰痛和乏力等症状,经期过后可自行消失。绝经年龄约 50 岁左右。妊娠和哺乳期大多月经不行。

问月经主要了解月经周期、行经时间和经血的量、色、质,以及经期的全身情况。问诊要点如下:

(一)问经期

月经周期缩短,每月提前 7 ~ 9 天来潮称月经先期,亦称"经期超前"。如仅超前 3 ~ 5 天,或偶然超前一次,并无其他不适,当属正常范围。月经周期延长,超过 35 天以上,即每月来潮延迟 7 ~ 9 天以上者称月经后期。如仅延迟 3 ~ 5 天,且无其他不适,或偶然出现延迟,亦不作为病。如经期时而超前,时而延后,前后无定期,相差在 7 ~ 9 天以上,称为经期紊乱。女子发育成熟后,月经应来而不来,或曾来而中断,超过三个月以上者,称为闭经。但要排除妊娠、哺乳等因素。个别人月经周期固定为二月一次,三月一次或一年数次而无其他症状,亦属正常范围。

(二)问经量

正常妇女每次月经总量约 50 ~ 200ml 左右,经量超过本人的平常量或行经时间延长,总量增多,称月经过多;如经量明显少于本人的平常量,行经时间缩短,总量减少,或点滴而出,称为月经过少。阴道突然大量出血不止称"血崩",长期淋漓不断称为"经漏",崩与漏有一定联系,"漏者崩之渐,崩者漏之甚"故常崩漏并称。

(三)问月经色、质

正常月经色红偏紫暗。若经血颜色淡而清稀或紫黑黏稠伴有血块;或伴黏液均示月经不正常,需结合经期,经量变化及其他兼症进行辨证。

月经先期,量多,色深红,质黏稠,伴小腹作胀,口干喜饮者多属血热;月经先期而经色淡,或量多质清稀,少腹或阴户坠胀者,多属气虚,由气虚不能摄血所致;月经后期经色淡红,质稀量少者多为血虚;月经后期而经色发绀,结块,量少,少腹冷痛,得暖可缓者多属寒凝,是由受寒后胞络收引,经血凝滞而致;经期紊乱,经色紫红夹瘀块,量少,兼见乳房、少腹胀痛者,属肝气郁结,多与精神紧张、情绪抑郁等因素有关。

二、问带下

带下是指女子阴道的分泌物,润泽于阴户、阴道内。健康女子阴道分泌少量白色透明或淡黄色的黏液,无臭味。在月经前后,排卵期及妊娠期比平时增多,为生理性带下。即如王孟英说:"带下,女子生而即有,津津常润,本无病也。"带下产生与任、督、带等奇经的功能有直接关系。任脉主一身之阴精,督脉主温化。任脉所司之精、血、津、液失去督脉的温化就会变为湿浊;任督失去带脉的约束就会使经带、精液滑脱而下,成为病态。

(一)问诊要点

主要问带下的量、质及其伴随症状。

正常带下无色无臭,黏而不稠,量少不外渗。带下过多,带下颜色改变或黏稠如脓液,或稀薄如水状,或伴秽臭,或伴有外阴瘙痒、灼热、疼痛等局部症状,或伴腰膝酸软,少腹胀痛等症状,均属带下病症。

1. 带下色白如米泔水样、无秽臭,量甚多,如崩如冲者,称为"白崩",多为脾肾两虚之证。

2. 带下色黄量多,质稠黏如脓液,气味秽浊者为黄带,或色白如豆渣状,伴酸臭,外阴奇痒,多由下焦湿热所致。

3. 带下夹血,色赤或赤白相兼,稍有腥臭,称赤白带下;带下夹有瘀血,色黑褐者,为黑带;带下黏稠,二、三色相杂并见似脓血,秽臭难闻,时下不止者为五色带,多提示为恶性病变。

(二)问带下分泌的时间

生理性带下在发育成熟后明显出现,在绝经后明显减少。带下量还随月经周期变化。所以与肾气盛衰、天癸至止、冲任督带功能有重要关系。

月经前期冲任血海将满之时,及妊娠期血聚冲任以养胎元之间,如雾露之溉,润泽丰厚,带下量可明显增多,或少量排出,至于经间期氤氲之时(排卵期),阳生阴长冲任气血正盛,带下量也可增加,而且稠润如蛋清状。

1. 若带下过少无周期性变化,提示肾气、冲任的气血衰减,受孕困难;

2. 如中年妇女带下明显减少,阴户、阴道干涩不润,提示精血早衰,天癸将绝,是提早绝经的征兆。

带下频多无时间性变化,色、质异常,伴有痛痒感,提示湿浊或湿热之邪感染所致。

三、问胎孕

胎孕是指妇女受孕、妊娠的情况。问胎孕主要了解受孕、怀胎的次数和时间,以及妊娠期的健康状况。

(一)问有否胎孕

生育年龄妇女,婚后月经一直正常,身体健康,突然月经过期不至,同时出现胃部不适,恶心呕吐,尤以早晨起床时为剧,饮食嗜好改变等症状,首先应该考虑怀孕。怀孕时虽可出现全身萎软困乏,但脉象多见滑利,尤以两尺脉为明显,称为孕脉。孕脉是早期妊娠的诊断依据之一。

女子结婚二年以上,有正常性生活,配偶健康,而未受孕者,或已生育过,又二年以上自然不孕,称为不孕症。不孕的原因很多,正如《妇科正宗》说:"男精壮而女经调,有子之道也。"指出应从男女双方找原因。对不孕症的问诊要点有三个方面:

1. 女子的月经周期情况,有否月经失调、痛经等月经病;有否带下异常及带下秽浊病症;以及乳癖等肝肾不足,冲任失调病症。有无小产、死胎、人流史;

2. 男子有否遗精早泄,阳痿等性功能不全症;

3. 双方的性欲、性感、性生活的时间性和谐调性等问题。

(二)问孕期情况

妊娠期间由于生理上的改变,容易出现一些特殊的病症。

问诊要点:①怀孕时间、怀孕次数、有否流产、人流史及孕期情况;②有否食物异常及进食困难;③有否头晕,头痛和水肿症状。

1. 妊娠早期,出现恶心呕吐,妨碍饮食者,称为妊娠呕吐,又称"恶阻"。此由脾胃虚弱、冲脉之气上逆,胃气不和所致,一般见于妊娠早期,轻者往往至2~3月后自行消失,重者频频呕吐,或不食亦吐,可持续到妊娠后期。宜及时治理,有利于和胃安胎。

怀孕后有阴道少量出血,时有时止,而无其他症状者为胎漏,孕后先感胎动下坠,继有轻微腹胀,腰酸痛,或阴道少量出血者为胎动不安。如上述症状加剧,阴道流血增多,而导致胎块完全排出为流产。如连续三次以上流产称滑胎,胎儿死于母腹,历时过久不能自行产出,称为"胎死不下",以上均与母体健康状况有关,如处理不当,不仅损坏胎气,亦会使母体留下气血二亏,瘀血内阻,不孕等后遗症。

2. 妊娠5~6月后出现下肢浮肿称子肿,一般无其他不适,产后可自行消

81

退,多因脾肾阳虚,水湿停聚,或由胎体渐长,有碍气机之升降,水道通调失司所致。妊娠7～8月后出现小便不通畅,称为"转胞",由胎胞压迫膀胱,膀胱气化不利所致。若有头痛、头晕和水肿等症状并见,为肾虚肝亢之证,须及时诊治,慎防引发子痫等危重病症。

3. 妊娠后期,突然眩晕昏仆,颈项强直,牙关紧闭,口吐白沫者称为"子痫",多由肝肾阴虚,肝阳上亢,肝风内动而发病(妊娠高血压);亦有血虚生风,夹痰浊上扰心神而致。发病前常有头痛、眩晕、胸闷、呕吐等先兆症状,临床要引起重视。如不及时治愈,亦可终身为患。

妊娠后期还可出现声音嘶哑或失音,称为"子喑"(参考闻诊),此略。

四、问产育

问产育是了解分娩和产后的健康状况。十月分娩(28天为一个妊娠月)为足月正产。28周以前妊娠中断者为流产,12周以前流产称为早期流产,12～28周之间流产称晚期流产,中医统称为堕胎或小产。

正产后出现汗多、乏力、低热,是由于产程中气血耗损,百节空虚,腠理疏松,卫表不固所致。产后腹部阵痛,阴道流血称恶露,是由瘀血留阻胞宫所致,属正常生理现象,经数日或3～4周后症状可自行消失,体元康复。如恶露淋漓不净,气秽色浊,伴小腹隐痛者多为湿热下注,应及时诊治。

1. 腹痛的轻重和恶露多少 如恶露随腹痛排出,而腹痛由重减轻,恶露逐渐减少,为产后自然恢复的正常现象。腹痛而恶露不下为瘀血停滞。如腹痛不甚,流血量多如涌,伴头晕眼花,汗出肢冷,烦躁不安等症状为产后血晕,多由气不摄血,气随血脱之重症;如伴腹痛拒按者,多由瘀血内阻,或胞衣残留,瘀血不去,新血不得归经所致。

2. 产后发热 产后发热是产妇常有症状。产后24小时后开始乳房发胀,分泌乳汁,经吮吸而流出,以供喂养。

产后气血受损,营卫失调,易感外邪,如有不慎可发生产后寒热,主要以调和营卫祛邪外出;如持续高热不退,伴有寒战、头痛、全身关节酸痛,恶露发绀秽浊,小腹疼痛拒按,为产褥热,由湿毒外侵所致。甚则可出现昏厥,抽搐等严重症状。

3. 问大小便 可知津血之盈亏、肾气之盛衰。产后便秘多由津枯血少所致。产后小便不通或失禁大多有肾气虚弱,不能通调水道或贮藏小便,膀胱开合失司所致。或产道外伤,受疼痛刺激的影响。

4. 问乳汁多少 乳房柔软无胀满感,乳汁清稀量少者多伴有饮食衰少,睡眠不安,精神疲软,为产后心脾两虚,气血亏损所致;饮食如常,乳汁浓稠,量少不下,或情志抑郁,焦虑紧张,致乳汁不畅,乳房胀痛者为肝气郁滞。甚或乳房胀痛,红肿,身热者为乳痈,有化热腐脓之趋,需及时配合外科诊疗。

五、问男子排精和性功能情况

男子发育成熟就有排精功能。《素问·上古天真论》："丈夫……二八肾气盛，天癸至，精气溢泻，阴阳和，故能有子"。健康男子，在无性生活情况下，一月3~4次遗精，为精满自溢的生理现象。遗精频繁，并出现全身虚弱的症状为病理现象。如梦中遗泄称梦遗，常伴有阳强易举、口苦、尿赤等症状，多由相火旺动所致。无梦而遗，甚或稍有思念或稍遇劳累则遗泄不禁，称为滑精。伴头晕、腰酸、耳鸣、形瘦神疲等症，多由肾气虚而精关不固。精少清稀，并见腰酸、膝软、脱发、齿摇等症状。性交之始，精液自泄而不能进行正常性生活者称为早泄。早泄一证，以虚证为多，还常与惊恐伤肾或抑郁伤肝，精关不固有关，是男子不育的常见症状。

男子未过"八八"阴茎不能勃起或勃起不坚，或坚而不能持久，以致妨碍正常性生活者称阳痿。大多由肾阳不足所致。

除上述各种病理变化影响生育功能以外，夫妇双方的情绪和协调的性生活亦是影响生育的重要因素。医者必须认真了解，给予适当的指导，才能达到诊疗的效果。

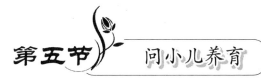

第五节 问小儿养育

问养育主要询问小儿的出生、喂养、生长、发育和预防接种等情况，多与小儿健康和发病有着密切关系，所以，诊察儿科疾病，首先要了解上述几方面的内容。由于小儿不会用语言正确地诉说病情，因此，小儿问诊主要通过对家长或保育员进行询问。

小儿的生理特点，一是脏腑娇嫩，形气未充。机体柔弱，腠理疏松，神气怯弱，筋骨未坚。对外界环境的适应性和抗御病邪的能力均很差，故称为"稚阴稚阳"之体；二是小儿时期的生长发育迅速，生机旺盛，且少心理因素干扰，但对体弱多病的儿童，亦必须重视心灵的呵护。总之，小儿的特点是："纯阳之体"，发病快，传变迅速，治疗得当容易恢复，若有失误危在顷刻。因此，要及时、正确地判断病情，必须全面了解小儿的养育情况。

一、问小儿出生及母体孕期情况

首先了解小儿出生的胎次和产次，是否足月；顺产还是难产，接生方式等出生情况。同时，亦要了解母体孕期的营养和健康状况。

胎次和产次不符，可能曾有流产或死胎，与本胎间隔期近，对胎儿的禀赋会有所影响。胎儿在母体中于第 10 个月娩出为足月胎儿，或称成熟胎儿，其平均体重 3kg，身长 50cm 左右。胎期少于 37 周，体重在 2500g 以下称早产儿。体重在 4500g 以上者称巨大胎儿。超过预产期二周才娩出的胎儿称过期产。分娩时如因母体虚弱，产程延长，称滞产。产道异常、胎位不正，可以造成难产。过期产、滞产、难产或用手术器械引产均可影响胎儿正常的生长发育。

母体孕期感受邪毒或过食辛热、抽烟或服兴奋剂等，易损伤胎气，小儿出生后多发胎毒。临床上可见面赤、壮热、啼叫躁烦；或皮肤赤游、疮毒、奶癣、重舌、胎毒发黄等。胎孕期受惊，小儿易抽搐、惊哭、烦躁等，亦称"胎惊"。胎孕期受寒，小儿出生后面色青白，昏昏多睡，吐乳泻白，时发寒慄，或口噤不开。父母体质衰弱或孕胎期母体多病，则胎弱，常可导致小儿肢体软弱，智能低下，发育迟缓。此外，母亲孕期如患病毒感染或过敏性疾病，使用激素、解热镇痛剂或某些抗生素等药物，可引起胎儿畸形或某些功能障碍，如使用链霉素、庆大霉素等药物可引起小儿听力障碍等。这些情况在问诊中都不可忽视。

二、问生长发育情况

小儿生长发育的规律，一般分为六个阶段，即胎儿期（从受孕到分娩共 40 周），新生儿期（出生到 28 天），婴儿期（28 天 ~ 1 周岁），幼儿期（1 ~ 3 周岁），幼童期（3 ~ 7 周岁），儿童期（7 ~ 12 周岁）。小儿的各项生理指标在不同时期有不同的标准（参考儿科学）。了解这些情况，对于判断小儿的生长发育状况是否正常，体质的强弱很重要。若小儿头发，牙齿生长迟缓，迟迟不会站立、行走、说话等称为"五迟"。若小儿的头、项、手足、肌肉软弱无力，口唇色淡，咀嚼无力，时流清涎，称为"五软"，二者都由先天不足，后天失调，以致肝肾、脾胃虚弱所致。已经入学的儿童，则还应了解其学习情况，以推测智力发育是否正常。

三、问喂养情况

主要了解喂养的方式、质量、时间和小儿消化吸收情况。

乳儿的喂养可分为母乳喂养、混合喂养和人工喂养三种。5 ~ 6 个月内的乳儿，单靠母亲喂奶的叫母乳喂养。因为母乳所含成分最适合乳儿的营养需要和消化能力，母乳中含有抗体，可以增加小儿的抗病能力，是最理想的喂养方法，所以，在一岁以内应尽量采用母乳喂养。若母乳不足或因其他原因不能按时喂乳，而用牛奶、米糊、粥、豆浆等补充喂养的，称混合喂养。如因某些原因得不到母乳喂养，而单纯用牛奶、奶粉、奶糕、豆浆等食物喂养的称人工喂养。人工喂养必须注意代乳品的质量和饮食卫生。喂养不当可以引发很多消化道的疾病。

最多见的有呕吐，腹泻，嗳腐酸臭，厌食、偏食等症。如内伤乳食过久，停聚不化，气滞不行以致不思饮食，食而不化，腹部胀满，形体消瘦，大便不调等症状称为食积。小儿形肉消瘦,头发枯焦,或腹部膨大,青筋暴露,体力虚惫等症状,缠绵难愈者为疳症,多由饮食失调,喂养不当,或脾胃虚损,运化失宜致气血二虚。严重者可见颧突肉削,额有皱纹,皮肤干枯,头发稀疏而脆黄,烦躁好哭,或萎靡嗜睡,表情淡漠等神态异常,还可导致夜盲、水肿等病症。

婴儿腹泻是消化不良的主症,其特征为大便次数多,每日可多达十余次,呈蛋花汤样,带有腥气,或伴有恶心呕吐,口渴,尿少,目眶或囟门凹陷,皮肤干枯等症状。

乳幼儿突然啼哭甚急,两腿弯曲,腹部隆起可扪及肿块,阵阵剧痛称为"盘肠气痛",主要由寒邪搏结肠间,或饮食内容突然变化而致乳食凝滞,肠道气机阻滞不通所致。可能属肠套叠、肠扭转之类疾病,必须结合外科检查及时明确诊断。

四、问传染病史和预防接种史

初生婴儿禀受母体抗病能力,因此,一般在 6 个月内很少有传染病。6 个月到 5 周岁之间,来自母体的先天免疫力已渐消失,而后天自身的免疫力尚未形成,在此期间尤其易患水痘、麻疹等多种传染病,故应注意询问预防接种情况及传染病史、传染病接触史。如小儿已经有过某种预防接种或已患过具有长期免疫力的某种传染病,则临床所见症状虽与之相似,一般可排除患该病的可能性;如小儿对某种传染病无免疫力,而近期又有该病接触史,则临床须警惕发生该传染病的可能。

第五章 切　诊

切诊是用手对病人的有关部位进行触、摸、按、压、拍击等手法进行检查,以了解皮肤、肌肉、筋骨、血脉、或体内脏腑病变的一种诊察方法,又称按诊。通过切诊又可以验证望、闻、问诊所得的初步印象,直接或间接地了解病变的部位、范围、性质、程度和周围组织的关系,作出进一步诊断。

切诊中切脉为中医诊病最有特色的诊法,脉理深奥,脉法内容丰实,故另立章节专述。

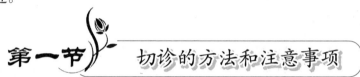

第一节　切诊的方法和注意事项

切诊的方法是运用手指、手掌或全掌对病人进行触摸、接压或拍击,以诊察病情的方法。

一、切诊常用手法介绍

(一)触摸法

又称循抚法。将自然并拢的第二、三、四指的指面或全掌,贴在被检部位上,轻轻滑动或触按,范围小的部位可用一二个手指,范围大的可用全手掌。触摸法多用于对皮肤、关节或胸腹等部位的检查。通过触摸和比较,可以了解浅表组织的病灶大小,温度、硬度、移动度、波动感、压痛等情况。如小儿囟门大小或闭合与否;颈部瘰疬,瘿瘤等肿块的性质、皮肤的寒温、滑涩、润燥以及疼痛和压痛程度;如骨伤科验伤,外科验脓等,必须运用触摸手法进行检查。

(二)按压法

用手指或手掌检查深部组织或腹内脏器的情况。可以用一手或二手重叠,逐渐压向深部,触到深部脏器或肿块后,用自然并拢的第二、三、四指的指面贴紧皮肤,在它的上面滑动,以查明指下组织的张力(抵抗力)、弹性(硬度)或肿块的大小、形状、软硬,表面平滑度、移动度和压痛程度。也有用二、三指垂直用力,逐渐加强,以探测骨骼、肌肉、内脏等部位的压痛点。在腹部检查中触摸、按压常联合运用。

(三)拍击法

是医生用手指(指面或指尖)点击,或用指掌拍打体表局部,通过辨别应声的清浊,或震动的应指感,探测病变的范围和性质的一种检查方法。这种手法的操作要点是用手腕之力,作起落动作,从容轻柔。早在《素问·至真要大论》记载:"诸病有声,鼓之如鼓,皆属于热",前一个"鼓"是动词,即击鼓的动作,后者之"鼓"可理解为如击鼓之空响,或如鼓音有气之振动感。提示热性病多胀气。但中医的拍击法尚属简单,根据临床需要,还可在《诊断学基础》中学习更多的内容。

中医的拍击法主要有二种:

1. **直接拍击法** 用手指直接拍击体表部。如拍击胸背部,分辨拍击音的清浊,推测胸腔有否肺胀(肺气肿)或饮邪(胸腔积水)的病变,拍击音高清为气胀,浊音为水饮停潴。腹部叩诊时,叩击音如鼓为气鼓,叩之音浊为水鼓。检查鼓胀病人还可用一手平放在腹部的一侧,另一手在腹部对侧拍击,若在拍击时,对侧的手掌上感到有震动波,这是鼓胀积水的特征。

2. **间接叩击法** 用左手掌贴在体表,右手握成空心拳,叩击在左手背上,询问患者在叩击部位的感觉,有无明显应痛,推测病变部位和程度。如主诉腰痛,可以在腰椎及两侧分别作间接叩诊,如腰中间脊椎骨应痛,提示骨骼的伤痛;如叩击痛在两侧腰肋部,提示相应侧的肾脏有病患(如肾盂肾炎)。如腰骶部损伤不能确定伤于脊柱或肌腱时,亦可在头顶部用间接叩击法探测应痛点,应痛在脊柱则骨骼损伤可能性大,如脊柱无应痛者,可能伤在软组织。

附:弹法:《素问·三部九候论》曰:"以左手足上,上去踝五寸按之,庶右手当踝而弹之,其应过五寸以上,蠕蠕然者不病;其应疾,中手浑浑然者病;中手疾疾然者病;其应上不能应五寸,弹之不应者死"。王冰注说:"手足皆取之,手踝之上手太阴脉、手太阴脉主气,应于中部,足太阴脉主内应于下部,所以通过弹法可以推测元气的盛衰存亡"。从以上资料理解其原意是:医生用左手放在病人足踝上方五寸处,轻轻按压,用右手指弹动足踝时,在左手处可出现相应的震动感,反应太过或不及都主病,而毫无反应者说明病危。这种方法与现代医学神经科检查肌腱反射的叩法有些相似,以手指触诊感觉来判断反射的存在与消失,比望诊观察更为精确细致。

由于该文历来很少引证和应用,笔者对该文理解尚不够,并无实践经验,但认为尚可进一步研究和探讨,故搜录于此,便于推敲。

二、按诊的注意事项

1. **按诊的体位** 根据检查部位的不同,病人可取坐位或卧位,使受检部位充分暴露为目的。腹部检查时,病人最好取仰卧位,医生一般站在病人的右侧,检查过程中应随时观察病人对按诊的反应。如检查内脏及腹腔病变,病人需仰卧屈膝,使腹壁放松,便于探查深部情况。但中医传统腹诊,比较重视观察腹壁

87

的松紧、软硬、腹力和疼痛部位等,腹诊时病人体位呈平卧,双下肢自然伸直,上肢平放在躯体二侧。充分暴露剑突至耻骨上缘检查范围。

2. 选择适当的手法　临床上按诊运用甚广,必须根据病变的不同部位,选择适当的方法。如病变在皮肤或筋肉的表浅部位,多用触摸法;病变在肌肉深部或胸腹腔内,用按压法或拍击法,必要时可以配合运用。操作手法要轻柔,到位,要善于运用手指和手腕部的力量,避免突然暴力的刺激。还要注意手掌的温度适宜,防止过冷过热的刺激。按压腹部,手掌要随病人呼吸的腹壁运动顺势起伏,比较容易触知腹内脏器或肿块形状的边缘。

3. 操作顺序　按诊手法的操作原则,一般是先轻后重,先浅后深,先远后近。患处如有疼痛,可以从疼痛部位的远处或对侧,逐渐向患处逼近,以减少疼痛刺激引起周围组织紧张,造成对压痛点探查的影响。

4. 比较法　由于人体的个体差异比较大,按诊中常用比较的方法,如疼痛程度很难以计量方法进行判断,而以健侧与病侧对照,判断病变部位的程度(肿胀、压痛)和功能情况。胸背、腹部的病变部位和范围,亦可通过拍击,区分清浊音的分界部位加以推测和判断。

第二节　按诊的内容

古代医家用按诊判别疾病的性质和部位,主要依靠手的触觉,测知局部组织的冷热、润燥、软硬、压痛、积块和其他异常变化,从而作出诊断。按皮肤的冷热与润燥,可辨疾病的寒热属性与津液的盈虚;按胸腹软硬与积块形态,可辨别病邪留居于气分还是血分;扪虚里与脐间的搏动,可以观察心气的强弱与病情的预后。但是,按诊于四诊之末,必须根据望、问、闻诊的情况,有目的的进行。并且结合病人的异常感觉和形态变化,进行综合分析,才能作出比较正确的判断。

一、肢体按诊

肢体按诊主要触摸皮肤、肌肉、关节和骨骼等。比较重要的是观察掌后横纹处至肘的部位的皮肤,称尺肤诊。诊察尺肤部位皮肤缓急、滑涩、寒热等情况,有助于确定疾病的性质。

观察皮肤主要有以下几个方面内容。

1. 诊寒热　体表皮肤的寒热,一定程度上反映了人体阴阳盛衰和邪气的轻重。一般说,肌肤寒冷、体温低为阳气衰少,如面色苍白,肌肤厥冷而大汗淋漓、脉微欲绝为亡阳的征象;皮肤灼热为阳气盛,如皮肤热而体温升高,一般为实热证;手足心或颧面发热而体温不高,多为阴虚火旺;汗出如油,四肢肌肤尚温而脉躁无力者为亡阴。身热(体温高)而肢厥(冷)多为阳气阻遏,不能通达四肢,多属真热假寒证。亦由肝失疏泄,气郁化火,上冒巅顶所致头面烘热四肢冰冷的郁火证(与情绪紧张有关)。

外感病的寒热程度,可以通过摸额部、尺肤、颈部的皮肤温度来估计,通常额部温度低于掌心温度,如掌心感到被测者额部温度不低、或略有升高,为已有发热的信号。皮肤干燥而灼热为热盛,汗出肤润为身热欲解。健康者的掌心温度略高于手背,虚热者多出现手足心灼热,掌心温度比手背明显升高。

皮表疾病亦可用按诊辨别其属性,如皮肤不热,肿而不红多为阴证;皮肤灼热而红肿疼痛,多为阳证。外伤局部发热红肿为新伤或瘀热;伤肿而皮肤不热为气血受阻的瘀血证。

2. 诊疼痛　疼痛有寒热虚实之分。一般说,按之痛减者为虚;按之痛甚者为实。痛势徐缓,痛处难以摸清的多虚证,按之痛减而中有一点不快者多为虚中夹实。绵绵而痛,欲得热熨为快者为寒;时痛时止,热熨反感不舒者属热证;痛有定处,推之不移,按之痛剧者为实证、瘀证;按之痛散者为气滞。

3. 诊润燥　皮肤润燥反映病人汗出情况和津液盈亏,以尺肤部皮肤最为明显,如寒热而皮肤湿润者为外感风热;外感热病恶寒发热而皮肤干燥为表实证;汗出而皮肤灼热为里实热证。皮肤湿润而肤凉者,或见于阳虚自汗,或见于汗出热退后卫表不固。五心烦热,皮肤粗糙干燥多见于阴虚劳损。

4. 诊滑涩　皮肤的滑润和枯涩反映机体气血的盛衰。肌肤滑润为气血充盛;肌肤枯涩为气血不足。新病者皮肤多润滑而有光泽,则虽病而气血未伤;久病肌肤常枯涩,为气血两伤。血虚多脱屑瘙痒;血瘀者可见肌肤甲错。

5. 诊肿胀　肌肤浮肿为水渗于皮下,以手按之没指,起指后留有压痕,如裹水状,为津液失于输布,水湿溢于肌肤所致;皮肤粗厚,按之无压痕,为卫阳失于温运,气机壅滞所致。

6. 诊肿疡　肿块硬而不热,皮色不变,疼痛轻者多为阴证、寒证;肿处灼热有压痛者为阳证、热证。肿块根盘平塌漫肿多属虚;根盘紧束而高起多实证。按之坚硬者为肿疡;边硬顶软有波动感者内必成脓。肿块表面光滑,推之可转移者,预后较好;表面高低不平,质硬黏着不可移为恶候。

7. 诊骨骼　明显的骨骼畸形,可显现于体表,望诊就可觉察,但有的骨骼畸形,甚至影响功能,必须运用按诊才能发现。如关节轻度肿大、长骨弯曲变形、脊柱的凹凸等,需通过按诊了解病变部位和程度。当外伤出现局部明显的肿痛畸形,伴功能障碍,摸之有碎骨声,可诊断为骨折;若受伤部位有压痛、肿胀,但无畸形,可能为挫伤筋肉,或骨裂。这样的初步诊断对移动病人或作进一步诊疗都是必要的。

8. 按穴位　腧穴为脏腑之气转输之处。《灵枢·背俞》:"欲得而验之,按其处,应在中而痛解,乃其俞也"。据《素问·风论》说:"风中五脏六腑之俞,亦为脏腑之风"。可见背部腧穴亦为人体感受外邪之门户,故脏腑经络有病时,按压特定的腧穴,可以出现压痛或其他异常变化,特别是出现结节或条索状的组织变化,往往是相应内脏病变的迹象。

此外,经络的某些穴位出现压痛,尤其是诸经的原穴,亦可作为脏腑疾病诊断的参考。《灵枢·九针十二原》云:"五脏有疾也,应出十二原,十二原各有所出,明知其原,睹其应,而知五脏之害矣"。肺病患者常可在肺腧穴摸到结节,或中府穴有压痛;肝病患者在肝俞穴或期门穴有压痛;胃病者在胃俞穴或足三里穴有压痛;肠痈在上巨虚穴有压痛等等。临床上亦有用指压穴位作诊断性治疗,从而有助于鉴别诊断。如慢性脘腹疼痛患者常引起背部脾、胃俞穴附近疼痛,按压该穴位可以使疼痛缓解,提示病在胃和十二指肠部;又如上腹部绞痛,按压双侧胆俞穴则疼痛可缓解者,可以诊断病位在胆。

二、胸胁按诊

胸腔内含心肺,胸胁内藏肝胆,所以按胸胁主要诊察心、肺、肝、胆等脏腑的病变。

胸部按诊首先应重视虚里的检查。虚里在左侧乳下之肋间,是心脏搏动处,为诸经脉所宗。若按之应手动而不紧,缓而不急者,为平人无病的征象。若按之微弱为不及,多因宗气内虚或饮邪为患;健康人形体肥盛者因胸壁较厚,其动亦不明显;若其动应衣属太过,为宗气外泄。暴厥脉伏不见者,可以细察虚里的搏动情况,以辨别宗气之存亡。拍击胸廓辨别击拍声,可以发现某些胸腔病变,如咳嗽痰多,肺部击拍声浊,局部胸肋呼吸引痛者,提示肺痈(肺炎)可能;胸满喘咳,呈桶状胸、叩之膨膨然,其叩击声高清者为肺胀;咳喘气短,咳引胸胁疼痛,胁肋局部拍击音实者为悬饮;胸部外伤患者,患侧压痛无肿胀,提示胸壁组织气血瘀滞,经脉失于宣通。

腹诊中的胁部主要是指乳头和脐连线与肋弓交界处附近的部位,为厥阴、少阳经脉所部,与腹部相联亦称脘胁部。按诊时应由中上腹向肋弓方向轻循,并深入肋弓下,如按之有饱满感或压痛,谓之苦满,多由肝郁气滞,肝失疏泄所致;如右肋下触及质地较硬,表面不光滑的肿块,多为气滞血瘀,日久而成癥积。

三、腹部按诊

腹部泛指心下(剑突)至毛际(耻骨联合)的体表部位,根据文献记载,脐之上为大腹,脐之下为小腹,小腹两侧为少腹。随着临床诊察的逐步细化,现定腹部体表分区为:两乳头连线中点(近膻中穴处)到剑突下(鸠尾穴附近)部位称心下,主要反映心、膈的功能和病变;心下至脐上为上腹部,上腹部正中线附近称脘腹,脘腹上部为胃之上口称上脘,中部为胃体称中脘、下部为胃之下口称下脘,主要反映脾胃的功能和病变;乳头与脐孔连线与肋弓交接部附近(胁腹交界)称脘胁部,主要反映肝胆,脾胃(胰、十二指肠)的功能和病变;由两侧肋弓下缘连线和两侧髂前上棘连线为两条平行线,两髂前上棘连线与腹中线连线中点作两条垂直线,四线相交部称中腹部(包括脐腹),主要反映结肠、小肠的功能和病变;中腹之下(髂前上棘连线)至毛际为小腹,肠、胞宫、膀胱所居,除反映部分消化功能和病变外,尚与生殖、泌尿系功能和病变有关;小腹二侧又称少腹,主要反映生殖、泌尿的功能和病变(参考"分部诊断"腹部章示意图)。但是,上述诸分部实际上难以截然分割,存在不少重叠交叉之处,只是为便于临床诊察而设。

1. 按心下 心下满闷,按之濡软无压痛者为痞证,多属虚证;胸腹胀满,按之硬痛,或不按亦痛为结胸,属实证。如按之疼痛,推之漉漉有声,为水结胸;按之满痛,抚之嗳腐,为食结胸;痛不可按,时或昏厥,为瘀血结胸。所以痞与结胸同有胀满之证,但有虚实之分,必须运用按诊加以鉴别。

2. 按腹 按腹主要是观察腹壁的性状,辨别虚实寒热与津血荣枯。按腹常用全掌体会腹壁软硬松紧。正常人腹壁柔软而有弹性。如腹满充实,腹壁紧张,甚至如板硬,按之有抵抗感,或疼痛拒按者,多属实证;腹壁瘦薄,按之松软,或按之痛减者多虚证;大腹结实而小腹松弛为小腹不仁属下元虚寒;脐周有明显压痛者为血瘀证。

腹壁皮肤的冷热除反映疾病寒热属性外,参合四肢冷热可以辨别寒热的真假,如四肢厥冷或寒战,胸腹灼热者为真热假寒;若面红口干,脉虚数,四肢不温而脐腹不烫者为真寒假热。

3. 诊脐间动气 脐名神阙,为神气之穴,内通五脏。脐间动气出现在脐之上下左右的搏动感,与冲、任、肾脏之气有关。用手掌按脐,动而和缓有力者为肾气充盈;一息六至以上为冲任伏热,按之脐部不温,其动沉微为命门火衰;按之燥热,其动细数,上及中脘,为阴虚气逆上冲;按之即散,为元气虚败;按之不动,如指入灰中,为冲任空竭。如脾胃病当脐有动气,按之牢着疼痛,为脾胃虚。若症见脐下跳痛,筑筑然不宁,甚则可上及心,此为大虚之候,真气不守,新病须防其变,久病殊属难治。

曾在日本诊治某町长,男性,56岁,形体丰盛而呈虚浮貌,患糖尿病20多年,近2、3年来血压明显升高,脉压相差很大,起伏在$200 \sim 170/100 \sim 80mmHg$之内,降压药难以控制,经常头昏、乏力,甚则直立性昏仆,胸闷、心悸、短气、肢麻沉重,长期徘徊在心内科、内分泌科、高血压科等就诊,屡经诊治无显效,要求中医诊治。以上陈述,首先留下的是形盛气虚的印象,进一步诊察,见舌体胖大舌边齿痕尤显,舌苔薄滑带腻,乃脾虚痰湿内阻无疑,但诊脉指感浮大而长,来盛去衰,似有浮大中空之势。立刻引起警觉,此病并不单纯,然后仔细比较人迎、太冲、太溪之脉,再作虚里、脐腹部检查,果然发现脐腹部搏动大如拳头,应手搏击有力,顿时疑虑豁然,原来是腹主动脉瘤形成搏动异常增强,范围扩大是高血压脉压增大的根源。可能由糖尿病动脉粥样硬化造成。很容易由外伤引起破裂而大出血,立急转外科手术治疗,再经中医调治,不久恢复了正常工作。他特别惊喜中国医学诊病的神奇,因为他长期在大医院的专科诊疗,做了不少实验检查,得不到明确的诊断,受不到合理治疗,经中医切脉就能诊断出来,得到有效治疗。以后就经常介绍病人来诊脉看病。

4. 辨积聚 腹部按诊时扪及肿块,须根据肿块的性状、部位加以鉴别。如痛有定处,推之不移为"积",是阴邪凝聚所致,累及血分;痛无定处,发作有时,推之能移,时聚时散,称为"聚",多为气滞所致。

根据文献记载,腹部的积聚因部位不同而有不同的名称,如肿块位于脘腹,自心下至脐上一条扛起,其大如臂,即为心积,名曰伏梁;位于中脘,腹大如盘,即为脾积,名曰痞气;左胁下如覆杯,有头足,为肝之积,名曰肥气;右胁下覆大如杯,为肺之积,名曰息贲;腹中有块,不时上下,如豚自少腹直奔心下,即为肾之积,名曰奔豚;下腹增大状如怀子,扪及积块,伴有月经紊乱,白带增多等症状,称为石瘕,病在胞宫;下腹部胀满拒按,小便不利者,病在膀胱;小便自利者病在胞宫。前者为蓄水证,后者为蓄血证。左腹作痛按之累累有块者,肠中有宿粪;右腹近下部疼痛拒按,按之痛甚,可能为肠痈。

腹部时常阵痛,脐旁有结块,扪之可移可散为虫积,多见于儿童。俞根初曾云:"虫积按腹有三候:腹有凝积,如筋而硬者,以指久按,其硬移他处……,或大腹,或脐旁,或小腹,无定处,是一候也。右手轻轻按腹,为时稍久,潜心候之,有物如蚯蚓蠕动,隐然应手是二候也。高低凹凸,如畎亩状,熟按之,起伏聚散,上下往来,浮沉出没是三候也"。实为经验之谈,可资临床参考。

第六章 舌 诊

舌诊是中医传统诊断方法中最具特色的诊法之一,经过长期的理论和实践发展,已经形成了一套系统而完善的诊断方法。舌诊最初由望诊中望舌的内容发展而来,通过观察舌象,了解机体生理功能和病理变化,是临床望诊的一个重要方面。舌诊与脉诊共同构成中医诊病的传统特色,受到历代医家的重视,在长期的临床实践中积累了丰富的临床经验,至今已发展成为一种专门诊断方法,成为中医诊断的重要内容和辨证的重要依据。

舌诊的历史悠久,在殷墟出土的甲骨文中就有"疾舌"的记载。《黄帝内经》就舌的解剖、生理功能、疾病表现等有较多的论述,如《灵枢·胃肠》中说:"舌重十两,长七寸,广量寸半"。舌苔古称"舌胎"、"舌胎之名,始于长沙,以其邪气传里,如有所怀,故谓之胎"(《伤寒序论》)。张仲景在《伤寒论》述"阳明病,胁下鞭满,不大便而呕,舌上白胎者,可与小柴胡汤。"将望舌作为中医辨证论治的一个组成部分。明清以后始将"舌胎"改称"舌苔"。宋元时代舌诊之学大兴,出现了第一部舌诊专著《敖氏伤寒金镜录》,载舌象图 36 幅,结合临床,进行病理机制分析,确定方药、并推测预后。又经杜清碧、薛立斋等人增订润色,流行于世。明清时代温病学派兴起,在研究温热病的过程中,总结出一套"温病察舌"的方法,辨舌与验齿相结合,对温病的分型、分期、辨证用药起重要的指导作用。同时,明清以及民国时期舌诊专著和临床著作论及舌象者也很多,如张登的《伤寒舌鉴》、曹炳章的《辨舌指南》等。新中国建立以后,舌诊研究和临床应用都有了更加深入的发展,舌诊的内容也日趋规范,在理论文献、临床应用、实验研究等诸多方面都取得了大量成果,开展了舌诊现代化、客观化的研究,如通过体内的显微观察,各种生理、生化测定,病理检查以及动物实验等方法,对舌象形成的原理有了更加深入的了解,舌象的临床诊断应用也有了新的拓宽和发展。随着医学科学的发展,舌诊这一特色诊断方法必将日趋完善,并在疾病诊断与治疗中发挥更大作用。

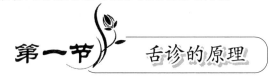

第一节 舌诊的原理

一、舌的组织结构

舌是由横纹肌组成的肌性器官,呈扁平而长形,附着于口腔底部、下颌骨、舌骨部位的组织。舌的游离部分称为舌体,是中医望舌的主要部分。

舌体的上面称舌背,下面称舌底。舌背后部有人字形沟界称为人字沟,舌背的正中有一条纵行沟纹,称为舌正中沟。习惯上将舌体的前端称为舌尖;舌体的中部称为舌中;舌体的后部、人字形界沟之前称为舌根;舌两边称为舌边。舌底正中为舌系带,两侧有浅紫色的舌静脉称为舌下络脉,简称舌脉。

舌象包括舌体和舌苔两方面,舌体指舌的肌肉、脉络组织,舌苔指附着在舌面上的一层苔状物。舌体与舌苔的形成除了与舌的肌肉、血管、神经等有关,还与舌面乳头的关系密切。舌面覆盖一层半透明的黏膜,黏膜皱褶成许多细小突起,称为舌乳头。根据乳头形态不同,分为丝状乳头、蕈状乳头、轮廓乳头和叶状乳头四种,其中丝状乳头与蕈状乳头对舌象形成有着密切联系,轮廓乳头、叶状乳头主要与味觉有关。

丝状乳头形如圆锥状乳白色的软刺,高约0.5~2.5mm,细长如丝,呈角化树状,是形成舌苔的基础。脱落细胞、食物残渣、细菌、黏液等填充其间隙,形成白色苔状物,即为舌苔。舌黏膜的丝状乳头是构成舌苔的主体。由于丝状乳头表面有一层乳白色角化膜,加之少量填充物,所以肉眼所见正常的舌苔呈薄白苔。病理性厚苔则是由丝状乳头未脱落的角化层及丝状乳头之间充填的食物碎屑、唾液、细菌、白细胞等增多而形成。

蕈状乳头上部圆钝如球,根部细小形成蕈状。蕈状乳头主要分布于舌尖和舌边,其余散布于丝状乳头之间,乳头表面的上皮细胞透明,透过上皮隐约可见乳头内的毛细血管,肉眼所见如一个小红点。蕈状乳头的形态、色泽改变,是影响舌质变化的主要因素之一。

二、舌象形成原理

(一)舌与脏腑经络的关系

舌与脏腑经络有着密切的联系,并通过脏腑经络等联系与体内的各种生理及病理发生同步变化,所以,舌象可以作为窥测内脏变化的"镜子"。

舌为心之苗,心开窍于舌,手少阴心经之别系舌本。通过望舌色,可以了解人体气血运行情况,从而反映"心主血脉"的功能。此外,舌体运动是否灵活自如,语言是否清晰,在一定程度上又能反映"心藏神"的功能。《灵枢·脉度》还指出:"心气通于舌,心和则舌能知五味矣。"说明舌的味觉与心神的功能亦有关。

舌为脾胃之外候,足太阴脾经连舌本、散舌下。中医认为,舌苔是胃气、胃阴上蒸于舌面而成,舌苔是由胃气蒸化谷气上承于舌面,与脾胃运化功能相应。《辨舌指南》中说:"苔乃胃气之所熏蒸,五脏皆禀气于胃"。脾胃为后天之本,舌象有赖气血充养,所以舌象是全身营养和代谢功能的反映,亦与脾主运化,化生气血的功能直接有关。

肾藏精,足少阴肾经夹舌本;肝藏血、主筋,其经脉络于舌本;肺系上达咽喉,与舌根相连。

其他脏腑组织,通过经络直接或间接与舌联系,从而使舌成为反映机体功能状况的镜子,所以观察舌象的各种变化,可以测知体内脏腑的病变。

根据历代医籍记载,脏腑病变反映于舌面,具有一定的分布规律。其中比较一致的观点是:舌尖多反映上焦心肺病变;舌中部多反映中焦脾胃病变;舌根部多反映下焦肾的病变;舌两侧多反映肝胆的病变。此外,《伤寒指掌·察舌辨证法》还有"舌尖属上脘,舌中属中脘,舌根属下脘"的说法。据临床观察,如心火上炎多出现舌尖红赤或破碎;肝胆气滞血瘀常见舌的两侧出现紫色斑点或舌边青紫;脾胃运化失常,湿浊、痰饮、食滞停积中焦,多见舌中厚腻苔;久病及肾,肾精不足,可见舌根苔剥等等,提示某些脏腑病变在舌象变化上有一定的规律,但并非绝对,因此,还需结合其他症状,加以分析辨别。

(二)舌与气血津液的关系

舌为血脉丰富的肌性组织,有赖气血的濡养和津液的滋润。舌体的形质和舌色与气血的盈亏和运行状态有关;舌苔和舌体的润燥与津液的多少有关。舌下肉阜部有唾液腺腺体的开口,左为金津,右为玉液,是津液上潮的孔穴。中医认为唾为肾液、涎为脾液,为津液的一部分,其生成、输布离不开脏腑功能,尤其与肾、脾胃等脏腑密切相关,所以通过观察舌体的润燥,可以判断体内津液的盈亏及邪热的轻重。

(三)舌体与舌苔的形成

舌诊观察的主要内容就是舌体与舌苔。中医理论认为:舌为心之苗、心之窍,脾胃之外候。心主血脉,脾胃为后天之本、气血生化之源,又因舌通过不同的经络与脏腑相联系。《舌鉴总论》又强调舌象的形成与心肺功能的关系:"舌乃心苗,心属火,其色赤,心居肺内,肺属金,其色白,故当舌地淡红,舌胎微白。"所以,舌体色质的变化可以反映脏腑气血的盈亏和病变情况。

舌苔,古称"舌胎",始见于张仲景《伤寒杂病论》,张石顽在《伤寒序论》中云:"舌胎之名,始于长沙,以其邪气传里,如有所怀,故谓之胎"。明清以后始将"舌胎"改为"舌苔"。中医理论认为:正常的舌苔是由于胃气上蒸而成。章虚谷《伤寒论本旨·辨舌苔》中说:"舌苔由胃中生气所致,而胃气由心脾发生,故无病之人常有薄苔,是胃中之生气,如地上之微草也。"吴坤安《伤寒指掌》中亦指出:"舌之有苔,犹地之有苔,地之苔,湿气上泛而生;舌之苔,胃蒸脾湿上潮而生,故曰苔。"异常舌苔则由邪气所生,章虚谷说:"邪入胃则生苔",邪实则苔厚,是外邪入里或饮食积滞夹脾胃浊气上升而成。所以,舌苔的变化不仅反映胃气、胃阴的正气虚实,也反映病邪的深浅和性质。

第二节　舌诊的方法与注意事项

舌诊以望舌为主。望舌的主要内容包括舌体和舌苔两方面,具体表现为舌体的神、色、形(质)、态(动态)、舌下络脉和苔质、苔色等多方面。此外舌诊还包括诊舌的味觉、刮舌验苔等内容。临床上舌象的变化错综复杂,对于舌象的分析只有掌握要领才能执简驭繁,灵活运用,同时还要做到"四诊合参",充分发挥舌诊的主导作用。所以掌握正确的诊舌方法,对于临床辨证具有重要意义。

一、望舌的方法

望舌时患者可采取坐位或仰卧位,必须使舌面光线明亮,便于观察。伸舌时应尽量张口使舌体充分暴露,将舌自然伸出口外,舌体放松,舌面平展,舌尖略向下。观察舌下络脉时,要病人张口,舌尖翘起,轻抵上腭前部,充分暴露舌下络脉。伸舌翘舌时都不宜过分用力,过分用力,舌体紧张、蜷曲,伸舌时间过长,亦会影响舌的气血流行而引起舌色改变,或干湿度变化。

观察舌象,一般先看舌体、舌质,再看舌苔(若舌苔满布,舌质不显露时,应先看舌苔),最后看舌下。观察舌面部位的顺序一般从舌尖,舌中、舌侧到舌根部。望舌时间不宜过长,如果一次望舌判断不清,可令病人休息3~5分钟后,重复望舌一次。

舌诊中除了通过望诊了解舌象的特征之外,必要时还可配合其他诊察方法。如清·梁玉瑜在《舌鉴辨证》里提出用刮舌验苔的方法进行舌诊,认为刮去浮苔,观察苔底是辨舌的一个重要方面。若刮之不脱或刮而留污质,多为里有实邪;刮之易去,舌体明净光滑则多属虚证。刮舌方法可用消毒压舌板的边缘,以适中的力量,在舌面上由后向前刮三五次;如需揩舌,则用消毒纱布裹于手指上,蘸少许生理盐水在舌面上揩抹数次。这两种方法可用于鉴别舌苔有根无根,以及是否属于染苔。

此外,还可以通过询问,了解舌上味觉的情况,以及舌部的冷热、麻木、疼痛等异常感觉;舌体运动是否灵活、随意等,可以在望诊同时借助于闻诊,问诊帮助判断。

二、望舌的注意事项

舌诊作为临床诊断疾病的一项重要依据,临床应用时必须注意排除各种影响因素对舌象辨识的干扰。

1. 光线的影响　望舌以白天充足、柔和的自然光线为佳,观察时既要保证光线充足,又要避免强光直接照射到舌面。光照的强弱与色调,常常会影响正确的判断。如光线过暗,可使舌色暗滞;用普通的灯泡或手电筒照明,容易把黄苔误作白苔;日光灯下,舌色多偏紫;白炽灯下,舌苔偏黄色。窗帘、墙壁等周围有色物体的反射光,也会使舌色发生相应的改变。

2. 饮食或药品的影响 饮食和某些药物可以使舌象发生变化。如进食后往往舌苔由厚变薄;多喝水可使舌苔由燥变润;进食辛辣或发热食物后,舌色偏红;多吃糖果、甜腻食品,舌苔变厚,口味酸腻;服用大量镇静剂后,舌苔厚腻;长期服用某些抗生素,可产生黑腻苔或霉腐苔。

饮服某些食物或药物,可以使舌苔着色,称为染苔。如饮用牛乳、豆浆等可使舌苔变白、变厚;蛋黄、橘子、核黄素等可将舌苔染成黄色;各种黑褐色食品、药品,或吃橄榄、酸梅,长期吸烟等可使舌苔染成灰色、黑色。染苔可在短时间内自然退去,或经揩舌除去,一般多与病情亦不相符。如发现疑问时,可询问病人的饮食、服药情况,或用揩舌的方法予以鉴别,发现染苔可嘱病人用清水漱口 2 ~ 3 次。

3. 口腔状况对舌象的影响 牙齿残缺或不齐,可造成舌苔局部偏厚或使舌边留下齿印;张口呼吸可以使舌苔变干等等,这些因素引起的舌象异常,都不能作为机体的病理征象,应加以鉴别,避免误诊。

三、正常舌象及其生理变异

应用舌象进行疾病诊断,首先要熟识正常舌象,在掌握正常舌象特征、生理变化的基础上才能做到"知常识变"。

正常人的舌象特征应该是:舌色淡红而红活鲜明,舌质滋润,舌体大小适中、柔软灵活自如,胖瘦老嫩大小适中,无异常形态;舌苔均匀薄白而润,颗粒均匀,薄薄地铺于舌面,揩之不去,其下有根,干湿适中,不黏不腻。简称"淡红舌,薄白苔"。

现代研究表明,正常舌质淡红而润泽主要是由于舌黏膜和舌肌的血管丰富,血色透过白色半透明的舌黏膜,构成淡红的舌质。淡红舌的形成与以下几个因素有关:①舌微循环正常。舌蕈状乳头内微血管开放数目正常,粗细均匀,张力良好;②蕈状、丝状乳头的比例正常,在舌尖部蕈状乳头、丝状乳头之比例约为 7:3;③血循环中的红细胞数量与血红蛋白的含量,以及血氧饱和度正常。

薄白苔是由丝状乳头分化的角化树与充填在其间隙中的脱落的角化上皮、唾液、细菌、食物碎屑、渗出的白细胞等共同组成。特别是丝状乳头角化树表面呈乳白色,故肉眼所见为薄白苔。薄白苔的形成与存在,与下列因素有关:①舌黏膜上皮生长与分化速度正常;②桥粒结构对舌上皮细胞脱落的影响正常;③膜被颗粒内含物对上皮细胞的黏合作用正常;④口腔内的 pH 值在中性范围。

97

正常舌象受内外环境影响,可以产生生理性变异,了解生理性变异的特征和原因,及其在健康人群中的分布情况,就可以知常识变,有助于判断舌象的临床意义。

1. 年龄　年龄是舌象生理变异的重要因素之一。如儿童舌质多淡嫩,舌苔少;老年人精气渐衰,脏腑功能减退,气血运行迟缓,舌黏膜的角化度增加,舌色较暗,但均无明显的病变,故属生理性变异。

2. 性别　一般情况舌象与男女性别无明显关系。但是女性在月经期可以出现蕈状乳头充血而舌质偏红,或舌尖边部有明显的红刺。月经过后可以恢复正常。

3. 体质、禀赋、饮食习惯的影响　常人可以出现舌象变异。如舌色偏淡或稍红。此外,尚有先天性裂纹舌、齿痕舌、地图舌等,多见于禀赋不足,体质较弱者,虽长时期无明显临床症状,但可以表现出对某些病邪的易感性,或某些疾病的好发性。此外,正常人在清晨时舌苔也会偏厚或偏腻,经洗刷后如常,提示前晚饮食偏多,消化欠佳,脾胃运化功能尚可,一般情况下不作疾病论处。

出现异常舌象,除了上述生理因素外,也有可能是疾病前期的征象。因此,还须把生理变异与病变前期的病态舌象区分开来。一般说来,属于生理性变异所致者,异常舌象往往是长期不变的,无任何不适症状出现,疾病前期异常舌象则短期内出现,并且往往伴有其他异常症状,可以通过问诊加以区别。

第三节　舌诊的主要内容

望舌主要观察舌体和舌苔两个方面的变化。舌体是舌的肌肉脉络组织,亦称舌质。舌苔是舌体上附着的一层苔状物。望舌体主要包括舌体的神、色、形质、动态以候脏腑虚实、气血盛衰;望舌苔主要诊察苔质和苔色情况,以分析病邪的深浅,邪正的消长。《医门棒喝》说:"观舌质可验其正之阴阳虚实,审苔垢即知邪之寒热浅深"。望舌体与望舌苔必须相互联系,综合分析,才能对病情作全面了解。

一、望舌体

望舌体主要包括观察舌体的神、色、形质、动态以及舌下络脉等方面内容。

(一)舌神

舌象特征　舌神是全身神气表现的一部分,是对舌象特征进行的综合性概括,其主要表现为舌体的荣枯和灵动方面。"荣"指舌体红活荣润,有生气,有光彩;"枯"是舌体干枯、晦暗,毫无生气,失去光泽。神气在舌象表现的另一方面是舌体运动的随意、灵活。舌色红活鲜明,舌质滋润,舌体活动自如者称舌有神;舌色晦暗枯涩,活动不灵便,称舌无神。其中尤以舌色"荣枯"作为辨别要点。

临床意义　舌神,是衡量机体正气盛衰的标志之一,也是估计疾病的轻重和预后的依据。荣舌为舌有神气,疾病状态见荣舌往往病情轻浅,预后良好;枯舌为舌无神气,提示病情加重,预后凶险。《辨舌指南》说:"若舌质无光无体,不拘有苔无苔,视之里面枯晦,神气全无者,诸病皆凶"。

(二)舌色

舌色,即舌体的颜色。一般可分淡红、淡白、红绛、青紫四大类。

1. 淡红舌

舌象特征　舌体颜色淡红润泽、白中透红。

临床意义　淡红舌为气血调和的征象,常见于正常人。疾病情况下见舌色淡红,为疾病初起,或病情轻浅,尚未伤及气血及内脏。

舌色与肤色的形成原理相似,红为血之色,明润如帛为胃气之华。淡红舌主要反映气血充足,脾胃生发之气旺盛。

现代研究表明,正常舌质淡红而润泽主要是由于舌黏膜和舌肌的血管丰富,血色透过白色半透明的舌黏膜,构成淡红的舌质。淡红舌的形成与以下几个因素有关:①舌微循环正常。舌蕈状乳头内微血管开放数目正常,粗细均匀,张力良好;②蕈状、丝状乳头的比例正常,在舌尖部蕈状乳头、丝状乳头之比例约为7:3;③血循环中的红细胞数量与血红蛋白的含量,以及血氧饱和度正常。

2. 淡白舌

舌象特征　舌色比正常舌色浅淡,白色偏多红色偏少,称为淡白舌,甚者舌色淡白,全无血色,称为枯白舌。

临床意义　主虚证、寒证。可见于气虚、血虚或气血两虚、阳虚等。

《舌鉴辨证》指出,淡白舌是"虚寒舌之本色"。虚是指气血不足,舌部血脉不充盈;寒是指阳气不足,不能温运血液上荣于舌,阳虚则内寒,经脉收引,使舌部血行减少,故见舌淡白。

舌色淡白,舌体不胖大,与正常大小相似,或小于正常,舌上亦无过多的水分,多为气血两虚。

因阳气不足,津液输布失常,导致水湿内停者,多见舌色淡白、舌体胖嫩,湿润多津,舌边齿印。

枯白舌在《舌胎统志》中又称为"熟白舌"。指出:"白舌无气者为枯,乃其脏腑之气血不荣舌上也",又说:"白者,脏腑之极寒;枯者,阳气之败也,透明熟色,阴精已竭……"。所以,舌色枯白多见于气血极度耗损或阳虚阴盛等危重病症。

现代研究认为,淡白舌主要与血液中红细胞减少有关,与贫血程度成正比。多见于贫血、营养不良患者。此外,基础代谢降低的病变,如甲状腺功能减退,脑

99

垂体前叶功能减退,慢性肾炎肾病型等也可见淡白舌。在寒冷等因素影响下,舌体末梢血管收缩,血液充盈减少以及蛋白质代谢障碍,血浆蛋白减少及组织水肿等,都能出现淡白舌。舌尖微循环观察可见,淡白舌的菌状乳头内微血管收缩变细,甚至部分微血管关闭,微血管襻数目减少。电子显微镜观察,淡白舌的黏膜固有层毛细血管数减少,管腔较狭小,提示淡白舌的微循环不足,舌体浅表部位血流量减少。此外,丝状乳头增生,上皮变厚,部分细胞肿大,胞质空泡化,致使红色的舌质被掩盖而呈淡白色也是其原因。

3. 红、绛舌

舌象特征 舌色较正常舌色红,呈鲜红色者,称为红舌;较红舌更深的或略带暗红色者,谓之绛舌。绛舌一般为红舌进一步发展所致。舌红有时只局限于舌尖、舌两边或舌边尖部。

临床意义 主热证。舌色红或绛有表热、里热、实热、虚热之分,舌色愈红,热势愈甚。

舌色稍红或仅见舌边尖稍红,多提示外感表热证初起。

舌尖红赤破碎,多为心火上炎。舌两边红赤,多为肝经热盛。

舌色红绛而有苔者,多由外感热病热盛期或内伤杂病,脏腑阳热偏盛所致,属实热证;舌色红绛而少苔或无苔者,提示胃、肾阴伤,多由热病后期阴液受损,或久病阴虚火旺,属虚热证。

红绛舌的形成主要有三方面因素:一是邪热亢盛,气血沸涌,舌部血络充盈而舌红,二是因热入营血,血热充斥于舌,耗伤营阴,血液浓缩而舌绛,三是可因阴虚水涸,虚火上炎于舌络而舌红。所以,往往舌色愈红,提示热势愈甚,故绛舌比红舌的病情深重。

现代研究发现,红绛舌多见于感染性发热的疾病、基础代谢升高(如甲亢、高血压、糖尿病、肾上腺皮质功能亢进等),以及慢性消耗性疾病(如癌症晚期、结核病、肝硬化失代偿期等)。其形成机制:①舌体固有层血管增生扩张,管腔充血,舌血流量增加。舌微循环显示,菌状乳头内微循环丛的管襻数目增多,微血管增粗,红细胞流量增加。电子显微镜观察,红绛舌的固有层内毛细血管增多,管径增粗。上述现象大多与炎症有关。②血红蛋白含量增高、血浆黏度升高。③舌黏膜乳头萎缩,黏膜下血管易于显露,多见于舌苔剥落甚至镜面舌的慢性消耗性疾病。④各种原因引起脱水、血清钾降低、酸中毒等病理变化。

4. 青紫舌

舌象特征 全舌呈均匀青色或紫色,或在舌色中泛现青紫色,均称为青紫舌。青紫舌还有多种表现,舌淡而泛现青紫色,则为淡青紫色;红绛舌泛现青紫色,则为紫红或绛紫色;舌上局部出现青紫色斑点,大小不一,不高于舌面,称为"瘀斑舌"或"瘀点舌"。

临床意义 主气血运行不畅,瘀血内停。

舌色淡紫或发绀而湿润,多见于气虚或阳虚阴盛,气血运行不畅之证。

舌色青为寒凝血瘀之重证,提示阴寒内盛,阳气受遏,血行凝涩所致。

舌紫红或绛红,舌苔少而干,多见于热证,提示营血热盛,阴液不足。

舌色发绀或舌上有斑点,多为瘀血内阻。

青紫舌还可见于某些先天性心脏病或药物、食物中毒等病症。

青紫舌形成一般见于下列情况:一是由阴寒内盛,阳气不宣,气血不畅,血脉瘀滞而致,多表现为青紫舌或斑点舌;二是由于热毒炽盛,深入营血,营阴受灼,气血不畅而现绛紫舌;三是由肺失宣肃,或肝失疏泄,气机不畅,或气虚无以推动血行而致血流缓慢,舌色泛现青紫或出现瘀斑。此外尚有暴力外伤,损伤血络,血液溢出而现斑点,舌色可无明显异常。

现代研究认为,青紫舌形成机制是:①静脉淤血。当心肺功能减退,或肝病导致门静脉系统淤血,都能使血流变慢,血液在毛细血管中停留时间延长,组织细胞的氧交换时间长,血中氧合血红蛋白减少,还原血红蛋白增多,导致血色变暗紫,故舌色青。舌微循环检查可见蕈状乳头出现异型微血管丛、微血管淤阻、血细胞聚集、血流减慢,还可见乳头内有出血而形成的瘀点。电子显微镜所见固有层内毛细血管增多,有的毛细血管管腔发生闭塞,并可见到较多的出血区和红细胞渗出。②丝状乳头的血管极度扩张而色泽发绀。③血黏度升高。④血小板聚集性增高。⑤寒冷凝集素增多。⑥某些食物或药物中毒(如肠源性青紫症等)。青紫舌常见于肝胆病、心脏病和癌症患者。此外,青紫舌也可见于正常人,其中尤以老年为常见,其辨证意义值得深入研究。

（三）舌的形质

舌的形质包括舌质的老嫩、胖瘦、齿痕、点刺、裂纹、舌衄等方面特征。

1. 老、嫩

舌象特征 舌体坚敛苍老,纹理粗糙或皱缩,舌色较暗者为老舌;舌体浮胖娇嫩,纹理细腻,舌色浅淡者为嫩舌。舌质老嫩是舌色和形质的综合表现。

临床意义 老和嫩是疾病虚实的标志之一。舌质坚敛苍老,多见于实证,舌质浮胖娇嫩,多见于虚证。

现代研究认为,胖嫩舌的形成与基础代谢功能低下、营养不良、血浆蛋白减少、低血压、组织水肿或血管淋巴回流障碍、舌肌张力减退或丧失、炎症等致舌结缔组织增生等因素有关。

2. 胖、瘦

舌象特征 舌体大而厚,伸舌满口,称为胖大舌。此外,尚有舌体肿大,舌色鲜红或青紫,甚则肿胀疼痛不能收缩回口中,称为肿胀舌。舌体比正常舌瘦小而薄,称为瘦薄舌。

临床意义 胖大舌多因津液输布失常,是体内水湿停滞的表现。瘦薄舌多属气血两虚或阴虚火旺。

舌色淡白,舌体胖大者多为气虚、阳虚;舌胖大而色红者多为里实热。

舌肿胀色红绛,多见于心脾热盛,外感湿热。此外,先天性舌血管瘤患者,可见舌的局部肿胀色紫,属于血络瘀阻的局部病变。

瘦薄舌是舌失濡养的表现。舌体瘦薄,舌色淡白者,多见于久病气血两虚;舌体瘦薄,舌色红绛,舌干少苔或无苔,多见于阴虚火旺。

现代研究认为:舌体瘦小而薄主要因全身营养不良,使舌的肌肉及上皮黏膜萎缩所致。

3. 齿痕

舌象特征 舌体两侧有齿痕,称为齿痕舌。胖大舌常伴有舌边齿痕,但亦有舌体不胖大而出现齿痕,均为齿痕舌。

临床意义 舌体胖大舌色淡白伴有齿痕,多为气虚、阳虚;舌体不胖而有齿痕,舌质嫩者多属脾虚、气虚或气血两虚。

现代研究认为:胖大与齿痕同时并见,是由于舌组织水肿,舌缘受牙齿压迫所致。舌的炎症、舌的肌肉张力丧失、牙齿缺失或齿列参差不齐,维生素 B 族缺乏或先天性舌异常等,也是形成齿痕舌的原因。

4. 点、刺

舌象特征 点刺是指蕈状乳头肿胀或高突的病理特征。

点,是蕈状乳头体积增大,数目增多,乳头内充血水肿,大者称星,小者称点。色红者称红星舌或红点舌;色白者称白星舌。

刺,是指蕈状乳头增大、高突,并形成尖锋,形如芒刺,抚之棘手,称为芒刺舌。

临床意义 舌生点刺提示脏腑阳热亢盛,或为血分热盛。

根据点刺所在部位,一般可以推测热在何脏,如舌尖生点刺,多为心火亢盛;舌中生点刺,多为胃肠热盛等等。

观察点刺的颜色,还可以估计气血运行情况以及疾病的程度。如点刺鲜红为血热,点刺绛紫为热盛而气血壅滞。

现代研究认为:由于热病后期机体营养情况发生紊乱,舌乳头上皮逐渐萎缩,角化物质脱落,丝状乳头向蕈状乳头转化,蕈状乳头大量增生,同时由于黏膜固有层中血管充血扩张,使蕈状乳头肿胀、充血,丝状乳头则相对萎缩或向蕈状乳头转化,蕈状乳头增生、肿胀充血、肥大而形成。是发热性疾病共有的舌象特征。

5. 裂纹

舌象特征 舌面上出现各种形状的裂纹、裂沟,深浅不一,多少不等,统称为裂纹舌。裂纹或裂沟中无舌苔覆盖者,多属病理性变化;如沟裂中有舌苔覆盖,则多见于先天性裂纹。

临床意义　裂纹舌是由精血亏虚,或阴津耗损,舌体失养,舌面乳头萎缩或组织皲裂所致,是全身营养不良的一种表现。舌色浅淡而裂者,是血虚之候;舌色红绛而裂,则由热盛伤津,阴津耗损所致。

在健康人中有少数人在舌面上有纵、横的深沟、裂纹中有苔覆盖,且无不适症状,为先天性舌裂,必须与病理性裂纹舌作鉴别。

现代研究认为,发热、脱水或消耗性疾病营养不良均可引起丝状乳头部分融合、分离或舌黏膜上皮萎缩、裂纹所致,与营养不良有关。裂纹之下有结缔组织密度增厚的瘢痕收缩现象。电子显微镜所见,裂纹舌上皮脚向下延长、增宽,角化障碍,而致次级乳头缺乏,真皮乳头泡沫细胞减少或消失。

裂纹舌也有先天原因所致,终身存在,无任何不适。先天性裂纹舌之裂沟内有丝状乳头。国外学者观察发现,裂纹舌常与地图舌并存,约有50%的地图舌并发裂纹舌,提示两者有共同的遗传基因。

6. 舌衄

舌象特征　舌上有出血,称为舌衄。

临床意义　由实热、虚热或气虚等原因所致。属实热者,一般多伴有舌体红肿硬木,舌上出血较多,多为心经蕴热;属虚热者,多与红绛、光剥、裂纹舌同见;舌上出血不多,舌体亦不肿大,多属脾肾虚火上炎;属气不摄血者,大多见舌上渗血,色淡红并有其他气虚症状。

7. 舌疮

舌象特征　舌上生溃疡,如粟米大小,散布于舌之上下,疮面凸起或凹陷,反复发作,经久不愈。

临床意义　初发者多与心胃热盛有关;反复发作者,多见于阴虚火旺,或气虚、阳虚。

此外,舌的形质还有重舌、舌痈、舌疔、舌疖、舌菌等异常,多属于舌的局部组织病变。

(四)舌的动态

舌体活动灵便,伸缩自如,为正常舌态,提示气血充盛,经脉通调、脏腑健旺。常见的病理舌态有舌体痿软、强硬、震颤、歪斜、吐弄和短缩等异常变化。

1. 痿软

舌象特征　舌体软弱屈伸无力,不能随意伸缩回旋。

临床意义　主阴虚或气血两虚。

舌痿软而红绛少苔,多见于外感热病后期,邪热伤阴,或内伤久病,阴虚火旺。

舌萎软而舌色枯白无华,多见于久病气血虚衰,全身情况较差的患者。

2. 强硬

舌象特征　舌体失其柔和,卷伸不利,或板硬强直,不能转动,亦称"舌强"。

临床意义　多见于热入心包;或为高热伤津;或为风痰阻络。

舌强硬而舌色红绛少津,多见于热盛之证。舌体强硬而舌苔厚腻,多见于风痰阻络。突然舌强语言謇涩,伴有肢体麻木、眩晕者多为中风先兆。

《备急千金要方》指出,"舌强不能言,病在脏腑。"说明舌强硬一般不是局部病变,而是关系到内脏的病变。

3. 歪斜

舌象特征　伸舌时舌体偏向一侧,称为歪斜舌。

临床意义　多由肝风夹痰,或痰瘀阻滞经络而致。临床多见于中风或中风先兆。

4. 颤动

舌象特征　舌体不自主地颤动,动摇不宁者,称为舌颤动,亦称"舌战"。其轻者仅伸舌时颤动;重者不伸舌时亦抖颤难宁。

临床意义　舌颤动是动风的表现之一。凡气血虚衰、阴液亏损,舌失濡养而无力平稳伸展舌体,或为热极动风、肝阳化风等,都可以产生舌颤动。舌淡白而颤动者,多见于气血两虚。舌绛紫而颤动,多见于热盛。舌红少苔而颤动,多见于阴虚。

5. 吐弄

舌象特征　舌伸于口外,不即回缩者,称为吐舌;伸舌即回缩如蛇舐,或反复舐口唇四周,掉动不宁者,均称弄舌。

临床意义　吐舌和弄舌一般都属心脾有热。病情危急时见吐舌,多为心气已绝。弄舌多为热甚动风的先兆。弄舌也可见于先天愚型患儿。

6. 短缩

舌象特征　舌体卷缩、紧缩,不能伸长,严重者舌不抵齿。舌短缩常与舌萎软并见。

临床意义　多为病情危重的征象。

舌短缩,色淡或青紫而湿润,多属气血虚衰,或寒凝筋脉。舌短缩,色红绛而干,多属热病伤津。舌短而胖大苔腻,多属风痰阻络。

此外,先天性舌系带过短,亦可影响舌体伸出,称为绊舌。无辨证意义。

解剖学提出:舌肌分为舌内肌和舌外肌两个部分,舌内肌起止均在舌内,收缩时改变舌的形态。舌外肌主要起自下颌骨、舌骨、茎突及软腭而止于舌,收缩时依肌纤维方向变换舌的位置。舌肌受舌神经支配作随意运动,当病情发展影响舌肌营养或舌神经功能时会出现舌体形状或功态的异常。如舌内肌营养不良,收缩无力时出现舌体萎软,一侧舌下神经障碍时出现舌歪斜。

（五）舌下络脉

舌下络脉是位于舌系带两侧纵行的舌下静脉、管径小于 2.7mm,长度不超过舌下肉阜至舌尖的五分之三,颜色为淡紫色。望舌下络脉主要观察其长度、形态、颜色、粗细、舌下小血络等变化。

舌下络脉的观察方法是:先让病人张口,将舌体向上颚方向翘起,舌尖可轻抵上颚,勿用力太过,使舌体保持自然松弛,舌下络脉充分显露。首先观察舌系带两侧的大络脉粗细,颜色,有否怒张、弯曲等改变。然后再查看周围细小络脉的颜色、形态以及有无发绀的珠状结节和紫色血络。

舌下络脉异常及其临床意义:舌下络脉的变化,有时会较舌色变化更为明显,因此,舌下络脉是分析气血运行情况的重要依据。舌下络脉细而短,色淡紫红,周围小络脉不明显,舌色和舌下黏膜色偏淡者,多属气血不足。舌下络脉粗胀,或舌下络脉呈青紫、紫红、绛紫、紫黑色,或舌下细小络脉呈暗红色或紫色网状,或舌下络脉曲张如紫色珍珠状大小不等的瘀血结节等改变,都是血瘀的征象,可进一步结合其他症状进行分析。

近代研究提示:舌下络脉怒张、弯曲,舌下出现瘀血点,瘀血丝等异常变化,是多种因素综合作用的结果。据目前所知,同以下因素有关:①静脉压升高:当静脉压升高到20cmH$_2$O 时(中心静脉压为 6～10cmH$_2$O),舌下络脉即可扩张突出。国外学者也认为舌下毛细血管内压力升高(即舌下小络脉),是引起"鱼子酱"舌(舌下小血管扩张呈囊状或葡萄状为特征)的主要因素之一。②微血管周围结缔组织支持作用的减弱;舌下络脉异常的比例随年龄增长而升高,这可能与舌下血管的弹力纤维退化后引起的组织支持作用的减弱有一定关系,当血管压力升高时,即引起舌下小血管或毛细血管的扩张。③维生素 C 缺乏:组织中维生素 C 含量缺乏,可影响静脉压升高后,舌下毛细血管扩张后的恢复,久之即可导致舌下络脉异常。长期素食的老人,血浆维生素 C 水平较高,他们舌下瘀点和静脉曲张的发生率要比一般老年人低。

二、望舌苔

望舌苔要注意苔质和苔色两方面的变化。

（一）苔质

苔质即舌苔的质地、形态。主要观察舌苔的厚薄、润燥、腻腐、剥落等方面的改变。

1. 薄、厚苔

舌象特征　透过舌苔能隐隐见到舌体的苔称为薄苔,又称见底苔;透过舌苔不能见到舌体之苔则称厚苔,又称不见底苔。所以,"见底"、"不见底"是衡量舌苔薄厚的标准。

临床意义 舌苔的厚薄变化,主要反映邪正的盛衰。薄苔提示胃有生发之气,或病邪轻浅;厚苔是由胃气夹湿浊邪气熏蒸所致,主邪盛入里,或内有痰湿、食积。

舌苔是胃气、胃阴上蒸于舌面而生成。辨舌苔厚薄可测邪气的深浅。疾病初起在表,病情轻浅,未伤胃气,舌苔亦无明显变化,可见到薄苔。舌苔厚或舌中根部尤著者,多提示胃肠内有宿食,或痰浊停滞,主病位在里,病情较重。舌苔由薄变厚,提示邪气渐盛,为病进;舌苔由厚渐化,舌上复生薄白新苔,提示正气胜邪,为病退的征象。舌苔的厚薄转化,一般是渐变的过程,如薄苔突然增厚,提示邪气极盛,迅速入里,厚苔骤然消退,舌上无新生薄苔,为正不胜邪,或胃气暴绝。

现代研究认为,厚苔主要是丝状乳头长度增加所致,其形成机制如下:①舌上皮增殖加快,细胞退化脱落过程延迟。光镜下可见舌上皮过度增生,覆盖着很厚的角化细胞层,电镜下见丝状乳头明显延长,基底细胞增生活跃。②角化细胞之间联结牢固,不易脱落。电镜下见不全角化细胞互相连接,细胞间有较多桥粒结构,细胞之间的黏合力增大,使角化细胞不易脱落。③唾液 pH 值偏低,口腔呈酸性环境,氢离子游离增多,使细胞间隙中正离子与细胞膜表面糖链末端的负电荷互相吸引,增加了细胞间的黏着力,形成厚苔。④感染发热患者也易于形成厚苔,其角质细胞间充满大量的细菌菌落,舌上有较多白细胞浸润。由于炎症时机体代谢增加,舌苔增殖也相应增快,或因舌上酵母菌大量繁殖并堆积于舌面所致;此外,精神紧张可使舌乳头过长;张口呼吸,使舌苔易于干燥,不易脱落而增厚。

2. 润、燥苔

舌象特征 舌苔干湿适中,不滑不燥,称为润苔;舌面水分过多,伸舌欲滴,扪之湿而滑,称为滑苔。舌苔干燥,扪之无津,甚则舌苔干裂,称为燥苔;苔质颗粒粗糙,扪之糙手,称为糙苔。

临床意义 舌苔润燥主要反映体内津液盈亏和输布情况。

润苔是正常舌苔的表现之一,疾病过程中见润苔,提示体内津液未伤,如风寒表证、湿证初起、食滞、瘀血等均可见润苔。

滑苔为水湿之邪内聚的表现,主寒、主湿。如脾阳不振,寒湿内生,或痰饮内停等证,都可出现滑苔。

燥苔提示体内津液已伤。如高热、大汗、吐泻后,或过服温燥药物等,导致津液不足,舌苔失滋润而干燥。亦有因阳气为痰饮水湿等阴邪所阻,不能上蒸津液湿润舌苔而见燥苔者,为津失输布的征象。

糙苔可由燥苔进一步发展而成。舌苔干燥粗糙,津液全无,多见于热盛伤津之重症,苔质粗糙而不干者,多为秽浊之邪盘踞中焦。

舌苔由润变燥,表示热重津伤,或津失输布;反之舌苔由燥转润,主热退津复,或饮邪始化。

现代研究提出:舌苔的湿度主要与唾液腺的分泌状况有关。正常情况下,唾液腺分泌每分钟约1ml左右,故舌苔润泽有津。唾液腺分泌不足或舌面蒸发过快,根据唾液缺乏的程度,而表现为燥苔或糙苔。唾液分泌过多过黏,舌面上常黏附有一层半透明或透明的唾液,使苔上水湿溱溱,反光增强,表现为滑苔。交感神经张力增高、黏液性唾液分泌增加、脱水而致血液容量减少、唾液腺萎缩、缺氧等原因均可导致浆液性唾液分泌减少而影响舌苔的湿度。

3. 腻、腐苔

舌象特征 苔质颗粒细腻致密,融合成片,中间厚边周薄,紧贴于舌面,揩之不去,刮之不易脱落者,称为腻苔。舌苔腻而垢浊者,称为垢腻苔。腻苔上罩有一层白色或透明的稠厚黏液者,称为黏腻苔;腻苔湿润滑利者,称为滑腻苔;腻苔干燥少津,称为燥腻苔等,以上均具有苔质细腻板滞,苔根牢着,不易脱落的特点。

苔质颗粒较粗大而根底松浮,如豆腐渣堆铺舌面,边中皆厚,揩之可去,或成片脱落,舌底光滑者,称为腐苔。如苔上黏厚一层有如疮脓,则称脓腐苔。

舌上生糜点如饭粒,或满舌白糜形似凝乳,甚则蔓延至舌下或口腔其他部位,揩之可去,旋即复生,揩去之处舌面多光剥无苔,称之为霉苔,亦称为霉腐苔。

临床意义 察舌苔的腐腻可知阳气与湿浊的消长。腻苔主湿浊、痰饮、食积。多由湿浊内蕴、阳气被遏所致。舌苔薄腻或腻而不板滞者,多为食积或是脾虚湿困,阻滞气机;舌苔腻而滑者,为痰浊、寒湿内阻,阳气被遏;舌苔厚腻如积粉者,多为时邪夹湿,自里而发;舌苔厚而黏腻者,是脾胃湿浊之邪上泛所致;当湿痰浊邪热化时,还可在苔色上反映出来。

腐苔多见于食积、痰湿浊邪上泛,阳热有余而形成,一般为邪热有余,蒸腾胃中秽浊之邪上泛,聚积于舌,久病胃气匮乏,不能续生新苔,已有苔不能与胃气相通,渐渐脱离舌体,浮于舌面而成,因此,腐苔为无根苔的一种。

现代研究提出:腻苔是由丝状乳头增生使舌面乳头密度增加,而且丝状乳头的角化树分支亦增多,乳头的角化树呈柱状镶嵌,不易脱落,其中包埋着很多黏液、食物颗粒、细菌、真菌、渗出的白细胞等,使舌苔呈油腻状紧贴于舌面。

舌糜多因体质虚弱,或过量应用激素,免疫抑制剂,以及广谱抗菌素等,导致机体免疫功能低下,抵抗力极差,菌群失调,真菌乘机生长繁殖所致,故又称为霉腐苔。

腐苔为脓腐苔、霉腐苔的统称,《辨舌指南》:"厚腐虽由胃中腐浊上泛,然尤有脓腐、霉腐之别。如舌上生脓腐苔,白带淡红,黏厚如疮脓,凡内痈多现此苔。……若霉腐满舌生白衣,为霉苔,或生糜点如饭子样,谓之口糜(真菌感染）。此由胃体腐败,津液悉化为浊腐蒸腾而上,循食管上泛于咽喉,继则满舌直至唇、齿、上下颚皆有糜点,其病必不治矣。"可见上述之腐苔均为邪毒深重,正不敌邪的征象。至于厚腻苔化解为薄白苔,是由阳气来复,腻苔松浮而化薄呢?还是腻苔化腐、脱落?再生出薄苔的过程,目前尚未得到共识,关键在于文字描述不一和临床见症不足,尚待讨论。

4. 剥苔、类剥苔

舌象特征 舌苔全部或部分剥落,剥落处舌面光滑无苔者,称为剥苔。根据舌苔剥落的部位和范围大小不同,临床又分为以下几种:

舌前部苔剥落者,称前剥苔;舌中苔剥落者,称中剥苔;舌根部苔剥者,称根剥苔;舌苔多处剥落,舌面仅斑驳片存少量舌苔者,称花剥苔;舌苔剥落殆尽,舌面光滑如镜者,称为镜面舌,是剥苔最严重的一种。

舌苔剥落处,舌面不光滑,仍有新生苔质颗粒或乳头可见者,称类剥苔。舌苔大片剥落,边缘突起,界限清楚,剥落部位时时转移,称为地图舌。

临床意义 一般主胃气匮乏,胃阴枯涸或气血两虚,亦是全身虚弱的一种征象。

舌红苔剥多为阴虚;舌淡苔剥或类剥苔多为血虚,或气血两虚;舌红见类剥苔或花剥苔多属气阴两虚。镜面舌多见于重病阶段,镜面舌色红者,为胃阴干涸,胃无生发之气;舌色㿠白如镜,毫无血色者,主营血大亏,阳气将脱,病危难治。

舌苔部分剥落,未剥落处仍有腻苔或滑者,多为正气已虚、湿浊之邪未化,病情较为复杂。

剥苔的范围大小,往往与气阴或气血亏损的程度有关,剥苔部位有时与舌面脏腑分部相应。

观察舌苔有无、消长及剥落变化,不仅能测知胃气、胃阴的存亡,亦可反映邪正盛衰,判断疾病的预后。如舌苔从全到剥,是正气渐衰的表现;舌苔剥落后,复生薄白之苔,乃邪去正胜,胃气渐复的佳兆。

辨舌苔的剥落还应与先天性剥苔加以区别。先天性剥苔是生来就有的剥苔,其部位常在舌面中央人字沟之前,呈菱形,多因先天发育不良所致。

现代研究认为,剥苔是由于丝状乳头萎缩变平所致。严重者,舌黏膜乳头全部萎缩消失,舌面光滑如镜。电镜下可见舌上皮各层细胞内张力微丝明显减少,未能见到典型的颗粒层细胞,是舌黏膜角化过程障碍的表现。此外,剥苔患者的唾液 pH 值增高,口腔内呈碱性环境,对细胞的黏合作用有一定影响。重度维生素缺乏、各种贫血、胃肠道功能紊乱导致营养不良、血浆蛋白低下、锌元素缺少、电解质紊乱等因素均可引起上述病理改变。此外,从现代基因学的角度来看,剥苔的形成可能是由于调节上皮细胞凋亡的 bax、TGF-β3 等基因表达水平的变化,导致舌上皮细胞凋亡增加所致。

目前教材将地图舌也归入剥苔一类。地图舌是一种原因不明的舌部病变。国内外学者对此作了长期的观察研究,目前尚无明确结论。一般认为地图舌的形成与下列因素有关。如遗传因素、体质特异性、失眠、过度疲劳、有的还同时出现自主神经系统功能不稳定、情绪易波动等表现。地图舌好发于儿童。

镜面舌是伤阴严重的标志。凡血浆蛋白低下,消化吸收障碍,各种维生素严重缺乏,钾、钠、氧等电解质紊乱,各种贫血的晚期阶段均可见到此种舌象。主要是由于黏膜上皮细胞内氧化代谢发生障碍,细胞大量坏死脱落所致。舌印片脱落细胞检查表明,镜面舌的脱落细胞量显著增多,可见到较深层的棘细胞。脱落细饱均有不同程度的坏死现象,可见到核固缩、核碎裂、核溶解、胞浆内空泡或胞浆完全溶解等病理变化,最后导致舌黏膜上皮除基底细胞外全部剥光,覃状乳头和丝状乳头完全萎缩消失,黏膜变干,光如镜面。

5. 辨有根、无根 《形色外诊简摩》说:"根者,舌苔与舌质之交际也。……至于苔之有根者,其薄苔必均匀铺开,紧贴舌面之上;其厚苔必四周有薄苔铺之,亦紧贴舌上,似从舌里生出,方为有根。若厚苔一片,四周洁净如截,颇似别以一物涂在舌上,不是舌上所自生者,是无根也。此必久病,先由胃气而生苔,继乃胃气告匮,不能接生新苔,而旧苔仅浮于舌面,不能与舌中之气相通,即胃肾之气不能上潮以通舌也。"对如何辨别苔之有根、无根,以及舌苔有根与无根发生的机制,都作了比较详细的说明。察看舌苔的剥落的同时还要判断舌苔的"有根""无根"。若舌苔坚实,紧贴舌面,刮之难去,为"有根苔",若舌苔不着实,苔厚松腐于舌面,刮之即去,舌面光滑,苔垢不易复生者,为"无根苔"。有根苔是胃有生发之气的征象。无根苔则提示胃气衰败,胃无生发之气。

有根的厚苔,虽指邪气较盛,但亦反映正气未衰;无根苔不论厚薄,由于舌上没有续生新苔的迹象,因此,说明脾、胃、肾之气不能上潮于舌面,提示机体正气衰竭。总之有根苔多实证,无根苔必为虚证。

有根之苔因苔质不同,其辨证意义也不同。《医门棒喝》说:"有根之苔,又当分其厚、薄、松、实。厚者,邪重;薄者,邪轻;松者,胃气疏通;实者,胃气闭结也。"指出根据苔之厚薄可以辨病邪轻重;苔质疏松或板滞,可以辨胃中阳气的功能。

无根苔应与有根的松苔相鉴别,后者苔质疏松但并无剥落,或者揩去之处舌上乃有苔点续生,是因胃气未败,仍有生发之机。

(二)苔色

苔色的变化主要有白苔、黄苔、灰黑苔三类,临床上可单独出现,也可相兼出现。各种苔色变化需要同苔质、舌色、舌的形质变化结合起来,具体分析。

1. 白苔

舌象特征 白苔有薄厚之分。舌上薄薄分布一层白色舌苔,透过舌苔可以看到舌体者,是薄白苔;苔色呈乳白色或粉白色,舌边尖稍薄,中根部较厚,舌体被舌苔遮盖而不被透出者,是白厚苔。白苔是最常见的苔色,其他各色舌苔均可由白苔转化而成。

临床意义　主表证、寒证。薄白苔亦为正常舌苔的表现之一。

舌苔薄白而润,可为正常舌象,或为表证初起,或是里证病轻,或是阳虚内寒。薄白而干,常见于风热表证。薄白而滑,多为外感寒湿,或脾阳不振,水湿内停。

白厚腻苔多为湿浊内困,阳气不得伸展,或为阳气虚衰,痰饮内停所致,亦可见于食积、痰饮内停,尚未化热时。白厚腻滑者,多见于脾阳不振,寒湿、痰饮停聚;白厚腻干者,多为湿浊痰饮停聚于中,津气不得宣化之象。

白苔还不局限于表证和寒证,正如《舌鉴辨证》指出:"白舌(苔)为寒,表者有之,而虚者、热者、实者也有之。"故观察时应结合舌质、苔质等变化作具体分析。如积粉苔,苔白如积粉,扪之不燥者,常见于外感温热病,秽浊湿邪与热毒相结而成,苔白而燥裂,扪之粗糙,提示燥热伤津。

现代研究表明,白苔的形成与口腔中存在的菌种产生的色素有关。此外,机体无明显发热,疾病初起或恢复期、局部性疾病等也可能是舌苔颜色不发生变化的条件。

110

2. 黄苔

舌象特征　黄苔有淡黄、深黄和焦黄苔之别。淡黄苔又称微黄苔,是在薄白苔上出现均匀的浅黄色,多由薄白苔转化而来;深黄苔又称正黄苔,苔色黄而略深厚;焦黄苔又称老黄苔,是正黄色中夹有灰褐色苔。黄苔多分布于舌中,亦可满布于全舌。黄苔多与红绛舌同见。黄苔还有厚薄、润燥、腻等苔质变化。

临床意义　黄苔主热证、里证。舌苔由白转黄,提示邪已化热入里,苔色愈黄,邪热愈甚。淡黄苔为热轻,深黄苔为热重,焦黄苔为热极。

薄黄苔示邪热未甚,多见于风热表证,或风寒化热入里。黄白相兼苔,是外感表证处于化热入里、表里相兼阶段的表现,故《伤寒指掌》说:"但看舌苔带一分白,病亦带一分表,必纯黄无白,邪方离表入里。"

苔黄而质腻者,称黄腻苔,主湿热蕴结、痰饮化热,或食积热腐等证。黄而黏腻苔为痰涎或湿浊与邪热胶结之象。

苔淡黄而润滑多津者,称黄滑苔,多为阳虚寒湿之体,痰饮聚久化热;或是气血亏虚者,感受湿热之邪。

苔黄而干燥甚至苔干而硬,颗粒粗松,望之如砂石,扪之糙手者,称黄糙苔;苔黄而干涩,中有裂纹如花瓣形,称黄瓣苔;甚者苔焦黄、焦黑,或黄黑相兼,均主邪热伤津,燥结腑实之证。

现代研究认为,对黄苔的形成有如下观点:①舌的炎症:电子显微镜下可见舌表面有大量细菌及炎症渗出物,黄苔中有多种致病菌存在。其中草绿色链球菌,革兰氏阴性球菌、四联球菌、真菌的增殖占优势。此外,黄苔的细菌数明显高于白苔。②舌上皮更新迟缓:电子显微镜显示,舌苔由薄黄向厚黄过渡,细胞质内张力微丝、膜被颗粒逐步增多,不全角化细胞层次增加,丝状乳头延长,如加上口腔卫生不良,唾液分泌减少,使炎症渗出物和产色微生物更易在舌上停留、增殖,而致舌苔呈黄色。③消化道物质的沉着和吸附:当消化道反流物质(动物类食物消化过程中的产物如二氧化硫等)或机体病变过程中产生的脓性物质、组胺、致病菌产生的代谢产物沉着和吸附于舌乳头间,可出现黄苔。部分细菌在舌面上繁殖,而产生的色素沉着于舌面,也是形成黄苔的原因之一。

3. 灰黑苔

舌象特征 灰苔与黑苔同类,灰苔即浅黑苔。灰黑苔多由白苔或黄苔转化而成,其中苔质润燥是鉴别灰黑苔寒热属性的重要指征。

临床意义 多见于热极伤阴;阳虚阴盛或肾阴亏损,痰湿久郁等证。一般说黑苔多在疾病持续一定时日,发展到相当程度后才出现,所以灰黑苔主里热或里寒的重证。苔色深浅与疾病程度相应。

若白腻苔日久不化,先在舌中、根部出现灰黑苔,称白腻灰黑苔,常伴舌面湿润,舌质淡白胖嫩者,多为阳虚寒湿、痰饮内停。

黄腻灰黑苔多为湿热内蕴,日久不化所致。

苔焦黑干燥,舌质干裂起刺者,不论病起外感或内伤,均为热极津枯之证。

苔黄赤兼黑者名霉酱苔,常由胃肠先有宿食湿浊,积久化热,熏蒸秽浊上泛舌面而成,也可见于血瘀气滞或湿热夹痰的病症。

现代研究对黑苔的形成有如下观点:黑苔生成有两个阶段。首先是丝状乳头角质突起过长,呈细毛状,颜色可以仍保持淡黄色或灰白色,是丝状乳头增殖期。此后丝状乳头增生变高,出现棕黑色角化细胞,苔色逐渐转黑。黑苔的形成是由体内外因素共同作用的结果。常见于各种急性化脓性感染和癌症等的危重患者。如炎症感染、高热、脱水、毒素刺激等,使丝状乳头过长不脱。大量应用广谱抗生素,导致正常菌群消灭或抑制,真菌繁殖而产生黑色素沉积于舌面,舌黏膜组织坏死,产生硫化氢,并与血红蛋白所含的铁质或含铁微生物结合,形成硫化铁沉积于舌面使舌苔变黑。此外,精神紧张,口腔内酸度增加,适于真菌生长,也是导致黑苔的原因之一。有的与口腔卫生不佳、胃肠功能紊乱、吸烟有一定的关系。

三、舌觉异常

舌觉异常是指在未进饮食,或无其他因素刺激时,舌上出现的异常味觉或其他感觉。

111

早在《黄帝内经》记载了某些脏腑的病理改变可导致异常的味觉。如《灵枢·胀论》:"胆胀者,胁下痛胀,口中苦。"《素问·痿论》:"肝气逆则胆泄口苦。"指出口苦为胆热液泄所致。又如《素问·奇病论》:"有病口甘者,……名曰脾瘅。"指出口甜为脾热所致。宋·陈无择在总结了宋以前的记载,并结合自己的经验,提出舌觉变化有苦、淡、咸、酸、涩、甜六种,指出味觉改变与脏气偏胜有关。如《三因方·口病症治篇》:"夫口乃一身之都门,出入营养之要道,节宣微爽,病必生焉。故热则苦,寒则咸,宿食则酸,烦、燥则涩,虚则淡,瘅则甘。五味入口,藏于脾胃,行其精华,分泌津液于五脏,脏气偏胜,味必应于口。"后世曹炳章《辨舌指南》亦指出:"内脏则病,无论属寒属热,与舌之味觉亦有特殊征象,可辨寒热虚实,亦宜知之。如胃虚则舌淡,胆热则舌苦,脾瘅则舌甘,宿食则食酸,寒胜则舌咸,脾肾虚留湿亦咸,风热则舌涩……。"

临床上比较常见的味觉异常有苦、淡、甜、酸、涩、咸等多种。舌的其他感觉异常有:腻、麻、灼热疼痛等。经临床观察,舌觉异常确能提示某些脏腑的病变,对辨别疾病的寒热虚实,有一定的意义。

1. 淡　指口中无味,舌上味觉减退。多与脾胃失于健运有关,或为脾胃气虚,或为脾胃湿阻,亦可见于寒证。

2. 苦　指自觉舌上有苦味。苦为胆味,胆汁分泌排泄与肝之疏泄有关;苦属火,火气盛则苦。故多见于各种热证,或胃气上逆之证。

3. 甜　指自觉舌上有甜味。甘味入脾,过食辛辣肥甘之品,滋生内热,或外感湿热,蕴结于脾胃,与谷气相搏,上蒸于舌致口中甜而黏腻不爽。口甜亦可因脾虚不能摄液而上泛所致,多伴有舌色淡白、口中涎沫稀薄、小便清白等症。

4. 酸　自觉舌上及口中有酸味,甚者闻之有酸气。多由脾运不健,食滞不化,或暴食伤脾,食积肠胃,浊气上泛于舌而致。肝气郁结,横逆犯胃。肝胃蕴热,亦可出现酸味,甚则泛吐酸水。

5. 涩　舌上有如食生柿子的感觉。每多与舌燥同时出现。燥热伤津,或脏腑阳热偏盛,气火上逆,可见舌上干涩。

6. 咸　指自觉舌上有咸味。咸味入肾,一般认为口咸多与肾虚及寒水上泛有关。

7. 腻　指舌上黏腻不爽,常伴舌苔厚腻。多由湿浊停滞、痰饮、食滞等原因所致。舌腻常兼味觉异常,辨证有寒热不同。如舌腻而甜,多为脾胃湿热;黏腻而苦,多属肝胆湿热;黏腻而淡,多是湿浊中阻。

8. 麻　指舌上麻木而感觉减退。舌麻多见于血虚及肝风内动。《辨舌指南》说:"舌麻者,血虚也。麻木而伸不出者,内风夹痰也。若舌麻木连口,延及嘴角、头面,证见呕吐痰涎者,痰多气滞也。有因风依于木,木郁则化风,肝风震动而舌麻也。亦有因五志过极。阳亢阴衰,风从火出顽舌麻也。皆宜柔润、养

112

血、熄风。夹痰者,兼豁痰、宣痰。"因此,对于肝阳偏亢者,舌麻常为中风的预兆。此外,口服某些药物(如乌头、半夏、南星等)过量,亦会出现短暂的口舌麻木。

9. 灼热疼痛　舌上有灼热疼痛感觉,常与舌肿胀、舌尖或其他部位破碎、舌上生疮疡等病变同时出现,故一般均为热证。如舌尖红赤灼痛为心火上炎,舌肿而灼痛为心脾有热;舌生疮疡而灼痛,或为心经热毒上炎,或为肾阴不足,虚火上炎。

舌觉的近代研究显示,舌的感觉(如触觉、温觉)由分布在舌背黏膜的舌神经的一般感觉纤维和分布在舌根黏膜的舌咽神经的一般感觉纤维所支配。舌的味觉则是由分布于舌黏膜乳头的味觉纤维,通过味蕾感受刺激。舌的各部分对各种味觉刺激的灵敏度不同:舌尖对甜酸苦咸四味的感觉,都非常灵敏;舌根部主要对苦味敏感。有的乳头突起仅对一种味觉起感应,也有的可对两种或两种以上的味觉起感应。舌的味觉还受嗅觉的影响。由于味蕾分布很广,除了在舌乳头中可见之外,在舌腭弓、会厌后面、咽后壁等处的上皮内都可发现散在的味蕾,因此舌部味觉异常也包括了口腔其他部位的味觉异常,但以舌部最为敏感。

近年研究发现,引起味觉异常的病因主要有以下几类:

(1)局部原因:如舌炎、舌真菌病、维生素 A、B_2、P 缺乏可致味觉障碍。

(2)激素原因:甲状腺功能减退、糖尿病,女性激素水平过高,均可使味觉减退;甲状腺功能亢进、肾上腺皮质功能不全、睾丸酮水平增高,则使味觉敏感性增加。

(3)神经疾患:如面神经、舌咽神经、三叉神经损伤,可使味觉减退。此外,舌血流量和全身血压对味觉变化也有很大影响,使用青霉胺治疗的病人,对各种味觉的敏感度均降低等。这些研究对于中医临床根据舌觉诊病有一定意义,但味觉异常的机制,目前尚难解释。

第四节　舌象分析方法

学习舌诊,不仅要掌握观察舌象的方法,了解舌体和舌苔的变化特征,而且要学会对复杂多变的舌象进行全面分析,透过观象看本质,充分认识舌象变化所提出的辨证意义。分析舌象要注意以下要点。

一、辨神气、胃气之盛衰

舌的神气盛衰,主要表现在舌色和舌体运动。舌色红活鲜明,舌质滋润有泽,舌体运动自如,为有神气;舌色晦暗枯涩,活动不灵便为无神气。其中尤以舌色"红活"为辨证要点,正如《形式外诊简摩》指出;"舌苔无论何色,皆属易治;舌质既变,即当察其色之死活。活者,细察底里,隐隐犹见红活,此不过血气之有阻滞,非脏气之败坏也;死者,底里全变,干晦枯痿,毫无生气,是脏气不至矣,所谓真脏之色也。"

胃气的盛衰,在舌象上主要表现于舌苔的生长情况。舌苔薄白均匀,或舌苔虽厚,利之舌面仍有苔迹,或厚苔渐脱,舌上又生新苔,为有胃气;舌苔似有似无,或舌苔浮而无根,到之即去,舌面光净无苔,为胃无已虚。

舌象表现有神气、有胃气者,提示正之未衰,病情较轻,或虽病重预后良好;舌象表现无神气、胃气者,多提出正气已虚,病情较重,预后较差。

二、舌质与舌苔的综合分析

舌苔和舌体的变化,所反映的生理病理意义各有所侧重。一般认为,舌质的变化主要反映脏腑气血的情况,舌苔的变化主要与感受的病邪和病症的性质有关。所以,观察舌体可以了解脏腑虚实,气血津液的盛衰;察舌苔重在辨病邪的寒热、邪正的消长。即《医门棒喝·伤寒论本旨》所说:"观舌本,可验其阴阳虚实;审苔垢,即知其邪之寒热浅深也。"在临床诊病时,不仅要分别掌握舌体、舌苔的基本变化及其主病,还应注意舌体和舌苔之间的相互关系,将舌体和舌苔结合起来进行综合分析。

1. 舌苔或舌体单方面异常 一般无论病之久暂,意味着病情尚属单纯。如淡红舌而伴有干、厚、腻、滑、剥等苔质变化,或苔色出现黄、灰、黑等异常时,主要提示病邪性质、病程长短、病位深浅,病邪盛衰和消长等方面情况,正气尚未明显损伤,故临床治疗时应以祛邪为主。舌苔薄白而出现舌质老嫩,舌体胖瘦或舌色红绛、淡白、青紫等变化时,主要反映脏腑功能强弱,或气血、津液的盈亏以及运行的畅滞,或为病邪损及营血的程度等,临床治疗应着重于调整阴阳,调和气血、扶正祛邪。

2. 舌苔和舌体变化反映相同病机时 提示病变比较单一。例如舌质红,舌苔黄而干燥,主实热证;舌体淡嫩,舌苔白润,主虚寒证;舌体红绛而有裂纹,舌苔焦黄干燥,多主热极津伤;青紫舌与白腻苔并见,提示气血瘀阻,痰湿内阻等病理特征。

3. 舌苔和舌体反映不同病机时 提出病变比较复杂。如淡白舌黄腻苔者,其舌淡白主体质虚寒,而苔黄腻为感受湿热之邪,结合临床症状,可能为里虚表实,寒热错杂的证候。又如红绛舌白滑腻苔,在外感病提示营分有热,气分有湿;在内伤杂病提示阴虚火旺兼有痰湿内阻证。所以,当舌苔和舌体变化不一致时,往往提示体内存在二种或二种以上的病理变化,病情一般比较复杂,舌象的辨证意义亦是二者的结合,临床诊疗中要注意处理好几方面的标本缓急关系,而不能轻易从舍。

三、注意同类舌象的鉴别

同样的舌质和舌苔因相兼症情不同，可以有多种辨证意义。这是分析舌象时应注意的另一个问题。如同是青紫舌，如果舌青紫而干燥，多见于温热病热毒内盛阶段；舌青紫而湿润，多见于阴盛阳衰；舌青紫舌苔无变化，多见于瘀血证。由此可见，同是青紫舌，因兼症不同，就有不同的辨证意义。又如同是舌短缩难以伸长，如果舌短缩而舌苔厚腻，常见于风痰阻络的中风证；舌短缩而舌质红绛干燥，则多由火灼水亏所致。同类舌象因兼症不同，虚实寒热大相径庭，不可不细加鉴别。

四、舌象的动态分析

在疾病发展过程中，舌象亦随之相应变化，所以也要注意舌象的动态分析。外感病中舌苔由薄变厚表明邪由表入里；舌苔由白转黄，为病邪化热的征象；舌色转红，舌苔干燥为邪热充斥，气营两燔；舌苔剥落，舌质光红为热入营血，气阴俱伤等等。在内伤杂病的发展过程中，舌象亦会产生一定的变化规律。如中风病人舌色淡红，舌苔薄白，表示病情较轻，预后良好，如舌色由淡红转红、转暗红、红绛、发绀，舌苔黄腻或焦黑，或舌下络脉怒张，表明风痰化热，瘀血阻滞。反之，舌色由暗红、紫黯转为淡红，舌苔渐化，多提示病情趋向稳定好转。掌握舌象与疾病发展变化的关系，可以充分认识疾病不同阶段所发生的病理改变，为早期诊断、早期治疗提供重要依据。

五、注意对"舌证不符"的分析

在临床辨证中，有时会遇到一部分病人舌象与其他症状不一致的情况，需要仔细分析其病机。常见病因有以下几种：

1. 疾病出现寒热虚实真假时，舌与证不符　如真热假寒证，由于热邪太盛，格阴于外，故出现四肢厥冷的症状，但舌色红绛，舌苔黄燥、焦黑，并有尿赤，脉数有力，烦渴等症。这时舌红绛与四肢厥冷看似相反，实质上舌象反映了热证的一般特征，而四肢厥冷是由于"热深厥亦深"所致。又如其虚假实证，由于脾胃气虚，运化无力而见腹胀满、疼痛等类似实证的症状，但舌质淡胖，舌苔薄白或白滑，兼见面色萎黄、纳呆、疲乏、消瘦便溏等症，出现舌象与腹胀满等症不符，即所谓"至虚有盛候"。上述二种情况说明，舌象虽与某些症状不符，但两者都反映了疾病的本质。

2. 旧病与新病夹杂而致舌证不符　如久病血虚的病人，在新感外邪而发热时，舌色不一定红；久病气阴二虚，舌光无苔的病人，虽有积滞，亦无厚苔可见，都是由于旧病影响，使舌象与新病不符。

3. 药物治疗的影响,造成舌象与病症不符 如外感温热病热入营血阶段,舌色当红绛,但由于及时采取降温、补液等治疗措施,病虽入于营分而出现高热、神昏,但舌色未发生相应变化。又如长期使用肾上腺皮质激素可致舌红而胖大;过用抗菌药物,常出现舌苔厚腻、兼见恶心、纳呆等症;久服某些解痉镇痛药,可引起舌红而干等;此外,由于体质、年龄等生理因素引起变异者,在发病时亦会造成舌证不符,必须注意区别。

总之,舌诊在辨证中具有重要诊断意义,大部分病人舌象符合疾病变化的一般规律,是诊断疾病的重要依据。但也有少数病人的舌象比较特殊,必须四诊合参,结合其他临床症状进行综合分析,才能得到合理的判断。

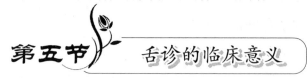

第五节 舌诊的临床意义

舌象作为中医辨证不可缺少的客观依据,对临床辨证、立法、处方、用药以及判断疾病转归,分析病情预后,都有十分重要的意义。正如《临症验舌法》所说:"凡内外杂证,无一不呈其形,著其气于舌,……据舌以分虚实,而虚实不爽焉;据舌以辨阴阳,而阴阳不谬焉;据舌以分脏腑,配主方,而脏腑不差,主方不误焉。危急疑难之顷,往往无证可参,脉无可按,而惟以舌为凭;妇女幼稚之病,往往闻之无息,问之无声,而唯有舌可验。"临床意义有如下几个方面。

一、判断邪正盛衰

正气盛衰能明显地反映于舌,如气血充盛则舌体红润;气血不足则舌色淡白。津液充足则舌质舌苔滋润;津液不足则舌干苔燥。胃气旺盛则舌苔有根;胃气衰败则舌苔无根或光剥无苔。气血运行正常则色红活鲜明;气滞血瘀则舌色青紫或舌下络脉怒张。脏腑功能失常亦常见于舌,如脾失健运,湿邪困阻每见舌苔厚腻;肝风内动多有舌体震颤或歪斜;心脾郁热舌生疮疡、红肿热痛或吐舌、弄舌等。心肾阴虚案举例:蒋某,女,36 岁。半年前患病毒性感冒,高热十余天,伴心动过速。热退后,心动过速未消除,心电图检查发现心肌供血不足,结合血液检查,诊断为病毒性心肌炎。此后经常发生心悸。近一周,心悸日夜频发,心烦不安,睡眠不宁,伴有头晕,口干咽燥,腰酸,耳鸣,舌红,脉细数。从舌象脉象特征结合症状分析,阴虚心失濡养,虚热扰神故心悸、心烦、不寐;肾阴不足故头晕、耳鸣、腰酸;阴虚内热而口干咽燥,故属于心肾阴虚证。

二、区别病邪性质

不同的病邪致病,舌象特征亦各异。如外感风寒,苔多薄白;寒湿为病,苔多白腻;痰饮、湿浊、食滞或外感秽浊之气,均可见舌苔厚腻;燥热为病,则舌红苔燥;瘀血内阻,舌发绀或有斑点等。故风、寒、热、燥、湿、痰、瘀、食等诸种病因,大多可从舌象上加以辨别。

痰湿阻肺案例:刘某,男,51 岁。咳嗽反复发作 10 多年,有长期吸烟史。近 1 周咳嗽加重,甚则气喘不能平卧,自服化痰止咳药未效,痰黏稠色白量多,咳痰不爽,胸闷,背微畏寒,脉弦滑,舌苔白厚腻。从舌象分析,舌苔白腻且厚,兼有畏寒,提示寒痰恋肺;胸闷、气喘为痰阻气道,气机不畅。选用苓桂术甘合小青龙汤温化痰饮、止咳平喘而奏效。

三、分辨病位浅深

病邪轻、浅多见舌苔变化,而病情深、重可见舌苔舌体同时变化。以外感温热病而言,其病位可划分为卫、气、营、血四个层次。邪在卫分,则舌苔薄白;邪入气分,舌苔白厚而干或见黄苔,舌色红;邪入营分则见舌绛;邪入血分,舌色深红、紫绛或紫黯,舌枯少苔或无苔。说明不同的舌象提示病位浅深不同。

四、判断病势与预后

从舌象的转化可以推判病势进退,从舌苔上看,舌苔由白转黄,由黄转焦黑色,苔质由润转燥,均提示热邪加甚而津液被耗。反之,苔由厚变薄,由黄转白,由燥变润,为邪热渐退,津液复生,病情向好的趋势转变。若满舌厚腻苔突然剥落,舌光滑无苔,是邪盛正衰,胃气、胃阴暴绝的征候;苔突然增厚,是病邪急剧入里的表现,两者均为恶候。从舌体观察,舌色淡红转红、绛,甚至转为绛紫,或舌上起刺,是邪热深入营血,有伤阴、血之势;舌色由淡红转为淡白、淡青紫,或舌胖嫩湿润,则为阳气受伤,阴寒渐盛,病情由表入里,由轻转重,由单纯变复杂,病势在进展。舌荣有神,舌面薄苔,舌态正常者为邪气未盛,正气未伤之象,预后较好。舌质枯晦,舌苔无根,舌态异常者为正气亏损,胃气衰败,病情多凶险。

五、观察治疗效果

如上所述,舌象的特征可反映疾病的性质,从舌质的变化可显出病情转化和预后。因此,在治疗中更加可以从舌象的变化观察病情的进退,结合全身情况,评价治疗的效果。

病案一:董某,女,52 岁。胃脘痛已 2 年,经常嘈杂嗳气,进食饱胀痛甚。近来经常参加宴席,酒菜丰盛致胃脘灼痛加剧嗳腐、泛吐酸苦,口干苦而黏,大便三日未解,腹胀,矢气秽臭,夜寐不安,脉象弦滑,舌红、舌尖起刺,舌苔黄腻,舌根部垢浊,诊断为胃肠食滞,湿热中阻(慢性胃炎)。病起暴饮暴食,食积难化,中焦阻塞,气机不通,先用小承气汤合平胃散荡涤胃肠,同时禁食二餐。药后,腑气畅

117

通,腹满顿消,饮食少思,口中黏腻,小便黄浊,舌红、苔白腻,舌中根黄,脉弦。提示积滞已消,湿热始化,续以三黄泻心汤合平胃散治疗。二周后,脘腹部胀痛已除,嗳气反酸减少,纳谷知味,大便日行。但饥则嘈杂,食后嗳气诸症仍有,舌红较退,黏腻苔已化,舌中仍有少量黄苔。此乃中焦湿热未清,脾胃化尚未完全恢复,除药物治疗外,更需纠正不良饮食习惯。

病案二:王某,男,67岁。感冒1周,咳嗽痰多,已在某医院治疗,症状有增无减。昨起体温升高,发热38.7℃,咳喘,痰黏难咯,胸闷呼吸困难,喘坐气急不能平卧,间隙吸氧尚不能缓解呼吸困难而来急诊。

患者喘坐张口抬肩,呼吸气粗伴痰声,颜面虚浮,口唇发绀,目睛充血,颈脉怒张,搏动明显,舌色发绀,舌体胖大多裂纹,舌苔薄黄脉大而滑数。

患者有慢性支气管炎病史20多年,8年前因急性肺部感染后咳嗽为重,终年无休。清晨以咳出厚痰为快。呼吸不畅,胸部有压重感,咳甚则心悸、汗出、气短而喘。登楼有窘迫感。去年冬天因支气管肺炎,心功能不全再次住院。诊断为肺胀、胸痹(支气管炎、心功能不全),在抗菌、吸氧、支持疗法基础上,重用清热化痰,理气活血,畅通气机之剂。治疗一周后,咳喘均平,咳痰松爽,胸闷好转,舌象明显改善,肿大舌体变薄,舌色青紫变淡,红润初现,舌上裂纹变少,苔薄白滑腻提示痰热已除,气血运行改善,但痰饮宿邪尚难清除。续以健脾、肃肺化痰,调畅气血,养扩心肺之剂,调理月余,病情渐见缓解。除清晨咳嗽,动则气短、心悸外,身体已逐步康复。舌色较前红润伴有紫色,舌苔薄白滋润。

此外,前人还总结审察危重舌象的经验,如猪腰舌、砂皮舌、干荔舌、囊缩卷舌等,是病情发展到危重阶段,患者体内脏腑气机紊乱,阴阳气血精津告竭的表现,但随着医学的发展,某些危重舌象也是相对而言,应该综合判断,积极治疗。

第七章

脉　　诊

脉诊是根据"脉象"观察，判断证情的一种诊断方法。脉象，是人体脉道运动的形象。至今，中医多用手指切脉，感知脉象的特点，获取机体生理功能及病理变化的信息。因此，学习脉诊既要熟悉脉学的基本知识，又要掌握切脉的基本技能，反复训练，仔细体会，才能逐步掌握切脉要领，提高手指的感知度和识别力，将脉诊更有效地运用于临床。

随着时代的发展，生物信息技术势必步入传统的中医领域，为了迎合中医脉诊现代发展，当前必须加紧对脉学理论的学习、深挖和整理，必须加强临床的实践、研究和总结。所以，本章用较长篇幅加叙述。

脉诊有着悠久的历史，公元前五世纪，著名医家扁鹊擅长候脉诊病。《史记·扁鹊仓公列传》曰："今天下之言脉者，由扁鹊也。"《黄帝内经》记载了"三部九候"等脉法；《难经》弘扬"独取寸口"候脉言病。东汉张仲景确立了"平脉辨证"的原则。西晋王叔和著《脉经》，集汉以前脉学之大成，选取《黄帝内经》《难经》以及张仲景、华佗有关论述，在具体阐明脉理的前提下，联系伤寒、热病、杂病和妇儿疾病的脉症，分述三部九候、寸口脉法等临床意义，确定了浮、沉、迟、数、芤、洪、滑、涩、弦、紧、伏、促、代、革、实、微、细、软、弱、虚、散、缓、动、结二十四脉，是我国现存最早的脉学专著，对世界医学有广泛的影响。宋·崔嘉彦的《脉诀》以浮、沉、迟、数四脉为纲，将二十四脉分别隶属于其下，且论述革、牢二脉。明·张景岳《景岳全书·脉神章》对脉神，正脉十六部，脉之从舍、顺逆等论述甚详。李时珍《濒湖脉学》撷取明代以前脉学精华，载二十七脉，编成"七言诀"，附有"四言举要"，易于诵习。李士材《诊家正眼》增定脉象二十八种。此外，李延罡《脉诀汇辨》；张澄《诊宗三昧》，黄宫绣《脉理求真》；周学霆《三指禅》等脉学专著，对于脉理辨析，临证经验互相印证，颇为实用。

第一节　脉象的形成

脉象随心脏搏动而产生，脉象与心气的盛衰、脉道的通利和气血的盈虚直接有关。人体的血脉贯通全身，内连脏腑，外达肌表，运行气血，周流不休。在各部进行物质交换的同时，亦携带了各方的信息，所以，脉象就成为反映全身脏腑功能,气血阴阳的综合信息。

一、心、脉是形成脉象的主要脏腑

《素问·六节藏象论》曰:"心主血,其充在脉";《灵枢·本神》曰:"心藏脉,脉舍神"。心脏冲动是生命活动的标志,也是形成脉象的动力。脉象的至数与心脏冲动的频率、节律相应,脉象形态受心脏气血的影响。心血和心气是心脏生理活动的物质基础,心阴心阳视作心脏的功能状态。心阳概括了心搏加强,心率加速,气血运行加快、精神情志兴奋等功能状态;心阴概括了心搏减弱,心率减慢和精神情志宁静抑制等功能状态。当心气旺盛,血液充盈,心阴心阳调和时,心脏冲动有力、节奏和谐,脉象和缓从容,均匀有力;反之,可以出现脉象的过大过小,过强过弱,过数过迟,或节律异常等变化。心神不宁亦可引起脉象动速无序。

脉为血之府,是气血运行的通道,心与脉在组织结构上相互衔接,形成了人体的血液循环系统,在功能上亦相互依存和协调,故称为"心之合"。《灵枢·决气》言脉的生理功能是"壅遏营气,令无所避"。说明脉不仅是运行气血的必要通道,尚有约束和推进血液顺从脉道运行的作用,是气血周流不息,正常循行的重要条件。因此,脉的功能状态能直接影响脉象。如脉道通利,气血充盛,则脉象表现为柔和滑利;脉道阻滞不畅,则脉动往来艰涩;脉管柔软松弛,则脉象濡缓;脉管拘急而绷紧则脉象弦紧等。

二、气血是形成脉象的物质基础

气、血是构成人体组织和维持生命活动的基本物质。它们对脉象的影响以气的作用更为重要,这是因为气属阳主动,血液的运行全赖于气的推动,脉的"壅遏营气"则有赖于气的固摄,心搏的强弱和节律亦赖气的调节。具体地说,是宗气的"贯心脉而行血气"的作用。宗气聚于胸中,虚里(左乳下心尖部)搏动状况,可以作为观察和判断宗气盛衰的一个重要标志。脉象与虚里搏动的变化往往一致,所以宗气盛衰亦可在脉象上反映出来。若气血不足,则脉象细弱或空豁而无力;气滞或血瘀,可以出现脉象细涩而不利;气盛血流薄疾,则脉多洪大滑数;阳气升腾则脉浮而大,气虚下陷则脉沉而细等。

有关脉象的形成与气血的关系,李闻言在《四言举要》中作了简要的概括:"脉乃血脉,血之府也,心之合也,……脉不自行,随气而至,气动脉应,阴阳之谊,气如橐籥,血如波澜,血脉气息,上下循环。"这段论述对学习和研究脉学理论有指导意义。

三、其他脏腑与脉象形成的关系

脉象的形成不仅与心、脉、气、血有关,同时与整体脏腑功能活动的关系亦很密切。

肺主气,司呼吸。肺对脉的影响,首先体现在肺与心,以及气与血的功能联系上。由于气对血有运行、统藏、调摄等作用,所以,肺的呼吸运动是主宰脉动的重要因素。一般情况下,呼吸平缓则脉象徐和;呼吸加快则脉率亦随之加数;呼吸不已则脉动不止,呼吸停息则脉搏亦难以维持,因而前人亦将脉搏称为脉息。另一方面,"肺朝百脉"的功能将肺气与血脉的功能紧密联系。当呼吸均匀和深长时,脉象一般呈流利盈实;呼吸急迫浅促,或肺气壅滞呼吸困难时,脉象多呈细弱涩滞。总之,肺气对脉率、脉形都有影响。

脾胃的功能是运化水谷精微,为气血生化之源,"后天之本"。气血的盛衰和水谷精微的多寡,表现为脉之"胃气"的多少。脉象中的"胃气",在切脉时可以感知,主要在切脉的指下具有雍容和缓的感觉。脉中的胃气虽可视为脾胃运化功能的反映,但实际上更直接地反映了全身营养状况的优劣和能量的储备状况。《素问·五脏别论》说:"五脏六腑之气味,皆出于胃,变见于气口。"《素问·平人气象论》又说:"人以水谷为本,故人绝水谷则死,脉无胃气亦死。"所以脉有胃气为平脉(健康人的脉象),胃气少为病脉,无胃气为死脉。临床上根据胃气的盛衰,可以判断疾病预后的善恶,故又有"脉以胃气为本"之说。

肝藏血,即指肝有贮藏血液,调节血量的作用。肝主疏泄,可使气血调畅,经脉通利,脏腑功能正常。肝的生理功能失调,可以影响气血的正常运行,从而引起脉象的变化。如肝失条达,脉道拘束,故切脉指感如按琴弦;肝阳上亢,血随气逆,脉象弦大有力。

肾藏精,为元气之根,是脏腑功能的动力源泉,亦是全身阴阳的根本。肾气充盛则脉搏重按不绝,尺脉有力,是谓"有根"。若精血衰竭,虚阳浮越则脉象变浮,重按不应指,此属虚大中空的无根脉,提示阴阳离散、病情危笃。

四、经络与脉象的联系

很多学者认为经络就是血脉,因为二者均有运行气血,内络五脏外联体表、网络全身,调节功能的作用,如《灵枢·经脉》曰:"经脉者,所以能决死生,处百病,调虚实,不可不通也。"很明显,决死生、处百病、调虚实是指经络的功能,但是,它们的变化在一般情况下是直接观察不到的,《灵枢·经脉》曰:"经脉者常不可见也,其虚实也,以气口知之",气口是桡动脉的搏动区(亦称寸口),亦就是说经络的功能可以通过血脉搏动加以观察。人体上所有可以测到脉动的部位均在经络的穴位上,所以亦称经脉动气。据文献记载,最早的脉诊法是十二经络脉法,在经络诊断中脉气是很重要的一项内容。所以人们对经脉和血脉的印象往往是模糊的,似有"异途同功"的印象。但是还不能简单地认为经

121

脉就是血脉。

经络之气和血脉中的血量多少与功能强弱有一定关系，但不是绝对成正比的，而是两个不可分割的生理功能系统。通过诊察脉动是否正常，就可以了解病邪的有无、病变部位和病情的轻重。所以认为，寸口脉诊法与经络诊法亦有相互参照和补充的必要。

五、自然因素对脉象的影响

脉象的形成除上述各种生理因素外，还受到自然界多种因素的影响。机体内环境常常随外界环境的改变而及时进行自我调节，这种调节过程并不一定是病变。只有当外界刺激超越人体的应变能力，或机体生理功能衰退，失去自我调节能力而出现内、外环境不平衡、不协调时，才出现明显的病症和病脉。所以，必须事先了解和掌握正常人脉象变化的范围和变化规律，才能"知常识变"，更加全面地、正确地判断脉象变化的临床意义。

（一）时间、气候对脉象的影响

脉象的四季变化早在《黄帝内经》中已有论述，如《素问·脉要精微论》说："春应中规（圆滑状），夏应中矩（宽大状），秋应中衡（平衡状），冬应中权（下沉状）"；《素问·玉机真脏论》曰："春脉者肝也，……故其气来软弱轻虚而滑，端直以长，故曰弦"，"夏脉如钩……其气来盛去衰故曰钩"，"秋脉如浮……其气来轻虚以浮，来急去散，故曰浮"，"冬脉如营，……故其气来沉以搏，故曰营"。嗣后《四言举要》概括地归纳为"春弦、夏洪、秋毛、冬石"四季脉象，并以和缓为有胃气（平脉）的象征。提示脉象反映人体气血阴阳随四季更迭而变化。

中医学理论认为，一日之中的阴阳消长和一年中春、夏、秋、冬的四季变化规律是一致的。如《灵枢·顺气一日分为四时》说："以一日分四时，朝则为春、日中为夏、日入为秋、夜半为冬。"一日之中脉象亦出现近似四季脉象的变化。概括《脉经·扁鹊阴阳脉法》之说，白天的脉象偏于大而滑利，且较活跃；晚上的脉则紧细；脉象的显现部位，在日西后逐渐下沉，在平旦逐渐上浮。脉象的这种变化是正常人脉象的昼夜变化规律，如失去这种节律，或出现反常现象，即是病理性变化的征象。可见，脉象随时辰而变化。所以诊脉（尤其复诊），也应选择适当（相应）的时间，尽量减少时间变化对脉象的影响，才能更真实地探知人体病变的真相。

（二）机体状态对脉象的影响

机体状态包括人的性别、年龄、体质、体型、精神和活动状态等，脉象亦随之而有所差异。《伤寒论·平脉法》曰："脉肥人责浮，瘦人责沉，肥人当沉，今反浮；瘦人当浮，今反沉，故责之。"

从年龄来看，青壮年的脉象多实大，老年人的脉象多弦细，婴儿脉率多数。

从正常人不同年龄组脉象的观察资料看脉象分布情况,青年组多见平、滑脉,中年组脉象带弦,老年组大多为弦脉。弦脉的出现率随年龄增长而递增。

生活起居对脉象亦有很大的影响。活动时脉率增快,搏动有力,如李中梓说:"远行脉疾"。饮酒后的脉常滑数;饭后的脉常洪缓;久饥、失血的脉多空虚;室女之脉多濡弱;急躁之人脉多数(《医宗必读·脉法正参》)。

人的心理活动亦可以反映在寸口脉象上,经云"人有五脏化五气,以生喜怒思忧悲",脉象亦可反映这类情志活动,现人称之为心理脉象。但心理脉象反映的脏腑心理情感活动(五志)和病理脉象反映的脏腑病理变化是不同的,脉象的形态特征有较大的差异,如《素问·大奇论》说:"肝脉骛暴,有所惊骇"即肝脉出现躁疾散乱的现象。心理异常的脉象在切脉指感上可以出现悸动感、紧张感、震颤感、滞涩感等;亦有与病脉同名,但在诊断心理疾病时含义不同,如《素问·大奇论》中肾风善惊的"大紧"脉,并非病脉的大脉与紧脉相兼,而是一种悸动紧急的指感;又如发怒时的促脉是"促上击"的意思,指感向鱼际方向搏击上窜的脉,反映怒气上冲的心理状态,不是数而时止的促脉。所以,当人体心理处于惊恐、悲哀、愤怒状态时,脉象亦随之发生特殊的变化。《脉经》载:人恐怖的时候"脉形如循丝累累然,其面白脱色";当人羞愧时,"其脉自浮而弱,面乍白乍赤",均提示脉象不仅表达病理现象,亦反映了心理活动状态。

其他地理条件对正常人的脉象亦有影响。张石顽认为,江南之人元气最薄,脉多不实,西北之人惯拒风寒,内外坚固,所以脉多沉实;滇粤之人,恒受瘴气,惯食槟榔,表里疏豁,所以脉多微数,按之少实。一般认为北方之人脉多强实,南方之人脉多软弱,但也不能一概而论。

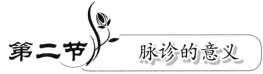

第二节 脉诊的意义

中医看病,诊脉是不可缺少的步骤和方法。脉诊之所以重要是由于脉象能传递机体各部分的生理病理信息,是窥视体内功能变化的窗口,可以为诊断疾病提供重要依据。

中医整体观首先指出人体是一个有机的整体,有机整体并不是气血、组织、器官、脏腑的叠加,而体现在各部分组织器官的有机联系、相互影响以及它们在必然联系中所产生的生命现象。《灵枢·脉度》载:"阴脉荣其脏,阳脉荣其腑……其流溢之气内溉脏腑,外濡腠理。"可见机体各部分的功能有赖经络气血的运行流注和温煦濡养而实现,同时人体在"天人合一"的自然规律影响下,又产生各种适应外界环境的生理变化。《黄帝内经》曰:"四变之动,脉应之上下"。上述各种生命现象都通过脉象的动态变化及时地综合地反映出来。但是脉象的

123

生理性变异有一定的规律和限度,以不失"胃气"为准,《素问·平人气象论》曰:"平人之常气禀于胃;胃者,平人之常气也。人无胃气曰逆,逆者死","春胃微弦为平,弦多胃少曰肝病,但弦无胃则死"。当机体遭受外邪侵袭时,这种生理性平衡遭到破坏,造成气血、脏腑功能逆乱,胃气减少,病气显露,就可出现各种病脉。《景岳全书》载"脉者气血之神,邪正之鉴,有诸中必形诸外。故气血盛则脉必盛,气血衰则脉必衰,无病则脉必正,有病则脉必乖"所以,通过诊脉可以了解气血的虚实、阴阳的盛衰、脏腑功能的强弱以及邪正力量的消长,为治疗指引方向。徐春甫在《古今医通》中说:"脉为医之关键"。医生不识脉就无以辨证,不辨证就无以论治,只有精通脉理方能成为良医,不辨证候则为庸医。脉诊确实对提高临床疗效有重要意义,亦是衡量医生业务水平的一个方面。

脉诊在临床的运用甚广,医者根据脉象的常与变,可测知人体的健康状况,分析辨别病脉,根据病脉推断病在何经,何脏,属寒、属热,在表、在里,为虚、为实,以及病情的进退、预后等。

一、辨别病情

(一)脉象主病

1. 认定病名 以脉象名病,文字比较简节,例如《太素·卷十四》:"盛则为热,虚则为寒,紧则为痛痹";《太素·卷十五》:"寸口之脉中手短者,曰头痛。""寸口之脉中手长者,足胫痛。"等,但由于所述之中医病名有时以症或证来定名,亦有用病机和病邪来定名,至今症、证、病的概念尚难明确分割,所以在论述脉象主病时,往往还包括症或证。

2. 判断病性和病位 早在《素问·脉要精微论》记载:"长则气治,短则气病,数则烦心,大则病进,上盛则气高,下盛则气胀,代则气衰,细则气少,涩则心痛,浑浑革至如涌泉,病进而色弊,绵绵其去如弦绝,死。"文中的"长、短"是指脉动应指的范围长度,与正气盛衰和气机顺逆有关。在正气充盛、气机调畅的情况下,全身的功能治理有节;反之,正气不足或气机阻滞则脉短。"上、下"是指脉动的部位,上指寸口脉的寸部或人迎脉;下为寸口脉的尺部或趺阳脉。"上盛"多见咳嗽、气喘、呃逆等气机上逆之证;"下盛"多见痞满、胀痛诸气滞证。说明病脉所显现的部位与疾病部位有一定联系。脉数为热,邪热扰心故心烦;脉大为邪正剧争,气血壅涌,反映病势继续发展;涩脉为气血瘀滞,多见心脉痹阻,故发为心痛;代脉为脏气虚衰而脉气不能相续;细脉如线为气血两虚,脉道失充。这些脉象的生理病理意义多比较明确,所以有特定的诊断意义。通过不断总结,归纳出如浮、沉、迟、数、大、小、滑、涩"八纲脉",即浮则为表、沉则为里、数则为热、迟则为寒、滑大为实、涩小为虚。这种辨脉纲领,便于与临床辨证结合起来,使医者能正确地掌握病情。

(二)"同病异脉"及"异病同脉"

临床上经常见到同一种病,可出现数种不同的脉象;而同一种脉象,又可在数种不同的疾病中出现。前者称为"同病异脉",后者称为"异病同脉"。

同病异脉常出现在同一病种的不同发病者,或病变的不同阶段时,亦可在同一疾病的不同类型、不同患者,即由于感受病邪不同,或因正气盛衰及机体反映性有别。在疾病过程中,邪正消长的不断演变,亦可反映在脉象上。这种脉象变化,不但能指导治疗,还能为预测病情的转归提供依据。兹举《伤寒论·辨厥阴病脉证并治》为例,列表1-7-1说明如下:

表1-7-1 《伤寒论·厥阴篇》脉证与邪正变化关系表

脉证特征	邪正关系	说 明
下利……脉大者为未止(365)	邪盛正盛	下利脉大为邪气虽强正气亦盛,邪正相搏,故为未止
下利,寸脉反浮数,尺中自涩者,必清脓血(363)	邪盛正衰	寸脉浮数为邪热有余,尺中涩属血分瘀滞,是以挟热而圊脓血
下利……脉微弱数者,为欲自止(365)	邪衰正复	邪气已衰则脉微,数则为阳气来复,病将愈

可见诊脉有助于证的诊断及鉴别诊断,直接指导临床治疗。

异病同脉是在不同的疾病中,可以出现相同的脉象。尤其现代以病理、解剖学为诊断基础的疾病中,虽然临床症状不同,但当病情变化所涉及的病机相同时,就会出现相同的脉象。如肺炎、肠炎、肝炎等病的急性感染期,虽主症分别为咳嗽、腹泻、肝痛等不同,但均属邪热(痰、湿)内扰的里实热证,故均可出现滑数脉。可见脉象在一定程度上反映了病症的病理特点,虽然,脉象对疾病的诊断上无明显的特异性,但对证的诊断和鉴别诊断具重要意义。

二、阐述病机

病机是指疾病发生发展的原理,说明疾病过程中的邪正盛衰,阴阳、表里、寒热、虚实属性及其相互关系。由于脉象随着病机而变化,而且常出现在其他症状之前。所以脉诊是辨析病情、推测病机的一个重要的内容,及时观察脉象的动态,就可以掌握疾病的特性及其变化的规律。

(一)以脉象阐明病机

在中医文献中,常有症状简略而脉象具体,以脉象来阐明疾病机制的内容。如《伤寒论·辨脉法》曰:"脉浮而紧,浮则为风,紧则为寒,风则伤卫,寒则伤荣,荣卫俱病,骨节烦痛。"此文以脉象浮紧的形成原理,来解释"骨节烦痛"的病机是由风邪袭表,寒邪入络,血脉收引,经气失宣所致。《金匮要略·胸痹心痛短气病脉证并治第九》曰:"脉阳微阴弦,即胸痹而痛,所以然者……阴弦故也。"文中脉阳微阴弦是指关前(寸部)脉微弱,关后(尺部)脉弦急,阳微为胸阳不足,阴弦为阴邪内盛,二者结合,上焦阳虚,下焦阴邪乘虚冲逆于上,导致胸痹而痛。概要地论述了胸痹的发病机制。

(二)从脉、证的综合比较阐明病机

《金匮要略·水气病脉证并治第十四》:"师曰:病有风水,有皮水,有正水,有石水,有黄汗。风水其脉自浮,外证骨节疼痛,恶风;皮水其脉亦浮,外证胕跗肿,按之没指,不恶风,其腹如鼓,不渴当发其汗。正水其脉沉迟,外证自喘;石水,其脉自沉,外证腹满不喘,……",以浮沉二脉及兼证,分析表水、里水两类的病机不同。前者为外邪袭表,肺卫失宣,水气不通而为水肿,病邪在表故脉浮;后者由阳虚里寒,水气不化,病在里故脉沉。

仲景脉法中亦常以阴阳相对论为基础的方法,分析脉象与病机,对疾病的发展作出预测。《伤寒论·辨脉法》指出"凡阴病见阳脉者生;阳病见阴脉者死",此文表明阴病(里寒证)出现阳脉时,机体的阳气充盛,正能胜邪,所以预后良好,反之邪实正虚,正不敌邪,预后险恶。

(三)从脉象变化的程度说明病机

前人常以平人(健康者)的脉息为标准,判断病变的程度,推测发病的机制。《素问·平人气象论》:"人一呼脉再动,一吸脉亦再动,呼吸定息,脉五动,闰以太息,命曰平人,平人者不病也。常以不病调病人……,人一呼脉一动,一吸脉一动曰少气,人一呼脉三动,一吸脉三动而躁,尺热(前臂内侧皮肤热)曰病温,尺不热脉滑曰风,脉涩曰痹,人一呼脉四动以上曰死,脉绝不至曰死,乍疏乍数曰死。"以上提示:脉动过缓为心气不足;脉动过数多由风热之邪扰动气血;脉涩不畅为血脉痹阻等病机。此外,还有以自身对照的方法,推测病机及其变化的程度。《素问·三部九候论》:"九候之相应也,上下若一,不得相失,一候后则病,二候后则病甚,三候后则病危。所谓后者,应不俱也",即遍诊全身九个部位的脉动,可以比较全面地了解全身的气血情况,气血运行障碍可以导致相应部位脉象的"不相应"。所以观察九候脉象的相应性可以推测全身气血的情况及其相应的病理变化。

三、指导治疗

(一)对准下药

脉证合参明辨病机,对确定治则、选方用药有着举足轻重的作用。如咳嗽一证(病),因其病因病机不同,就有多种治疗方法。《金匮要略·肺痿肺痈咳嗽上气病脉证治第七》:"咳而脉浮者,厚朴麻黄汤主之;脉沉者,泽漆汤主之"。《金

匮要略·痰饮咳嗽病脉证并治第十三》："咳家其脉弦,为有水,十枣汤主之。"上述三种治疗方法的主要依据是脉象。脉浮者为饮邪上逆,病位偏表,病势趋上,故用厚朴麻黄汤宣肺化饮,降逆平喘;脉沉者病在里,沉脉又主水邪,故用泽漆汤逐水通阳,止咳平喘;弦脉主痰饮,故用十枣汤攻逐水饮,使邪去而咳自平。又如《金匮要略·疮痈浸淫病脉证并治第十八》："肠痈者,少腹肿痞,按之痛如淋,小便自调,时时发热,自汗出,复恶寒,其脉迟紧者,脓未成,可下之当有血,脉浮数者脓已成不可下也。大黄牡丹汤主之",以迟紧、洪数两种脉象的对比,推测肠痈成脓与否,确定治疗方法,在当今阑尾炎的非手术疗法观察中,仍有参考意义。

(二)谨防误治

根据脉象可以明察病机对准下药,防止误诊或错治,避免医疗事故的发生。如《伤寒论·太阳病》曰:"太阳中风脉浮紧,发热恶寒身疼痛,不汗出而烦躁者,大青龙汤主之;若脉微弱,汗出恶风者,不可服之。"指出脉浮紧,不汗出而烦躁为表寒里热的实证,应投以解表清热之重剂方可解除;脉微弱为里虚之候,不可用大青龙汤峻汗之剂,若犯此禁则有厥逆、筋惕肉瞤之变。此外,尚有"尺中脉迟不可发汗"尺脉迟提示阴血少,强发其汗,更伤津血;指出脉微为阳气虚,强发其汗引起亡阳;尺脉弱涩为阴血虚,泻下伤阴,导致亡阴,均为误治的严重后果等。以上诸条,临床上均可引以为戒。

四、推断预后

通过诊脉判断病情的轻重,观察疗效的好坏,可以推测预后的吉凶,"视死别生"并不仅是坐视待毙,更重要的是及时接受治疗后从脉象反馈的信息,随时修正原有的诊疗方案,采取有力的治疗措施,使疾病早日康复。

《素问·玉机真藏论》曰"脉从四时,谓之可治,脉逆四时为不可治。春夏而脉沉涩,秋冬而脉浮大名曰逆四时也。""病热脉静,泄而脉大,脱血脉实,病在中脉实坚,病在外脉不实坚者,皆难治。"

《伤寒论·辨脉法》又提出了以脉辨生死吉凶的总则,多适于久病、难病的辨证时参考。

(一)脉象与疾病的新旧相应

新病多实,久病多虚,久病不愈为正虚而余邪不盛,见弱脉为常情,故曰顺;反见实脉为余邪未清复感新邪,邪实正虚,正难胜邪之象故为逆。所以预后凶险。《金匮要略·痰饮咳嗽病脉证并治第十二》曰:"久咳数岁,其脉弱者可治,实大数者,死"。此证类似老年慢性支气管炎,继发感染患者,咳嗽痰多伴脉象弦滑而数者,病情复杂为难治。

(二)脉无胃气者预后多凶

人以水谷为本,脉以胃气为本,故脉象有无胃气,对判断病情吉凶是至关重要的。《素问·玉机真藏论》曰:"见真藏曰死。五藏者皆禀气于胃,胃者五藏之本也,……故邪气胜者,精气衰也,故病甚者,胃气不能与之俱至于手太阴,故真藏之气独见,独见者病胜藏也,故曰死。"《金匮要略·五脏风寒积聚病脉证并治第十一》曰:"肺死脏,浮之虚,按之弱如葱叶,下无根者,死","肝死脏,浮之弱,按之如索不来,或曲如蛇行者,死","心死脏,浮之实,如麻豆,按之益躁疾者,死"。以上列举诸条死脉,都具有不充实、不流利、无和缓从容之势,是脉无胃气的表现。均出现在病情危重阶段。

(三)脉证不符为凶

病脉和症状同样是机体病变过程中出现的征象,二者通常反映一致的病理属性。若脉与证不一致,则表示病情比较复杂,治疗比较困难。如大出血后脉象虚细或微弱,是气随血脱、气血二虚的征象,治以益气摄血之剂,有望止血复元。若脉反洪大,则提示血热气盛或元气外脱,血涌难堵,恐有暴脱之危。《素问·玉机真藏论》概括指出:"病热脉静,泄而脉大,脱血脉实,病在中脉实坚,病在外脉不实坚者,皆难治"。

(四)脉与形气相失为病

《素问·三部九候论》曰:"形盛脉细,少气不足以息者危。形瘦脉大,胸中多气者死。形气相得者生,参伍不调者病。三部九候皆相失者死,上下左右之脉相应如参舂者病甚,上下相失不可数者死。中部之候虽独调,与众藏相失者死。中部之候相减者死。"说明虽人体有强弱之别,形有盛瘦之差,然形气与脉相应者为不病,或病而易治。反之,形脉相失,上中下三部脉象参伍不调,上下左右脉不相应,至数错乱不可数者,为病甚或死证。

综上所述,可以了解中医所谓"脉因证治"中的"脉"放在首位的意义,是为了突出脉诊的重要性,通过认真的诊脉、辨脉才能得知发病的原因和病变的机制,明确病症的归属,确定治疗方案。

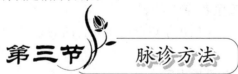

第三节 脉诊方法

脉诊包括诊脉和辨脉两方面内容。诊脉是医生用手指感知脉动形象的操作过程,又称切脉、候脉。对脉象信息进行分析和辨识的过程称为辨脉。诊脉首先要有聚精会神的心态和认真仔细的工作态度,同时要求正确地掌握取脉的部位、切脉的指法和时间等方面,方可获得真实的脉象信息;同时辨脉必须熟悉中医基础理论,掌握辨脉要领,才能辨识脉象,明晰脉理。

据文献查考,《黄帝内经》成书正处于脉诊的形成阶段,故书中记载了当时不同学派的诊脉方法,包括诊脉的部位、指法及辨别脉象方法等,不但具有经典性,还有一些独具一格的特点,对后世脉法的发展有一定影响。历代医家又在长年的临床实践中不断充实、发展和精选,保留了不少宝贵的资料,值得我们学习、运用和开拓。

一、诊脉部位

现代生理学证实,人体不同部位的脉搏波其形态不同,如离心较近的颈动脉波与远离心脏的股动脉波、足背动脉波相比,远端动脉脉搏波出现锐化的趋势,称为动脉脉搏波的畸变。古人虽未曾具体观察和描述过这种现象,但认为各部脉象受局部经络以及所络属的内脏功能的影响,凭切脉指感已发现不同部位的脉象不完全相同,所以,提出要进行分部诊脉或选择几个部位的脉象进行比较,这就成为多种诊脉方法的依据。

诊脉的部位其实代表了一种诊脉方法,例如:十二经诊法、三部九候诊法和人迎寸口诊法等,都是以不同的取脉部位而命名的。现将常用脉法作重点介绍。

诊脉部位历来就有多种。《素问·三部九候论》有三部九候诊法;《灵枢·终始》提出人迎寸口相参合的诊法,还有《素问·五脏别论》提出独取寸口可以诊察全身状况的论述。汉·张仲景吸取人迎、寸口脉相比较的方法,在《伤寒杂病论》中常用寸口趺阳或太溪脉的诊法。"独取寸口"的理论,经《难经》的阐发,到晋·王叔和的《脉经》,不仅理论上已趋完善,方法亦已确立,从而得到推广运用,直至当今还是中医临床不可缺少的、重要的诊法之一。

(一)寸口诊法

寸口又称气口或脉口。寸口诊法是指单独切按桡骨茎突内侧的一段桡动脉的搏动形象,以推测人体生理、病理状况的一种诊察方法。

寸口脉象为什么能反映五脏六腑的病变?《素问·五脏别论》说:"胃为水谷之海,六腑之大源也,五味入口,藏入胃以养五脏气,气口亦太阴也。是以五脏六腑之气味,皆出于胃,变见于气口。"《难经·一难》又指出:"十二经脉中皆有动脉,独取寸口,以决五脏六腑死生吉凶之法,何谓也?然,寸口者,脉之大会,手太阴之动脉也。"以上表明独取寸口的道理,一是由于寸口位于手太阴肺经的原穴部位,是脉之大会。手太阴肺经起于中焦,所以,在寸口可以观察胃气的强弱;二是脏腑气血皆通过百脉朝会于肺,所以脏腑的生理病理变化能反应于寸口脉象。

寸口脉分为寸、关、尺三部(见图1-7-1)。通常以腕后高骨(桡骨茎突)为标记,其内测的部位为关,关前(腕侧)为寸,关后(肘侧)为尺。两手各有寸、关、

129

尺三部,共六部脉。桡骨茎突处的桡动脉行径比较固定,解剖位置亦比较浅表,毗邻组织比较分明,诊脉方便,易于辨识,故为诊脉的理想部位。

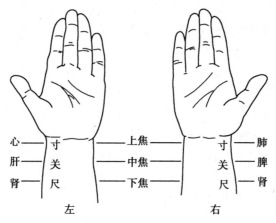

图1-7-1 寸口脉寸、关、尺三部图

寸关尺三部又可施行浮、中、沉三候。《难经·十八难》说:"三部者,寸、关、尺也;九候者,浮、中、沉也。"由此可见,寸口诊法的三部九候和遍诊法的三部九候名同而实异。

关于寸关尺分候脏腑的问题,根据文献记载有几种不同的说法,具有代表性的意见(见表1-7-2)。

表1-7-2 寸、关、尺分候脏腑

医家	左　手						右　手					
	寸		关		尺		寸		关		尺	
王叔和	心	小肠	肝	胆	肾	膀胱	肺	大肠	脾	胃	肾	膀胱
孙思邈	心		肝		肾		肺		脾		肾	
李中梓	心	膻中	肝	胆	肾	小肠膀胱	肺	胸中	脾	胃	肾	大肠
张介宾	心	心包	肝	胆	肾	膀胱大肠	肺	膻中	脾	胃	肾	小肠三焦命门

从上表可以看出,寸口六部脏腑分候中,五脏相应的定位是一致的,主要分歧在六腑。产生分歧的主要原因不外两个方面,一是根据脏腑经络相表里的关系,把肺与大肠同定位于右寸,心与小肠同定位于左寸;另一种是根据脏腑的解剖位置,"尺主腹中"所以把大小肠定位在尺部;将尺部定为三焦的仅个别医家的意见。现在临床上大致认为:左寸候心,右寸候肺,并统括胸以上及头部的疾病;左关候肝胆,右关候脾胃,统括隔以下至脐以上部位的疾病;两

130

尺候肾,并包括脐以下至足部疾病。这种寸口脉法的脏腑相应定位,在临床实践中积累了丰富的经验。但是,其中还存在着不少理论和实际问题,有待进一步研究。

寸口脉象主病的意义在临床上通常用"独异"主病的概念。即首先综观三部脉的共同特征,了解脉象变化与病性病位的关系,如:弦主肝病,濡主脾病,洪数多主热证,沉紧多主寒证等,然后再比较六部脉象,是否在某一部位有独特的变化,根据脏腑与寸口脉相应的关系,推测发病部位。此外,也有不分寸、关、尺,但以浮、中、沉分候脏腑的方法,如以左手浮取候心,中取候肝,沉取候肾;右手浮取候肺,中取候脾,沉取候肾(命门)。

(二)三部九候诊法

《素问》三部九候诊法,又称为遍诊法,是遍诊上、中、下三部有关的动脉。上为头部、中为手部、下为足部。在上、中、下三部又各分为天、地、人三候,三三合而为九,故称为三部九候诊法(见表1-7-3)。

表1-7-3　遍诊法诊脉部位及临床意义

三部	九候	相应经脉和经穴部位	所属动脉	诊断意义
上部(头)	天	手少阳经(额动脉)太阳穴	颞浅动脉	候头角之气
	地	手阳明经(颊动脉)巨髎穴	面动脉	候口齿之气
	人	手少阳经(耳前动脉)耳门穴	颞浅动脉	候耳目之气
中部(手)	天	手太阴经　太渊、经渠、列缺穴	桡动脉	候肺
	地	手阳明经　合谷穴	拇主要动脉	候胸中之气
	人	手少阴经　神门穴	尺动脉	候心
下部(足)	天	足厥阴经　五里/太冲穴	蹠背动脉	候肝
	地	足少阴经　太溪穴	胫后动脉跟支	候肾
	人	足太阴/足阳明经　箕门/冲阳穴	股动脉/手背动脉	候脾(胃)

上部天是指两侧颞动脉,可以反映头额及颞部的病痛;上部人是指耳前动脉,可以了解目和耳的情况;上部地,是指两颊动脉,可以了解口腔和牙齿的情况。中部天,是手太阴肺经的动脉处,可候肺气;中部人,是手少阴心经的动脉处,可候心气;中部地,是手阳明大肠经的动脉处,候胸中之气。下部天,是足厥阴肝经的动脉处,候肝气;下部人,是足太阴脾经或足阳明胃经的动脉处,候脾胃之气;下部地,是足少阴肾经的动脉处,候肾气。诊察这些脉动部位的脉象,可以了解全身各脏腑、经脉的生理病理状况。《素问·三部九候论》说:"人有三部,部有三候,以决死生,以处百病,以调虚实,而除邪疾。"可见三部九候诊法是一种最古老的诊脉方法,其意义是何处脉象有变化,便可提示相应部位、经络、脏腑发生病变的可能,而不是用一处或几处脉象来测知全身情况。(见图1-7-2)

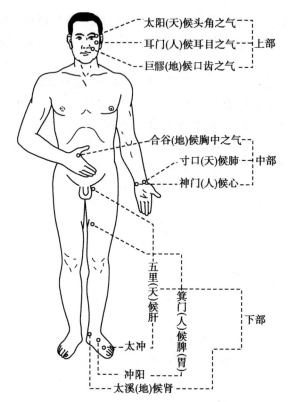

132

图 1-7-2 三部九候遍诊法示意图

(三) 人迎寸口诊法

人迎寸口诊法,是对人迎和寸口脉象互相参照,进行分析的一种方法。《灵枢·终始》提出:"持其脉口(寸口)人迎,以知阴阳有余不足,平与不平。"寸口主要反映内脏的情况,人迎(颈总动脉)主要反映体表情况,这二处脉象是相应的,来去大小亦相一致。按照《黄帝内经》的认识,在正常情况下,春季人迎脉稍大于寸口脉;秋冬季寸口脉稍大于人迎脉。如果人迎脉大于寸口脉一倍、二倍、三倍时,疾病由表入里,并说明表邪盛为主,如人迎脉大于寸口脉四倍,大而数者称为"外格",是危重的证候。反之,寸口脉大于人迎脉一倍、二倍、三倍时,为寒邪在里,或内脏阳虚,寸口脉四倍于人迎脉者名为"内关",脉象大而数者亦为危重征象。人迎寸口诊法是用二部相互参照来进行诊断,它比遍诊法简单。

(四) 仲景三部诊法

张仲景在《伤寒杂病论》中常用寸口、趺阳、太溪三部诊法。其中以寸口脉候脏腑病变,趺阳脉候胃气,太溪脉候肾气(见表 1-7-4)。现在这种方法多在寸口无脉搏或者观察危重病人时运用。如两手寸口脉象十分微弱,而趺阳脉尚

有一定力量时,提示患者的胃气尚存,尚有救治的可能;如趺阳脉难以触及时,提示患者的胃气已绝,难以救治。(见图1-7-3)

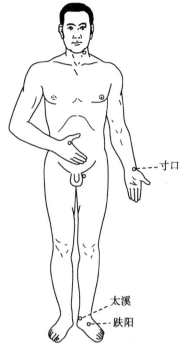

寸口

太溪
趺阳

图1-7-3　仲景三部脉法示意图

表1-7-4　三部诊法定位及临床意义

三部	相应经脉和穴位	所属动脉	临床意义
上	足阳明经　人迎穴	颈总动脉	候胃气
中	手太阴经　太渊、经渠	桡动脉	候脏腑
下	足阳明经　冲阳穴	足背动脉	候胃气

(五)十二经诊法

十二经脉诊法是最古老的遍诊方法。由于十二经每条经脉都有动脉(搏动之处),每条经的动脉都可反映本经及络属脏腑的病变,即某一局部的脉象变化,只能反映机体相应部位脏腑、经络、器官的病变。因此,通过诊察十二经动脉的搏动情况(又称脉动)的方法,可以了解十二经脉之间,以及经络脏腑之间的相互联系,及其生理病理情况。一般取手足三阴三阳十二经脉中的原穴或俞穴,比较浅表、具有代表意义、比较容易诊察(切、摸)的动脉部位。如有:太渊(手太阴肺经),阳溪(手阳明大肠经),阴郄(手少阴心经),冲阳(足阳明胃经),冲门

（足太阴脾经），太溪（足少阴肾经），悬钟（足少阳胆经），太冲（足厥阴肝经）等。这种脉法主要是诊察脉搏至数、脉体大小、脉的搏动等情况（见图1-7-4）。若不符合经脉搏动的"正常情况"，则反映该相应脏腑有病，如《素问·大奇论》指出五脏脉（亦包括膀胱、胃等腑）表现不同，其主病亦不同；《灵枢·邪气脏腑病形论》详细阐述了五脏脉急甚、微急、缓甚、微缓，大甚、微大，小甚、微小，滑甚、微滑，涩甚、微涩各所主的不同病症；《素问·脉要精微论》也论述了五脏与胃脉搏坚而长（实证）与软而散（虚证）所主的不同病症。

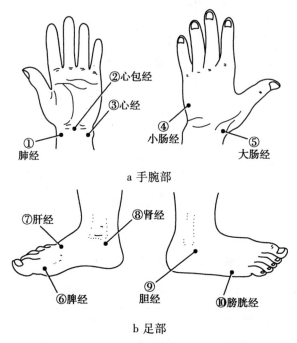

a 手腕部

b 足部

图1-7-4　十二经诊法部位图

　　除上述常用穴位外，足阳明经的人迎、虚里、跌阳穴；手太阴经的尺泽、经渠、列缺穴等穴位均可作观察。总之，在经络上选取脉动部位进行诊察，以脉动的异常变化，如脉动过大、过小；该动不动（脉动微不应指）、不该动而动（脉动浮大超常）；上下、左右的脉动不对称等异常程度，推测疾病的情况，近人研究创制的十二经穴生物电测评仪，作为健康检测的新型仪器，其原理可能是从这里开启的。

　　（六）脐下动脉诊法

　　这是据《难经》"肾间动气"之说，而提出的一种诊法。《医学正传》曰："肾间动气者，脐下气海，丹田之地也。凡见人之病剧者，人形羸瘦，大肉已脱，虽六脉平和，犹当诊足阳明之冲阳，足少阴之太溪。二脉或绝，查候脐下肾间动气，其或动气未绝,尤有可生之理,动气如绝,虽三部平和,其死无疑,医者岂可不详察乎?"脐下动气是腹主动脉的搏动,一般平身仰卧时,在脐周上下部位可以摸到,如腹壁厚实者,以屈膝仰卧位时腹壁松弛,更易清楚触及,应指范围如拇指大小。如三部脉不应指,脐下动气微弱欲绝,提示元气衰败,命在淹淹;反之,脐下脉气过于盛大,亦有气血逆乱之凶兆。参考"切诊篇"提到的腹主动脉瘤病案。更加体会到在寸口脉象异常时,有必要参合脐下动气、下肢"三脉"(趺阳、太溪、太冲)等脉法综合观察,才能得到更全面、有效的诊断。

二、诊脉方法

(一)指法

诊脉的指法是指医生诊脉的操作方法,正确运用指法可以获取比较丰富的脉象信息。

诊脉指法要领概括地说有:三指平齐(食、中、无名指)、中指定关,以指目按脉脊,运用举、按、寻、循、推,总按、单诊等指法。

三指平齐是指诊脉者的手指指端要平齐,手指略呈弓形倾斜,与受诊者体表约呈45°左右为宜,这样的角度可以使指目紧贴于脉搏搏动处。指目即指尖和指腹交界棱起之处,与指甲二角在指腹面连线之间的部位(见图1-7-5),形如人目,是手指触觉较灵敏的部位。指目便于推移,以寻找指感最清晰的部位,并

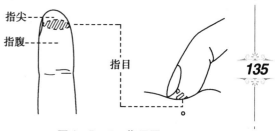

图1-7-5　指目图

调节适当的指力。如脉象细弱时,手指着力点可偏重于指目前端;脉象粗大时,着力点可偏重于指目后端。指尖的感觉虽灵敏,但因有指甲,不宜垂直加压。指腹的肌肉较丰厚,用指腹切脉有时会受医者自身手指动脉搏动的干扰,容易产生错觉。所以诊脉时三指平按或垂直下指都是不合适的。

三指并齐下指时,先以中指按在掌后高骨内侧动脉处,称为中指定关,然后用食指在关前(远心端)定寸,用无名指按在关后(近心端)定尺。正常人寸、关、尺三部脉象的脉位深浅和脉力大小略有不同,因此,医生诊脉时按寸关尺的手指应该相对固定,有利于熟悉和掌握正常人三部脉象的各种特征,然后才有可能敏锐地觉察脉象的异常变化。

切脉时还要注意布指的疏密,布指要与患者手臂长短和医生的手指粗细相适应。病人的手臂长或医者手指较细者,布指宜疏,反之宜密。小儿寸口部位甚短,一般多用"一指(拇指或食指)定关法",而不细分寸、关、尺三部。

常用指法有举、按、寻、循、推等,兹将常用指法介绍于下(见图1-7-6):

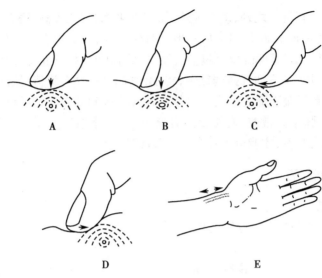

图 1-7-6 A. B. C. D. E 指法图

A. 举；B. 按；A~D 寻；E. 循

1. 举法　是指医生的手指用较轻的力按在寸口脉搏跳动部位，以体察脉象。用"举"的指法取脉象称为"浮取"。

2. 按法　是指医生手指用力较重，甚至按到筋骨以体察脉象。用"按"的指法取脉象称为"沉取"。

医生手指用力适中，按至肌肉以体察脉象的方法称为"中取"。

3. 寻法　寻是寻找的意思，医生往往用手指从轻到重，从重到轻，左右推寻或在寸关尺三部指指交替，仔细找寻脉动最明显的部位，或调节最适当的指力，统称寻法，以捕获最丰富的脉象信息。

4. 循法　即用指目沿脉道的轴向上下指指相移的诊脉法，以体会脉动应指范围的长短和脉搏来势的虚实。

5. 推法　推为推动、移动的意思，推法即指目对准脉脊后，顺应脉搏的动势，左右内外微微推动，以进一步体会脉管的可移动性，顺应性和脉力趋势。

6. 总按　即用三指同时用力诊脉的方法，从总体上辨别寸关尺三部和左右两手脉象的形态、脉位的浮沉等。总按时一般指力均匀，但亦有三指用力不一致寻求三部最佳指感。

7. 单诊　用一个手指诊察一部脉象的方法。主要用于分别了解寸、关、尺各部脉象的形态特征。

上述诸多指法是切脉时基本的方法，实际运用中应根据需要灵活、交替使用，这样才能从不同的角度和条件下获取更多的脉象信息，有助于提高临床诊断的效果。迄今中医临床上，脉象诊断主要靠医生的手指感觉，手指的感知度和分辨力反应了医生的临床经验和诊断水平。掌握切脉技能是有一定难度的,正如王叔和所说"心中易了,指下难明",笔者体会是,即使在理论上很熟悉了,但在实际操作中还会模糊不清,抓不到脉象的主要特点,而不能成为辨证的有力佐证。因此,初学者应在掌握脉学理论的基础上,加紧指法练习,提高指感的灵敏度。早在《韩氏医通》中曾提出过模拟教学法,"初学切脉,覆药罗,画三部于绢上,教者衬以琴验弦,以小粟验滑,以刮竹验涩,以截葱管验芤,以败絮验濡,任意手法,令学者轻重按之,消息寻取,久久自真"。现在,我们已用脉象图信息还原的方法,通过仿生模拟,研制出脉象模拟装置,可以使常见十六种脉象,在模型手的寸口部位,实现指感和脉象图的重演,为脉诊教学提供了较好的教具(参考《现代中医脉诊学》第二篇脉象模拟装置章)。但是,更加确实可行的是在人体上反复体会,先多体验健康人的脉象,然后再诊病人脉象就容易领悟,即所谓"知常识变"("比较认识")的学习方法。总之,习医者是在已经形成的理性认识指导下的,必经感性认识的实践和积累过程,实践是产生灵感的基础,只有痛下苦功,刻意精研,反复练习,知识会自然增多,诊脉技能亦会逐步提高。

(二)平息和体位

平息是要求医者在诊脉时保持呼吸调匀,清心宁神,以自己的呼吸来计算病人的脉率。平息的主要意思有二:一是以医生的一次正常呼吸为时间单位,来检测病人的脉搏搏动次数,如《素问·平人气象论》说:"人一呼脉再动,一吸脉亦再动,呼吸定息,脉五动,闰以太息,命曰平人。平人者,不病也。常以不病调病人,医不病,故为病人平息以调之为法"。正常人呼吸每分钟16~18次,每次呼吸脉动4次,间或5次,正常人的脉搏次数为每分钟72~80次,由此可见,凭医生的呼吸对病人的脉搏进行计数的方法是有实用价值的。另一方面,诊脉时平息,有利于医生的思想集中和专一,可以仔细地辨别脉象。在诊脉时最好不要参入问诊,避免患者由情绪的波动引起脉象变异等。

诊脉时病人的正确体位是正坐或仰卧,前臂自然向前平展,与心脏置于同一水平,手腕伸直,手掌向上,手指微微弯曲,在腕关节下面垫一松软的脉枕,使寸口部充分伸展,局部气血畅通,便于诊察脉象。如果是侧卧,下面手臂受压;或上臂扭转;或手臂过于高或过于低,与心脏不在一个水平面时,都可以影响气血的运行,使脉象失真。《医存》说:"病者侧卧,则在下之臂受压而脉不行;若覆其手,则腕扭而脉行不利;若低其手则血下注而脉滞;若举其手,则气上窜而脉弛;若身覆则气压而脉困,若身动则气扰而脉忙"。因此,诊脉时必须注意病人的体位,只有采取正确的体位,才能获得比较准确的指感。

(三)诊脉时间

诊脉的时间,以清晨(平旦)未起床、未进食时为最佳。由于脉象是一项非常灵敏的生理信息,它的变化与气血的运行有密切关系,并受饮食、运动、情绪等方面因素的影响。清晨未起床、未进食时，机体内外环境比较安定，脉象能比较真实地反映机体的基础生理情况，同时亦比较容易发现病理性脉象。《素问·脉要精微论》说："诊法常以平旦，阴气未动，阳气未散，饮食未进，经脉未盛，络脉调匀，气血未乱，故乃可诊有过之脉。"指出清晨是诊脉的理想时间。但这样的要求一般很难做到，特别是对门诊、急诊的患者，要及时诊察病情，就不能拘泥于平旦，但必须要让病人在比较安静的环境中休息片刻，以减少各种因素的干扰，这样诊察到的脉象才比较真实。

每次诊脉的时间至少应在一分钟以上，一则有利于仔细辨别脉象的节律变化，再则切脉时初诊和久按的指感有可能不同，对临床辨证有一定意义。所以切脉时间应适当地延长。

三、辨脉方法

手指感知的脉搏形象千姿百态，远远不止现已定名的二十八脉或三十二种，很多脉象有形无名，亦有许多脉名和脉象交叉重叠的现象。虽然这些脉象如何称谓尚可不必拘泥，但这些脉象提示什么？属于生理现象还是病理变化？反映哪些与疾病有关的问题？这些都需要通过辨别、分析而掌握的。周学海说："求明脉理者，须先将位、数、形、势讲得真切，各种脉象了然，不必拘泥脉名。"所以，辨脉必须注重三个方面：从脉象的胃、神、根辨别脉的"常"和"变"；从寸口脉的齐变和独异辨别疾病的部位和性质；从脉象的位、数、形、势分辨脉的形态特征。以下主要对下述问题展开讨论。

（一）从脉象的"胃"、"神"、"根"辨别脉的常和变

1. 胃　亦称胃气。中医诊断学中的胃气，主要反映了脾胃运化功能的盛衰和营养状况的优劣。古人称脾胃为"水谷之海"，"气血生化之源"，"后天之本"。而脾胃的这种功能通过经络气血变见于寸口的脉象之中，所以，《素问·平人气象论》指出："人以水谷为本，脉以胃气为本"，有胃则生，无胃则死。

脉有胃气的特点是什么？根据文献记载，概括地说，有胃气，即指脉象有中庸和畅之意。中庸为不偏不颇、无过不及、从容中道的意思；和畅则为调和畅达的意思。如《素问·玉机真藏论》说："脉弱以滑是有胃气。"滑为流利畅达之意；《灵枢·终始》说："邪气来也紧而疾，谷气来也徐而和。"指出脉有"胃气"的特点是徐和从容。载同父亦曾对"胃气"作过具体的描述："凡脉不大不细，不长不短，不浮不沉，不滑不涩，应指中和，意思欣欣难以名状者为胃气"，此文为有胃气的脉象又补充了"中和"的特点。综上所述，脉有"胃气"的表现是：①脉位居中，不浮不沉；②脉动调匀，不快不慢；③脉力充盈，不强不弱；④脉道适中，不大不细；⑤脉势和缓，从容流利。

而其中最主要的是和缓从容、流利。尽管人体存在个体差异，或在不同条件

下,脉象形态出现变化,但只要兼有和缓从容、流利的指感,就是有胃气之脉,有胃之脉即称为平脉。缺少胃气的脉为病脉,曰:"胃少为病"。失去胃气的脉为死脉,曰"无胃为死",是病情危重时的脉,又称真藏脉。

《素问·平人气象论》、《素问·玉机真藏论》从四季脉象的动态变化以及五脏主脉中阐述平、病、死脉的特征,及胃气为本的意义。如弦脉端直以长,轻柔滑利,如揭长竿末梢,是谓"弦之平脉";脉来盈实而滑,如循长竿,缺少轻柔和缓的指感,为"弦之病脉";脉来劲急,如张弓弦,甚则如循刀刃而无和缓的感觉,即谓"弦之死脉"等。

观察脉象有无胃气,对判断病情的轻重和邪气的进退有一定的意义。正如《景岳全书》所说:"欲察病之进退凶吉者,但当以胃气为主。"观察的方法是运用比较的方法。如果顷刻之间,脉初急后缓和,是胃气来复;初缓后急者,是胃气衰退。这是辨别、观察胃气盛衰存亡,判断邪正进退的方法。

2. 神　神是人体生命活动的综合反映。是对人体生命现象的高度概括。在脉诊中亦贵有神,张景岳曰:"善为脉者,贵在察神,不在察形。察形者,形千形万不得其要,察神者,惟一惟精,独见其真。"可见诊脉时,于脉中求神,亦是不可忽视的要领。

脉有神气的表现首先是有胃气,《医原》曰:"有胃即是有神",《三指禅》亦曰:"缓即为有神。"所以,脉之有神,体现在脉有胃气的基础上,即脉来和缓之中更具:有力、有序的特征。如李东垣曰:"脉中有力,即有神也。"陈士铎认为至数匀齐亦是脉有神气的主要标志,其曰:"按指之下,若有条理先后秩然不乱者,此有神之至也;若按指充实而有力者,有神之次也;其余按指而微微鼓动者,亦谓有神。"总之,神气反映在脉象方面主要是:①应指有力,从容柔和;②井然有序,节律整齐。亦就是说不论脉象形态各异,必须具有"有力"、"有序"的特点,方为脉有神气。譬如,弦实之中仍有柔和,微弱之中不失有力,并且脉位居中,应指圆滑,从容活泼,条理秩然而不乱,多谓脉有神气。

神气盛衰对临床辨证有重要意义,但观察脉神必须与全身情况结合,如病人形神充沛,虽见脉神不振,尚有挽回之望;若形神已失,虽脉无凶候,亦不能掉以轻心。

3. 根　脉之根反映人体的肾气。肾乃先天之本,为生命活力的源泉。早在《难经》时期就有提出,"上部无脉,下部有脉,虽困无能为害,夫脉之有根,犹树之有根,枝叶虽枯槁,根本将自生。"所以,脉之有根与否,是肾中元气盛衰的重要标志。肾气不绝,生机尚存,能使邪祛病安;若久病及肾,本元亏乏,虽有灵丹妙药,亦总难起沉疴。

脉之有根,主要反映在尺脉有力,或沉取不绝。《医宗必读》曰:"两尺为肾部,沉候之六脉皆肾也。然两尺之无根与沉取之无根,总之,肾气绝也。"所以,有"尺以候肾"、"沉取候肾"的说法。但是,临床亦不能单凭脉象论证。

总之,辨脉要素胃、神、根,三者合为一体,是人体脏腑气血功能正常的反映,三者共存为"常",即正常脉;三者不具为"变",是反映病变的异常脉。

(二)从脉象的位、数、形、势辨别脉象形态特征

将在《脉象特征和表述方法》节讨论。

(三)辨寸口脉的"齐变"和"独异"推测病变的性质和部位

人体在正常情况下,脉象与年龄相关,并受季节和外界条件的影响,产生有规律的变化,显示出它固有的特征。并且正常人两手寸口六部脉象大体是一致的。在疾病过程中,脉象变化往往可以出现两种情况:一是六部脉象同时出现异常,如六脉浮大、沉细、弦数、涩迟、结代等称为"齐变"。此类变化往往反映整体受邪,阴阳、气血、脏腑等功能变化,或反映疾病的性质;二是两手六部脉中,某一部的脉象异于其他部位,这种现象称为"独异"。脉象独异的部位,往往与其对应的脏腑、肢体有关。独大为实证,独小为虚证。

(四)掌握八纲脉

阴阳、表里、寒热、虚实八纲,执简驭繁地概括了临床错综复杂的病理现象,是中医辨证的基础。在八纲辨证中,脉诊是一项重要的指标,掌握八纲脉和八纲辨证,就可以了解中医辨证的一般规律和方法。

1. 阴阳纲脉 《黄帝内经》曰:"善诊者,察色按脉,先别阴阳。"阴阳是"八纲"的总纲,可分辨疾病的类别。表证、实证、热证属阳;里证、虚证、寒证属阴。以脉象而言,浮、大、数、滑之类属于阳脉;沉、细、迟、涩之类属于阴脉。

2. 表里纲脉 表证的脉象多浮而有力(紧/数);里证的脉象多沉。表证到一定阶段还可以向里证转化,而脉象由浮数转为平缓,这是证型转化的重要标志。

3. 寒热纲脉 寒证的脉象多见沉、迟、紧、弱等;热证的脉象多见数、洪、滑、实等。寒热夹杂、寒热转化的现象,尤其在辨别寒热真假时,必须重视辨脉。

4. 虚实纲脉 虚证的脉象多见微、细、弱、短、濡等;实证脉象多见滑、实、长、洪等。虚实二证亦有错杂、真假的复杂情况,脉象是为辨证的主要依据。

(五)脉证合参

一般说,脉与一系列症状所反映的病理属性是一致的,可以用同一病机来解释,称为脉证相符(相应),相符者为顺证;但有时也可出现脉象与一系列症状属性不一致,甚至出现相反的情况,称为脉证不相符,脉证相反者为逆证。顺证病情比较单纯,治疗用药比较专一;逆证反映病情复杂,治疗时要兼顾邪正两方面的情况。

既然临床上有脉证不相符的情况,就增加了辨证的难度,如见脉证相反时,辨证中凭脉还是凭症?不少医家认为,脉证不一致时,必有"一真一假",医者必须从真舍假。但是，孰真？孰假？真假只能是辨证的结果，不可能是辨证的前提，所以还是要靠四诊合参，从病机上作详细分析，透过现象看本质。如证见腹部胀满，疼痛拒按，大便干结，舌红苔厚焦燥而脉迟，有的医家认为腑实（阳明腑实证）为真，脉迟为假象，用承气汤攻下为舍脉从证。但是，从病机上分析，证候为实热夹滞、壅阻胃肠，属里实热证的一般表现；迟脉多见于阴寒凝滞，气血失于温通所致的寒证，实际上，当邪热结聚，阻滞经隧，气血不畅时也可导致迟脉。因此，迟脉与腹满诸症状同样反映了实热积聚于里的病机。迟脉与里热积滞证同见，不能认为脉迟为假象，相反，更应重视实热积聚造成气血受阻的现象，亦须要攻泻里热积滞与利气活血兼治。

临床上出现脉证不一致的主要原因有三：

1. 脉象和症状各自反映机体在疾病过程中邪和正两方面的病理状况；

2. 脉证不一致情况，往往出现在患者自觉症状尚不明显，而脉象已有异常的情况。同样，当患者主诉喋喋不休，而脉无明显异常时，亦要注意患者的精神影响。配合心理治疗，谨防药过病所。

3. 特殊生理和病理原因造成的脉象异常。

总之，从整体观念出发，脉和证都是疾病本质的反映，脉证相应是疾病的一般规律；脉证不一致或相反是疾病的特殊规律，体现了人体疾病的复杂性。当脉、证二者不相应时，应当详细审察，弄清原因，切不可盲从或轻舍。

141

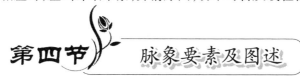

第四节　脉象要素及图述

脉象是手指感觉脉搏跳动的形象，或称为脉动应指的形象。脉象的辨识主要依靠手指的感觉，因此，学习诊脉要多练指感。通过反复操练，细心体察，可以对脉搏的部位、至数，力量和形态等方面，形成一个比较完整的指感。同时亦必须加强理性认识，只有从理论上掌握各种脉象的要素，再结合切脉的经验，才能比较清楚地识别各种不同脉象。

一、构成脉象的八个要素

脉象的种类很多，文献中常以位、数、形、势四个方面加以分析归纳。位是指脉动部位的浅深；数主要指脉动的频率和节律；形和势是指脉的搏动形态和趋势状态，形与势是难以分割的两个概念，它包涵着运动体的多种物理量，如脉动的轴向和径向力度；主要由心脏冲动、血液黏度和外周阻力影响所产生的流利度；由血管壁弹性和张力的影响而产生的紧张度等。近代通过对脉学文献的深入理解和实验研究的资料综合，可将构成各种脉象的主要因素，大致归纳为脉象的部位、至数、长度、宽度、力度、流利度、紧张度、均匀度八个方面。

脉位:指脉动显现部位的浅深。脉位表浅为浮脉;脉位深沉为沉脉。不浮不沉,脉位居中为平脉。

至数:指脉搏的频率。中医以一个呼吸周期为脉搏的计量单位。一呼一吸为"一息"。一息脉来四、五至为平脉,一息六至为数脉,一息三至为迟脉。

脉长:指脉动应指的轴向范围长短。即脉动范围超越寸、关、尺三部称为长脉,应指不及三部,但见关部或寸部者均称为短脉。

脉力:指脉搏的强弱。脉搏应指有力为实脉,应指无力为虚脉。

脉宽:指脉动应指的径向范围大小,即手指感觉到脉道的粗细(不等于血管的粗细)。脉道宽大的为大脉,狭小的为细脉。

流利度:指脉搏来势的流利通畅程度。脉来流利圆滑者为滑脉;来势艰涩,不流利者为涩脉。

紧张度:指脉管的紧急和弛缓程度。脉管绷紧为弦脉,弛缓为缓脉。

均匀度:均匀度包括两个方面:一是脉动节律是否均匀;二是脉搏力度、大小是否一致。一致为均匀;不一致为参差不齐。

掌握上述几项主要因素,就能执简驭繁,知常识变,逐步学会辨识各种脉象的形态特征。

二、脉象图述

长期以来,历代文献主要以语言、文字,通过比喻和描绘来叙述各种脉象的特征,例如,浮脉"如水漂木",芤脉"如按葱管",滑脉"如盘走珠"等等。虽然这些描述形象生动,亦为人们所熟悉,但在概念上尚不够明确和完整。如弦脉的脉象特征,有的形容为"如按琴弦",也有比喻为"如循长竿末梢"者,在反映弦脉端直以长的特性方面有相似之处,但琴弦和长竿的粗细、质地等方面均有不可比拟的方面,以致后学者往往容易产生误解,有人认为弦脉是粗大的,有人认为是细小的,为了弥补语言文字表达的不足,很早就有人用图表示意方法来表述各种脉象。如宋朝施发的《察病指南》(1241年),就是现存最早运用图解来说明脉象特征的,书中绘制脉象示意图33幅。之后明代张世贤著《图注脉诀》载七表八里九道脉图;明代沈际飞编著《人之脉影归指图说》,载有七表八里九道十六怪脉脉图。这些脉象示意图,比较形象地表述各种脉象的主要特点,对当时脉诊的传授和推广起了一定作用。近代刘冠军著《脉诊》一书,所绘制的示意图,吸取了波示图的许多特点。为了比较全面地反映脉搏在多维空间的动态变化,本章介绍脉象特征时,运用指压(P) - 指感(R)趋势图、脉宽图、脉长图、脉波图四组图像组合,表述各种脉象的多种特征。现将这四种图像的基本意义简介如下。

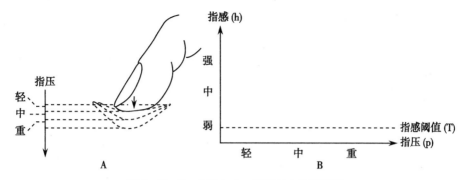

图 1-7-7 指压(p)—指感(h)的趋势图

A. 手指以轻、中、重三个等级的压力取脉;

B. 以平面坐标系表示指压(p)与指感(h)的关系,横坐标为取脉压力,纵坐标为指感脉力大小,虚线表示指感阈值。

(一)指压—指感趋势图

指压是指切脉时,手指对脉管施加的压力,亦称为取脉压力,分轻、中、重三等。轻取相当于"举";重取相当于"按";中取时指力大小介于举与按之间(见图1-7-7)。

指感是指切脉时手指的感觉。这里的指感主要是脉动应指力量的大小,即脉管搏动时对切脉手指的作用力大小。根据脉力大小,指感可以分为强、中、弱三级。指压—指感趋势图以指压(p)为横坐标,指感(h)为纵坐标。坐标上的趋势曲线,表示随着切脉的压力由轻到重,脉动应指力量相应变化的过程,可以反映脉位的浅深、脉力大小和趋势的变化。

1. 脉位浅深 手指对脉管轻度加压时,指感不明显或弱小;中度加压时指感清晰有力,呈最佳状态;重度加压时,指感又逐渐变小,乃至消失。趋势曲线呈正态型。表明指感在中取时最佳,则为脉位居中,不浮不沉,是平脉的一个特征(见图1-7-8①)。

第二种是轻取时指感即强,脉形清晰,随指压增加指感反而减小或不明显,趋势曲线呈渐降型,则为"轻取即得,重按反减"的特征,表明脉位浅,称为浮脉(见图1-7-8②)。

第三种是轻取时指感小或不明显,随指压增加,指感增大而清晰,趋势曲线呈渐升型,则为"轻取不应,重按始得"的特征,表明脉位深,称为沉脉(见图1-7-8③)。

2. 脉力强弱 脉力强弱是指切脉时脉动应指的有力、无力。指感弱小为无力脉,属于虚脉,p-h趋势图,呈低平型曲线(见图1-7-9④)。指感清晰,强而有力为有力脉,属于实脉。p-h趋势图,呈高大型曲线(见图1-7-9⑤)。指感不强不弱,处于中等力度,则是平脉的又一特征。

3. **脉势虚实** 脉势虚实是指脉力随指压增加而变化的趋势。轻取时指感有力,稍加压力时指感立即减弱或消失,趋势曲线呈"无根型",表现为浮大、空豁、无根的特征。表明脉道空虚不耐指压,属于虚脉(见图1-7-10⑥),反之随指压增加,指感脉力不减,趋势曲线呈满实型,表明脉道充盛,则为实脉(见图1-7-10⑦)。

概括地说,将指压—指感关系用坐标表示,可以出现七种趋势曲线:

中等正态型曲线:表示脉位、脉力居中(平脉)。

渐升型曲线:表示脉位深沉(沉脉)。

渐降型曲线:表示脉位表浅(浮脉)。

高大型曲线:表示脉有力(实脉)。

低平型曲线:表示脉无力(虚脉)。

无根型曲线:表示脉无力、无根(虚脉)。芤脉的中空型亦包括在此项。

满实型曲线:表示充实有力(实脉)。

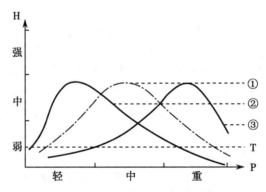

图1-7-8 p-h趋势曲线(示脉位)
①正态型曲线;②渐降型曲线;③渐升型曲线

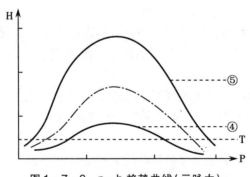

图1-7-9 p-h趋势曲线(示脉力)
④低平型曲线;⑤高大型曲线

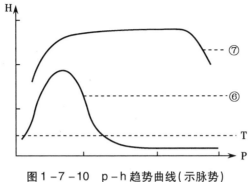

图 1 - 7 - 10　p - h 趋势曲线(示脉势)
⑥无根型曲线;⑦满实型曲线

(二)脉宽图

脉宽图是表述脉道应指的径向范围,即切脉手指感觉到的脉体粗细,但由于皮肤与脉道之间软组织的影响和脉道的横向运动,指感脉宽不完全等同于血管径的粗细。脉宽图用横坐标示脉形宽度,纵坐标食指感大小。正常人的脉形宽度一般在 2mm 左右;明显增宽者为大脉,明显缩小者为细脉(见图 1 - 7 - 11)。

145

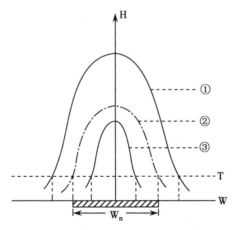

图 1 - 7 - 11　脉宽图
H:指感脉力大小;W:脉道宽度;T:指感阈值;W_n:平脉脉道宽度;
①大脉;②平脉;③细脉

(三)脉长图

脉长图是表述脉道应指的轴向范围,即指与寸、关、尺三部的关系。以直方图表示寸、关、尺三部。如指感范围超过寸、关、尺三部为长脉,不及三部或仅出现于某一部为短脉(见图 1 - 7 - 12)。

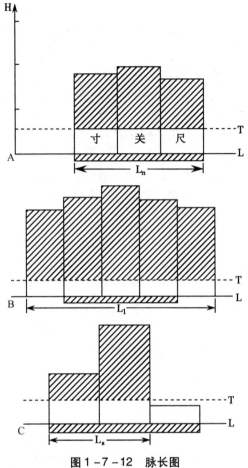

图 1 - 7 - 12　脉长图

H:指感脉力大小(后略);L:脉道长度;T:指感阈值
Ln:平脉脉道长度;L₁:长脉脉道长度;Ls:短脉脉道长度;
A. 平脉:脉应三部;B. 脉过三部;C. 不及三部

(四)脉波图

脉波图主要表述脉动应指的形态,即在一定的取脉压力下,指感随时间变化的特征。与脉象的紧张度、流利度、均匀度等有关,反映了弦、濡、滑、涩、快、慢、强、弱等脉象的特征。可以引用测绘的脉搏波图加以说明(见图 1 - 7 - 13)。

如平脉呈三峰波,三个波的幅值依次递降,反映一个脉动周期中脉管内压力的逐渐变化,所以在切脉时指感和缓从容。

滑脉呈双峰波,波峰陡直,反映脉管内压力起伏明显,故指感充实、流利而圆滑。

弦脉呈宽大主波,反映脉管内压力升高的持续时间较长,与端直以长的指感相应。

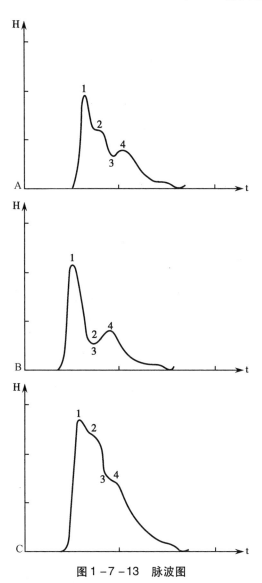

图 1-7-13　脉波图

H:脉力大小;t:时间;1. 主波;2. 重搏前波;3. 降中峡;4. 重搏波
A. 平脉波图;B. 滑脉波图;C. 弦脉波图

　　脉波周期的时值,即反映脉率的快慢;脉波幅值大小与脉搏强弱相应,所以脉搏波图除反映脉象形态外,亦可以提示脉搏节律快慢和脉力大小的均匀度。

　　将上述四组图综合起来,便可以比较具体地表述二十八脉的形态特征。这类示意图,不仅有助于对各种脉象的理解,而且有助于脉诊客观检测的研究。

第五节 常见脉象及临床意义

历代医家对脉象的命名不完全一致,分类亦繁简不一。如《脉经》记载二十四脉,《诊宗三昧》载有三十二脉,《景岳全书》分为十六脉,《濒湖脉学》定为二十七脉,《诊家正眼》在前者基础上,又增加疾脉,合为二十八脉。以上虽然各有所据,但总的说来,各种脉象的特征描述,都离不开位、数、形、势四个方面的相兼和变化。本章介绍三十一脉。为了要突出重点,讲清脉象的基本特征,便于在比较中加深认识,有意将诸多脉象的主要特征,归纳为脉位、脉率、脉力、脉宽、脉长、流利度、紧张度、均匀度八类进行介绍,同时对每类脉象的共性和各种脉象的特性进行对举和类比,使初学者容易理解和掌握,并附示意图以供参考。先贤有"知常识变,仍可言诊"之说,《辨脉指南·持脉》曰:"持脉之道,先要合二十八脉之形体于胸中,更须明于常变,……先识常脉而后以察变脉。于常脉中可察人之器局寿夭,于变脉中可察人之疾病吉凶,诊家大要当先识此"。因此,首先该讨论平脉的特征及其变化规律。

经曰:不病为之平。平脉是指正常人在生理条件下出现的脉象。平脉是正常生理功能的反映,具有一定的变化规律和范围,而不是固定不变的一、二种脉象。健康人的脉象,随年龄的增长而产生形态变异,年青人脉象多带滑,老年人脉象多变弦,所以,滑、弦都可以是相应年龄段的平脉。同一个人在不同季节或昼夜,脉象亦会产生不同程度的变化。尤其人体在受外界条件刺激下产生生理性调节时,脉象的变化更为明显,当然,这种变化往往是暂时的、可逆的。在疾病过程中见到平脉,表明病情轻浅,正气未伤,预后良好,或为邪去正复的征兆。

平脉的特点

平脉的主要特点是:一息四、五至,相当于 70 ~ 80 次 / 分;不浮不沉,不大不小,从容和缓,流利有力;寸、关、尺三部均触及,沉取不绝。这些特征在脉学中称为有胃、有神、有根(见图 1 - 7 - 14)。

胃、神、根是从不同侧面强调了正常脉象所必备的条件,三者相互补充而不能截然分开,其临床意义是人体正常生理功能的标志之一。平脉反映机体气血充盈,脏腑功能健旺,阴阳平衡,精神安和的生理状态,是健康的象征。

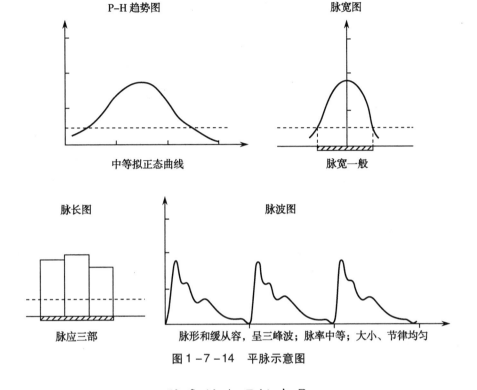

图 1-7-14 平脉示意图

脉象的生理性变异

脉象和人体内外环境的关系非常密切,不但受年龄、性别、形体、生活起居和精神情志的影响,而且随着机体适应内外环境的自身调节,还可以出现各种生理性变异。

脉象与年龄、性别、形体等因素有关。儿童脉象多小数,青年脉象多平滑,老人脉象多弦硬(见图 1-7-15)。妇人脉象较男子濡细而带数,妊娠脉象多滑数。肥胖者脉多沉细,消瘦者脉较浮大。身材高大者脉象较长,矮小者脉象较短。运动、饱餐、酒后脉象多滑数有力;饥饿时脉来多软弱。李中梓在《医宗必读·脉法心参》中说:"酒后之脉常数,饮后之脉常洪,远行之脉必疾,久饥之脉必空,室女尼姑多濡弱,婴儿之脉常七至。"可见生理状态对脉象的影响是很显著的。

精神情志亦可引起脉象的明显变化。怒则伤肝而脉多弦细;惊则气乱而脉动无序等。《素问·经脉别论》说:"凡人之惊恐恚劳动静,皆为变也。"《脉经》说:"人病恐怖,其脉何类? 师曰:脉形如循丝,累累然,其面白脱色";"人愧者,其脉何类? 师曰:其脉自浮而弱,面形乍白乍赤。"说明人在恐惧、兴奋、忧虑、紧张等情绪变动时,都可以引起脉象变化,当情绪宁静之后,脉象亦可恢复正常。

根据诸多脉象的主要特征,可归纳为八类,以对举形式对二十九种脉象进行介绍。

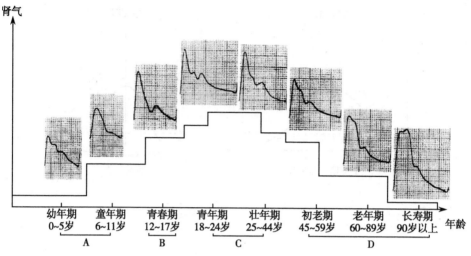

图 1-7-15　正常人不同年龄段的脉象特征图

一、脉位分类

（一）浮脉

1. 脉象特征　轻按即得,重按反减;举之有余,按之不足。

浮脉指脉动显现部位浅表,《黄帝内经》称为毛脉。崔氏《脉诀》说:"浮脉轻手可举;泛泛在上,如水漂木。"故可理解为"浅脉"(见图 1-7-16)。

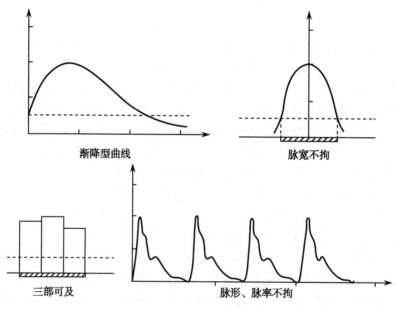

图 1-7-16　浮脉示意图

2. 临床意义　浮脉主表证,亦见于虚阳外越证。

当外邪侵袭肌表时,人体气血即趋向于表以御外邪,故脉气鼓动于外,脉象显浮,如邪盛而正气不虚时,脉浮而有力;如虚人外感或邪盛正虚时,脉多浮而无力。外感风寒,则寒主收引,血脉拘急,故脉多浮紧;外感风热,热则血流薄疾,故脉多浮数。

浮脉亦见于里证。久病体虚脉见浮而无力,阳气虚衰,虚阳外越,可见脉浮无根,是病情危重的征象。故《濒湖脉学》说:"久病逢之却可惊。"这种浮脉实际上是举之相对有余,按之非常不足,故称虚浮脉。

除病理性浮脉外,消瘦者桡动脉部位浅表,或因夏秋时令阳气升浮,而出现浮脉,则不属病脉。

3. 相类脉

(1)散脉:浮大无根,应指散漫,按之消失,伴节律不齐或脉力不匀,故曰"散似杨花无定踪"。为元气耗散,脏腑精气欲绝,病情危重的征象。

(2)芤脉:浮大中空,按之如葱管,应指浮大而软,按之上下或两边实而中间空。多因突然失血过多,血量骤然减少,营血不足,无以充脉;或津液大伤,血液不得充养,阴血不能维系阳气,阳气浮散所致。在血崩、大咯血、外伤性大出血或严重吐泻时均可出现。

(二)沉脉

1. 脉象特征　轻取不应,重按始得;举之不足,按之有余。其脉搏显现的部位较深,可以理解为"深脉"(见图1-7-17)。

151

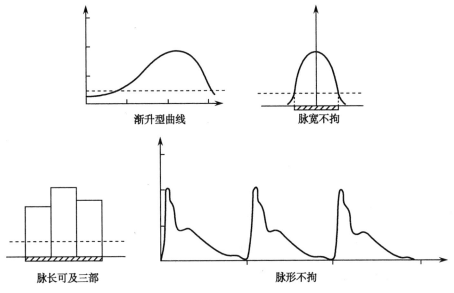

渐升型曲线　　　　脉宽不拘

脉长可及三部　　　　脉形不拘

图1-7-17　沉脉示意图

2. 临床意义 沉脉为里证的主脉。邪郁于里,气血内困则脉沉有力,属于实证;若脏腑虚弱,正气不足,阳虚气陷不能升举,则脉沉无力。

脉沉而无临床症状者,不一定是病,可见于正常人。如肥胖者肌肉丰厚,脉管深沉,故脉多沉,冬季气血收藏,脉象亦偏沉。此外,有的人两手六部脉象都沉细,但无病候,称为六阴脉,亦属于正常生理现象。

3. 相类脉

(1)伏脉:伏为深沉与伏匿之象,脉动部位比沉脉更深,需重按着骨始可应指,甚至伏而不现,常见于邪闭、厥病和痛极的病人。多因邪气内伏,脉气不得宣通所致。暴病出现伏脉为阴盛阳衰,或阴阳乖戾,常为厥脱证之先兆;久病见之为气血亏损,阴枯阳竭之证。故《脉简补义》说:"久伏至脱",指出伏脉是疾病深重或恶化的一种标志。危重病症的伏脉,往往两手寸口脉同时潜伏,甚或太溪和趺阳脉都不显现,与血管病变造成的无脉症不同。无脉症往往发生在肢体的某一局部,出现相应肢体无脉,但其他部位的脉象正常。

(2)牢脉:脉形沉而实大弦长,轻取中取均不应,沉取始得,坚着不移,亦称沉弦实脉。由阴寒内积,阳气沉潜所致,多见于阴寒内盛,疝气癥瘕之实证。

二、脉率分类

(一)迟脉

1. 脉象特征 脉来缓慢,一息脉动三、四至(一分钟不满 60 次)(见图 1-7-18)。

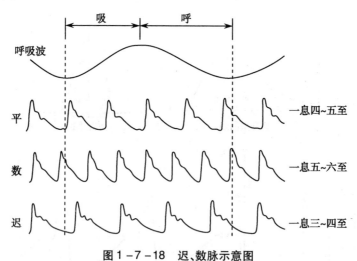

图 1-7-18 迟、数脉示意图

2. 临床意义 迟脉为寒证的主脉,亦可见于邪热结聚的里实证。

迟而有力为实寒;迟而无力为虚寒。是由寒邪凝滞阳气失于宣通或阳气虚弱失于温运而致。但邪热结聚,经隧阻滞,也可以出现迟脉,其指感迟而有力,伴腹满便秘、发热等胃肠实热证,如《伤寒论》阳明腑实证即属此类,所以,脉迟不可一概认为是寒证。

此外,运动员或经过体力锻炼之人,在静息状态下脉来迟而缓和。正常人入睡后,脉率亦可见迟,都属生理性迟脉。

3. 相类脉　缓脉:缓脉有二种意义;一是脉来和缓,一息四至(每分钟 60 ~ 70 次),可见于正常人。亦称为平缓脉,是脉有胃气的一种表现。周学霆曰:"缓即为有神也",即指平脉缓和之象。二是脉势纵缓,缓怠无力。王冰曰:"缓谓纵缓,非动之迟缓也。"多由脾虚,气血不足,血脉失充,鼓动无力,或为湿邪困阻,阳气受遏,血行缓怠所致。

(二) 数脉

1. 脉象特征　脉来急促,一息五、六至(每分钟 90 次以上)(见图 1 - 7 - 18)。

2. 临床意义　数脉是热证的主脉。亦可见于虚证。

张景岳说:"暴数者多外邪,久数者必虚损。"数而有力为实热;数而无力为虚热。邪热亢盛,气血运行加速则脉数有力;久病阴虚,虚热内生则脉数无力或细数;浮大虚数,数而无力,按之空豁为虚阳外浮。

此外,正常人在运动或情绪激动时,脉率加速。小儿脉率与年龄成反比,即年龄越小,脉率越快。儿童脉搏一息约六至左右(每分钟 110 次左右);婴儿脉搏一息约七至左右(每分钟 120 次左右),均为正常生理脉象。

3. 相类脉　疾脉:一息七至以上为疾脉。疾而有力,多见于阳亢无制,真阴垂绝之候;疾而虚弱为阳气将绝之征。

三、脉宽度分类

(一) 洪脉

1. 脉象特征　脉形宽大,来盛去衰,来大去长,应指浮大而有力,滔滔满指,呈波涛汹涌之势(见图 1 - 7 - 19)。

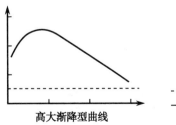
高大渐降型曲线

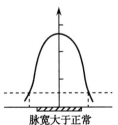
脉宽大于正常

153

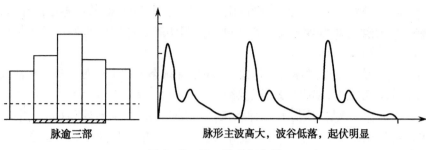

图 1 - 7 - 19　洪脉示意图

2. 临床意义　主热甚。多由邪热亢盛，内热充斥而致脉道扩张，气盛血涌所致；若泄利日久或呕血、咳血致阴血亏损，元气大伤亦可出现洪脉，但应指浮取盛大而沉取无根，或见燥疾，此为阴精耗竭，孤阳将欲外越之兆。

此外，夏令阳气亢盛，脉象稍现洪大，为夏令之平脉。

3. 相类脉　大脉：大脉是指脉体宽大，但无脉来汹涌之势。大脉可见于健康人，其特点为脉大而和缓、从容，寸口三部皆大，为体魄健壮之征象。疾病时出现脉大，提示病情加重，故《素问·脉要精微论》说："大则病进。"脉大而数实为邪实；脉大而无力则为正虚。

（二）细脉

1. 脉象特征　脉细如线，应指明显，切脉指感为脉道狭小，细直而软，按之不绝（见图 1 - 7 - 20）。

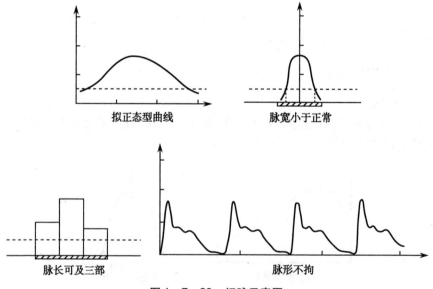

图 1 - 7 - 20　细脉示意图

2. 临床意义　主气血两虚,诸虚劳损;又主伤寒、痛甚及湿邪为病。

营血亏虚不能充盈脉道,气不足则无力鼓动血液运行,故脉道细小而软弱无力;又有暴受寒冷或疼痛,脉道拘急而收缩,则脉细而兼弦紧,或湿邪阻遏脉道则脉象细缓。故细脉不得概言为虚。

四、脉长度分类

(一)长脉

1. 脉象特征　脉动应指的范围超过寸、关、尺三部,脉体较长。向前超逾寸部至鱼际者称为溢脉,向后超逾尺部又称履脉。(见图1-7-12B)

2. 临床意义　主阳证、实证、热证。多由邪气盛实,正气不衰,邪正搏击所致。脉长而洪数为阳毒内蕴;长而洪大为热深、癫狂;长而搏结为阳明热伏;长而弦为肝气上逆,气滞化火或肝火夹痰。细长而不鼓为虚寒败证。

长脉亦见于正常人,《素问·明要精微论》说:“长则气治”,治者,盛满、调平之意。正常人气血旺盛,精气盛满,脉气盈余,故搏击之势过于本位,可见到长而柔和之脉,为强壮之象征。老年人两尺脉长而滑实多长寿。故长脉亦是气血充盛,气机调畅的反映。

(二)短脉

1. 脉象特征　脉动应指的范围不足本位,只出现在寸或关部,尺脉常不显。(见图1-7-12C)

2. 临床意义　短脉主气病。短而有力为气郁,无力为气损。

气郁血瘀或痰阻食积,阻滞脉道,致脉气不能伸展而致者,脉短而有力;如由气虚不足,无力鼓动血行,则脉短而无力。

五、脉力度分类

(一)虚脉

1. 脉象特征　举之无力,按之空豁,应指松软,是一切无力脉的总称。(见图1-7-9④)

《脉经》曰:“虚脉,迟大而软,按之无力,隐指豁豁然空。”以指感势弱力薄为其特点。但是,临床上虚证有气血阴阳的不同,故虚脉的形态亦不一,主要可分为二类:①宽大无力类,如芤、散;②不大或细小无力类脉,如濡、弱、微。

2. 临床意义　主虚证。多见于气血二虚。气虚无力推动血行,搏击力弱故脉来无力;气虚不敛则脉道松弛,故按之空豁。血虚不能充盈脉道,则脉细无力。迟而无力多阳虚,数而无力多阴虚。

3. 相类脉

(1)弱脉:极软而沉细的脉称为弱脉。切脉时沉取方得,细而无力。主阳气虚衰或气血俱衰,血虚则脉道不充,阳气虚则脉搏无力,多见于久病虚弱之体。

(2)微脉:极细极软,按之欲绝,若有若无。多为阴阳气血虚甚,鼓动无力所致。久病见之为正气将绝;新病见之为阳气暴脱。

(二)实脉

1. 脉象特征 脉来充盛有力,其势来盛去亦盛,应指幅幅,举按皆然,为一切有力脉的总称(见图1-7-9⑤)。

2. 临床意义 主实证。

由邪气亢盛而正气不虚,正邪相搏,气血壅盛,脉道充盈所致,脉实而偏浮数为实热证;实而偏沉迟为寒实证。

如久病出现实脉则预后不良,往往为孤阳外脱的先兆,但必须结合其他症状加以辨别。

实脉见于正常人,必兼和缓之象,为气血超常,脉道充盈,鼓搏力强所致。一般两手六部脉均实大,称为六阳脉。

六、脉流利度分类

(一)滑脉

1. 脉象特征 往来流利,如盘走珠,应指圆滑,往来之间有一种回旋前进的感觉,可以理解为流利脉(见图1-7-21)。

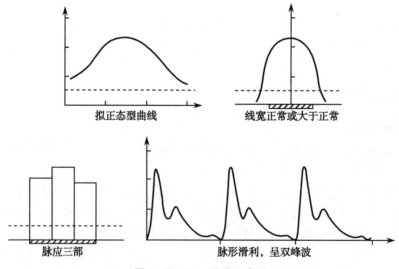

拟正态型曲线	线宽正常或大于正常

脉应三部	脉形滑利,呈双峰波

图1-7-21 滑脉示意图

2. 临床意义 主痰饮、食滞、实热诸证。滑脉亦是青壮年的常脉,妇人的孕脉。

《素问·脉要精微论》说:"滑者阴气有余也。"痰饮、食滞皆为阴邪内盛,气实血涌,鼓动脉气故脉滑。若邪热波及血分,血行加速,则脉象滑数相兼。张志聪说:"邪入于阴,则经血沸腾故滑也。"所以,有"滑脉主实"的说法。

滑而和缓之脉为平人之常脉,多见于青壮年。《素问·玉机真藏论》说:"脉弱以滑,是有胃气。"张景岳曰:"若平人脉滑而冲和,此是荣卫充实之佳兆。"妇人脉滑而停经,应考虑妊娠。过于滑大则为有病。

3. **相类脉**　动脉:动脉多见于关部,具有滑、数、短三种脉象的特征。《脉经》:"动脉见于关上,无头尾,大如豆,厥厥然动摇。"多见于惊恐、疼痛之症。惊则气乱,痛则气结,皆属阴阳相搏之候。

(二)涩脉

1. **脉象特征**　形细而行迟,往来艰涩不畅,脉律与脉力不匀,应指如轻刀刮竹,故可理解为不流利脉(见图1-7-22)。

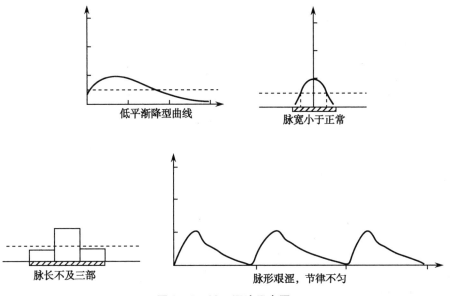

低平渐降型曲线

脉宽小于正常

脉长不及三部

脉形艰涩,节律不匀

图1-7-22　涩脉示意图

2. **临床意义**　主伤精、血少、痰食内停、气滞血瘀等证。涩而有力为实证;涩而无力为虚证。如精血衰少,津液耗伤,不能濡养经脉,致血行不畅,往来艰涩的涩脉是涩而无力;痰食胶固,肠道不畅,及血瘀气滞,导致血脉痹阻,则脉涩而有力。

七、脉管紧张度分类

(一)弦脉

1. **脉象特征**　端直以长,如按琴弦。切脉应指有挺直和劲急感,故曰"从中直过"、"挺然于指下"(见图1-7-23)。临床上弦脉的程度随病情而变化,平人脉弦则"轻虚以滑,端直以长";病轻者"如按琴弦";病重者"如张弓弦";若见脉象"如循刀刃"而有锐利坚劲的指感,为无胃气的真脏脉。

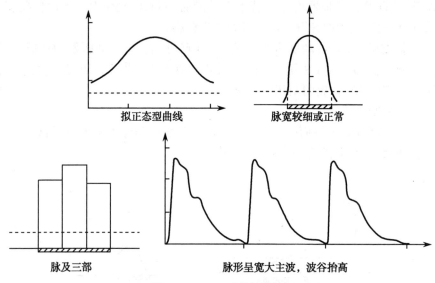

拟正态型曲线   脉宽较细或正常

脉及三部   脉形呈宽大主波,波谷抬高

图1-7-23 弦脉示意图

2. 临床意义 主肝胆病,诸痛症,痰饮等。亦见于老年健康者。

弦为肝脉。寒热诸邪、痰饮内蓄、七情不遂、疼痛等原因,均可使肝失疏泄;气机失常,经脉敛束,血气不舒,以致鼓搏壅迫,脉来劲急而弦。阴寒为病,脉多弦紧;阳热所伤,脉多弦数;痰饮内蓄,脉多弦滑;虚劳内伤,中气不足,脾虚木贼,则脉来弦缓;肝病及肾,损及根本,则脉弦细。如脉弦劲如循刀刃,为胃气已败,真脏脉显露,病多难治。戴同文说:"弦而软,其病轻;弦而硬,其病重。"是以脉中胃气的多少来衡量病情轻重的经验,临床上有一定意义。

除病理性弦脉外,春令平人脉象微弦,是由于初春阳气主浮而天气犹寒,脉道稍带敛束,故脉如琴弦之端直而挺然,此为春季平脉。健康人中年之候,脉多兼弦,老年人脉象多弦偏硬,为精血衰减脉失柔养的征象。朱丹溪指出:"脉无水而不软也",经云"年四十而阴气自半",故随年龄增长,精血亏虚,脉失濡养,脉象失其柔和之性而变弦,是属于生理性退化的一种征象。

3. 相类脉

(1)紧脉:脉形紧急,如牵绳转索,或按之左右弹指。紧脉指感比弦脉更加绷紧有力。其形成原因主要为寒邪侵袭人体,阻碍阳气。寒主收引,致脉道紧束而拘急。多见于风寒搏结的实寒证,痛症和宿食内阻等。

(2)革脉浮,搏指弦,中空外坚如按鼓皮,切脉时手指感觉有一定的紧张度。

脉形如弦,按之中空,与芤脉浮虚而软又有不同。是精气不藏,正气不固,气无所恋而浮越于外的表现,所以多见于亡血、失精、半产、漏下等病症。

(二)濡脉

1. 脉象特征　浮而细软,应指少力,如絮浮水,轻手相得,重按不显,又称软脉(见图1-7-24)。

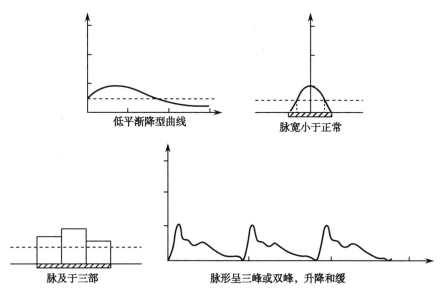

低平渐降型曲线　　　　脉宽小于正常

脉及于三部　　　　脉形呈三峰或双峰,升降和缓

图1-7-24　濡脉示意图

2. 临床意义　主诸虚或湿困。

多见于崩中漏下,虚劳失精或内伤泄泻,自汗喘息等病症。凡久病精血亏损;脾虚化源不足,营血亏少;阳气虚弱,卫表不固及中气怯弱者,都可以出现濡脉。阴虚不能敛阳故脉浮软;精血不充则细弱。

此外,湿困脾胃,阻遏阳气,也可以出现濡脉。

八、脉律均匀度分类

(一)结脉

1. 脉象特征　结脉是指脉率比较缓慢而伴不规则的歇止。《脉经》载有:"结脉往来缓,时一至复来。"《诊家正眼》称"迟滞中时见一止。"提示脉象以脉率慢、节律不齐为主要特征(见图1-7-25)。

2. 临床意义　主阴盛气结。由气、血、痰、食停滞及寒邪阻遏经络,致心阳被抑,脉气阻滞,故脉来迟滞中止,结而有力;由气虚血弱致脉来迟而中止者,则脉结而无力。

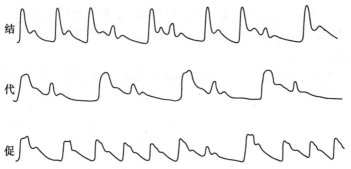

结：缓而时止，止无定数　代：缓而时止，止有定数　促：速而时止，止无定数

图1-7-25　结、代、促脉示意图

（二）代脉

1. 脉象特征　代脉一般指有规律的歇止脉，可伴有形态的变化。（图1-7-25）

切脉时来迟缓，脉力较弱，呈有规则的歇止，间隔时间较长，故曰"迟中一止，良久复来"。张景岳曰："忽见软弱，乍数乍疏，乃脉形之代。其断而复起，乃至数之代，两者皆称为代。"可见代脉包含了节律、形态和脉力等方面的参差不匀。

2. 临床意义　一般主脏气衰微。气血虚衰而致脉气运行不相连续，故脉有歇止，良久不能自还。若痹病疼痛、跌打损伤或七情过极等而见代脉，则是邪气阻抑脉道，血行涩滞所致，脉代而应指有力。

结代脉并见，常见于心脏器质性病变。

（三）促脉

1. 脉象特征　促脉是指脉率较速或快慢不定，间有不规则的歇止（见图1-7-25）。

2. 临床意义　促脉主阳盛实热或邪实阻滞之证。阳邪亢盛，热迫血行，故脉急数；热灼阴津则津血衰少，心气受损，致急行之血气不相接续，故脉有歇止；若由气滞、血瘀、痰饮、食积阻滞，脉气接续不及，亦可产生间歇。两者均为邪气内扰，脏气失常所致，故其脉来促而有力。如因脏气衰败，阴液亏耗，真元衰惫，致气血运行不相顺接而见脉促者，其脉必促而无力。

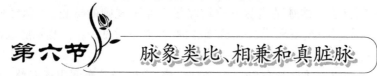

第六节　脉象类比、相兼和真脏脉

一、相类脉比较

1. 脉位类　脉位居中，不浮不沉谓平脉。脉位浅显，轻按即得为浮脉。浮

大中空,有边无中为芤脉;浮大而无力,不任重按为虚脉;浮而软小为濡脉;浮大而有力为洪脉;浮而弦,按之中空,如按鼓皮为革脉;浮而散乱,按之无力为散脉。

脉位深沉,重按始得为沉脉。更深于沉、紧贴于骨为伏脉;沉而弦长实大者为牢脉;沉而软小为弱脉。

2. 脉率类　平脉一息四、五至。一息五至以上为数脉;一息七至为疾脉;数而时止为促脉;滑数而短为动脉。

一息三至为迟脉;稍疾于迟,一息四至为缓脉。

3. 脉宽度类　脉宽倍于寻常为大脉;浮大有力,来盛去衰,有波涛拍岸之势为洪脉;脉大有力,浮沉皆然为实脉;浮大中空,如按葱管为芤脉。

脉细如线,应指显然为细脉;极细而软,似有若无者为微脉;浮细而软,轻取乃得为濡脉;沉细而软,重按乃得为弱脉。

4. 脉长度类　平脉应指及寸、关、尺三部。脉动应指超逾三部为长脉;端直以长,如按琴弦为弦脉;此外,牢、洪、实脉亦有长脉的特征。

脉动应指不及三部为短脉;短而滑数者为动脉。

5. 脉力度类　脉力是反映脉象虚实的重要方面。搏指无力或按之无根均为虚脉的特征,如濡、弱、微脉的共同点是细软无力,不同点是濡脉偏浮,故应指为浮而细软;弱脉偏沉,应指沉而细软;微脉的脉力极度软弱,应指模糊,似有若无。此外,虚、散、芤、革脉的共同特点是浮大无根或中空,而其不同点可以参考虚脉类。

实脉类除实脉外,尚有洪、长、弦等脉,其不同点是实脉长大有力,浮沉皆然,来去俱盛;洪脉浮大有力,来盛去衰,浮大于沉;长脉超逾三部,而脉力逊于洪、实脉;弦脉端直以长,应指有紧张感,但脉宽、脉力皆不及洪、实脉。

6. 脉流利度类　脉象流利度主要有滑、涩两类。滑、数、动脉都有流利带数的共同特征,其不同点在于数脉频率快,一息五至以上;滑脉往来流利圆滑,如盘走珠,其势较数;动则短而滑数,厥厥动摇。

涩脉与结代脉均有脉来缓慢,脉律不齐的特点,涩脉往来不利,其势艰难,三五不匀,似止非止,与结脉缓而时止,止无定数或代脉止有定数者显然不同。

7. 脉紧张度类　脉象紧张度主要可分为紧急和弛缓两类。脉象应指紧急的有弦、紧、革、牢四脉,共同特点是应指端直绷紧如弦线。紧脉比弦脉更有力,更紧急;革脉则浮取弦大,重按中空,如按鼓皮;牢脉浮取不应指,重按弦实而长,推之不移。

脉管弛缓的有濡、弱、缓、微、散等脉。这些脉的特征是软而无力。可参考脉力类。

8. 脉均匀度类　脉象均匀度失常主要表现为两个方面:一是节律不齐,如促、结、代脉,主要区别在于促脉数而时止,止无定时;结脉缓而时一止而复来,止无定数;代脉缓而时止,止有定数。二是节律伴脉力、形态都不一致,如涩、散、代等脉象,涩脉与结代脉实非类同。上述脉象特征可以参考脉流利度类。

二、相兼脉

疾病是一个复杂的过程,可以由多种致病因素相兼为患,在疾病过程中邪正斗争的形势会不断地发生变化,疾病的性质和病位亦可随疾病变化而变化。因此,病人的脉象经常是二种或二种以上相兼出现。凡是由二种或二种以上的单因素脉同时出现,复合构成的脉象则称为"相兼脉"或"复合脉"。

在二十八脉中,有的脉象属于单因素脉,如浮、沉、迟、数、长、短、大、细等脉便属此类;而有些脉本身就是由几种单因素脉合成的,如弱脉是由沉、细、虚三种因素合成;濡脉是由浮、细、虚三种因素合成;动脉由滑、数、短三者合成;牢脉由沉、实、大、弦、长五种合成等。

实际上临床所见脉象基本上大多是复合脉。因为脉位、脉率、脉形、脉势等都只突出从一个侧面论脉,而诊脉时则必须从多方面进行综合考察,论脉位不可能不涉及脉之率、形、势、律,其余亦然。如数脉,必究其是有力还是无力,是浮数还是沉数,是洪数还是细数等等。这里尚需介绍其他一些复合脉。如浮数为二合脉,沉细数为三合脉,浮数滑实为四合脉。只要不是性质完全相反的脉,一般均可相兼出现,这些相兼脉象的主病,往往就是各种脉象主病的综合。现将临床常见的相兼脉及其主病列举如下:

浮紧脉:主外感寒邪之表寒证,或风寒痹病疼痛。

浮缓脉:主风邪伤卫,营卫不和的太阳中风证。

浮数脉:主风热袭表的表热证。

浮滑脉:主表证夹痰,常见于素体多痰湿而又感受外邪者。

沉迟脉:主里寒证。

沉弦脉:主肝郁气滞,或水饮内停。

沉涩脉:主血瘀,尤常见于阳虚而寒凝血瘀者。

沉缓脉:主脾肾阳虚,水湿停留诸证。

沉细数脉:主阴虚内热或血虚。

弦紧脉:主寒主痛,常见于寒滞肝脉,或肝郁气滞,两胁作痛等病症。

弦数脉:主肝郁化火或肝胆湿热、肝阳上亢。

弦滑数脉:多见于肝火夹痰,肝胆湿热或肝阳上扰,痰火内蕴等证。

弦细脉:主肝肾阴虚或血虚肝郁,或肝郁脾虚等证。

滑数脉:主痰热、湿热或食积内热。

洪数脉:主气分热盛,多见于外感热病。

综上所述,任何脉象都包含着位、数、形、势等方面的因素,当某一因素突出表现异常时,就以此单一因素而命名,如以脉位浮为单一的突出表现,而脉率适中,形和势和缓、从容,即称为浮脉;如脉位浮而脉率速,其他因素无异常时,称为浮数脉。由如脉沉而脉形小,脉软无力时可采用已经定义了的脉名——弱脉,亦可将几种特征并列而命名。总之辨脉时务必考察诸方面的因素,并将各种变化因素作为临床诊断的辨证依据。

三、真脏脉

真脏脉是在疾病重危期出现的脉象,真脏脉的特点是无胃、无神、无根。为病邪深重,元气衰竭,胃气已败的征象,又称"败脉"、"绝脉"、"死脉"、"怪脉"。《素问·玉机真藏论》说:"邪气胜者,精气衰也。故病甚也,胃气不能与之俱至于手太阴,故真脏之气独见,独见者,病胜脏也,故曰死。"真脏脉的形态在该文中亦有具体描述:"真肝脉至中外急,如循刀刃责责然,如按琴瑟弦……,真心脉至坚而搏,如循薏苡子累累然……;真肺脉至大而虚,如以毛羽中人肤……;真肾脉至搏而绝,如指弹石辟辟然……;真脾脉至弱而乍数乍疏……。诸真脏脉见者,皆死不治也。"《医学入门·死脉总诀》说"雀啄连来三五啄,屋漏半日一滴落,弹石硬来寻即散,搭指散乱真解索,鱼翔似有又似无,虾蝦静中跳一跃,更有釜沸涌如羹,旦占夕死不须药。"可供参考。

根据真脏脉的主要形态特征,大致可以分成三类:

1. 无胃之脉 无胃的脉象以无冲和之意,应指坚搏为主要特征。如脉来弦急,如循刀刃称偃刀脉;脉动短小而坚搏,如循薏苡子为转豆脉;或急促而坚硬如弹石称弹石脉等。临床提示邪胜正衰,胃气不能相从,心、肝、肾等脏气独现,是病情重危的征兆之一。

2. 无根之脉 无根脉以虚大无根或微弱不应指为主要特点。如浮数之极,至数不清,如釜中沸水,浮泛无根,称釜沸脉,为三阳热极,阴液枯竭之候;脉在皮肤,头定而尾摇,似有似无,如鱼在水中游动,称鱼翔脉;脉在皮肤,如虾游水,时而跃然而去须臾又来,伴有急促躁动之象称虾游脉。均为三阴寒极,亡阳于内,虚阳浮越的征象。

3. 无神之脉 无神之脉以脉率无序,脉形散乱为主要特征。如脉在筋肉间连连数急,三五不调,止而复作,如雀啄食之状称雀啄脉;如屋漏残滴,良久一滴者称屋漏脉;脉来乍疏乍密,如解乱绳状称解索脉。以上主要由脾(胃)、肾阳气衰败所致,提示神气涣散,生命即将告终。

但是,随着医疗技术的不断提高,通过不断研究和临床实践,对真脏脉亦有了新的认识,其中有一部分是由于心脏器质性病变所造成的,但并非一定为无药可救的死证,应仔细观察,尽力救治。

163

一、诊妇人脉

妇人有经、孕、产育等特殊的生理活动和病变,有关这方面的脉诊简要叙述于下。

(一)诊月经脉

妇人左关、尺脉忽洪大于右手,口不苦,身不热,腹不胀,是月经将至。寸关脉调和而尺脉弱或细涩者,月经多不利。

妇人闭经,尺脉虚细涩者,多为精血亏少的虚闭;尺脉弦涩者,多为气滞血瘀的实闭;脉象弦滑者,多为痰湿阻于胞宫。

(二)诊妊娠脉

已婚妇女平时月经正常,而忽然停经,脉来滑数冲和,兼有饮食偏嗜等症状者,是妊娠的表现,即《素问·平人气象论》所谓"身有病而无邪脉"。《素问·阴阳别论》说:"阴搏阳别,谓之有子。"《素问·平人气象论》说:"妇人手少阴脉动甚者,妊子也。"指出妊娠脉象特点是少阴脉(神门及尺部)脉动加强,此为血聚养胎,胎气鼓动肾气所致。如果受孕后因母体气血亏损或胎元不固,或经产妇亦可见脉细软,或不滑利,应当引起重视。

凡孕妇之脉沉而涩,多提示精血不足,胎元已受影响,涩而无力是阳气虚衰,胞中死胎或为癥块。

(三)诊临产脉

孕妇即将分娩的脉象特点,历代医家亦有不同的阐述。《诸病源候论》说:"孕妇诊其尺脉,急转如切绳转珠者,即产也。"又如《医存》说:"妇人两中指顶节之两旁,非正产时责无脉,不可临盆,若此处脉跳,腹连腰痛,一阵紧一阵,乃正产时也。"这种中指指动脉的明显搏动亦称离经脉,可作临床参考。

二、诊小儿脉

诊小儿脉与诊成人脉有所不同。小儿寸口部位狭小,难以区分寸、关、尺三部,再则小儿就诊时容易惊哭,惊则气乱,气乱则脉动无序,故难以诊察。因此,小儿科诊病注重辨形色、审苗窍。后世医家有一指总候三部的方法,是诊小儿脉的主要方法。

一指总候三部的诊脉简称"一指定三关"。操作方法是:用左手握住小儿的手,对三岁以下的小儿,可用右手大拇指按于小儿掌后高骨部脉上,不分三部,以定至数为主。亦有用食指直压三关,或用食指拦度脉上而辗转以诊之。对四岁以上的小儿,则以高骨中线为关,以一指向两侧滚转寻察三部;七八岁小儿,则可挪动拇指诊三部;九至十岁以上,可以次第下指,依寸、关、尺三部诊脉;十五岁以上,可按成人三部脉法进行诊脉。

小儿脉象一般只诊浮沉、迟数、强弱、缓紧。以辨别阴阳、表里、寒热和邪正盛衰,不详求二十八脉。三岁以下的小儿,一息七八至为平脉;五六岁小儿,一息六至为平脉,七至以上为数脉,四五至为迟脉。数为热,迟为寒,浮数为阳,沉迟为阴。强弱可测虚实,缓紧可测邪正。沉滑为食积,浮滑为风痰。紧主寒,缓主湿,大小不齐多食滞。

附:脉诊研究进展概要

脉象的客观检测和脉图分析作为中医学科开拓的新项目,引起了国内外学者的关注,并取得一定的进展。主要从脉象的检测、脉图分析和脉图的生理意义三个方面开展研究,详细内容可参阅《现代中医脉诊学》。

传统脉诊是医者运用各种指法,体察脉象的大小、强弱、快慢及脉势的滑涩、软硬等特征,以测知整体的生理情况和病理变化。但存在着一定的缺陷,主要是各人手指感觉功能和临诊经验存在差异,对脉象的体会和描述不够规范;对脉象的记录仅采用文字和语言描述,故脉象的概念比较抽象,初学者难以理解和掌握;切脉的结论也不能具体记录、保存以及分析对照,从而影响了对脉象实质的探讨和机制的研究。因此,借助现代科学的方法和先进的电子仪器,进行脉诊客观检测的研究,是继承和发展脉学的重要基础工作。

为开展脉象客观检测的工作,首先在总结中医切脉经验和研究中医脉学理论的基础上,设计和研制了测录脉象信息的仪器,从而为建立脉象图谱,进行脉象的机制探讨和临床研究,创造了必要的条件。

现在已经研制出脉象换能器和描记仪,模拟中医手指切脉。参照中医切脉的传统习惯设计的,取法压力可连续调节,比较接近中医传统切脉的方法。并描记出不同压力下的系列脉图,可以研究切脉指法和脉图的关系。

用脉象记录仪直接测绘一定条件下的脉搏搏动的轨迹,称为脉象图(脉图)。目前使用压力换能器测绘的脉图,还包含了与心动周期相应的压力波、容积波以及血管整体运动产生的位移波的信息等。脉图可以直观地、真实地表述脉象的部分特征。虽然尚不能完成等价于指下的脉象,但已能反映出常见脉象的基本特征,是研究脉诊客观化的重要依据,通过观察脉图参数的变化,可以探讨其相应的生理病理意义。

脉图形态结合脉幅大小、脉率快慢和取脉压力大小等,便可反映多种脉象的特征(参阅《现代中医脉诊学》)。通过建立脉图与中医切脉指感对应关系,即脉

165

图的定型和命名的重大研究,初步已定型的有平、浮、沉、迟、数、弦、濡、滑、涩、促、结代、虚、实、芤等脉图。确定其典型图形和特征性参数的正常数值范围。其反映的形态特征与文献记载基本一致,并再临床上重复出现,又能在脉象模拟装置上实现脉象信息的重演。进一步验证和证实了脉诊客观检测的可能性、科学性。为提高临床诊断诊疗水平,深入研究中医脉学理论创造了条件。

脉图基本生理意义的初步认识,脉图的形成,受心脏、血管、血液等因素的直接影响,脉图上的拐点都有一定的生理意义。当心脏收缩时,血液由左心室射入主动脉根部,使血管壁向外扩张的振动,形成脉图的升支,随左心快速收缩期结束,转入缓慢收缩期,主动脉血流外向流出,使主动脉压力逐渐降低,即出现脉波降支,升支与降支形成的波峰称主波(a)。主波的幅度(h_1)和形态与左心射血功能和主动脉管壁的顺应性及腔内血压变化有关。

主波宽是反映主动脉压力升高的持续时间(w);与升支相应的时值相当于左心室快速射血期(t_1)。此期末,主动脉扩张停止,继之转入缓慢射血期,主动脉根部的血液流入量低于流出量,因而主动脉的容量逐渐减少,压力随之下降,管壁因弹性而逐渐回缩,便形成脉图的降支。但脉波向外周传播时,因受到外周各种因素的作用,产生反射波,反射波的向心传播叠加于脉波的降支上,即形成重搏前波,又称潮波(h_3)。到心脏舒张期开始,左心室因心肌舒张而左心室内压力迅速下降,并推动主动脉瓣迅速关闭。在关闭前的瞬间,脉波曲线形成切迹,即称为降中峡(h_4)。在降中峡前所对应的时值为收缩期(t_4),由于主动脉瓣关闭,反流的血液不仅使主动脉根部容积增大,而且受到已关闭的主动脉瓣阻挡,产生一个返折波,因而在降中峡后出现一个短暂向上的波,称为重搏波,又称降中波(h_5)。在整个舒张期内,心脏停止射血,主动脉管壁由于弹性收缩,使血液继续向外流出,管内血容量逐渐减少,血压继续下降,血管壁亦逐渐回缩,最后恢复到心脏开始收缩前的状态。降中峡至脉图降支点为舒张期时期(h_5)。因此,每一个脉图,即是心脏舒缩活动的一个周期(t)。

概括地说,脉图升支斜率和幅度,主要反映心肌收缩力和血管的充盈度,与收缩压相应;重搏前波的位置,主要反映血管壁的顺应性和外围阻力大小;降中峡的幅度主要与外围阻力有关,与舒张压相应;重搏波可提示血管壁的弹性和主动脉瓣膜功能情况。从逐渐加压测绘的系列脉图中,还可以显示脉位浅深和脉力虚实的特点,反映了循环功能、血管壁和周围组织的黏弹性。

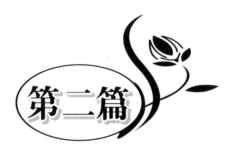

第二篇

八　纲

阴、阳、表、里、寒、热、虚、实称为"八纲",是中医观察、分析,归纳病情,判断病症的纲领。也是建立中医辨证论治的理论基础。

八纲源于阴阳学说,《素问·阴阳应象大论》:"阴阳者天地之道也,万物之纲纪,变化之父母,生杀之本始,治病必求于本"。启示宇宙万物,不论时间、空间,运转变化的现象和本质均可归一为"阴阳"。中医药一开始就在古代哲学的温床中蕴育和形成。又从阴阳消长、互根、转化的关系中,衍生了寒热、虚实、表里的变化规律,并以此为纲领,概括千姿百态病变现象,为医学导出识病治病的思路和方法,即形成了辨证学的"八纲"。《黄帝内经》所载"百病之生皆有虚实"(《调经论》)"察色按脉先别阴阳"(《阴阳应象大论》)等论述,已奠定了中医诊断的思维过程和基本法则,即将四诊采集的临床资料,包括各种症状、体征,归分为阴阳二大类别,再将发病部位的深浅分"表里"、病症的性质分"寒热"、邪与正的力量对比分"虚实",以此六项作为阴阳总纲下的次级纲领。提纲挈领、将临床上繁复的病变,均纳入八纲辨证之范畴,有力地推进了临床医学的发展。明·张景岳在《景岳全书》中有"阴阳篇"、"六变篇"的内容,对八纲有比较深刻的阐发。清代陈钟龄又加以倡导,于是八纲便成为诊断学的主导思想。

学习八纲知识是为了掌握认识疾病、指导诊疗的基本理论和法则。在此正确判断的前提下,可以确立相应的治则治法。

但是,八纲辨证所得的结果,还是比较抽象和概括的,只能解析一般的发病规律、病理特性、指出一般的治疗方向,尚未体现出致病因素,病变部位,以及所处病程的阶段性的具体特性。因此,再须进一步讨论八纲证与致病因素、气血津液、脏腑、经络等病理特性间的相互关系,以及卫、气、营、血等病程阶段性的证候特点。尚需进行排比、归纳,使诊断更为具体化,合理化,这就相应地产生了更加具体的辨证方法,如病因辨证,气血辨证,脏腑辨证,卫气营血辨证等去解决临床具体的诊疗问题。为辨证方法又增添了丰富的根脉,可以不断地向纵横延伸。

因此,本篇分别讨论八纲、八纲证候、八纲辨证三个方面,第一章八纲,讨论八纲的形成、意义;第二章八纲征象,讨论八纲征象及其在中医诊断学的运用;第三章八纲辨证,讨论八纲辨证的内容、方法和八纲证间的相互关系。并引证《黄帝内经》、《伤寒论》、《景岳全书》、《医学心悟》等医著中有关原文为参考,增加知识,拓宽思路。

169

第一章
八纲的形成

为了加深对八纲学说的认识,更好地运用中医的辨证思路和法则,可以从了解八纲的由来,八纲的涵义,八纲在中医学的运用开始,进而学习八纲辨证的主要内容,相互关系,变化规律,以及由八纲辨证演化而来的诸多辨证方法。掌握了八纲基本证型的要点,八纲变化的一般规律就掌握了辨证的核心。可以举一反三地辨析不同病位、病程中出现的病变征象及其变化的特殊规律。提纲挈领,执简驭繁。使学者胸有成竹,临阵不慌,遇事不乱,从容有序地面对千变万化的临床病人。找出病变的主要症结,分析发病的主要矛盾,和矛盾的主要方面(病因病机),判断病症的归属,找到解决问题(治疗)的方向。这是我们课堂教学要达到的基本要求,常法不知不足以通变,掌握了常法,方可求"知常达变",为进入各临床学科打好基础。犹如习字的功底,有了功底才能受承名流的特技。造就高明的医术。

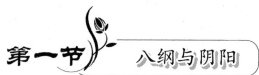

第一节 八纲与阴阳

中医学是自然科学与古代哲学的结晶。阴阳最早是人类观察到太阳光照、背向的不同现象,即向阳时明亮、温暖的阳面;背阳时晦暗、寒冷的阴面,二种相反的现象同时存在。由此逐步形成了以阴阳学说为核心的古代哲学思想,由此对自然现象包括对人体的认识都贯穿了阴阳概念,《易·系辞》曰:"一阴一阳之谓道",即言阴阳的对立统一现象是事物发生、发展和转化的动力。最早运用阴阳概念解说的自然现象是地震,《国语·周语》(伯阳父):"阳伏而不能出,阴迫而不能蒸,于是有地震"。《黄帝内经》吸取了《周易》的阴阳理论精华,结合于医学,形成了中医基础理论。如《素问·阴阳应象大论》所说:"阴阳者,天地之道也,……治病必求于本","本"即指阴阳。"阴阳反作,病之逆从也"。《素问·阴阳离合论》以阴阳离合精辟地概括了阴阳之间的辨证关系,寓含了阴阳分之为二,合之为一的对立统一观点。

阴阳学说的"对立统一""消长互根"和"衡动观"贯穿于中医的生理、病理、诊断、治疗之中,奠定了中医基础理论的核心。

1. **阴阳属性在生命活动中的表现** 由阴阳的相对性体现在人体组织结构

方面:背为阳,腹为阴;上为阳,下为阴;体表为阳,体腔为阴。在生理功能方面;气为阳,血为阴;六腑为阳,五脏为阴;动为阳,静为阴;明亮、温暖为阳,晦暗、寒冷为阴;分解、离散为阳,合成、凝集为阴等。

自然界以及人体,都普遍存在着相互对立而又互相依存的阴阳现象,举之可千推之可万。它可以概括人体生命活动的基本现象和规律。阴和阳必须同时存在,而且必须互相制约、协调,达到相对平衡,这是维持生生不息的生命活动的基本条件。

2. 阴阳运动特性的体现　阴阳是存在于任何事物中的两个对立面,二者不断地向着相反方向作转化运动(见太极图),即"阴长阳消""阳长阴消"称"阴阳消长"。阴阳运动转化过程是受双方的相互制约和协调而达到平衡的,称为"自我胜复"。人体的生命活动亦同样依赖物质与能量的守衡原则维持着。《素问·调经论》曰:"阴阳均平,……命曰平人"。当阴阳任何一方过盛,影响了阴阳平衡时,就会出现阴阳偏颇的征象,即阴盛时出现寒象;阳盛时出现热象。即谓"阴胜则寒""阳盛则热"。从阴阳互根互用的理论而言,从阴阳偏颇进而出现损及对方的更复杂的病理变化。阴偏胜时可以损伤阳气的功能,曰:"阴胜则阳病",出现以阴盛为主,阳相对不足的寒实证;阳偏胜时"阳胜则阴病",出现以阳盛为主,阴相对不足的实热证;阴偏虚时"阴虚生内热",出现以阴虚为主,阳相对过盛的虚热证。阳偏虚时出现"阳虚生外寒",出现以阳虚为主,阴相对过盛的虚寒证。(见图2-1-1)

171

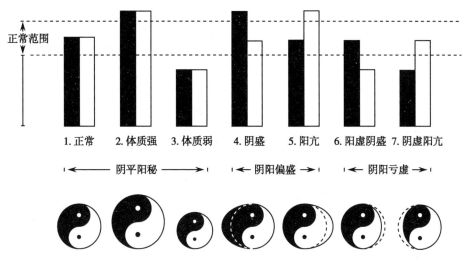

图2-1-1　阴阳消长及寒热、虚实示意图

直方图示:(自左向右)

1.(方1~3)阴阳平衡、不论其水平超越正常水平,或低于正常水平,均属正

常生理状态,而只表明个体有强弱之分。

2.(方4-5)阴或阳单方超于正常水平时,出现阴盛或阳盛,称为阴阳偏盛。

3.(方6-7)当阳或阴低于正常水平时,出现阳虚阴盛或阴虚阳亢,称为阴阳亏虚。

上图还显示:(自左向右)

1.圆1正常太极图为正圆,阴阳平衡,象征生命活动正常运转。圆2大于正常,圆3小于正常,阴阳平衡均为正圆,提示圆之大小虽有个体强弱的差异,尚未出现明显的病态,均为生命活动正常运转的象征。

2.圆4、5显示阴或阳超于正常,出现阴盛或阳盛的椭圆为病态。临床表现为"阴盛则寒"寒实证或"阳盛则热"实热证。

3.圆6、7提示阳或阴小于正常时,出现阳虚、阴虚的椭圆为病态。临床表现为"阳虚则阴病"虚寒证或"阴虚则阳病"虚热证。

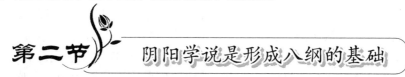

第二节　阴阳学说是形成八纲的基础

《周易·系辞》启示"易有太极,是生两仪,两仪生四象,四象生八卦"是阴阳学说的本源。古代哲学家认为太极图(《周易·系辞》)云:太极负阴抱阳,阳中有阴,阴中有阳,阴阳互相依存,互相制约,分之为二,合之为一的哲理,是认识事物的基本观点。对宇宙发展规律,最初从无极到太极,由太极之动静而产生阴阳,阴阳的变化化生出万物的最好表达。太极八卦的衍生模式与人类生命的发生亦极相吻合,同样亦适用于观察、认识和解析人体千姿百态的病理现象。

阴阳概念普遍存在于机体的组织结构、生理功能、病理现象中,可以用来认识人体正常的生命活动和病理变化的基本现象。阴阳学说的意义是广义的、抽象的,而宇宙万物是复杂的、具体的。要用以认识人体的生命现象和解决健康问题,还必须结合人体特殊性作具体分析,为了进一步寻找观察和归纳各种变化现象的方法,古人从阴阳太极的衍生模式延伸出概括疾病部位的表、里纲,表达疾病属性的寒、热纲,以及邪正盛衰的虚、实纲。

图2-1-2示:太极生二仪,二仪为阴阳。阴阳的运动形式是各自向相反的方向转化,阳消阴长,阴消阳长,阴阳消长转化,代表事物转化的基本轨迹。消为衰减,衰减为虚,长为充盈,充盈为实,即出现虚、实的转化;阴阳的特性,阴为寒冷,阳为温热,寒热代表事物的基本属性。

172

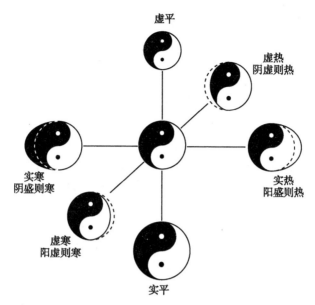

图2-1-2 阴阳虚实寒热示意图

正常人体的阴阳消长,受天地日月之影响。随太阳升降,阳气有偏盛(实)偏衰(虚)的变化,随阳气的盛、衰出现有寒热的变化:阳盛则热(实热),阳虚则寒(虚寒);阴盛则寒(寒实),阴虚则热(虚热)。这种变化过程,尤其是寒热温度变化的刺激,直接影响着生物体的生理活动(合成、分解;兴奋、抑制;生、死),由此,表现出各种生命现象,即生理、病理变化。千变万化的生命现象,均可用虚实、寒热为纲加以归纳。

图2-1-3示:阴阳有定位的含义,阳在外、在表,阴在内、在里,表里代表事物所处的相对部位。

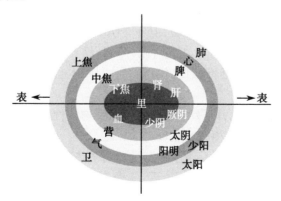

图2-1-3 表里示意图

阴阳运用在疾病定位上,最有概括性的是"表里",从组织结构上分:肢体

（皮毛筋骨肉）为表，脏腑为里；从脏腑功能而言，五脏为里，六腑为表；经络之分，阳经为表，阴经为里；疾病表现为体表为主，病程短，发病快的属表，病变在内脏的属里；从阴阳可分的论点来理解，表病中还有里证，五脏中再可分阴阳。此图即提示"表里"在脏腑及外感病的定位。

由此可见：阴阳为总纲，阴阳衍生出的虚实、寒热、表里六纲为二级纲领，总称八纲。由八纲为指导，就可比较全面地概括地认识人体的全部现象和过程。并且可以通过概念的叠加、交替、排列组合，将千变万化的临床征象进行梳理、综合，由浅入深，由抽象到比较具体，透过现象探视疾病产生的主要矛盾，以及矛盾的主要方面。再进一步，结合发病的原因，具体部位，病程进展的特殊性，又扩展了具有针对性的辨证方法，如由于外感风寒引起疾病的六经辨证；由于感受温邪引起疾病的卫气营血辨证、三焦辨证。对里病辨证的气血、津液辨证、脏腑辨证等为三级纲领。使复杂的症状和证候均能落到实处。为确定治疗法则提供重要依据，并可预测证情的变化趋势。例如，突然感到怕冷、口鼻气热，骨节酸痛，咳嗽痰白（风寒袭肺），脉浮紧带数。首先，注意到"突然"二字是告示发病快，病程短；有恶风，口鼻发热感，脉浮紧，是表象；怕冷、骨节酸痛、痰白为寒象；咳嗽为肺脏病变的主症，综合印象为风寒束表犯肺，即风寒束肺证（表里同病）。与寒邪客肺证（无表象，里寒实证）不同。治疗应用祛风解表宣肺止咳方药。只要四诊资料完整、无误，运用上述方法进行分析、综合，必然会得出比较正确的诊断，取得相应的疗效。

第三节　八纲含义

在人体生命活动中八纲含义是：

阳：温热、明亮、向上、剧烈运动、卫外、气化、气、兴奋、温煦、功能……阴：寒冷、晦暗、下降、相对静止、内守、成形、血、抑制、滋养、物质……寒：寒指冷的感觉，以及寒冷刺激使生化活性减低，代谢受到抑制，体温降低，组织收缩等出现相应的寒象。

热：热是指热的感觉，以及热的刺激加强生物活性，促进新陈代谢，弛缓组织，发泄汗液，消耗体液等相应的热象。

寒、热是一种感觉（自觉症状）。为了说明寒热产生的机制，首先，引入"感温度"的概念。感温度是指体表与外界、体表与体内（腔）的温差程度，前者称外感温度，后者称内感温度。体表皮肤是人体对温度最佳的感受器和调节器（受神魄的主司、卫阳的充养、肺主气之宣肃、呼吸，通调水道，皮毛、腠理、玄府的开闭调控）。故温度的感觉以皮肤为准。

外界或体内温度变化超过感温度时就产生寒热感觉。若外界温度上升,超过外感温度上值时,机体就产生热的感觉;气温降低超过外感温度下值时,就产生寒冷感觉。同样,体表与体内的温度差称为内感温度。当体腔温度超过内感温度上值时,感到体内发热感(内热),当体腔温度低于内感温度下值时就产生寒冷感(内寒)。

感温度是人体在长期适应自然,维特生存的过程中逐步形成的,是先天遗传和后天获得的产物,不是千篇一律,亦不是一成不变的,并存在明显的个体差异,与机体体质强弱有关,尤其与“气”(卫气、肺气、营卫之气)的防御(外邪)、温煦(皮毛)、调节体温,出汗(气机、气化)等功能有关。正气充盛,感温度的域值大,对温差的耐受力强;反之,正气虚弱者感温度域值小,对温度变化敏感、耐受力小(老年,儿童,病后),容易受邪而致病。故曰:卫气充实则寒暑不惧;正气虚弱者,能冬不能夏或能夏不能冬。

人体在长期适应自然的生活过程中形成了相对恒定的感温度。暂定最适外感温度在 $25 \pm 5℃$,内感温度在 $37 \pm 1℃$(肛温)。即在最适感温度时机体感觉最适宜,无发热、寒冷感觉,肢体活动、生理功能均在正常状态。若气温超过 $30℃$ 以上就感觉热;气温下降低至 $20℃$ 以下就感觉寒冷。感温度与机体卫气强弱有关,受健康状况的影响,因此,通过锻炼强身可以扩大感温度,提高对寒热刺激的耐受力。

寒冷或发热的刺激,对机体的气血阴阳,脏腑功能的影响很大(体温调节、代谢、循环、免疫等方面功能),同时,机体为抵御外邪,维持内环境恒定,也会相应产生一系列反应,故产生了相应的寒象或热象。

如外界温度突然下降至 $10℃$,显著低于外感温度下值,机体感到寒冷,“寒性凝滞,寒性收引,卫阳受遏”,寒的刺激使皮肤紧缩,腠理闭塞,体表失于温煦(微血管收缩)经脉痹阻,气血不畅,体表温度降低,当低于外感温度下值时产生“恶寒”,无汗,苍白,肢冷,疼痛等症状,甚则寒战,由于肌肉抖动产热,或肌腠闭束,散热减少而化热。中医称卫阳郁而生热,阳气趋向于表,邪正抗争,脏腑功能加强,气血运行加快时,体内温度升高,当体内温度升高到超过内感温度上值时感觉发热,故出现恶寒发热并见的症状。内热升高的刺激使皮腠开泄,出汗,阳气宣通,体表循环改善,体表温度升高,外感温度下值恢复、恶寒感觉解除;体内温度明显高于内感温度上值时,就出现发热(测量体温也升高)。

外界温度升高超过外感温度上值时就感觉热,热的刺激使体表腠理开泄,出汗,呼吸心跳加快等,体内温度升高超过内感温度上值时感到内热,内外俱热时发热明显。可以通过降低外热,接近外感温度上值,使热感减小;亦可服冷饮,减低体内温度,维持内环境稳定亦可以缓解发热感。

头面升火,面目红赤,五心烦热,或烘热,心烦,汗出等症状是由局部阳热亢盛,局部器官组织温度上升超过外感温度上值时产生发热感。中医认为是由阴阳失调(阴阳偏颇,阴阳格拒);脏腑功能失常(心肝火旺,肝肾阴虚);气血逆乱(气郁化火,血随气逆,气火有余)而造成,热象常出现在机体局部(头面、五心)或全身。有反复、短暂的特点。西医认为与自主神经紊乱或与内分泌激素水平异常有关。但测量体温无明显变化。

如寒热变化超越了自身调节的能力,就产生病变,此时应运用医疗方法(包括药物)进行治疗。

虚:是指营养物质和能量的不足,出现机体功能减退,防御力减弱,组织缺少滋养,形体瘦弱乏力,容易疲劳,多病难愈,肾气不固,面色无华。

实:病邪引起机体功能亢进或营养过盛,代谢加快,体温增高,形体壮实有力,代谢产物潴留等。

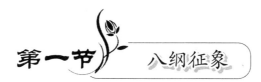

第一节　八纲征象

八纲征象是运用八纲概念,归纳同类病症,从中提取的最有代表性的征象。是区分病症类别的核心要素,并非具体的证候。掌握八纲征象,便于临床辨证时运用。

阴的征象:寒冷、抑制、沉静、衰退、晦暗、隐匿。阴证主要表现为虚、寒征象为特点。

阳的征象:温热、兴奋、躁动、亢进、明亮、显现。阳证主要表现为实、热征象为特点。

寒的征象:冷、淡(白)、静、稀、润。寒:指寒冷、四肢不温,喜热恶寒等。白:指面色淡白、㿠白,舌苔白;静:指安静不烦,肢体少动,喜蜷卧,脉动迟缓等;稀:指分泌物、排出物清稀、无臭,如涕痰稀白,带下如水,大便稀薄等。润:指皮肤黏膜滋润,口和不渴,不喜饮,提示津液不伤。

热的征象:热、赤、动、稠(黄)、干。热:指发热、怕热、喜冷恶热、五心烦热等。赤:指面红、舌质红、尿赤等。动:指心烦、躁动、脉数等。稠:指排出物、分泌物稠黏浓浊。色黄,如黄痰,脓涕,大便黏冻等。干:指口干喜饮、舌苔干裂、大便干结等。

虚的征象:神萎、色淡,气短乏力,不耐寒暑,自汗盗汗,疼痛喜按,喜温。二便通利或不固,舌嫩苔少,脉虚细。虚证是由于功能减退或正不胜邪所出现的一系列征象。虚证主要概括了营养物质不足,脏腑功能低下;或正不胜邪,邪正相持日久,出现以寒象为主的征象,虚往往与寒、热、阴、阳征象并见。共同特征为起病慢,症状轻,病程长,多间断性和反复性。最具辨证意义的征象是舌象、脉象。舌质嫩(气血不足舌体失荣),舌苔薄(邪少)。脉象细弱无力。

实的征象:脏腑功能亢进,发热,腹胀痛拒按,烦闷、神昏、痰盛气粗,二便不利,舌苍老苔厚腻,脉实有力。实证是由邪盛正不衰,邪正相争出现一系列征象。主要概括了脏腑功能亢进,邪正抗争剧烈出现的热象为主的征象。常与寒、热、表、里证相兼。其共同特征为起病快,病程短,变化快,症状严重、持续,解除后少反复。最有辨证意义的是舌象、脉象。舌体坚敛苍老,舌苔厚腻或黄糙。脉象洪滑、有力。

表的征象:起病急,病程短,恶寒(或恶风)发热,头、身疼痛,舌苔薄白,脉浮,或兼鼻塞流涕、咳嗽、咽喉痛痒。表证由病邪在表,邪正分争于体表所产生的病症。主要特征是寒热并见或伴肺系症状。

里的征象:凡指表证之外的全部病症,主要特征是无寒热并见及体表症状。

八纲征象是根据病人整体证候表现中提取的,具有代表性的征象,分出表或里,寒或热,虚或实,阴或阳等四对纲领性征象。阴阳两纲又可用来概括其他六纲,如表、热、实为阳;里、虚、寒为阴。

八纲征象是观察和识辨八纲证间相互联系和鉴别诊断的依据,常简称为"X象",如寒象、热象等。如临证主要见到热象(热、赤、动、稠、干)为热证,兼有实象的或不出现虚象的为实热证;如伴有舌嫩少苔,发热夜甚,盗汗等虚象的可以考虑虚热证,复伴干咳,咽喉干燥等肺脏主症时,可以更加具体地诊断为肺虚热证。以下证候辨证篇章中逐步加深。

参考文献

《素问·阴阳应象大论》:"阳胜则身热,腠理闭,喘粗之俯仰,汗不出而热,齿干以烦冤,腹满死,能冬不能夏。阴胜则身寒,汗出,身常清,数栗而寒,寒则厥,厥则腹满死,能夏不能冬。"

《伤寒论》:"病有发热畏寒者,发于阳也;无热恶寒者,发于阴也。"

《景岳全书·传忠录·阴阳篇》:"证有阴阳,脉有阴阳,药有阴阳。以证而言,则表为阳,里为阴;热为阴,寒为阴;上为阳,下为阴;气为阳,血为阳;动为阳,静为阳;多言者为阳,无声者为阴;喜明者为阳,欲暗者为阴;阳微者不能呼,阴微者不能吸;阳病者不能俯,阴病者不能仰。以脉而言,则浮大滑数之类皆阴也。……经曰:阳气有余,为身热无汗,此言表邪之实也。又曰:阴气有余,为多汗身寒,此言阳气之虚也。仲景曰:发热恶寒发于阳,无热恶寒发于阴。又曰:极寒反汗出,身必冷如冰,此与经旨义相上下。……考中藏经曰:阳病则旦静,阴病则夜宁;阳虚则暮乱,阴虚则朝争。盖阳虚善阳助,所以朝轻而暮重;阴虚喜阴助,所以朝重而暮轻。此言阳阳之虚也。若实邪之候,则与此相反,凡阳邪盛者,必早重暮轻;阴邪甚者,必早轻暮重,此阳逢阳旺,阴得阴强也。其有或昼或夜,时作时止,不时而动者,以正气不能主持,则阴阳胜负交相错乱,是以培养正气为主,则阳阳将自和矣。但或水或火宜因虚实以求之。"

《卫生宝鉴》:"凡阳证者身须大热,而手足不厥,卧则坦然,起则有力,不恶寒,反恶热,不呕不泻,渴而饮水,烦躁不得眠,能食而多语,其脉浮大而数者,阳证也。凡阴证者,身不热,而手足厥冷,恶寒蜷卧,面向壁卧,恶闻人声,或自引衣复盖,不烦渴,不欲食,小便自利,大便反快,其脉沉迟而微迟者,皆阴证也。"

《医学源流论》亡阴亡阳论:"经云:夺血者无汗,夺汗者气血。血属阴,是汗多乃亡阴也,故止汗之法,必用凉心敛肺之药,何也?心主血,汗为心之液,故当清心火,汗必从皮毛出,肺主皮毛,故又当敛肺气,此正治也。其亡阴亡阳之辨法如何?亡阴之汗,身畏热,手足温,肌热,汗亦热而味咸,口渴喜凉饮,气粗,脉洪实,此其验也。亡阳之汗,身反恶寒,手足冷,肌冷而味淡微黏,口不渴而喜热饮,气微,脉浮数而空,此其验也。"

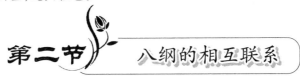

第二节　八纲的相互联系

八纲并不意味着把各种征象划分为八个孤立的单元,它们是互相联系而不可分割的。如表里与寒热虚实相联系,寒热与虚实表里相联系,虚实又与表里寒热相联系。如病在表就有表寒、表热、表虚、表实之分;还有表热里寒,表寒里热等错综复杂的关系。不仅在表的病症,其他病症亦无不如此。又因阴中有阳,阳中有阴,故疾病可以由阳入阴,也可以由阴出阳,又可以从阴转阳,从阳转阴,所以八纲辨证必须灵活运用。

1. 相兼　两个不相对立的纲的征象同时出现在个体上称之相兼。如表与寒的征象并见的表寒证;虚与热的征象并见的虚热证等。

2. 错杂　是两个相对纲的征象同时并见(不同部位或不同性质)。如疾病往往既有表的征象又有里的征象,称为表里错杂。其形成一是表证及里,或里证出表;一是本病未愈,又兼标病。如本有内伤,又加外感。或先有外感,又伤七情或伤饮食。表里错杂证的表现往往还与寒热虚实互见,如表寒里热证等。

3. 转化　是一个证候转变为与其相对的另一证候。如表证入里,变为里证,寒证化热变为热证。如转化过程中前证未罢,又兼见后证者仍属证的错杂。对病情轻重而言,表证,由里出表,显现卫表征象,示邪有出路,病情向愈为吉象;如痘疹宣发、鼻流清涕等。如里证(内伤病)出现皮表征象,为邪毒内发,示病情加重,如斑、疹、黄疸等。

4. 真假　当疾病发展到严重阶段,如热极或寒极时,有时会出现一些假象,即表现出与疾病性质相反的征象,高热病人的四肢厥冷,垂危病人的回光返照等征象。提示病情危重,临终先兆。如有疏忽,往往造成误诊误治。应特别注意。以上简要地归纳了八纲之间四种关系,这些证间关系不仅适用于八纲辨证,亦普遍适用于各种辨证过程中。对于临床疾病的复杂性,只有熟识病症的变化规律,才会用心仔细地观察、辨别病症所处的部位,阶段、性质、邪正盛衰的趋势等,方能选择有力的治疗措施。尤其发现危重病人,临床出现的反常征象,更应辨别真

179

假,及时进行抢救。详细内容将在辨证篇中叙述。

参考文献

《医学心悟》:"至于病之阴阳,……热者为阳,实者为阳,在表为阳;寒者为阴,虚者为阴,在里为阴。寒邪客表,阳中之阴;热邪入里,阴中之阳。寒邪入里,阴中之阴;热邪达表阳中之阳。而真阴、真阳之别,则又不同。假如脉数无力,虚火时炎,口燥唇焦,内热便结,气逆上冲,此真阴不足也;假如脉大无力,四肢倦怠,唇淡口和,肌冷而溏,饮食不化,此真阳不足也。"

《不居集·上卷十六》:"阴虚者,血虚也,六脉虚数无力,热在午后子前,饮食有味,不头痛,不恶寒,神采焕发,唇红烦渴。阳虚者,元气虚也,六脉空大无力,微热自汗,热在子午之分,交阴即止,恶风怯寒,神色虚萎,头不痛,饮食无味。"

《温疫论·下卷·论阳证似阴》:"凡阳厥,手足皆冷,或冷过肘膝,甚至手足指甲皆青黑,剧则遍身冰冷如石,血凝青紫如片,或六脉无力,或脉微欲绝,以上脉证,悉见纯阴,犹以为阳证何也? 及审内证,气喷如火,龈烂口臭,烦渴谵语,口燥舌干,舌苔黄黑或生芒刺,心腹痞满,小腹疼痛,小便赤色,涓滴作痛,非大便燥结,即大肠胶闭,非协热下利,即热结旁流,三焦悉见阳证,所以为阳厥也……捷要辨法,凡阳证似阴,外寒而内必热,故小便血赤;凡阴证似阳者,格阳之证也,上热下寒,故小便清白,但以小便赤白为据,以此推之,万不失一。"

《柳选四家医案》:"凡证于阴阳虚实疑似间,最当详审。此证音低,神倦似虚,而便泄臭水,中脘按痛,实也。肢冷脉细,似阴,而小便热痛,阳也。"

《名医类案·卷二·火热案》:"韩世同年四十六,仲夏,色欲过度,烦热作渴,饮水不绝,小便淋沥,大便秘结,唾痰如涌,面目俱亦,满舌生刺,两唇燥裂(假热症),遍身发热,或时身如芒刺而无定处,两足心如火烙,以冰折之作痛(真寒),脉洪而无伦。此肾阴虚,阳无所附而发于外,非火也。"

《临证指南医案·脱门》:"脉革无根,左尺如无,大汗后,寒痉,头巅痛,躁渴不寐,此属亡阳。"

第三章
八纲辨证

　　八纲是辨证论治的理论基础之一,八纲对病理、证候、诊断、治疗等都有指导作用。同一疾病,由于体质和各种致病因素的不同,初病久病与证候表现不同,则八纲辨证的结果也就不同,因而治疗方法便有所区别。所以,八纲是辨证施治的纲领,不仅要掌握好八纲证候的特征,鉴别要点,更要重视证候间的相互影响和联系。

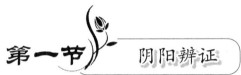

第一节　阴阳辨证

　　阴阳即是八纲的总纲,可以根据临床症状所表现的病理性质,分为阴阳两个主要方面。《素问·阴阳应象大论》说:"善诊者,察色按脉,先别阴阳。"张仲景继承《黄帝内经》对阴阳的认识,根据六经证候的特征,把伤寒病分为阴证、阳证,而以三阴、三阳为纲领。张景岳认为:"凡诊脉施治,还须先审阴阳,乃为医道之纲领。阴阳无谬,则治焉有差? 医道虽繁,可一言以蔽之,曰阴阳而已。"可见阴阳在诊断学上的重要性。

　　阳证出现在机体正气充沛,对病邪不论寒邪或热邪都有充分抵抗力的状态。临床表现为实热症状;阴证出现在机体抵抗力降低,对病邪抵抗不足,生理功能减退的状态。临床表现为虚寒症状。简单地说,阳证的基本性质为实热,阴证的基本性质为虚寒。

一、阴证和阳证

　　证有阴阳,其成因及其表现各有不同。《素问·阴阳应象大论》认为:"阴胜则阳病""阳胜则阴病。"《调经论》曰:"阳虚则外寒,阴虚则内热;阳盛则外热,阴盛则内寒"。《素问·脉要精微论》曰:"阳气有余,为身热无汗;阴气有余,为多汗身寒。"《伤寒论》曰:"发热恶寒者,发于阳也;无热恶寒者,发于阴也。"

　　阴证和阳证可以从症、脉、舌、表、里、寒、热、虚、实、上、下、气、血、动、静等方面征象加以区分。当疾病进一步损伤正气时的时候,可出现真阴不足,真阳不足,严重时出现亡阴、亡阳等危象,必须引起医者重视。(见表2－3－1)

　　(一)阴证

　　阴证是许多具有虚寒性质证候的概括。

临床表现:精神萎靡,面色㿠白,畏寒肢冷,气短音低,大便稀溏,小便清长,口淡不渴,或渴喜热饮,舌质淡胖,脉微细弱。

辨证要点:虚象、寒象并见。

讨论:阳虚火衰不能养神故精神萎靡;气虚温煦、固摄功能减退,故形寒肢冷,二便清稀。为宗气不足,气血两虚,运化无力等阳气虚弱的综合表现。

若经调治正气恢复可转向康复;也可由药食不当等转向阳证,但转化和康复往往为慢性持续过程。若虚寒加重可以出现亡阳虚脱的危重证候。

(二)阳证

阳证是许多具有实热性质证候的概括。

临床表现:精神狂躁不安,面色潮红,壮热烦热,气粗声高,大便秘结,小便短赤,口苦,渴欲饮冷,舌红绛,苔黄腻,脉大滑数。

辨证要点:实象、热象同时出现。

讨论:热证均有热邪内扰引起的心神不安,热甚伤津,腑气燥闭等病理变化。表现出邪气盛而正不衰,邪正抗争的病理现象。阳证的病情轻者比较容易治疗,重者变化迅速,可以很快损伤阳气(壮火食气),而向阴证转化(亡阳)或损伤阴液而出现亡阴。

表证为外感病的初期,正气未伤,又有外邪存在,并大多有发热症状,可归属于阳证,但表证多有恶寒,因此,表证还不是典型的阳证,但到恶寒消失,完全化热入里时,才是典型的阳证。临床治疗表证中,应注意慎用清泻之剂。

表2-3-1 阴证、阳证鉴别表

四诊	阴证	阳证
望	面色苍白或淡暗,身重蜷卧,倦怠无力萎靡不振,舌质淡而胖嫩,舌苔润滑	面色潮红或通红,身热喜凉,狂躁不安,口唇燥裂,舌质老,舌苔厚、黄糙
闻	语声低微,静而少言,呼吸怯弱,气短	语声壮厉,烦而多言,呼吸气粗,喘促痰鸣,狂言叫骂
问	久病难愈,隐痛缠绵,劳累加重,口和不渴,喜热饮,大便稀溏、腥臭,小便清长	暴病,剧痛,静卧加重,恶食、口干,烦渴喜饮冷,大便秘结,小便黄赤,便有奇臭
切	身寒足冷,腹痛喜按,脉象沉细微涩、迟弱无力	身热肢暖,腹痛拒按,脉象浮洪实大、滑数有力

二、阴虚证和阳虚证

阴虚和阳虚主要由肾的阴阳不足,故亦称真阴不足、真阳不足或元阴不足,元阳不足。肾为先天之本,水火之宅,脏腑之精气均蓄藏于肾。所以先天禀赋不足或病重损及本元时,容易出现真阴不足或真阳不足的征象。

（一）阴虚证

临床表现：颧红升火，心烦易激动，眩晕眼花，潮热盗汗，手足心热，咽干口燥，形体消瘦，舌红少苔，脉细数。

辨证要点：干燥、虚热（内热）、不静（动风）。

讨论：以上诸症均由于阴的滋润、濡养、宁静功能低下而引起。阴虚则热，可见手足心热，颧红，舌红；阴不敛阳，虚火上浮而颧红目赤；午后潮热是因为"阴在内阳之守也"，阴液不足阳气相对偏亢而生虚热，虚热盛于阴时。寐则阳气入于内，营阴不足，阴不敛阳，内热逼津外泄而盗汗。甚则肾阴不足相火内扰而遗精；滋润濡养功能减退则内燥，口咽干燥；虚风内动则眩晕、目花；宁静功能减退，还出现心烦，兴奋，失眠，脉数等征象。阴虚可偏重于某脏腑而形成不同脏腑的阴虚证（详见脏腑辨证）。

（二）阳虚证

临床表现：面色㿠白，或淡白无华，精神萎靡，少气、倦怠，乏力，畏寒肢冷，自汗，大便溏薄，小便清长，舌质淡胖，苔润滑，脉微细沉迟无力。

辨证要点：明显寒象（畏寒肢冷），虚象（精神萎靡）与水气停留（水肿）的征象。

讨论：上述症状是由气血等物质亏损，阳气功能不足所致。温煦不足则畏寒肢冷；内寒血运不畅，血不荣于面则面色淡白无华；推动无力，水湿不化则水肿，舌淡胖而润滑；阳虚鼓动无力则脉象微细，寒则脉迟。气化不足，可引起气滞、血瘀、水饮停留，出现阳虚内寒、阳虚水泛（水肿）、虚阳外越等症状。阳虚可偏重于某一脏腑而出现脏腑阳虚证。极度的阳虚可能发展成为亡阳。

三、亡阴、亡阳

亡阴、亡阳是疾病的危重的证候，辨证有差或救治有误，即可伤命。一般出现在高热大汗，或发汗太过，或吐泻过度，或失血过多的病人。特别是大汗、大出血容易伤津脱液、失血而亡阴，气随阴消，旋即亡阳。由于阴阳互根，亡阴亡阳常相继出现。亡阴时阳气亦散越，而亡阳时阴液亦耗损，但主次不同。治法有别。（见表 2 - 3 - 2）

（一）亡阴

临床表现：阴液严重损伤，大汗、吐下之后全身极度衰竭，面色潮红，唇焦舌枯。汗出而黏或汗出如油，微热，肢温，肌肤发热，躁动不安，口渴不欲饮或渴喜凉饮，或不甚口渴，呼吸浅而短促，舌暗红干瘪，脉细躁疾，按之无力。

以上征象由全身阴阳气血俱虚所致全身极度衰竭，阴液枯槁而干燥、阴不制阳而现虚烦、虚热的征象。

辨证要点：虚热征象合全身衰竭征象。

(二)亡阳

临床表现:大汗、大吐、大泻或大出血之后,突然面色苍白,全身极度衰竭,表情淡漠,冷汗如珠,四肢厥冷,呼吸微弱,脉微细数无力或脉弱欲绝。

辨证要点:全身极度衰竭合虚寒征象。

讨论:以上征象是由津血流失,气随津(血)脱,阳气耗损所致,温煦、推动、气化功能衰退,而出现寒象,呼吸微弱,脉象数疾、微细欲绝;固摄无能故汗出如珠,因此,本质上是阴阳气血均告亏损,而以阳气耗散为主。

表 2-3-2 亡阴亡阳鉴别简表

证候	汗	四肢	舌	脉	其他
亡阴	汗热、味咸微黏	温和	红干	洪实或躁疾,按之无力	身热、息粗,渴喜饮冷
亡阳	汗冷、味淡不黏	厥冷	白润	浮数而空,或微细欲绝	身冷、息微,不渴,喜热饮

总的来说,阴阳消长是相对的,亡阴者,因阴虚而阳亢,表现一系列热象,但属虚证,故脉虽洪大、躁疾,必按之无力;亡阳者,因阳虚则寒,表现一系列寒证,以虚阳外越为主症,故脉见浮数而中空,甚则微细欲绝。且亡阴之际,舌红而干;亡阳之顷,舌白而润。这也是诊断时应该掌握的。

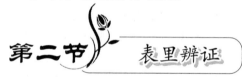

第二节 表里辨证

表和里是鉴别疾病病位的表里和病势的深浅的两个纲领。它是一个相对概念。以机体的组织来分,躯壳为表,脏腑为里;身体的皮毛经络属表,脏腑属里;三阳经为表,三阴经为里。体表的病为表证,体内的病为里证。从病势深浅论,病邪入里一层,病深一层;出表一层,病浅一层。表里辨证在外感病的辨证中尤为重要。

一、表证、里证、半表半里证

(一)表证

表证是指六淫邪气经皮毛、口鼻侵入人体时所出现的证候。《景岳全书·传忠录》曰:"表证者,邪之自外而入者也。"表证多见于外感病的初起阶段,具有起病急,病程短的特点。(见表 2-3-3)

临床表现:发热恶寒(或恶风),头身痛,舌苔薄白,脉浮。或兼见鼻塞流涕,咽喉痛痒,咳嗽等。

辨证要点:发热恶寒同时出现。伴有一些肌表或肺卫症状。

讨论:表证由外邪客于肌表,阻遏卫气,卫阳失于宣发而恶寒,邪郁而发热。邪气郁滞,经气失于宣通,气血流行不畅,而致头身疼痛,项背牵强。邪从口鼻而入,内应于肺,肺窍失宣,故出现鼻塞、咽痛、咳嗽等症状。表证轻浅者容易邪从外解而病愈,外邪不介,内传入里则为里证。不同外邪所致的表证,证候亦不同,与病邪风寒暑湿燥等邪的性质有关,不同表证比较表见下:

表2-3-3 不同表证比较表

证名	症　状	舌象	脉象	病机
风寒袭表	恶寒甚发热轻,无汗头痛,鼻塞声重,清涕,咳嗽痰白	舌苔薄白	脉浮紧数	寒主收引
风热袭表	发热微恶风寒,汗少,口渴,咳嗽咽痛	舌苔薄白舌边尖红	脉浮数	风性开泄热伤阴
暑湿夹寒袭表	恶寒发热不扬,头重,肢体困重,无汗或少汗,胸闷脘痞	舌苔薄白腻	脉浮细	暑性热,湿重滞
湿邪在表	恶寒,发热不扬,头重,肢体困重,无汗或少汗,胸闷脘痞	舌苔薄白腻	脉濡缓	湿性重滞黏腻
凉燥袭表	恶寒,发热轻,头微痛,咳痰稀,咽痒,鼻干,咽燥	舌苔薄白欠润	脉数	燥伤津
燥热犯肺	发热,微恶风寒,头痛,少汗,咳嗽少痰,咽干痛,鼻燥	舌红苔薄白干	脉浮数	燥热伤津

185

参考文献

《素问·骨空论》:"风从外入,令人振寒,汗出头痛,身重恶寒。"

《灵枢·刺节真邪》:"虚邪之中人也,洒淅动形,起毫毛而发腠理。"

《伤寒论》:"太阳之为病,脉浮,头项强痛而恶寒。""太阳病,发热,汗出,恶风,脉缓者,名为中风。""太阳病,或已发热,或未发热,必恶寒,体痛,呕逆,脉阴阳俱紧者,名为伤寒。""脉浮者,病在表,可发汗,宜麻黄汤。"

《温病条辨》:"太阴之为病,脉不缓不紧而动数,或两寸独大,尺肤热,头痛,微恶风寒,身热自汗,口渴,或不渴而咳,午后热甚者,名曰温病。"

《景岳全书·传忠录·表证篇》:"表证者,邪气之自外而入者也。凡风寒暑湿火燥,气有不正皆是也。"

"寒邪在表者,必身形无寒以邪闭皮毛也。寒邪客于经络必身体疼痛或拘急而酸者,以邪气乱,营气血脉不利也。寒邪在表而头痛者有四征焉,足太阳脉挟于头顶,足阳明脉上气头维,足少阳脉上行两角,足厥阴脉上会于巅,皆能为头痛也。故惟太阴、少阴皆无头痛之证。寒邪在表多恶寒者,盖伤于此者必恶此,所谓伤食恶食,伤寒恶寒也。邪气在表脉必紧数者,营气为邪所乱也。太阳经脉起自内皆上顶巅下项挟脊行腰腘,故邪在太阳者,必恶寒发热而兼头项痛腰脊强或膝腨酸疼也。"

"伤风中风虽皆有风之名,不可均作表证。盖伤风之病,风自外入者也,可散之温之而已,此表证也。中风之病虽形证似风,实由内伤所致,本无外邪,故不可以表证论治。"

"发热之类本为火证,但当分辨表里,凡邪气在表发热者表热而无里热也,此因寒邪,治宜解散。邪气在里发热者必里热先甚,而后及于表,此是火证,治宜清凉。凡此内外皆可以邪热论也。若阴虚水亏而为骨蒸夜热者此虚热也,又不可以邪热为例,惟壮水滋阴可以治之。"

"湿燥二气虽亦外邪之类,但湿有阴阳,燥亦有阴阳。湿从阴者为寒湿,湿从阳者为湿热。燥从阳者因于火,燥从阴者发于寒,热则伤阴必连于脏,寒则伤阳必连于经,此所以湿燥皆有表里必须辨明而治之。"

《伤寒大白·宜发表论》:"恶寒身痛者,宜发表。肢节烦痛者,宜发表。头痛项强者,宜发表。四肢常冷者宜发表。四肢拘紧不能转侧者,宜发表。面赤身热,两足常冷,或脉沉伏者,宜发表。时刻呻吟,语言不足,无汗烦躁者,宜发表。身体乍软乍重,转侧或难或易,宜发表。身痛乍在四肢,乍在胸背,到底无定者,宜发表。洒洒恶风,皮肤大热,宜发表。以上三阳经表邪之证,故用发表之法。"

(二) 里证

临床表现:无表证的一大类证候。如以壮热、汗出,渴喜冷饮,小便黄赤,便秘或泻下色黄秽臭、舌红苔黄脉数为主要表现的里实热证;以面色苍白,畏寒肢冷,腹痛喜热,便溏、舌淡苔白厚、脉沉迟为主要表现的里寒证;以倦怠乏力,气短懒言、头晕耳鸣,心悸,纳少,舌淡脉濡为主要表现的里虚证等。

里证由表证失治或误治,病情发展由表入里,或由情志内伤,饮食劳倦等因素引起气血、阴阳、脏腑失调而致的诸多证候。

辨证要点:无表证;舌、苔多变;脉不变浮。

(三) 半表半里证

由表证失治或误治,病情发展由表入里过程中的一种特殊证型;或由情志内伤,饮食劳倦因素引起气血、阴阳、脏腑失调而致的诸多证候。

临床表现:寒热往来,胸胁苦满,心烦喜呕,默默不欲食,口苦咽干,目眩,舌苔薄黄,脉弦等。

辨证要点:往来寒热是本证特有的一种热型,或其他热型而伴有胸胁苦满,或有恶心呕吐者,亦可考虑本证。《伤寒论》中有"伤寒中风,有柴胡证,但见一症便是,不必悉具"的提示。

讨论:上述症状出于伤寒论少阳病病症,少阳病处于太阳病表证和阳明病里证之间。邪气来则寒,正气复则热,故寒热往来无定时。正不胜邪,邪入于里,邪热内扰则心烦,眩冒,留于胸膈则苦满厌食,肝胃气逆则喜呕,故治疗须用和解表里方能解(现今用小柴胡汤口服液治疗流感发热时,一般见到出汗、便通后,退热作用最为明显。古人言"少阳如枢",意为表里出入之枢纽(中心环节),其实何止于表里间?临床上热毒炽盛趋向营血(脓毒血症),气营两燔之际亦常出现寒热往来,颤抖、如汗出后高热减退,预后尚佳。汗出过多还可气虚邪陷,出现亡阳之脱证。所以说,寒热往来可以提示病情即将转化,医者必须注意。

此外,往来寒热,汗出而解,休作有定时的证候,可见于疟疾(寄生虫病)。

参考文献

《伤寒论》:"阳明病,脉迟,虽汗出不恶寒者,其身必重,短气,腹满而喘,有潮热者,此外欲解,可攻里也,手足濈然汗出者,此大便已硬也,大承气汤主之。""少阴病,脏沉细数,病为在里,不可发汗。"

《景岳全书·传忠录·里证篇》:"里证者,病之在内在脏也。凡病自内生,则或因七情或因劳倦或因饮食所伤或为酒色所困皆为里证。以此言之似属易见。第于内外伤之间疑似之际,若有不明,未免以表作里,以里作表,乃致大害,故当详辨也。"

"身虽微热而濈濈汗出不止及无身体酸痛拘急而脉不紧数者,此热非在表也。"

"证似外感不恶寒反恶热而绝无表证者,此热盛于内也。"

"若烦躁不眠,干渴谵语,腹痛自利等证,皆邪入于里也。若腹胀喘满,大便硬结,潮热斑黄,脉滑而实者,此正阳明胃腑里实之证可下之也。七情内伤,过于喜伤心而气散,心气散者,收之养之;过于怒者伤肝而气逆,肝气逆者,平之抑之;过于思者伤脾而气结,脾气结者温之豁之;过于忧者伤肺而气沉,肺气沉者,舒之举之;过于恐者伤肾而气怯,肾气怯者,安之壮之。"

"饮食内伤,气滞而积者,脾之实也,宜消之逐之;不能运化者,脾之虚也,宜缓之助之。"

"酒湿伤阴、热而烦满者,湿热为病也,清之泄之;酒湿伤阳,腹痛泻利呕恶者,寒湿之病也,温之补之。"

"劳倦伤脾者,脾主四肢也,须补其中也。"

"色欲伤肾而阳虚无火者,兼培其气血;阴虚有火者,纯补其真阴。"

"痰饮为患者,必有所本,求所从来,方为至治,但治标非为良法也,详具本条。"

"五脏受伤,本不易辨。但有诸中必形诸外,故肝病则目不能视而色青,心病则舌不能言而色赤,脾病则口不知味而色黄,肺病则鼻不闻臭而色白,肾病则耳不能听而色黑。"

《管见大全良方》："若不恶寒,但恶热,手掌心并腋下漐漐汗出,大便秘,小便赤,或谵语,或汗多,或口燥舌干,腹胀气急,脉沉而滑实者,里证也,亦不可候他证,须急下之,宜大承气汤。"

二、表证和里证的比较

辨别表证和里证主要从病史、症状、舌象、脉象四个方面进行比较。(见表2-3-4)

表2-3-4 表证、里证比较表

	病程	症状	舌象	脉象	病机
表证	发病快,病程短	发热恶寒并见,肌表或肺卫症状	舌质变化少,苔薄	变浮	邪在表,邪正抗争在表
里证	发病慢,病程长	但热或但寒,气血或脏腑症状	舌质舌苔多有变化	变沉	邪入里,邪正抗争在里

三、表证和里证的关系

肌表与脏腑由经络相联,气血流通,表里可以同时或先后受邪而发病。既有表证又有里证,称表里同病。亦可在疾病发展过程中转化,有表邪入里或里邪出表的情况。

(一)表里同病

可以有表里同时感受外邪而至,或表邪未解,又加内伤;或本有内伤,又感外感;均属表里同病。有表里俱寒证;表里俱热证。如感受寒邪引起恶寒发热鼻塞流涕的同时,腹痛水泻(如肠胃型感冒),为表里俱寒证,需解表温中兼顾。暑热季节身热汗出,皮肤湿疹,大便秘结,小溲黄赤,舌红苔黄为表里俱热(清热泻火表里双解)。

表里同病出现寒热、虚实互见而病性不同时,称为表里错杂。如表寒里热,表热里寒,表实里虚,表虚里实等。详见寒热虚实辨证。

(二)表里出入

1. 表邪入里 凡病表证,表邪不解,内传入里,称为表邪入里。多因机体抵抗力降低,或邪气过盛,或护理不当,或误治,失治等因素所致。例如,表证本有恶寒发热,若恶寒自罢,不恶寒而反发热,并见渴饮,舌红苔黄,尿赤等证,便是表邪入里的证候。

2. 里邪出表 某些里热证,病邪从里透达于外,称为里邪出表。多由治疗得当,机体抗邪能力增强而托邪外解。如麻疹是由疫邪犯肺,初见发热,烦躁,咳逆胸闷,继而发热汗出,见皮疹逐步透发后,热势渐退,咳逆亦平,此为病邪由里达表的证候。提示邪有出路,病势向愈的征兆。但热甚出斑者,是由热毒入营动血,病情危重的征兆,应当别论。

表邪入里表示病情加重,里邪出表反映邪有去路,病势减轻,掌握表里出入的变化,对于推断疾病的发展转归,很有意义。

参考文献

《医学心悟·寒热虚实表里阴阳辨》:"病之表里,全在发热与潮热,恶寒与恶热,头痛与腹痛,鼻塞与口燥,舌苔之有无,脉之沉浮以分之。假如发热恶寒,头痛鼻塞,舌上无苔,脉息浮,此表也。假如潮热恶热,腹痛口燥,舌苔黄黑,脉息沉,此里也。"

《医碥·卷五·问诊》:"凡平素无病,而突然恶寒发热多属外感,必有头痛、体痛、拘急,无汗或有汗等表证,浮紧浮大等表脉可据。若无表证、表脉,病由渐至者,属内伤,外感则寒热齐作而无间,内伤则寒热间作而不齐。外感恶寒,虽近烈火不除,内伤恶寒,得就温暖即解。外感恶风乃不禁,一切风寒内伤恶风,惟恶夫些小贼风。外感手背热,手心不热,内伤手心热而手背不热。"

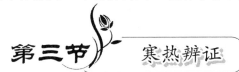

第三节 寒热辨证

寒热是辨别疾病性质的两个纲。《素问·阴阳应象大论》曰:"阳胜则热,阴胜则寒",《素问·调经论》曰:"阳虚则外寒,阴虚则内热"。寒热证候是阴阳偏胜偏衰的具体表现之一。阳盛或阴虚的表现为热证;阴盛或阳虚的表现为寒证。

病症的性质由多方面因素造成,主要与病邪性质和机体体质的偏阳偏阴因素有关。例如:同时感受风寒,体质偏热或阴虚者发病先咽痛,多表现为表热证;体质偏寒者发病先流清涕,多表现为表寒证。有时亦受时令和环境的影响。

寒热辨证不能孤立地根据个别症状作判断,而应通过四诊对疾病所反映的各种征象(症状和体征)作概括。具体地说,热证是指一组有热象的证候,寒证是指一组有寒象的证候。例如:表寒证是由表证加寒象的特点,其证候特点为:恶寒重发热轻,口淡不渴,舌苔薄白润,脉浮紧;表热证是由表证加热象。其证候特点为:恶寒轻发热重,口渴,舌边尖红赤。

寒证和热证在同一个体上可以同时存在,称为寒热错杂。寒证和热证不是固定不变的,疾病过程中,在一定条件下,寒证与热证可以相互转化。在病情严重时还会出现热极似寒(真热假寒)、寒极似热(真寒假热)的征象,必须仔细辨识,慎防误诊误治。

辨别寒热虚实,在治疗上有重要意义。《素问·至真要大论》曰:"热者寒之,寒者热之"就是指出寒证要用热剂,热证要用寒剂。两者治疗方法迥然不同。

一、寒证

寒证是感受寒邪,或阴盛阳虚所表现的证候。多因外感阴寒邪气,或因内伤久病,阳气耗伤,或过服生冷寒凉,阴寒内盛所致。这些证候虽都不同,但都表现为寒象,因此总称为寒证。寒证包括表寒、里寒、虚寒、实寒等。

临床表现:畏寒怯冷或恶寒重发热轻,无汗或汗出恶风,头痛,肢节疼痛,面色苍白或㿠白,四肢不温或逆冷,喜静,蜷卧,口润不渴或渴喜热饮,咳痰清稀,呕吐清涎,小便清长,大便稀溏甚则完谷不化,腹痛喜温,舌苔白而润滑,脉或迟、或紧。

辨证要点:寒冷感、多寒痛;色淡白;清稀;湿润;安静缓慢。

讨论:证由寒邪致病和阴盛阳虚所致的病症。寒主收引,凝聚,得温而缓。故出现疼痛喜温,无汗、脉紧等征象;阳虚失于温煦而形寒,温化无能则生湿聚饮,运化失职则大便稀溏,鼓动无力则血脉运迟。寒证的发展可以产生痰饮、瘀血等体内再生病邪,引起新的病症;亦可以发展为寒热夹杂证;阴盛及阳,阳气虚衰,严重者可以导致亡阳。虚阳外越,阴寒内盛,格阳于外(两颧泛红),出现寒极似热的征象。

参考文献

《素问·举痛论》:"寒气客于脉外则脉寒,脉寒则缩蜷,缩蜷则脉绌急,绌急则外引小络。故卒然而痛,得炅则痛立止。"

《素问·痹论》:"痛者,寒气多也,有寒故痛也。"

《素问·至真要大论》:"诸病水液,澄彻清冷,皆属于寒。"

《灵枢·口问》:"寒气客于皮肤,阴气盛,阳气虚,故为振寒寒栗。"

《伤寒论》:"自利不渴者,属太阴,以其脏有寒故也,当温之,宜服四逆辈。"

《景岳全书·传忠录·寒热篇》:"寒在表者,为憎寒,为身冷,为浮肿,为容颜清惨,为四肢寒厥。寒在里者,为冷咽肠鸣,为恶心呕吐,为心腹疼痛,为恶寒喜热。"

"寒在上者,为吞酸,为噎膈,为饮食不化,为嗳腐胀哕。寒在下者,为清浊不分,为鹜溏痛泄,为阳痿,为遗尿,为膝寒足冷。"

二、热证

热证是感受热邪,或阳盛、或阴虚,人体功能亢进所表现的证候。多外感火热之邪,或寒邪化热入里;或因七情过激,郁而化热;或饮食不节,积蓄为热;或房室劳伤,劫夺阴精,阴虚阳亢所致。各种原因引起的热证虽临床表现各不同,但都表现出热象。因此总称为热证。热证包括表热、里热、虚热、实热等。

临床表现:恶热、烦热、发热不恶寒,汗出热不退,或潮热起伏,皮肤灼热,潮红、颧红、目赤,扬手掷足,烦躁不安,咽干口燥、渴喜冷饮,涕、痰黄稠,小便短赤、大便热臭或干结便秘,舌质红绛,苔或黄、或白而干,脉洪大滑数。

辨证要点:发热喜冷;色深(红、黄)混浊;黏稠秽臭;干枯;烦躁、多动。

讨论:上述证候由阴虚生热、阳盛则热或阳邪外袭所产出的热象,不论发热、恶热、烦热、潮热,均以热的感觉为依据,一般无恶寒。

这种发热的感觉,产生于体表对体内外温差的感受,也受个体对温差感觉域的影响。但不以体温计测量的腔内体温为主要标准(腔内体温在一定程度上亦影响发热感觉)。提出寒热是机体受温差刺激而产生的异常感觉的概念,对指导中医辨证论治很重要。如表证恶寒发热时,因为恶寒(腠理紧闭,阳失宣通而表寒),所以尽管体温上升,亦用温散药治疗,汗出表里宣通而热解。如没有恶寒就可用寒剂制热。说明辨证论治是以症状为依据的。

热证的表现,因为热甚则血流加快,肤色红;热邪耗阴,津液不足而干燥;阳热多动少静,故易烦躁,脉动数。

热盛伤津脱液,严重者可导致亡阴危象;热邪内闭,格阴于外,出现热极似寒,内闭外脱的征象,临床必须仔细辨识及时诊治。表热入里轻者造成脏腑热证如肺热咳嗽等详见脏腑辨证;热入营血,血热妄行则引起血证;热盛伤津脱液进而耗气伤阳,可出现热证向寒证转化。

参考文献

《素问·至真要大论》:"诸胀腹大,皆属于热;诸病有声,鼓之如鼓,皆属于热;诸转反戾,水液浑浊,皆属于热;诸呕吐酸,暴注下迫,皆属于热。诸热瞀瘛,皆属于火;诸禁鼓慄,如丧神守,皆属于火;诸逆冲上,皆属于火;诸病胕肿,疼酸惊骇,皆属于火;诸躁狂越,皆属于火。"

《灵枢·刺节真邪》:"阳气有余而阴气不足,阴气不足则内热,阳气有余则外热,内热相搏,热于怀炭。"

《伤寒论》:"下利欲饮水者,以有热故也,白头翁汤主之。"

《景岳全书·传忠录·寒热篇》:"寒热者,阴阳之化也,阴不足则阳乘之,其变为热;阳不足则阴乘之,其变为寒。故阴胜则阳病,阴病为寒也;阳胜则阴病,阳胜为热也。热极则生寒,因热之甚也;寒极则生热,因寒之甚也。阳虚则外寒,寒必伤阳也;阴虚则内热,热必伤阴也。阳胜则外热,阳归阳分也;阴胜则内寒,阴归阴分也。寒则伤形,形言表也;热则伤气,气言里也。故火旺之时,阳有余而热病生。水旺之令阳不足而寒病起。人事之病由于内,气交之病由于外,寒热之

191

表里当知,寒热之虚实亦不可不辨。"

"热在表者,为发热头痛,为丹肿斑黄,为揭去衣被,为诸痛疮疡。"

"热在里者,为瞀闷胀满,为烦渴喘结,或气急叫吼,或躁扰狂越。"

"热在上者,为头痛目赤,为喉疮牙痛,为诸逆冲上,为喜冷舌黑。"

"热在下者,为腰足肿痛,为二便秘涩,或热痛遗精,或溲浑便赤。"

三、寒证与热证的鉴别要点

辨别寒证与热证,不能根据某一症状作判断,应对疾病的全部表现进行综合观察。《医学心悟·寒热虚实表里阴阳辨》曰:"一病之寒热,全在口渴与不渴,渴而消水与不消水,饮食喜热与喜冷;烦躁与厥逆;溺之长短与赤白,便之溏结,脉之迟数以分之。假如口渴而能消水,喜冷饮食,烦躁,溺短赤,便结脉数,此热也。假如口不渴或渴而不能消水,喜饮热汤,手足厥冷,溺清长,便溏,脉迟,此寒也"。现将临床症状以四诊方法归纳,进行寒热证候比较。(见表2-3-5)

表2-3-5　寒证、热证比较表

四诊	寒证	热证
望	蜷卧、沉静,面色苍白,闭目不欲见人,唇爪淡白或青紫,舌苔白润,舌质淡胖,痰、涎清稀	仰卧、身轻易动,烦躁不安,面、目赤,张目欲见人,唇干焦或红肿,舌苔干黄或厚腻,舌质红,痰、涕或带黄稠
闻	静而少言,低沉;气清,或腥臭	烦而多言,声高亢;气秽臭
问	不渴,喜热饮,唾液多,小便清长,大便溏泄	口渴喜冷饮,唾液少,小便短赤,大便秘结
切	脉沉细迟缓无力,手足厥冷	脉浮洪数急有力,手足温暖

参考文献

《医学心悟·寒热虚实表里阴阳辨》:"病之寒热,全在口渴与不渴,渴而消水与不消水,饮食喜热与喜冷,烦躁与厥逆,溺之长短,赤白,便之溏结,脉之迟数以分之。假如口渴而能消水,喜冷饮食,烦躁,溺短赤,便结,脉数,此热也。假如口不渴,或假渴而不能消水,喜饮热汤,手足厥冷,溺清长,便溏,脉迟,此寒也。"

《景岳全书·传忠录·寒热篇》:"真寒之脉必迟弱无神。真热之脉必滑实有力。"

"阳脏之人多热,阴脏之人多寒。阳脏者必平生喜冷畏热,即朝夕食冷,一无所病,此其阳之有余也;阴脏者一犯寒凉,则脾肾必伤,此其阳之不足也。"

《景岳全书·杂证谟·饮食门》:"喜冷食者,内必多热。素喜热食者,内必多寒。故内寒者不喜寒,内热者不喜热。然热者嗜寒,多生中寒;寒热嗜热,多生内热。此内经所谓久而增气物化之常也,气增而久夭之由也。"

四、寒证与热证的关系

寒证与热证虽有阴阳盛衰的本质区别,但有互相联系,它们既可以在患者身上同时出现,表现为寒热错杂的证候。又可以在一定条件下互相转化,出现寒证化热,热证转寒。在疾病发展过程中,特别在危重阶段,还会出现与病情相反的征象。

(一)寒热错杂

寒热错杂征象在临床上极为多见,形成的原因及发病过程、病位不同,病情亦很不一样。常见有:①寒邪阻遏阳气,逐步化热而寒邪未罢;②热邪耗气伤阳,出现寒象而热象未罢;③阴性与阳性两种病邪(如风寒、湿热)同时致病;④旧病未愈复感新邪(病性相反)宿疾与新病同时出现;⑤阴虚或阳虚,日久损及阴阳,出现阴阳两虚,寒热错杂的证候。临床辨证必须仔细慎重。这里简要叙述四类基本证候。

1. 表寒里热证

临床表现:初病恶寒发热,无汗身疼痛,日后咳嗽痰黄,咽干痛,便秘溲赤,舌苔白中黄,脉浮数;或素有咳痰黄稠,痰中带血;或呕吐酸苦、腹满便秘。突然感觉恶寒发热、头痛、鼻塞流涕。

辨证要点:表有寒象;里有热象。

讨论:前证主要外感寒邪,部分入里化热出现里热证,表邪未罢故出现"寒包火"现象,称表寒里热证;后证为痰热壅肺或胃肠郁热的里热证,复感寒邪在表所致,为里热表寒证。

2. 表热里寒证

临床表现:发热、头痛、咳嗽,咽喉肿痛,大便溏泄,小便清长,四肢不温。

多见于素有里寒,复感风热,或表热未解,过食生冷或误下以致脾胃阳气受伤所致。

辨证要点:表有热象,里有寒象。

讨论:如发热咽痛,并见腹痛拘紧拒按,喜热熨者为里寒实证;以腹泻为主,腹痛隐隐,喜温喜按者为里虚寒证。

3. 上热下寒证

临床表现:胸中烦热,频频呕吐或咳嗽胸痛,痰黄稠带血;腹痛喜暖,大便稀薄日数行。

辨证要点:患者在同一时间内,上部出现热象,下部表现为寒象。上述之证为肺热肠寒的证候。

讨论:临床中上热下寒的证候较多见,火性炎上,热邪容易上犯,再则上下的

193

概念是相对的,胸为上,腹为下;肺在上,肠在下。脾胃病中可出现嗳腐呕吐吞酸,胃脘灼痛,腹痛肠鸣泄泻稀水的胃热肠寒证;或肾脏阴阳两虚时出现的下肢水肿,腰膝冷痛,头痛目赤,失眠心烦等证候亦是肾虚而致阳虚水泛、阴虚阳亢并见肝阳上亢证,亦表现为上热下寒的特点。

4. 上寒下热证

临床表现:久咳痰涎清稀,背寒;脘痞,呃逆,纳少,喜热饮;小便短赤,淋痛,腹胀便秘,痔血,或带下赤白等。

辨证要点:上、中部肺胃多见寒痰、寒湿的征象,下部多见湿热下注的征象。

讨论:寒与热同时并见,除了要分清表里上下经络脏腑之外,还要分清寒热的孰多孰少和标本先后主次,如"急则治其标"、"缓则治其本",寒热并用时"重者主治"、"轻者兼治",这是指导用药的准绳。

参考文献

《伤寒论》:"太阳中风,脉浮紧,发热恶寒,身疼痛,不汗出而烦躁者,大青龙汤主之。"

《重订通俗伤寒论》:"凡温病伏暑将发,适受风寒搏束者,此为外寒束内热,一名客寒包火。但要辨表急里急,寒重热重,外寒重而表证急者,先解其表,葱豉桔梗汤加减。伏热重而里证急者,先清其里,柴芩清膈煎加减。"

《伤寒论》:"少阴病,始得之,反发热,脉沉者,麻黄附子细辛汤主之。"

《重订通俗伤寒论》:"凡病人素体虚寒,而吸热冒暑,此为标热本寒。只宜轻清治标。标邪一去,即转机而用温化温补等剂,庶免虚脱之虞。"

《伤寒论》:"伤寒胸中有热,胃中有邪气,腹中痛,欲呕吐者,黄连汤主之。"

"伤寒汗出解之后,胃中不和,心下痞硬,干噫食臭,胁下有水气,腹中雷鸣下利者,生姜泻心汤主之。"

《医碥》寒热:"姚公,六十有七,头面赤肿而痛,耳前后肿尤甚,胸中烦闷,溢咽不利,身半以下寒,足胫尤甚,脉浮数,按之弦细,刺痛处五十余,痛止。又灸气海百壮,助下焦阳气,退其阴寒。次灸三里各七壮,以引阳气下行,足衍寒退。遂制既济,解毒汤,以黄芩、黄连酒制泻上热,桔梗,甘草佐诸苦药治其热,升、柴以散之,连翘散结消肿,酒煨大黄引苦药上行,止烦热,痊愈。"

《灵枢·师传》:"胃中寒,肠中热,则胀而且泄。"

《灵枢·刺节真邪》:"上寒下热,先刺其项太阳,久留之,已刺则熨项与肩胛,令热下合乃止,此所谓推而上之者也。"

(二)寒热转化

疾病发展到一定阶段,寒证可以转化为热证,热证可以转化为寒证,实质上是阴阳转化在病理方面的具体体现。寒热转化与寒热错杂不同之处,是寒热错杂为寒热并见,而寒热转化是前证已罢,出现后证。

1. **寒转为热** 先有寒证,后现热证,热证出现后,寒证便逐渐消失。

临床表现:表寒证恶寒症状消退,而发热不退,心烦口渴,苔黄脉数。

辨证要点:寒象转化为热象主要从寒热的感觉、喜恶,口渴或不渴,舌苔白黄,以及神态的动静等方面进行辨别。

讨论:上述证候为表寒证转为里热证。体现了"寒极生热""重阴必阳"的变化规律。

2. **热转为寒** 先有热证,后见寒证,寒证出现后,热证便逐渐消失。

临床表现:高热,大汗,大渴,脉洪大之热证。由汗出不止,或吐、泻过度或邪毒内陷,突然出现四肢厥冷,面色苍白,冷汗不止,精神萎靡,脉微细欲绝的寒证。

辨证要点:热象转化为寒象。主要从寒热感觉、面色、神态、脉象加以辨别。

讨论:体现了"热极生寒""重阳必阴"的变化规律。

寒证与热证的相互转化是有条件的,关键要看邪正双方的力量对比,一般由寒化热是人体正气充实,阳气旺盛,则邪气才能从阳化热。若虽为热证,但阳虚体衰,正气不足,邪毒内陷,正不胜邪,阳气耗伤,则热证也可转为寒(虚)证。治疗上,必须根据疾病性质的改变而毫不迟疑地改变治疗方药,不可固执一方一药,延误病情。

195

参考文献

《伤寒论》:"服桂枝汤,大汗出后,大烦渴不解,脉洪大者,白虎加人参汤主之。""发汗病不解,反恶寒者,虚故也。芍药甘草附子汤主之。"

(三)寒热真假

当疾病发展到寒极或热极的时候,有时会出现与疾病的本质相反的征象,如"寒极似热","热极似寒",即所谓真寒假热,真热假寒。这些现象如出现在患者生命垂危阶段,不仔细辨识容易误诊,造成严重后果。(见表2-3-6)

1. **寒极似热**

临床表现:形体倦怠,精神萎靡,形寒肢冷喜暖,下利清谷,口渴喜热饮,身热颧红,舌淡脉微细欲绝,或虚大无力。

辨证要点:阴盛格阳而出现的寒极似热征象,在诊断时应注意:以寒象为主,热的征象少而轻;似热的征象是在寒象严重时才出现的;舌象、脉象符合虚寒特点;口不渴或渴喜热饮。

讨论:该证因阴寒内盛,出现明显的寒象,又阳气虚衰,无力向外升发,卫阳之气郁于肌表不得升散,格阳于外,故颧面浮红、身热欲近衣被等似热非热的征象,又称真寒假热。

2. 热极似寒

临床表现:高热、口渴饮冷、烦躁、便秘、腹胀痛,面色苍白,背微恶风寒,四肢冷,舌红苔白,脉滑数或细数。

辨证要点:热极似寒证以里实热证为主,发生在先,寒象轻、出现在热证非常严重时;面色晦滞,四肢厥冷似寒证,但胸腹灼热,口渴饮冷,大便秘结,小便黄赤,舌质红绛,苔黄、白相兼,脉数等征象反映里热证的本质。

讨论:证由热郁于里,阻碍阳气宣通,阳气不达于体表、四肢而出现寒象。亦称真热假寒,但是,此寒象并非完全是假,在病机上反映了阳气失于宣通,或阳气已有不足。这些寒象往往是实热证向内闭外脱证急剧转化的征兆。

表 2 - 3 - 6　热极似寒、寒极似热比较表

四诊		寒极似热(真寒假热)	热极似寒(真热假寒)
望诊	面部	两颧嫩红,唇色淡白	面色晦滞,目光炯炯有神,唇红或焦
	神态	有时烦躁,状如阳证,但精神萎靡,形体倦息	神态昏沉,状若阴证,但有时躁扰,扬手掷足,形强有力
	舌象	舌淡而滑,舌虽干而质淡。苔虽黑而滑润	舌苔白厚干燥,舌苔黄燥起刺。舌苔黑而干燥
闻诊		气冷息微,语声无力,身无秽臭气味,大便无热臭	气热息粗,声音响亮,口气臭秽
问诊		口渴不欲饮,或喜热饮。身热反欲得衣,小便清长,大便自利或便秘,咽喉或痛但不红肿	口渴引饮,喜冷饮。身寒反不欲近衣,小便黄赤,大便秘结,肛门灼热。腹胀满,咽喉红肿疼痛
切诊		脉数大,按之无力。胸腹按之不灼手	脉滑数,按之鼓指,或虽沉,按之有力。胸腹热,按之灼手
病机		阴盛于内,中气虚衰,阳郁于表	阳郁于内,格阴于外

在寒热辨证中,掌握寒证热证的特点固然重要,但是更加重要的难点还是在热极似寒(假寒)与热证转寒之间、寒极似热(假热)与寒证转热之间的鉴别。热证转寒证,是一开始为里热证,由于热邪耗气伤津,阳气随津而脱,或阳虚体衰正气不足,正不胜邪,出现寒证,而热证随之消失,症、脉、舌均转为寒象;热极似寒证是里实热证,由于热郁于里,格阴于外,而出现寒象。外象似寒,但反映病症本质的舌、脉、胸腹等征象仍为热证。寒证转热是开始为寒证,由于正气充实,阳气旺盛,则邪气从阳化热,出现热证后寒证随之消失,症、舌、脉均呈热象,提示病情转变。寒极似热证一开始就是寒证,由于阴寒内盛,格阳于外,故出现身热、颧红等热象但神态、舌、脉等征象仍属寒象,提示阳气衰微,虚阳外越的危重征兆。

《景岳全书·传忠录·寒热真假篇》:"寒热有真假者,阴证似阳,阳证似阴也。盖阴极反能躁热,乃内寒而外热,即真寒假热也。假寒最忌寒凉,假热最忌

温热。察此之法,当专以脉之虚实强弱为主。"《医学正传·病有真假辨》:"至若假寒者,火极似水,阳证似阴也。外虽寒而内热,脉数有力或现鼓击,……此则恶寒非寒,明是热证,所谓热极反兼寒化,亦曰阳盛格阴也。""助其阴而消其火,内热即除而外寒自伏;真寒在里,浮阳在外,脉沉而细或弱而迟,或虽浮大紧数而无力归原,但使元气渐复则热必退藏而病自愈。故凡见身热脉数按之不鼓击者,此皆阴盛格阳,即非热也。实阴证也。"以上指出明辨病症的本质对指导治疗的重要意义。同对亦指出舌象、脉象是鉴别"似是而非"的证候(证候真假)时非常重要的依据。

此外,还要注意的是热极似寒、寒极似热均为寒热并见,亦可谓寒热错杂,但是与一般的寒热错杂证不同,一般的寒热错杂证是出现在邪正相持,正气未衰阶段。而热极似寒,寒极似热的征象是出现在邪实正虚的阶段,阴盛阳虚,格阳于外出现的"似热",阳盛阴虚,格阴于外出现的"似寒"均为假象,提示病情已临近"阴阳离决"的险境。

参考文献

《景岳全书·传忠录·寒热真假篇》:"寒热有真假者,阴证似阳,阳证似阴也。盖阴极反能躁热,乃内寒而外热,即真寒假热也。阳极反能寒厥,乃内热而外寒,即真热假寒也。假热者最忌寒凉,假寒者最忌温热。察此之法,当专以脉之虚实强弱为主。"

《医学正传·病有真假辨》:"病有逆从者,以病有微甚者,以病有真假。不知寒热有真假,真者正治,知者无难;假者反治,乃为难耳。如寒热之真假者,真寒则脉沉而细或弱而迟,为厥为逆,为呕吐,为腹痛,为飧泄、下利,为小便频,即发热必湿衣,此浮热在外,沉寒在里也。真热则脉数有力,滑大而实,为烦躁喘满,为声音壮厉,或大便秘结,或小便赤涩,或发热掀衣,或胀痛热渴,此皆真病。真寒者宜温其寒,真热者宜解其热,是为正治也。"

《医学心悟·寒热虚实表里阴阳辨》:"病中有热证而喜热饮者,同气相求也。有寒证而喜冷饮,却不能饮者,假渴之象也。有热证而大便溏泻者,挟热下利也。有寒证而大便反硬者,名曰阴结也。有热证而手足厥冷者,所谓热深厥亦深,热微厥亦微是也。有寒证而反烦躁,欲坐卧泥水之中者,名曰阴躁也。有汗而为实证者,热邪结里也。有无汗而为虚证者,津液不足也。有恶寒而为里证者,直中于寒也。有恶热,口渴而为表证者,温热之病自里达表也。此乃阴阳变化之理,为治病之权衡,尤辨之不可不早也。"

《伤寒论》:"病人身大热,反欲得近衣者,热在皮肤,寒在骨髓也;身大寒,反不欲近衣者,寒在皮肤,热在骨髓也。"

《伤寒论》:"伤寒,脉滑而厥者,里有热,白虎汤主之。"

《景岳全书·传忠录·寒热真假篇》："假寒者，火极似水也。凡伤寒热甚失于汗下，以致阳邪亢极郁伏于内，则邪自阳经传入阴分，故为身热发厥，神气昏沉，或时畏寒，状若阴证。凡真寒本畏寒，而假寒亦畏寒，此热深厥亦深，热极反兼寒化也。大抵此证必声壮气粗，形强有力，或唇焦舌黑，口渴饮冷，小便赤涩，大便秘结，或因多饮药水，以致下利纯清水，而其中仍有燥粪及矢气极臭者，察其六脉必皆沉滑有力，此阳证也，凡内实者宜三承气汤择而用之。潮热者以大柴胡汤解而下之。内不实者以白虎汤之类清之。若杂证之假寒者，亦或为畏寒，或为战栗，此以热极于内而寒侵于外，则寒热之气两不相投，因而寒慄，此皆寒在皮肤，热在骨髓。所谓恶寒非寒，明是热证，但察其内证，则或为喜冷，或为便结，或小水之热涩，或口臭而烦躁，察其脉必滑实有力。凡见此证，即当以凉膈芩连之属，助其阴而清其火，内热除则外寒自伏，所谓水流湿者亦此义也。故凡身寒厥冷，其脉滑数，按之鼓击于指下者，此阳极似阴，即非寒也。"

《医学正传·病有真假辨》："至若假寒者，火极似水，阳证似阴也。外虽寒而内热，始数有力，或现鼓击，或身恶衣，或便热秘结，或烦渴引饮，或肠垢臭秽。此则恶寒非寒，明是热证，所谓热极反兼寒化，亦曰阳盛格阴也。"

《重订通俗伤寒论》："凡口燥舌干，苔起芒刺，咽喉肿痛，脘满腹胀，按之痛甚，渴思冰水，小便赤涩，得溲滴则痛甚，大便胶闭，或自利纯青水，臭气极重，此皆里真热之证据。惟通身肌表如冰，指甲青黑，或红而温，六脉细小如丝，寻之则有，按之则无。吴又可所谓体厥脉厥是也。但必辨其手足自热而至温，从四逆而至厥，上肢则冷不过肘，下肢则冷不过膝。按其胸腹，久之又久则灼手，始为阳盛格阴之真候，其血必瘀，营卫不通，故脉道闭塞而肌如冰，治宜先用烧酒浸葱白紫苏汁出，用软帛浸擦胸部四肢，以温助血脉之运行。内治宜桃仁承气汤急下之，通血脉以存阴液。然病势危笃如斯，亦十难救一矣。"

《伤寒论》："少阴病，下利清谷，里寒外热，手足厥逆，脉微欲绝，身反不恶寒，其人面色赤，或腹痛，或干呕，或咽痛，或利止脉不出者，通脉四逆汤主之。"

《景岳全书·传忠录·寒热真假》："假热者，水极似火也。凡病伤寒或患杂证，有其素禀虚寒偶感邪气而然者，有过于劳倦而致者，有过于酒色而致者，有过于七情而致者，有原非火证以误服寒凉而致者。凡真热本发热，而假热亦发热。其证则亦为面赤躁烦，亦为大便不通，小便赤涩，或为气促咽喉肿痛，或为发热脉见紧数等证。昧者见之便认为热，妄投寒凉，下咽必毙。不知身虽有热而里寒格阳，或虚阳不敛者，多有此证。但其内证则口虽干渴必不喜冷，即喜冷者饮亦不多。或大便不实，或先硬后溏，或小水清频，或阴枯黄赤，或气短懒言，或色黯神倦，或起倒如狂而禁之则止，自与登高骂詈者不同，此虚狂也。或斑如蚊迹而浅红细碎，自与紫亦热极者不同，此假斑也。凡假热之脉必沉细迟弱，或虽浮大紧数而无力无神，此乃热在皮肤，寒在脏腑，所谓恶热非热，实阴证也。

凡见此内颓内困等证,而但知攻邪,则无有不死,急当以四逆八味,理阴煎,回阳饮之类倍加附子填补真阳以引火归原,但使元气渐复则热必退藏而病自愈,所谓火就燥者即此义也。故凡见身热脉数按之不鼓击者,此皆阴盛格阳,即非热也。”

《医学正传·病有真假辨》:“假热者,水极似火,阴证似阳也。外虽热而内则寒,脉微而弱,或数而虚,或浮大无根,或弦芤断续,身虽热而神色自静,语虽谵妄而声音则微,或虚狂如倒,禁之则止,或蚊迹假斑而浅红细碎,或喜饮冷水而所饮不多,或舌面赤而衣被不彻,或小水多利而大便不结。此则恶热非热,明是寒证,所谓寒极反兼热化,亦曰阴盛格阳也。”

《重订通俗伤寒论》:“其证有二,一寒水侮土证,吐泻腹痛,手足厥逆,冷汗自出,肉润筋惕,语言无力,纳少腹满,两足尤冷,小便清白,舌肉胖嫩,苔黑而滑,黑色止见于舌中,脉沉微欲绝也,此皆里其寒之据。惟肌表浮热,重按则不热,烦躁而渴,欲饮水,饮亦不多,口燥咽痛,索水至前,复不能饮,此无根之阴火,乃阴盛于内,逼阳于外,外假热而内真阴寒,格阳证也。一肾气凌心证,气短息促,头晕心悸,足冷溺清,大便或溏或泻,气少不能言,强言则上气不接下气,苔虽黑色直底舌尖,而舌肉浮胖而嫩,此皆里真虚寒之证据。惟口鼻时或失血,口燥齿浮,面红娇嫩带白,或烦躁欲裸形,或欲坐卧泥水中,脉则浮数,按之欲散,或见浮大满指,按之则豁豁然空,虽亦为无根之阴火,乃阴竭于下,阳越于上,上假热而下真虚寒,戴阳证也。”

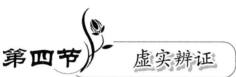

第四节　虚实辨证

虚实,是分辨邪正盛衰的两个纲领。《素问·通评虚实论》曰:“邪气盛则实,精气夺则虚”。就是说,由于人体正气不足,脏腑功能减退所表现的证候,谓之虚证。由于邪气过盛,脏腑功能活动亢盛,所表现的证候称为实证。

病症既有虚实之分,而虚实又是与表里寒热相联系的,故其证候的出现亦较复杂。又有原为实证而后转为虚证的,有原为虚证而后转为实证的,有本为实证而反见虚象的,有本为虚证而反见实象的,还有更多的同时出现虚实夹杂的证候。

一、虚证

虚证是指发病之后,表现出正气不足的征象。凡是由先天不足,或后天失调、或病后伤正,或无病邪而正气不足,均可出现虚证。这里的虚与发病学中所说的“邪之所凑,其气必虚”的虚是不同的概念,发病时虽有正气不能抗御病邪入侵之虚,但发病之后未必就是虚证。

临床表现:形体消瘦或虚胖,精神不振,面色无华,神疲乏力,心悸气短,自汗盗汗,畏寒肢冷,大便溏泻,小便频数;或口干咽燥,五心烦热,头晕眼花等,舌胖嫩或萎瘪苔少,脉虚大或细弱无力。

辨证要点:本证是各种不同虚证的概括,其共性为人体正常功能的减退。反映虚证最主要的特征是:舌象、脉象。舌象为舌质胖嫩或萎软(不论舌色),苔少或光剥。脉象无力,细软或浮大无根(不论脉率)。

讨论:虚证多由年老体弱、久病失治,精气阴血亏耗,形体失于充养,脏腑功能减退所致。心悸多由心血不足,气短汗出为肺虚,阳虚失于温煦则畏寒肢冷,阴虚生内热则五心烦热,肾虚封藏失职则二便不固等。

阳气虚者表现为活动衰退,迟缓,容易认识;阴虚者可能出现虚性兴奋,如烦热、升火、失眠、脉数等,但其正常功能还是减退的,不能误诊。

虚证的发展,使原有虚象更严重。如久病及肾使肾脏真阴、真阳不足,甚至亡阴亡阳而丧命;或发展为阴阳,气血、脏腑的两虚证;亦可"因虚致实"体内产生如饮、痰、瘀等病邪,形成虚实夹杂证。

如出现明显虚象而无虚弱感觉时(亦排除局部病变外),提示体内已出现某些功能或营养物质的不足或失调,应及时补虚纠偏,防病于未然。

参考文献

《素问·通评虚实》:"精气夺则虚。"

《玉机真脏论》:"脉细,皮寒,气少,泄利前后,饮食不入,此为五虚。"

《灵枢·五禁》:"何谓五夺?岐伯曰:形肉已夺,是一夺也;大夺血之后,是二夺也;大汗出之后,是三夺也;大泄之后,是四夺也;新产及大血之后,是五夺也。此皆不可泻。"

《本神篇》:"肝气虚则恐……脾气虚则四肢不用,五脏不安……心气虚则悲……肺气虚则鼻塞不利少气……肾气虚则厥。"

《海论篇》:"气海不足,则气少不足以言。……血海不足,亦常想其身小,狭然不知其所病。……水谷之海不足,则饥不受谷食。……髓海不足,则脑转耳鸣,胫酸眩冒,目无所见,懈怠安卧。"

《决气篇》:"精脱者,耳聋;气脱者,目不明;津脱者,腠理开,汗大泄;液脱者,骨属屈伸不利,色夭,脑髓消,胫酸,耳数鸣;血脱者,色白,夭然不泽,其脉空虚,此其候也。"

《景岳全书·传忠录·虚实篇》:"表虚者,或为汗多,或为肉战,或为怯寒,或为目暗羞明,或为耳聋眩晕,或肢体多见麻木,或举动不胜劳烦,或为毛槁而肌肉削,或为颜色憔悴而神气索然。"

"里虚者为心怯心跳,为惊惶,为神魂之不宁,为津液之不足,或为饥不能食,或为渴不喜冷,或畏张目而视,或闻人声而惊。上虚则饮食不能运化,或多呕恶而气虚中满;下虚则二阴不能流利,或便尿失禁肛门脱出而泄泻遗精。在妇人则为血枯经闭及坠胎崩淋滞浊等证。"

"阳虚者火虚也,为神气不足,为眼黑头眩,或多寒而畏寒。阴虚者水亏也,为亡血失血,为戴阳,为骨蒸劳热。气虚者声音微而气短似喘。血虚者肌肤干涩而筋脉拘挛。"

"心虚者阳虚而多悲。肝虚者目䀮䀮无所见,或阴缩筋挛而善恐。脾虚者四肢不用,或饮食不化,腹多痞满而善忧。肺虚者少气息微而皮毛燥涩。肾虚者或为二阴不通,或为两便失禁,或多遗泄,或腰脊不可俯仰而骨酸痿厥。"

二、实证

在病症发展过程中,凡明显有病邪存在,正气具有充分的抗邪能力的为实证。

临床表现:高热、寒战、面色潮红,烦躁谵狂,渴喜冷饮,痰多气粗,腹痛拒按,肿块坚硬,小便短赤,舌苔厚腻,脉大滑实。

辨证要点:反映实证重要的标志是舌象、脉象。舌苔厚(不论色质),舌质不嫩或坚敛苍老(不论舌色)。脉象实大有力(不论脉位)。

讨论:实证由于病邪不同,病邪侵犯的脏腑不同而有不同的临床表现。分析病症时,首先要在熟悉脏腑学说基础上,分辨发病的部位。如烦躁谵狂,热在心;痰多气粗热在肺等。同时实证必有病邪存在,虽不同病邪的性质不同,但涉及某种相同病机时,都能出现相同征象。一种病邪亦可表现出多种征象。如外邪阻遏卫气,都能出现发热恶寒;各种邪毒蕴伏都能出现寒战高热;无论寒、热、瘀血、食积等病邪阻滞都能出现腹痛拒按,痰、湿、食积无论夹寒夹热,均可出现腻苔。因此分析实证证情时,还必须注意各种病邪的交叉重叠。

不同性质的病邪能损伤机体的不同方面,受损方面一虚,病邪更为严重。如寒邪伤阳,阳气虚则寒更甚,形成恶性循环,使病情逐步加重。同时一种病邪又可导致另一种病邪产生,如寒盛阳虚,气化失司,导致痰饮、水湿的形成。进而病邪留滞,使脏腑、经络,官窍产生多种复杂的病变。(见表2-4-1)

表2-4-1　实证与虚证的比较表

证型	脉象	舌象	疼痛	小便	大便
实证	脉实有力	舌老苔厚	持续、拒按	短少、混浊刺痛	热臭、干秘
虚证	微细无力	舌嫩苔剥	间歇、喜按	清长、夜尿增多	滑脱,完谷不化

参考文献

《素问·通评虚实》:"邪气盛则实。"

《玉机真脏论》:"脉盛、皮热,腹胀,前后不通,闷瞀,此谓五实。"

《灵枢·本神》:"肝气……实则怒。脾气……实则腹胀经溲不利。心气……实则笑不休。肺气……实则喘喝胸盈仰息。肾气……实则胀,五脏不安。"

《灵枢·海论篇》:"气海有余者,气满胸中,悗息面赤;……血海有余,则常想其身大;……水谷之海有余,则腹满;……髓海有余,则轻劲多力,自过其度。"

《伤寒论》:"伤寒六七日,结胸热实,脉沉而紧,心下痛,按之石硬者,大陷胸汤主之。"

《景岳全书·传忠录·虚实篇》:"表实者,或为发热或为身痛,或为恶热掀衣,或为恶寒鼓慄。寒束于表者无汗,火盛于表者有疡走注而红痛者,知营卫之有热。拘急而酸疼者知经络之有寒。"

"里实者,或为胀为痛,或为痞为坚,或为闭为结,或为喘为满,或懊憹不宁,或躁烦不眠,或气血积聚结滞腹中不散,或寒邪热毒深留脏腑之间。"

"阳实者为多热恶寒,阴实者为痛结而寒,气实者气必喘粗而声色壮厉,血实者血必凝聚而且痛且坚。"

"心实者多火而多笑。肝实者两胁少腹多有疼痛,且复多怒。脾实者为胀满气闭,或为身重。肺实者多上焦气逆,或为咳喘。肾实者多下焦壅闭,或痛或胀,或热见于二便。"

三、虚实错杂

虚实错杂证在临床上极为多见,往往由实证不解,实邪伤正;虚证复感病邪;正虚功能失常,产生的内源性病邪(痰饮瘀血)致病。

(一)表实里虚证

(1)临床表现:发热恶寒,头身痛,饮食减少,大便溏薄,食后脘腹痞胀。舌苔薄白,脉濡带数。

辨证要点:表寒兼阳虚征象(便溏)。

讨论:该证由风寒袭表,卫阳受遏,郁而发热,出现寒热表证;又由阳虚不能温运水湿而脾胃运化失司,故初受外感就出现纳呆、腹胀、便溏的脾虚证。此属素体阳虚,中气不足者复感风寒之邪所表现的虚实错杂为表实里虚证。

(2)临床表现:发热轻恶寒重、无汗,头身痛,肢冷,脉沉细,舌苔白。

辨证要点:表寒兼阳虚征象(脉沉细)。

讨论:证由感受寒邪,侵袭肌表,卫阳失宣,阻滞经络,出现表寒实证。又因寒盛邪重,迅速由表入里,损伤阳气,失于温煦,鼓动无力致气血迟行,出现肢冷脉沉微等虚寒证。此属实邪伤正所引起的虚实错杂为表实里虚证。

(二)里实表虚证

临床表现:腹满胀痛拒按,小便不利,大便闭结不通,发热汗出,身痛恶风。苔白中厚,脉濡数。

辨证要点:里实兼表虚征象(腹痛拒按兼发热恶风汗出)。

讨论:该证由风邪袭表,营卫不和而致发热畏风,汗出热不退的表虚证,里有腹痛拒按,二便不畅的腑热里实证。此寒热错杂证属表虚里实。

(三)因虚致实证

正气不足可以产生某些病理产物,引起脏腑、气血功能失常,正气不足尚未恢复,出现虚实错杂证。

1. 肾阳虚衰,失于温煦,水气不化,留潴为饮 饮邪犯肺为咳喘,溢于皮下为水肿,留于肠道为痰饮病(肠道漉漉有声)等病。

2. 气虚导致血瘀 气虚温养推动无力,血液循行迟缓,濡养功能减退,造成组织器官气血壅滞,络脉痹阻的血瘀征象。

3. 脾虚聚湿生痰 脾虚运化失职,谷气不化,水气滞留,内生痰湿。痰湿之邪(土壅木郁)致肝胆失于疏泄,胆胃失于和降,多发肝胃不和,甚则湿热黄疸。痰湿阻肺引起咳嗽等病症。

临床表现详见气血辨证、脏腑辨证。因虚产生的内邪,它引发的病症,在发病阶段症状显突,应视为主要矛盾,必先祛邪方能存正,但不能忽视本源属虚,所以,要处处顾及正气,祛邪不能伤正。

(四)上实下虚

上实下虚多见于脏腑关系失调的病症中。

(1)证候表现:头痛头晕,面红目赤,腰膝酸软,经闭,遗精,潮热、盗汗。舌偏红苔薄,脉细弦。

辨证要点:肝阳上亢兼肾阴不足(头痛目赤,腰酸)。

讨论:头痛、目赤、面红等肝阳上亢征象为上实;腰膝酸软、盗汗、遗泄等症为肾阴不足属下虚。此证为肾虚肝亢(阴虚火旺)证。

肝肾同属下焦,并精血同源,从症状观察到肝阳上亢如实证,实质上同属于虚证,只是肝脏的生理特性是"体阴而用阳",阴不足时,阴不制阳而出现阳亢,此为虚阳(虚火)。所以治疗时不宜泻火,而以滋水涵木或补阴潜阳法,使上亢之阳,自然平伏。

(2)证候表现:咳嗽气逆,痰涎壅盛,胸背脘腹胀满,不能平卧。浮肿、吸气短少,形寒肢冷。腰痛,腰膝酸软无力。舌苔白腻,脉沉细带数。

辨证要点:肺实兼肾虚(痰咳、吸短浮肿)。

203

讨论：咳嗽气逆，痰涎壅肺为上实；形寒、浮肿，肾阳不足，不能温煦，水邪泛滥，纳气失职，腰膝失养为下虚。此肾虚痰饮证属上实下虚证。

但是在上见到的痰涎壅肺诸实证，在下所见形寒水肿诸肾虚证，往往不是孤立的，而都与肾阳虚有关。可以先有肺受寒邪，痰气交阻，日久伤气血瘀，而致肺胀心痹，累及肾虚，病症由实转为虚实错杂；亦由肾阳不足，水气上泛，凌心射肺为咳逆，貌似邪实痰饮，实为由虚致实的虚实错杂证。所以治疗痰饮还需顾及肾气为本。

（五）上虚下实证

临床表现：心悸、怔忡，气短，乏力、腹痛，下利赤白，里急后重。苔黄腻，脉沉数。

辨证要点：心肺气虚兼大肠湿热征象。

讨论：动悸、脉沉数为心气虚，短气乏力为肺虚。心肺不足属上虚，腹痛下利，苔黄腻为大肠湿热，属下实。此证可能同时存在两种互不相干的病症，治疗应分轻重缓急，急者治"标"，先清湿热，后重调理。此外，还要注意虚实错杂证中的主次问题。有虚中夹实，实中夹虚，虚实相当等不同情况。

虚中夹实：是以虚证为主兼见实证表现的一类证候。如畏寒肢冷，腰膝酸痛，食少便溏，小便短少，下肢浮肿。该证候主要表现为肾阳虚肢体失于温煦，脾阳虚水谷运化不健，故以脾肾阳虚为主。惟脾肾阳虚，脾不制水，肾不主水，水液不化，溢于肌肤而为浮肿，浮肿是水湿潴留之实象，所以，从整体来看此为虚中夹实证。脾肾阳虚的浮肿多属此类。

实中夹虚：是以实证为主，兼见虚证表现的一类证候。实邪结聚为病，兼有虚证，邪盛正虚，便属此类。如鼓胀病，证见腹胀满，二便不利，形体消瘦，面色萎黄，饮食减少，气短乏力，脉弦细等，为气血郁结的实证夹脾胃不足的虚象。

虚实相当：此类证候是正虚和邪实的程度大体相当，或属轻证，或属重证。如素体肺肾俱虚，内有饮邪。复感外邪引动宿饮而发病，既可见咳嗽胸满，痰涎壅盛的实象，又可见形寒肢冷，动则喘甚，小便失禁等虚象，这样的病情比较重，为虚实夹杂的重证；如外感发热，汗出之后身热已解，腑气不通，纳谷少思，动则汗出，白苔未化，证为余邪未清，体元未复。此属虚实夹杂的轻证。

对虚实夹杂证候，必须辨别其虚实的孰多孰少，邪正的孰缓孰急，然后才能权衡治疗，或以攻为主，或以补为主，或先补后攻，或先攻后补，或攻补兼施，但总要重视"护正"为本。扶正不恋邪，祛邪不伤正。

参考文献

《伤寒论》："夫实则谵语，虚则郑声，郑声者，重语也。"

《景岳全书·传忠录·虚实篇》："诸痛之可按者为虚，拒按者为实，胀满之虚实,仲景曰:腹满不减,减不足言,当下之。腹满时减,复如故,此为寒,当与温药。夫减不足言者,以中满之甚,无时或减,此实胀也,故当下之。腹满时减者,以腹中本无实邪,所以有时或减,既减而复满如故者,以脾气虚寒而然。所以当与温药,温即兼言补也。"

《医学心语·寒热虚实表里阴阳辨》:"病之虚实,全在有汗与无汗,胸腹胀痛与否,胀之减与不减,痛之拒按与喜按,病之新久,禀之厚薄,脏之虚实以分之。假如病中无汗,腹胀不减,痛而拒按,病新得,人禀厚,脉实有力,此实也。假如病中多汗,腹胀时减,复如故,痛而喜按,按之则痛止,病久,禀弱,脉虚无力,此虚也。"

四、虚实转化

疾病的过程是邪正斗争的过程,邪正斗争在证候上的反映,主要表现为虚实的变化。

(一)实证转虚

病本为实证,因失治误治,病邪久留,损伤正气,致病程迁延虽邪气渐去,病症由实转虚。如高热、口渴、出汗、脉大之实热证,因治疗不当,耗伤津气,而出现肌肉瘦削、面色枯白,汗出不止,不欲饮食,虚羸少气,舌上少苔或光净无苔,脉细无力等症状。

(二)因虚致实

病本为虚证,由于正气不足,气血津液失于布化,以致产生痰饮、瘀血等实邪,而出现种种实证,称谓因虚致实。如老人气亏,或产妇失血过多,气亏则肠胃的传导无力,血虚则津枯肠燥,因此,均可见到大便秘结不通的实证。补虚可使津气恢复则大便通,实邪去。

五、虚实真假

虚和实的征象在临床的表现与疾病本质不一致时,就有真假疑似之辨。如虚证病人的某些症状与实证相似,实证病人的某些症状与虚证相似。辨证时,要从错杂的证候中,辨别真假,才不致犯"虚虚实实"之弊。如张景岳所说:"大实有羸状误补益疾,至虚有盛候反泻含冤"。虚实真假与虚实夹杂有原则上的区别,临床辨证应注意鉴别。

(一)真虚假实

临床表现:腹部胀满,痛而喜按,脉弦而虚,舌淡嫩,苔薄白。

辨证要点:腹部胀满多属实证,但胀痛有时和缓,且喜揉按,舌胖嫩,脉弦而虚为虚证的特征。

讨论:本证由脾气虚弱,胃气不和,无力消化水谷,运化精微失职,故此证候

205

由运化无能而导致胃脘气机不畅的征象。单用利气除胀,往往越利越胀。需补气升阳,调畅气机而通滞。

(二)真实假虚

临床表现:形体消瘦,面色苍白,经事数月未转,小腹时胀,大便干结,舌暗红苔薄白,脉细涩有力。

辨证要点:舌暗红,脉细涩为瘀血的标志。

讨论:色淡形瘦似血虚,胞宫失于充养而闭经,但脉细涩有力为实证。故小腹胀痛,舌色暗红,均示瘀血的特征。提示此为瘀血内阻,冲任失调,有碍精血化生而致虚。可以认定本证为真实假虚证。

附案例:薛某,女性,34岁。形体羸弱,面色黧黑,两目有神。3年前生产一女婴(第三胎),因家族嫌弃,心情郁闷,并产后护理不当,产褥发热近旬,病后身体虚弱,饮食衰少,奶水不足而婴儿夭折。心理创伤越增,产后经血闭阻不行,亦无带下。纳便尚洽,形肉日见消瘦(体重36千克),精神谈吐尚可,四肢萎弱无力,生活勉强自理,面色黧黑,头发稀枯,舌色淡白带青,脉象细涩不扬。屡经当地医生调治无显效,来沪住院作内分泌科检查。肾上腺皮质功能正常。病起产后血虚伤肾,气郁伤肝,气机失调,精血瘀阻,脏腑化源不足,冲任无以充养,瘀血不化无以生新,气机不利无以益元,故以人参养荣丸煎汤送服大黄䗪虫丸治疗。半年后月经始行,全身情况改善,已能轻微劳动。

该例患者貌似虚劳,但调补无效,检无实据,疑难之时必究其因。追溯病史,方知病起产后忧郁,气滞血瘀所致,虚弱为标,瘀血为本,属真实假虚证。提示临床诊察中,详细询问病史,对分析病因病机很有帮助。

(三)虚实真假辨识要点

1. 脉象的有力无力,有神无神 一般说,脉之有力、有神为真实,脉无力、无神为真虚。

2. 舌质的胖嫩和苍老 舌质苍老坚敛,苔黄厚者多为真实;舌质淡嫩,舌苔薄白润者多为真虚。

3. 言语发声的高亮与低怯 声高气粗多为真实,低声气怯多为真虚。

4. 病人体质的强弱、发病原因,病的新旧及治疗经过 新病、身体强壮者,多为真实;久病,年高或身体衰弱者多真虚。

需要指出,虚实真假很容易和虚实夹杂相混淆。从理论上讲这二种不同类型的证候,虚实真假是一真一假,而虚实夹杂是虚实并存,二者皆为真。从治疗上说来也是不同的,虚实真假是针对真象而施治,虚实夹杂则虚实同治,补其虚攻其实,攻补兼施。

但是,临床上虚实真假和虚实错杂很难绝然分开,只不过在病程发展过程中,出现证的特殊表现形式,"真"是反映病变的主要方面(一般规律),"假"反映了病变的次要方面(特殊规律),亦是疾病本质的反映。不能轻易地从"真"舍"假"。治疗上,病情错杂果然虚实兼顾,但出现"假"象亦不能不顾。举阴盛格阳病例为证。《古今医案按》:芮子玉病伤寒,乃阴盛格阳证,面赤足蜷,躁扰不得眠而下利。论者有主寒主温之不一,愈不能决。吕元膺以紫雪匮理中丸进,徐以冰渍甘草干姜汤饮之愈。且告之曰:"下利足蜷,四逆证也。苟用常法,则上焦之热弥甚。今以紫雪折之,徐引辛甘以温里,此热因寒用也。"闻者皆叹服。尚有热药冷服(真寒假热),寒药热服(真热假寒)等诸多方法都是为迎合复杂病情而设,贵在主次、轻重、缓急的权衡之中。绝对不能草率了事。

六、虚实与表里、寒热的关系

虚与实常通过表里寒热几个方面反映出来,形成多种证候。临床常见的有表虚、表实、里虚(包括里虚寒、里虚热)、里实(包括里寒实、里实热)等。

(一)表实、表虚

表实证:指外邪侵袭,阳气集于肌表,正邪相争,腠理密闭所出现的证候;

表虚证:①是由感受风邪所致的表证;②是脾肺气虚,卫气不固之表虚证。(见表2-4-2)

表2-4-2 表虚证和表实证比较表

证候	临床表现	病机	治法
表实(寒)	发热恶寒,无汗,头身痛,脉浮紧	寒邪袭表,正邪相争,腠理密闭	辛温解表
表虚(风)	发热恶风、自汗、脉浮缓	感受风邪,营卫不和,腠理疏松	调和营卫
	自汗、容易感冒	脾肺气虚,卫表不固	益气固表

(二)虚寒、实寒

虚寒证:由体内阳虚生寒而成,故又称阳虚证。

寒实证:寒邪过盛,困遏阳气所致,又称实寒证。(见表2-4-3)

表2-4-3 实寒证和虚寒证比较表

证候	临床表现	病机	治法
实寒	恶寒肢冷,腹痛拒按,大便秘结,痰多喘促,舌苔白腻,脉沉伏或弦紧有力	寒邪过盛,阳气被遏,痰湿内生	温通散寒
虚寒	畏寒肢冷,腹痛喜按,精神不振,大便稀薄,小便清长,少气乏力,脉微或沉迟无力	阳气虚衰,温化无权	温补阳气

（三）虚热、实热

虚热证:泛指阴、阳、气、血不足而引起的发热感,但以体内阴虚所致的虚热证最为多见。

实热证:由热邪过盛而成。(见表2-4-4)

表2-4-4　实热证和虚热证比较表

证候	临床表现	病　机	治　法
实热	壮热烦渴,神昏谵语,腹胀满痛拒按,尿赤,便干,苔黄,脉洪数滑实。	热邪炽盛	清热泻火
虚热	潮热,盗汗,消瘦,五心烦热,口燥,咽干,舌红少苔,脉细数。	阴液亏耗,虚热内生	养阴清热

八纲是阴阳学说在中医诊断学中的应用。阴阳有消长离合的关系,在八纲中体现在反映疾病性质的寒热纲,邪正关系的虚实纲,发病部位及病程进展的表里纲的具体证候,及其错杂、转化以及疑似真假的复杂变化。所以说阴阳是总纲,由阴阳演化为寒热、虚实、表里三对六纲,可以从多方位地、全面地构建疾病的基本征象特征,提供了观察、认识、判断疾病的基本思路和方法。即将四诊搜集的丰富临床资料,不论是形态、感觉或功能的病理变化,均可通过八纲辨证给予定性、定位、判定邪正双方势均力敌之趋势,并由此继续深入对各类证候进行具体的辨证(如气血、脏腑等)。对制定治疗方案亦有重要的指导意义。

阴阳、表里、寒热、虚实,每两纲有其单纯证候出现,也有错杂证候同时并见,更有真和假的疑似证候,其中错杂真假,必须细心鉴别。表里、寒热、虚实也常同时并见,如表热里寒、表虚里实等。可见八纲不能机械分割,必须灵活运用。四诊与八纲是紧密相连的。学习四诊、八纲、八纲辨证是掌握辨证论治的基础,要熟练地掌握四诊、八纲、八纲辨证的技巧,除了钻研理论,精读先贤医案之外,更应在实践上多下功夫。

案例:

阳证似阴病例:李士材治一人,精神困倦,腰膝异痛不可忍,皆曰肾主腰膝而用桂、附。绵延两月,愈觉四肢痿软,腰膝寒冷,遂恣服热药。士材诊之,脉伏于下,极重按之,振指有力。因思阳证似阴,乃火热过极,反兼胜己之化,小便当赤,必畏沸汤。询之果然。乃以黄柏三钱,龙胆草二钱,芩、连、栀子各一钱五分,加生姜七片为向导,乘热顿饮。移时便觉腰间畅快,三剂而痛若失……《古今医案按》。

参考文献

1. 虚实夹杂　《伤寒论》:"腹胀满,身体疼痛者,先温其里,乃攻其表,温里宜四逆汤,攻表宜桂枝汤。"

《金匮要略·血痹虚劳篇》:"五劳虚极羸瘦,腹满不能饮食,食伤,忧伤,饮伤,房室伤,饥伤,劳伤,经络营卫气伤,内有干血,肌肤甲错,两目黯黑,缓中补虚,大黄䗪虫丸主之。"

《景岳全书·传忠录·虚实篇》:"华元化虚实大要论曰:病有脏虚脏实,腑虚腑实,上虚上实,下虚下实,状各不同,宜深消息。……胸膈痞满,头目碎痛,饮食不下,脑项昏重,咽喉不利,涕唾稠腻,诊其脉左右寸口沉结实大者上实也,颊赤心忡举动颤慄,语声嘶嘎,唇焦口干,喘乏无力,面少颜色颐颔肿满,诊其左右寸脉弱而微者上虚也。大小便难,饮食如故,腰脚沉重,脐腹疼痛,诊其左右尺中脉伏而涩者下实也。大小便难,饮食进退,腰脚沉重如坐水中,行步艰难,气上奔冲,梦寐危验,诊其左右尺中脉滑而涩者下虚也。"

《重订通俗伤寒论·气血虚实章》:"虚中夹实,虽通体皆现虚象,一二处独见实证,则实证反为吃紧;实中夹虚,虽通体皆现实象,一二处独见虚证,则虚证反为吃紧。景岳所谓'独处藏奸'是也。"

2. 虚实转化 《伤寒论》:"发汗,若下之,病仍不解,烦躁者,茯苓四逆汤主之。"

《景岳全书·杂证谟·积聚》:"凡脾肾不足及虚弱失调之人,多有积聚之病。盖脾虚则中焦不运,肾虚则下焦不化,正气不行则邪滞得以居之。若此辈者,无论其有形无形,但当察其缓急,皆以正气为主。"

《顾氏医镜》:"……心下痞痛,按之则止,色悴声短,脉来无力,虚也;甚则胀极而不得食,气不舒,便不利,是至虚有盛候也。积聚在中,按之则痛,色红气粗,脉来有力,实也。甚则默默不欲语,肢体不欲动,或眩晕昏花,或泄泻不实,是大实有羸状也。"

《古今医案》:"证有真假凭诸脉,脉有真假凭诸舌,果系实证,则脉必洪大躁疾而重按有力;果系实火,则舌必干燥焦黄而敛束且坚牢也。岂有重按全无脉者,而尚得谓之实证;满舌俱胖嫩者,而尚得谓之实火哉?"

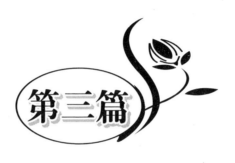

第三篇

辨　　证

　　辨证论治是中医诊疗疾病的特色,辨证就是对病症的认识和判断。辨证学是研究中医认识和判断病症的学科。其基本内容是:在中医基础理论指导下,将四诊获取的临床征象分析归纳为证候;研究病症的基本性质、临床表现及辨证要点,形成原因和发展规律;研究证候的分类和证候之间的关系;研究症状、证候、疾病之间的关系。辨证学的基本任务是掌握证候发生、发展、变化的一般规律,为学习临床学科打基础。各种疾病的发病规律,将由临床各科具体介绍。辨证是为了选择正确有效的治疗方法打基础。但辨证和治疗是二门学科,所以,在此不具体讨论治疗问题。

　　证,是疾病某一阶段的病因、病机、病位、病性和邪正趋势的综合反映。证有时就是一种病,如痫证、喘证、血证等,证名亦就是病名;而证更多是出现在疾病的过程中,在不同阶段出现不同的证,反映了疾病阶段性的病理特性。如风寒感冒病,初期为风寒表证,如表证不解,风寒入里,就可出现寒邪客肺证,属里寒实证。但是证还有它相对独立的一面,即同一个证可以出现在不同的疾病过程中。如寒邪客肺证可以出现在咳嗽、哮喘等病的早期。只要遵循辨证论治的原则,不但治愈证,亦能阻断疾病的自然进程,而达到病愈目的。所以,我们强调辨证,不是不重视识病,而是只有掌握了辨证,辨病才可迎刃而解了。同样先学会治证,才能治好病。就是对中医未知名的疾病,也能辨证施治。如对"艾滋病"、"禽流感"等的防治和肿瘤、白血病等的有效治疗,充分显示了辨证论治的优越性。只要正确辨证并结合该病的特点,就可以提出合理的治疗方案和有效的治疗措施。以上正说明辨证学的重要性。曾有人不重视中医理论和辨证论治的原则,认为只要保存中药就可以了,或单凭实验指标为依据运用中药治疗,这种废医存药的思潮,已经在历史上多次涌现,均已被医学科学的进步所遗弃。我们从业中医的学员,必须在熟识中医理论的基础上,掌握辨证论治的基本法则。才能真正提高中医临床。

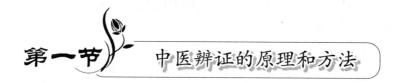

第一章
中医辨证的概述

第一节 中医辨证的原理和方法

一、中医辨证的原理

辨证是将望、闻、问、切四诊所获取的临床资料,进行分析、识别的思维。即在中医整体观和衡动观的理论指导下,把四诊所得的资料,以"八纲"为指导进行初步归分,再作具体的、深入的分析和辨别过程。首先抓住病患的主要表现,确立主症,然后梳理各种临床征象与主症的联系(尽量用一源论加以解析),同时分析其主要的致病因素、发病机制、病变部位、征象的属性,然后,判断证候(疾病)的名称。可以用"四诊——八纲——辨证——证名"来概括诊断疾病的主要过程。

辨证是在中医基础理论指导下进行的,不掌握好中医基础理论就不能正确地进行辨证。人与天地相应的整体观是中医学的一个基本观点。辨证也要从整体观出发,不仅考虑人体内部的各种联系,还要考虑周围环境的各种因素。阴阳五行学说是中医理论的基础,也是辨证的总纲,根据阴阳学说中阴阳可分、阴阳对立、阴阳互根、阴阳转化等理论,可以认为病症有阳证必有阴证,有表证必有里证,阳证可以向阴证转化,热证可以向寒证转化等。其次,从阴阳总纲又可分化,阴、里、寒、虚和阳、表、热、实合而为八纲。再次,在一个纲中,如"寒"纲中又可分为虚寒、寒实、表寒、里寒等;在"里"纲中包涵体内的脏腑、气血等,一个脏腑的病变中又可以分为寒、热,虚、实,阴、阳等证。这就产生了辨证的层次性。五行学说可用来说明体内脏腑之间的密切关系,辨证时必须注意观察由于脏腑之间的各种相互关系(生、克、乘、侮)而产生的证候的相兼、转化等发展和变化。

脏腑经络学说是中医学理论的重要组成部分,它确定证候发生的部位,显示不同部位出现的症状和体征之间的关系,为分析证候的病机,及脏腑经络证候的相互影响提供依据。

在中医基础理论气机和气化理论的指导下,更好地观察机体各种能量代谢的综合情况。气机升降出入影响着肺呼肾纳的呼吸运动;脾胃升清降浊关系到水谷精微的吸收与汗、尿、粪排泄的物质代谢过程;观察各种证候之间的相互影响与转化,如气病影响到血(气化),气病产生瘀(气机)等。

中医病因学说是探求机体内外的各种致病因素对疾病或证候发生发展的影响,这对辨证有重要的指导作用。分析六淫、七情、饮食、劳逸等病因是辨证的一项重要内容。病机学说研究疾病、证候、症状之所以发生、发展的机制,而辨证则是对证候发生和变化的认识。

二、症、证、病

在辨证学中,首先要阐明症、证、病的含义和相互关系。

1. 症　是疾病的临床表现,一般将自我感觉的异常现象称为症状;而表现在外,他人可以觉察的异常现象称为体征。症包括症状和体征,亦称征象。具体地说症是病症在一定条件下,在人体某一解剖部位,某一功能方面的部分表现,是组成证的基本要素。亦是疾病结构中的最小单元。因此,可以通过症这一现象,窥知病症的本质。辨证首先要识症。

症不是单一性的,当症出现的时间、部位、程度、形式等不同时,又反映了症的不同特性;证候中的症又不是单独出现的,还必须考虑症与症之间的关系。如疼痛一症,隐隐作痛,间断、反复发作,喜按喜暖或得食可缓的,多为虚寒性疼痛;反之,疼痛突然发作,阵阵加剧,拒按或局部红肿发热的为实热性疼痛。又如呕吐,食入即吐,呕吐酸苦,为实热性呕吐;朝食暮吐,暮食朝吐者多虚寒性呕吐。可见在一个证中,相同属性的症愈多,证的性质愈明确,但证情可能比较重;如出现二组以上属性不同的症,显示证的夹杂和复杂性。此外,有的症还有特殊的定性、定位的意义,如:"首如裹"为感受湿邪的特征;"往来寒热"指少阳证。又如:"少气"为肺虚;嗳气即反映了肝气上逆、胃失和降的病理变化等,所以,能多记住这些特殊意义的症,亦便于在繁多的主诉中抓住要领。赵金铎先生主编《中医症状鉴别诊断学》值得认真阅读,对认识症的特性很有帮助。

2. 证　是对疾病某阶段的临床表现的概括,它在一定程度上反映了疾病的本质。证的外在表现称证候。同一疾病的不同阶段可以出现不同的证。同一个证可以出现在不同疾病中。反映了证的特殊性,以及证候的独立性。

证候是由一个以上的症(征象)组成的,这些症的组合不是症的任意相加,是一组相互联动的症的集合体,经反复观察抽提出的核心要素,它有比较鲜明的个性和可区别于其他的独立性。而且在证中的症还有主次之分,主症往往是作为辨证的主要依据,其他症与主症的特性一致,则证的性质单一、明确(发热,口渴,舌红,脉洪数为热证);如有不一致或相反时,证的性质比较复杂。凡二组不同纲的征象组成的证称为相兼证(热甚恶风,口干少饮,苔薄白脉浮数为表热证);二组相对纲的征象组成的证称为夹杂证(心下烦热,腹中冷痛,便下清稀,苔黄腻为上热下寒证)。针对不同性质的证,就有相应不同的治则、治法,因此,证是研究辨证论治的核心问题。

3. 病　是某种病邪侵犯机体,引发的全身或局部病理变化过程,反映病变在病位、病性、病势和机体情况的系统变化,及其病变的特殊规律。病的外在表现为证候。疾病是通过若干证候表现出来的。所以说,病是反映病变发生、发展、以至归终的全过程。但是,证仅反映疾病某阶段的综合现象和本质。

所以说,症、证、病是疾病结构中三个不同层次的单元。在认识过程中,对症的认识和理解是最基本的方面,通过对相似症的叠加,对同类症象要素的抽提,对相对症象间主次、真假的识别,为构建证打下基础。证的概念是在长期临床实践中感性认识到理性认识的升华。证概括病位、病因、病机、病性及机体状况的阶段性特征。所以,证是认识疾病和治疗疾病的中心单元。关于病的特性将在临床各科中再学习。在此从略。

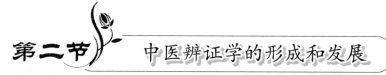

第二节　中医辨证学的形成和发展

早在《黄帝内经》中,已有分别阴阳和脏腑定位的辨证方法。《素问·热论》:"今夫热病者,皆伤寒之类也,或愈或死,其死者皆以六七日之间,其愈者以十日以上者何也?……""伤寒一日,巨阳受之;二日阳明受之;三日少阳受之;四日太阴受之;五日少阴受之;六日厥阴受之;三阴三阳、五藏六腑皆受病,营卫不行,五藏不通,则死矣。"对外感病的辨证中,以外感病病程先后,先分为阴阳两大类,再在阴证和阳证中各分三个阶段,这是最早的时相辨证法。

东汉张仲景著《伤寒杂病论》首创平脉辨证法,并综合多种辨证方法,将时相辨证法转为实用的六经辨证。并在《伤寒论》中也出现了汤证辨证法,比较辨证法,治疗反馈辨证法,排除假象辨证法等等。所以说,《伤寒论》是中医辨证论治的肇始和典范。两晋隋唐时代,在临床医疗实践方面积累了丰富经验,对药物的运用和认识有很快发展。但辨证学方面进展不大,巢元方《诸病源候论》以病为纲,下设许多"候",病的范围很大,如风病、气病等,"候"大多为症状,如上气喉中如水鸡鸣候。伤寒病中的发汗不解候等。宋金元时代,随医学的发展,辨证学亦有相应发展。金代张洁古制订《脏腑虚实标本用药式》,对脏腑辨证论治大有帮助;刘河间《宣明论方》发展了火热证候的辨证与治疗;李东垣著《内外伤辨惑论》提出内伤与外感的辨证规律。明清两代医家对辨证十分重视,并取得突破性进展。对病症的认识日益深化,更加需要以辨证论治作指导,将理法方药密切联系起来,以满足临床要求,明·楼英著《医学纲目》提出了辨证论治的基本步骤:"先分别血气,表里,上下,脏腑之分野,以知受病之所在,次察所病虚实寒热之邪以治之"。此书将内伤杂病按五脏分为五部,每部之中对病、证、治法、方药各有区别,外感病则按六经分证。是当时比较合理的证候分类法。张三锡的《医学六要》将八纲看作为治病的八种大法。张介宾著《景岳全书》提出阴阳两纲,表里、虚实、寒热六变,这是认识疾病的总纲。嗣后,吴谦主编《医宗金鉴》也强调"证详表里阴阳虚实寒热,方按君臣佐使性味功能"。至此,"八纲"这一具有重要指导意义的辨证纲领,始告完成,并得到逐渐普及。与此同时温病学派渐趋成熟,叶天士创立了"卫气营血辨证",稍后吴鞠通著《温病条辨》,根据叶氏的主张,建立"三焦辨证"。使外感热病辨证体系取得了新的突破。至此,在辨证学领域中,八纲为辨证的纲领,杂病的辨证以脏腑辨证为主,气血辨证,病邪辨证为辅;外感病的辨证出现了六经辨证、卫气营血辨证与三焦辨证并存的局面。

近年来,中医诊断学随中西医学结合,和信息技术的发展,吸取了西医诊断技术和方法,进行分型辨证的研究,并试行着对症状、体征、检测指标进行定性定量,建立计量辨证方法,使辨证方法向精密的方向发展,但尚属初萌阶段。

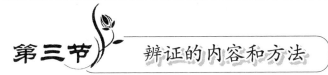

第三节 辨证的内容和方法

一、辨证的内容

(一)辨病因的性质

通过询问病史和发病情况,观察症状和体征的性质,寻求致病因素,是外感六淫还是内生"六气"及瘀、痰、饮,或七情内伤等,并进一步分析病邪的变化和夹杂情况。如案例:孙某,中年男性。饱餐之后,露宿户外,次晨自觉寒冷而醒,项背牵强,身热口干,腹部胀满,嗳腐酸臭,多矢气而未解大便。舌苔厚腻而干,脉滑数。通过询问病史,观察病症,得知病起感受寒邪,脾运困阻,食滞不化,而致表里同病,风寒夹滞证,属实证,并有寒邪化热之势。这样的辨证过程,称"辨证求因"。根据病因、病位、病性的综合情况,可以考虑选择表里双解的治疗方法(藿香正气汤等)。只有找到发病的原因,才能作针对性治疗。即所谓"治病必求其本"。

(二)辨正气的盛衰

正气指机体的抗病能力和正常生理功能。如正气盛者,可以依靠体内自身的抗病能力,祛邪外出,或运用快捷的方法(汗、吐、下)使邪去而不伤正;正气虚弱者,机体自身无能抗御外邪,又难容峻剂攻伐,若药过病所必致正气益损,容易造成正虚邪陷的困境。所以,辨别正气盛衰,是确立治疗方案,预测病情转归的重要依据。

(三)辨邪正交争的趋势

正气因邪而激亢,为正气充盛的实证,正能胜邪,邪祛正复,容易康复;若因受邪而使正气更加衰落则为虚证,正不胜邪,病情险恶,或病邪留恋,不易根除。体内又可以由一部分的正虚而导致另一部分的衰退,如气虚导致气血两虚;亦有因虚致实,如伤津脱液后,引起便秘、腹满胀痛。从证候转化的先后、因果关系中可以看到邪正交争的趋势,对推测病情善恶和预后很有意义。

(四)辨病变的部位

1. 全身与局部　辨病变部位首先要辨的是全身性的证候,还是局部性的证候,是全身性证候突出表现于某一局部,还是局部性证候影响到全身。如手足心发热感,是全身阴虚内热的特殊症状之一。又如口干、便秘、发热等里实热证,初起于齿龈肿痛,阳明经热证。则表示由部分的经络证候影响到脏腑波及全身。

2. 人体的大体分部　躯体(皮肌筋骨肉)为表,体腔(内脏)为里。如外感初期,发热恶寒,筋骨酸楚,肌肉疼痛为邪在表,发热咳嗽,痰多病在肺。又将机体分上、中、下三部,如肝火上炎为头痛,上气不足则头晕,耳鸣等,头面为上;胸闷,胁胀为肝郁中部;小便热灼,频急涩痛是下焦湿热等。

3. 具体分辨脏腑经络　主要根据内脏在体表相应分布部位,或经络循行部位,结合脏腑、经络功能相应的变化。这样才能作出比较具体而全面的辨证结论。

辨证除辨析上述病因、正气盛衰、邪正趋势、病位等主要方面的内容外,还应注意考虑体质偏差,年龄因素,心理状态,外界条件包括社会环境、自然变迁等因素对病症的影响。因此,辨证是抓住重心,顾及其余,原则性和灵活性相结合的积极思考过程。

二、辨证方法

为了便于学习、掌握传统的辨证方法,可从中医文献中整理归纳以下十种辨证方法:

(一)平脉辨证法

平脉辨证法是脉症结合的辨证方法,是临床上最常用的最基本的辨证方法。临床运用时首先确定主症、脉象,参考一些辅助症状,就可确定证名。平脉辨证中,脉诊是辨证的关键,脉诊有误,辨证必然错误。如身疼痛一症,若脉沉细迟,可能是气血两虚证、虚寒证。身疼痛而脉浮者,可能是表寒证。可见脉诊有判断证候性质的重要作用。

(二)动态辨证法

根据症状和体征,尤其是舌象、脉象的变化进行辨证。但是对辨证来说,只观察一个症的变化还是不够的,因此,还必须与其他症状、体征结合起来。如恶寒发热一症,发热逐步明显,恶寒逐步减轻,以至消失,舌苔从薄白变黄、变厚,这表示证候由表入里,由寒化热的转化。舌象亦为证候转化重要体征。

(三) 症状相关辨证法

证是由一些相关的症组合而成,相关症是辨证的依据。相关症的特性反映了证的基本特征。相关症的组合主要以病因病机理论为依据,如阴虚病人因津液不足,出现口干咽燥;阴虚生内热,可以出现五心烦热;阴虚则多动少静,故烦躁不安,脉动数;以上都因阴虚病变而出现的,这些症状可谓相关症,所以,口干咽燥,五心烦热,心烦、脉数等症状同时出现的为阴虚证候。

此外,还有根据古典医籍记载以及经长期临床验证的一些相关症组,如:脉浮,头项强痛而恶寒为太阳病伤寒证的相关症;发热、汗出、恶风、脉缓是太阳病中风证的相关症状。

(四) 特征辨证法

某些有特殊意义的症状、体征具有一定的特异性辨证意义,可以作为确定某个证候的主要依据。这种辨证方法称为特征辨证法。如脉结代一症必为心悸、心气虚证候的主要依据。舌上紫黑斑提示血瘀的征象,但也不能排除其他因素造成的(色素沉着)。所以,还必须结合其他辨证法加以分析,如有无疼痛等相关症状等情况。

(五) 症状比较辨证法

将病人的症状与曾在其他病人身上出现过的相似症状,或医案案例的相似症状加以比较,从而分析其证候的性质。如:妇女月经不调,经血淋漓不净,对照叶桂在《临证指南医案》说:"暴崩暴漏,宜温宜补;久漏久崩,宜清宜通"的论点,对崩漏不止作出瘀血(异物)内阻的判断,采用相应治疗方法。但亦要结合相关症的特点加以考虑,若舌色紫暗者,正与瘀血证匹配,运用活血化瘀法治疗后,瘀血一清,新血归经而血止。但若久漏至虚时是否急于先攻? 还应考虑标本先后的权衡之法。

(六) 时相辨证法

根据证或症在发生、发展和转归过程中的阶段性和时间性进行辨证,称为时相辨证法。外感病的证候变化迅速,阶段性明显,因此,对外感病来说,时相辨证更加重要。例如同样的口干舌燥证,外感热病中常出现舌苔干燥的征象,在热病初期是由邪热耗气伤津,气阴不足,邪盛正虚的严重征象,急宜祛邪存正,保存一份津液,留得一份生机;如出现在热病恢复期,口干舌燥是邪去津气未复,但益气生津即可愈,属于轻证。以上说明,同一症状出现在不同阶段(时相),其意义不同,显示时相辨证的重要性及其运用方法。

219

（七）识别假象辨证法

临床上大多的证是由相关的、性质相符的症组成。但是有少数的症其性质与证的性质不符或相反，被称为假象。主要有真寒假热，真热假寒，真虚假实，真实假虚四种。辨证时不能混淆，否则就会造成严重的误诊误治。所以，必须仔细地识别假象。识别的方法，一是要全面地、整体地看问题，把病人所表现的舌象、脉象、症状、体征全面地综合分析，不要只看到一二个症状就轻易下结论；二是要以发展的观点看问题，从病程发展的全过程进行分析；三是假象出现在病情危重之机，"热极似寒"、"寒极似热"的"极"可以明示。与病症错杂、转化更应该区别。

（八）治疗反馈辨证法

临床上一般是先辨证后治疗，而前一次治疗后的反映，药后证情变化，又是后一次辨证的依据，这就是治疗反馈辨证法。所以，复诊时应该以病人反馈的信息作为依据，再次辨证。初诊用药不宜过长，应及时听取病人的反映，及时修正治疗法则，不但能提高疗效，亦可减少药物的浪费。危重病症变化迅速而复杂，更应及时观察，才能不延误病机，转危为安。

（九）汤方辨证法

以适宜应用某一方剂（有效常用方）的典型证候为标准。分析临床病症的治疗法则，把这一典型证候称为某某汤证。将最有代表性的几个症状，体征，即称为汤证的主症，进一步分析主症与兼症、变症的关系，称为汤方辨证。例如：柴胡汤证、承气汤证等（略）。汤方辨证的运用，不仅在外感病诊疗中运用甚广，近代在内科杂病尤其对常见病、多发病的治疗中亦有发展，如脉结代，心动悸，舌质偏淡者为阴阳气血俱虚属炙甘草汤证；舌质嫩红者为气阴两虚属生脉散证。并可在此基础上加减出入。便于临床总结和研究。

（十）分型辨证法

分型虽是现代医学的名称，但在中医名著中亦常看到分型辨证的方法，如痹证即可分为寒痹、风痹、湿痹、热痹、虚痹五型等。现代内科教材中亦将病症分为若干类型，根据病情的复杂程度，证型有巨细层次之分。如呕吐的分型，先分实呕、虚呕，然后在实呕中再分寒邪犯胃、饮食伤胃、火在中焦、痰饮留中与气逆作呕五型；在虚呕中再分胃虚、脾虚、命门虚等。这种分型辨证法还适用于中西结合治疗一些疑难病。如全国危重病急救医学学术会议对感染性休克分成热伤气阴，阴竭阳脱，热盛腑实，热伤营血四型。同时明确指出，热伤气阴相当于轻的休克，阴竭阳脱是重证休克，热盛腑实相当于成人呼吸窘迫综合征，热伤营血相当于弥漫性血管内凝血。这种方法深受中西医结合医者的欢迎，但这种方法的合理性和实用性，尚须不断地通过临床实践加以验证，充实和完善。

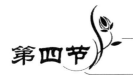

第四节 辨证篇的内容和教学要求

一、辨证篇的内容

中医辨证的内容十分丰富,而且相互间有一定的交叉重叠。辨证以"八纲"为纲领,阴阳是证候分类的总纲,亦是最基本的辨证大法。阴阳辨证是把所有证候分为两大类,分类的依据是阴阳学说中阴与阳的基本属性。因此,证候表现为亢奋的、躁动的、火热的,症状表现于外的,表现向上的,容易发现的,容易好转的为阳证。阳证还包含表证、热证、实证的特点。证候表现为萎靡的、安静的、寒冷的,症状表现在里,表现向下的,不易发现的,容易恶化的为阴证。阴证还包含里证、寒证、虚证的特点。阴证和阳证主要是指一大类证候的最基本的性质,使我们对证候有一个最初步的基本的认识,有这样的一个认识是十分重要的。阴阳辨证尚存在交错真假等情况,所以,八纲辨证不能全面地包含一切,只能是对病症总体上的认识,它可以指导总体的辨证,但不能简单地替代具体的辨证。因此,在病症定位上有表里辨证、六经辨证、卫气营血辨证、气血辨证、脏腑辨证、经络辨证等;在病症定性上有寒热辨证、虚实辨证;在病因上有病邪辨证、七情辨证等,都应运用相应的辨证方法。

1. 病因辨证

(1)外邪辨证:外邪是指外来的致病因素。主要指风、寒、暑、湿、燥、火六淫和时疫。本节主要介绍外邪的特性,外邪致病的临床表现,并分析其病变的机制等。

(2)内邪辨证:由体内功能失常而产生的致病因素。又称内生五气:风(肝生)、寒(肾阳虚生)、热(肾阴虚生),湿(脾虚生),燥(肺虚生)以及瘀血(心、肝生)、痰湿、饮(肺脾肾生)等,均有体内生理功能减退,脏腑功能失调或病邪羁留不清等因素造成。内生病邪在正气虚弱情况下容易致病,或病情加重;亦可由外邪诱发,内外合邪而致病,此时病情势必严重,治疗不易奏效,病程相对延长。但内生邪气与外邪的性质相似,致病的临床表现亦一致,在此不再复赘,就是致病机制不同,治则亦不同,如外寒致病需温散;内寒致病得温补。所以,识别内邪特性,病后出现的证候,掌握辨证方法,才能消除内邪,恢复健康。主要介绍瘀血、痰、饮(水)邪的产生机制、临床表现,辨证要点,讨论证候的形成机制、发展趋势、证间关系和类证鉴别等。

(3)七情致病及辨证:七情即喜、怒、忧、思、悲、恐、惊。其发病都起于外界刺激,使精神发生变化,造成情志的过度兴奋或抑制,从而损伤脏腑,引起各种疾患。

（4）其他致病因素：饮食劳伤，外伤、虫、中毒、公害、药害等。

2. 气、血、津液辨证　气病辨证、血病辨证、津液病辨证。

3. 脏腑辨证　心、小肠病辨证；肺、大肠病辨证；肝、胆病辨证；脾、胃肠病辨证；肾、膀胱病辨证。

4. 经络辨证　十二经脉病辨证。

5. 奇经八脉辨证　督、任、冲、带，阴跷、阳跷、阴维、阳维脉辨证。

二、学习方法

辨证学的内容非常丰富，经梳理和归并，重点介绍病因辨证、外感病辨证、气血津液辨证，脏腑辨证、经络辨证。从病邪辨证开始，由浅入深，由简单到复杂进行编排，有利于教学的循序渐进。每个证介绍临床表现、辨证要点，并加讨论。使学者首先对每一个病症的临床表现能比较全面地了解，对每个证候留下比较完整的印象，然后抓住该证候的临床要点，作为辨证依据。并经过讨论，进一步认识该证候出现的一系列症状的产生机制及相互联系，分析该证候的变化趋势、与相关脏腑的互相影响，以及与相类证候的比较、鉴别等需要说明的问题。力求突出重点，顾及其余，使学者拓宽思路，丰富想象，学会观察、分析、比较，提高辨识能力。帮助学生掌握要领，联系实际，提高判断力，将书本知识作为开启阅读医籍、医案之门的钥匙，学会吸取先贤学术精华，揣摩前辈临诊经验，弥补课堂教学的不足。并且鼓励学生及早去临床诊所，随师临诊，熟练四诊方法，学习辨证思维，练习病案书写，争取在课室教学和临床实践相结合的基础上，将临床基础学科的教学质量能够有所提高。

第二章 病因辨证

宋代陈无择著《三因极一病证方论》，集先贤之说将病因分为外因、内因、不内外因。外因主要指外邪，外邪是来自外界的致病因素。即自然界与时令有关的"虚邪贼风"，有风、寒、暑、湿、燥、火六淫及疫毒，包括引起疾病的物理因素和相关的生物因素。内因主要由机体阴阳气血失调，脏腑功能失常及其代谢产物（痰、饮、水湿、瘀血）体内贮留，形成的发病因素称为内邪；以及七情受伤亦是引发情志病症的因素。不内外因是指饮食、劳倦、外伤等引发病症的因素。本章主要讨论外邪（六淫、疫毒）致病的证候辨证。

第一节 外邪致病辨证

外邪即由外来侵袭人体的致病因素。外感病的发生主要与感受的外邪以及机体防御功能有关。外邪的特性很大程度上反映在临床证候。所以，观察临床症状，结合时令和环境进行分析，寻求致病因素，是确立治则治法的基础。因此，是辨证论治的一个重要方面的内容。

由于六淫与气象、时令直接关联，所以六淫致病往往具有明显的季节性和区域性，如春季多风病，夏季多暑病，秋季多燥病，冬季多寒病，长夏多湿病。东南沿海地区多湿热等。六淫可单独致病，也可以数邪兼夹致病。如风寒、寒湿、风热、湿热、疫疠等，还有风寒湿三气杂至，合而为痹。

"外邪致病"，"外感病"、"表证"三者意义不同，外邪致病是病因概念；"外感病"是由外邪所致的病症，主要为外感表证，亦有外邪直中脏腑引起的里证（胃肠型感冒），称外感里证；表证是病位在表的病症，有外邪引起为外感病，亦有内因（内邪）而发，病位在表的则不一定是外感病。如斑、疹有风邪引起，亦有血热、饮食、药物引起。斑秃亦由七情引起。所以，审证求因时，要多联想，多比较，多排除，辨证才能真切，用药才能对准。

一、寒邪致病辨证

寒邪为六淫之一。寒为阴邪，其性清冷，易伤人阳气，故其致病多见恶寒，肢厥；又寒性收引、凝滞，易阻碍气血运行，故其为病又多见拘急疼痛之症。寒邪袭表则卫阳阻遏而成表寒证;亦可直中脏腑,损伤阳气而出现里寒证;还可侵袭经络,阻滞气血运行而成痛痹证。

(一)表寒证

是由人体感受寒气所致,古称伤寒。冬令严寒,卫阳稍有不实即易感受寒邪。故冬季发病为多。但四时有非常之寒,人体失于防御亦易发病。寒邪侵袭肌表,正气抗邪于体表,病位在表,证属病变初起,为实证。

1. 临床表现 发热、恶寒,无汗,头痛,身痛,或鼻塞,咳嗽,甚则气喘,脉浮紧,苔薄白。

2. 辨证要点 寒象、表象(恶寒重、发热轻)、脉浮、舌苔白。

3. 讨论 证由寒邪束表,卫阳被郁,邪正抗争于表,故发热恶寒。腠理闭塞而无汗。寒阻经络,气血不通则头身疼痛,脉浮紧。肺合皮毛,皮毛受邪导致肺气失宣,而见鼻塞、咳喘诸症。病在浅表,内脏无明显损害,故舌苔尚无异常变化。

表寒证虽证属初起,但处理不当,或邪不外解,可以化热而转为表热证(发热重,恶寒轻,口干,咽痛);也可入里而为表寒里热证或里热证。寒邪由络入经,气血凝滞,经脉痹阻,即可变为痛痹证。寒邪入里,损伤阳气而导致里寒证或里虚寒证等。

(二)里寒证

指寒邪不经由表,直中脏腑而发病。主要因寒邪较重,而中阳偏弱,邪正相争于里,出现里寒证。属实证。临床以寒中脾胃最多见。

1. 临床表现 腹部冷痛,肠鸣,泄泻水样便。恶心呕吐,纳呆,得热可缓。苔薄白,舌淡或淡胖,脉沉紧。

2. 辨证要点 本证发病快,以脾胃升降失常为主要特点。水泻与寒象相兼,无表象,温散寒邪后即可恢复。

3. 讨论 寒邪中伤脾胃,寒凝阴络,气机不利故冷痛。升降失常故肠鸣、泄泻、呕恶。胃纳无权脾运失职则纳呆。舌淡、苔白、脉沉紧均为里寒之象。如不及时治愈,进一步发展可导致脾胃阳虚证或脾肾两虚证。

寒邪因所犯脏腑不同,亦可产生其他证候。临床常见的中寒证还有寒客于肺证(咳喘)、寒滞心脉证(包括心、脑血脉引发胸痹,卒中)、寒凝胞宫证(痛经)等,可出现不同的脏腑寒实证。

二、热邪致病辨证

热邪包括温邪、火邪,是指性质温热的外来病邪。热为阳邪,其性燔灼,易伤阴液。发病多见高热、恶热、口渴等热甚伤阴的症状。火热之性升腾而上炎,故多见面红目赤,头脑热痛,口舌生疮等表现于人体上部的症状。火热又易迫血妄行而致吐衄、便血、崩漏,斑疹等症;亦易入营血或聚于局部而成痈肿;甚则可炼液成痰,致痰热阻闭心窍而神昏谵语,狂躁妄动;或燔灼肝经,热盛动风而见痉厥等证。热邪辨证内容很多,本章主要讨论外感热邪引起的病症:表热证、里热证、寒热错杂证、热入心包证与热盛动风证。阴虚内热证在阴阳气血辨证,心火上炎、肝火上炎将在脏腑辨证中叙述。

1. 表热证　　表热证是指热邪侵袭卫表的证候。多见于发病初起,病位在表,性质属热,病症属实。

(1)临床表现:发热,微恶风寒,口微渴,无汗或少汗,苔薄白,舌边尖红,脉浮数。或见头痛、咳嗽、咽痛等症。

(2)辨证要点:发病初起,见表象(恶寒轻、发热重),热象,舌边尖红苔薄白。

(3)讨论:热邪入侵卫表,卫气与之抗争,卫阳郁阻而发热,卫气被遏,温养肤表功能受阻,故微恶风寒。温热之性易伤津液而口渴。邪热侵犯肺系故咳嗽、咽痛。

本证与表寒证皆为邪在皮表,见症有相同之处,但表寒证以寒象多见,恶寒明显;而本证以热象多见,发热明显,有口渴,咽痛,舌边尖红。本证与温燥证皆为表热证,但温燥证有明显的干燥现象。

2. 里热证　　外邪入里引起的里热证。热邪在表不解而传里,寒、湿等阴邪化热入里,或热邪直入脏腑均可导致里热证。里热炽盛,侵犯脏腑组织,可以产生种种病变。将见各章详解。其共性为:里热证病位在里,性质属热,为邪正交争激烈,病属实证。

(1)临床表现:身热,不恶寒但恶热。口渴喜冷饮,面红目赤,小便色黄,大便干结。心烦躁扰多言,脉滑数,或洪数,或沉实,舌质红、苔黄、甚则干燥焦黑。

(2)辨证要点:热象、实象互见。舌红苔黄、脉滑、数、洪、实。

(3)讨论:邪热在里,故无恶寒但恶热。热邪灼津,故引水自救而口渴喜饮冷。邪热蒸腾于上故面红目赤。热伤津液,津液衰少而尿液黄浊。肠失润通而大便干结。邪热扰心见心烦,甚则躁扰多言。热则血流薄疾故脉滑数、洪实。热甚蒸变而舌红苔黄。若腑有燥屎,则舌红苔黄厚,甚则干燥焦黑。

本证进一步发展可引动肝风而成热盛动风证。如热扰心神则成热入心包证。耗损津液则成热极伤阴证。病程迁延,病症由实转虚,渐成阴虚内热证,阴虚内燥证,甚则气阴两虚证。

里热与表热最主要不同是:表热有表象,恶寒轻(恶风),发热重;舌边尖红,苔白而干。里热无表象(无恶寒并见),热象明显,口渴、多汗。舌苔色黄、质厚。

3. 寒热错杂　　寒热二邪先后或同时侵袭机体,或寒邪部分化热均可造成寒热错杂证。可表现为上寒下热、上热下寒、或表寒里热、表热里寒、或此脏腑热、彼脏腑寒等多种情况。详见寒热辨证、脏腑兼证章节。

4. 热入心包证　　邪热陷入心包,而致心主神明功能严重障碍者,谓之热入心包。也可有里热内传心包所致。本证为危急之证。性质属热,多为实证。

(1)临床表现:身热、肌肤灼热,神昏谵语或昏愦不语,四肢厥冷,兼痰壅气粗或抽搐。舌红绛或光绛,脉弦数或细数。

(2)辨证要点:热盛而神志不清。

(3)讨论:热入心包为热闭心包,热毒扰乱气血,灼液为痰,闭遏心包、蒙蔽心窍而出现神志症状。热闭于内,阳不外达,故四肢冷。若热陷越深,或痰热互阻,昏迷更深,甚则动风抽搐(肝)。本证经及时抢救可以转危为安,神清后表现为营血热盛或阴液亏损的征象。如处理不当或失治,则热毒闭塞更甚,邪陷更深,有闭厥而不返者。也有阳气外越而成内闭外脱之证。导致全身脏腑功能衰竭,气血运行停滞而死亡。

5. **热极生风证** 热极生风是指火热内盛引动肝风而出现的证候。多由温热之邪入里,或六淫化热入里,邪热内陷,燔灼肝经,引动肝风所致。本证性质属热、属实。

(1)临床表现:身热壮盛不退,按之灼手,轻则头痛头晕,手足躁动;重则牙关紧闭,手足抽搐,或头项强直,两目上视,角弓反张。甚则狂乱,或兼见神昏,肢厥。舌多干绛,脉多弦数。

(2)辨证要点:壮热,抽搐。

(3)讨论:该证为里热炽盛,邪热夹肝火上升,扰于清空而头痛。邪热窜扰经脉,灼伤肝阴,故出现抽搐、反张、上视、强直等动风征象。热扰心神,故狂乱、神昏。邪热郁阻气机故肢厥。热甚伤津则舌干绛。脉数带弦紧亦为热证动风之兆。

本证热退阴复,肝风平息,诸症可得以缓解。如进一步发展则阴液涸竭,阴阳离决而死亡。亦有热势渐退,迁延日久,实证转虚而为阴虚动风之证。

热极动风出现在热病初期、热盛期,抽搐有力,脉紧数有力,为实证;阴虚动风证多见于病之后期,热微,抽搐无力,舌干绛,脉细无力,属虚证。

三、风邪致病辨证

风为阳邪,居六淫之首,有"风为百病之始"的说法。其性轻扬。故风邪中人,多先见头面肤表之症。又善行数变,能直透肌腠、经脉,而累及脏腑。风气通于肝,可直入肝经。风邪为病或游走不定、或发展迅速。风邪多与他邪相合为病。如夹寒为风寒表证;夹热为风热表证;若与寒湿诸邪杂合则成痹证。

1. **风寒证** 由风邪夹寒侵袭肌表腠理的证候。又称中风证。风与寒合,风为阳邪,寒为阴邪,风主宣泄轻扬、寒主凝滞收引,虽相矛盾,但可交互侵害肤表,若以寒邪为主时为表寒证,若以风邪为主即为本证。风寒证以风邪侵扰、腠理失于致密、营卫不和为其主要病理变化。风寒证病位在表,性质偏寒,证多见于发病初起,属实证。

(1)临床表现:发热恶风、头痛、汗出,或兼鼻塞流涕、咳嗽,苔薄白、脉浮缓。冬春多见。

(2)辨证要点:寒热轻,有汗出。

(3)讨论:风寒在表、阻遏卫气,故发热、恶风。风性轻扬,夹寒邪上犯清空而头痛。风袭卫表、营卫不和、腠理开泄而汗出。风寒上受肺气失宣则鼻塞流涕,咳嗽。

风寒证与表寒证不同之处:前者以风邪为主,故发热恶风,汗出、脉浮缓;而后者以寒邪为主,故恶寒发热、无汗、脉浮紧。风寒证在伤寒论中称太阳中风,因有汗出恶风,脉浮缓等症,被归属为"表虚证",往往与虚人感邪并论。但从病机分析,中风证因感风寒之邪,寒邪较轻,风性轻扬致腠理开泄,故汗出,寒热症状比较轻。此汗出不同于表虚卫表不固的汗出。所以,本证称太阳中风证为妥。风寒证一般易愈。或化热入里为里热证。风寒易伤卫表致卫阳不固证(反复用发汗药)。或邪客胸中,损伤心气、心阳致心气虚证。风寒之邪侵入经脉则可出现肢体疼痛的痹证。

2. 风热证　风邪夹热侵犯肌表的证候。风、热均为阳邪,阳邪多从上受,两阳熏灼故多见头面肤表浮游燥热之症,如肤痒浮肿、瘾疹、红疹等。本证病变在肌表,性质属热、属实。

(1)临床表现:恶风发热、头痛、咳嗽、口渴,皮肤上发出红疹,或皮肤瘙痒、瘾疹起伏,或水疱流窜蔓延。苔薄黄、脉浮数。

(2)辨证要点:表热证并皮肤发疹。

(3)讨论:本证主要由风邪夹热、邪毒郁于肌腠则皮肤发疹。经络阻塞故瘙痒不止或瘾疹起伏。若风毒兼湿热则水疱蔓延;若兼血燥则有顽癣反复不已。

本证与感受邪毒不同。如风疹发病快,变化迅速,容易消退;而瘾疹或顽癣可反复发作。

3. 外中风证　指风邪乘虚直入,口眼㖞斜,半身不遂,猝然昏倒的证候。病多虚实夹杂、表里同病,性质以偏寒为多。

(1)主症:发热恶风,头痛,目痛,口眼㖞斜,或肢体麻木、重滞,甚至半身偏废,或神志不清,猝然昏倒,四肢厥冷。苔薄白,脉浮缓。

(2)辨证要点:口眼㖞斜或肢体不遂,兼外感风寒之证。

(3)讨论:风邪外袭,营卫不和见发热恶风肤痒等证。风寒入络,经脉痹阻,则口眼㖞斜,肢体麻木重滞,甚则偏废。如风邪入中脏腑、逆乱气血致清窍闭塞则心神昏冒,猝然昏倒,四肢厥冷。如治疗不及时可致全身功能衰竭而死亡。也有迁延时日而致喑痱或痴呆等症。

本证与由内风所致之类中风相似,但本证由于外风所致,多无先兆,易见于

227

大风干寒地区,且往往有外感风寒证候。

四、湿邪致病辨证

湿为阴邪,阻遏阳气。有潮湿、重滞、黏腻、固着的特牲。湿邪为病,多感胸闷不畅,困倦乏力。病势缠绵,发展缓慢。感受湿邪与气候潮湿,久居湿地或水中作业等有关。受邪多从下肢而起。外湿与脾胃湿土之气同类相召,尤好侵犯脾胃中焦使运化失常,内湿自生。故湿邪为病多由内外合邪而成。湿邪兼风是为风湿证,湿邪兼热为湿热证,湿邪兼寒则为寒湿证,风寒湿三气杂至成为痹证。湿病有内、外之分,内湿证主要由脾运失健所生,将在脾脏病辨证中阐述。本节主要讨论外湿所致病症。

1. 外湿证 外湿证又称表湿证。是指湿邪郁于肌表、阻滞经络所出现的证候。

多由外来湿邪侵犯肌肤所致,虽属外感表证,病较轻浅,但因湿邪黏腻而迁延日久,或多反复。外湿证偏于寒,多见于发病早期,属实证。

(1)临床表现:头胀或痛,身重,肢酸,胸闷,神疲,恶寒重发热轻,或肌肤麻木,或关节酸痛,或四肢浮肿,或皮肤湿痒,脉浮缓,苔薄白。

(2)辨证要点:外界环境潮湿。出现表象兼闷、重、酸、肿征象。

(3)讨论:外湿郁遏于肌腠,阻滞经络,故见头胀、身重、肢酸、恶寒发热等症。湿为阴邪,故临床表现为恶寒重,持续时间长;湿邪阻遏气机故胸闷,阻滞经络故麻木,流注关节则关节酸重,日久为湿痹。湿着肤表生肿胀,或夹风热则皮肤瘙痒流滋水。

表湿不解,湿邪入里可成里湿证,若湿邪伤阳而转变为寒湿证。湿合热邪为湿热证。

表湿证与风湿证颇为相似,风湿表证明显,病变变化较快。本证则多表现为演变缓慢,常固着不移。

2. 风湿证 指风邪与湿邪相合侵袭人体所出现的证候。

由风邪夹湿袭表,或湿邪浸淫流于肌表,经脉,关节而复受风邪所致。风为阳邪,湿为阴邪,风邪无形,湿邪有形,二气相合,伤卫气、损经脉、侵脏腑,见症各异。一般多属实证。

(1)临床表现:头痛、恶风、发热,汗出、身重、一身尽痛,小便不利,或关节酸痛,或便溏、纳呆,或肤痒发疹。

(2)辨证要点:风湿相搏,营卫气血失和为本证审证基础。多见表象合酸、重、肿或痒,舌苔薄滑。

(3)讨论:风湿郁遏卫气,营卫失和,故有恶风、发热、汗出等表象,湿邪壅阻气机而身重,全身经脉气血不利则一身尽痛,膀胱气化受碍而小便不利。湿流关节而关节酸痛,久阻经脉则为痹证。湿伤脾胃则便溏纳呆,湿浸皮毛则肤痒发疹。

湿邪郁遏化热可转为湿热证,损伤阳气而成为寒湿证。

风湿证与表湿证甚为相似,但本证兼有风邪,肤表见症多游走不定,转变甚快。

3. 寒湿证　指寒邪与湿邪相搏侵害经络脏腑所致的证候。

寒湿二邪同时侵袭人体,或先受寒后伤湿,或先伤湿而后受寒,或寒自外入,湿自内生,或湿自外来,寒从中生,均能致寒湿相搏为患,症状因部位而异,病情虚实往往与病程长短有关。

(1)临床表现:形寒、肢节拘紧,胸脘痞满,不饥不食、腹胀或腹痛。便溏或下利清谷,或吐泻并作,或小便不利,或身痛浮肿,或喘咳痰稀,或肢体麻痹,或疝瘕作痛,舌淡苔白腻,脉濡缓。

(2)辨证要点:经络或脏腑湿滞和寒象为本证审证基础。舌淡苔白腻。

(3)讨论:寒、湿均为阴邪,易伤人体阳气,故多见形寒。寒主收引故关节、肌肉拘紧。寒湿困阻,气机不利,脾胃受伤,纳运失健,则胸脘痞满,饮食少思,腹胀腹痛,便溏或下利,或吐泻并作。寒湿伤阳,致气化障碍而小便不利。气血运行不利则肢体麻痹,寒湿滞于肝脉则疝瘕作痛。脉濡缓、舌淡苔白腻为寒湿伤阳所致。

本证因损伤阳气而成一般阳虚证或心阳虚、脾阳虚、肾阳虚等证。也可因湿聚而转变为痰饮证、寒痰证、或正水证。若郁而化热则可转为湿热证。

本证与风湿证不同,风湿证多无明显寒象而有恶风自汗,本证则有明显寒象而形寒无汗。寒湿证与内湿证之不同在于内湿证因损伤阳气明显,兼有阳虚证可见。

4. 湿热致病辨证　是指湿与热合邪,蕴遏熏蒸侵袭人体出现的证候。

湿热二气受于口鼻,或湿邪久羁,蕴湿成热,或脾胃湿聚热生。湿热互结,热处湿中,熏蒸内外,阻遏气机,以致经脉不利,脏腑失调。因邪之深浅,有留于上焦、阻遏中焦、下注下焦之别;亦因湿热二气之多少,有湿盛于热,或热重于湿、湿热并重的不同。加上湿盛则伤阳,热盛则伤阴,故临床症状很为复杂。而正邪双方随病程发展有很大变化。初病多实证、中期多虚实夹杂,后期多正虚邪恋。

(1)临床表现:身热不扬,午后热甚,头胀或重,身热身重,渴不多饮,脘腹胀闷,汗出热减而不退(退而复热),小便短赤,或呕吐,或便溏不爽,或咽肿,或目黄。苔黄腻,脉滑数或濡数。

(2)辨证要点:湿与热合,出现湿象和热象是本证的审证要点。舌苔黄腻,脉濡数或滑数。

229

(3)讨论:热为湿遏故身热不扬。湿热交蒸则午后热甚(湿温潮热)。湿遏清阳而头胀或重,湿阻经脉而身痛而重。湿热内蕴津不上承故渴不多饮;湿热阻滞,气机不畅故脘腹胀闷;热盛则汗出,热随汗减,但湿邪固着不易速去,故热退不净而多反复。里热盛致小便短赤。湿阻中焦,胃气上逆则恶心呕吐。若湿热下迫肠道,湿性黏滞故便溏不爽。若湿热蕴毒上壅,则咽肿或目黄。苔黄腻,脉滑数或濡数。皆为湿热内盛之象。

湿热之邪变化多端,可久留肌肤经脉。可深入脾胃肝胆,上可及心肺,下可损肝肾,亦可致气机逆乱,动风痉厥,闭塞心窍。本证大多留于气分,但亦有化燥入血,而为血分重证。湿盛伤阳则可转变为寒湿证或阳虚证,热盛伤阴则可变为火热证或阴虚证。

本证与风湿证之区别:风湿证多表现在头面肌肤,带有风邪为病的特点,而本证大多表现为里热征象。

五、燥邪致病辨证

燥邪其性清凉而干涩,易耗损津液,表现为阴津受损之证;燥从上受,最易伤肺。燥证有温燥、凉燥之分。燥邪本为阴邪,若兼受寒气,则所致之病为凉燥证;若燥邪化火,或兼受暑、热之气,则所致之证为温燥证。若因燥而气滞聚湿,或因湿而部分化燥,则可形成燥湿夹杂之证。

1. 凉燥证 凉燥证是指燥邪犯肺,肺气不利,卫气被遏所致的证候。

秋令肃杀,燥气横行,若其人肺气肺液不足,即易感受。故本证于深秋为多见。燥邪伤肺,肺津受损,导致肺气宣发与肃降功能障碍,燥邪束于肌表,壅遏卫气,以致皮毛开合失司,卫外功能减弱。本证性质偏寒,病位在表在肺。发病初期多实证。

(1)临床表现:恶寒、发热、无汗、头痛、鼻塞、咳嗽。唇燥、咽干、口渴。皮肤干燥,苔薄白而干、脉浮。

(2)辨证要点:本证以表象、燥象并兼肺气宣肃功能失司为审证基础。病发于秋季。

(3)讨论:燥邪束于肌表,卫气受遏,腠理开合失司,故发热、恶寒、无汗(表寒证)。燥气上扰清空而头痛。燥邪犯肺,肺失宣肃,故见鼻塞、咳嗽。燥邪伤津故唇燥、口渴、咽干、皮肤干燥。

燥气化火可产生燥热之变。或因稽留日久而致损伤阳气、产生痰湿,而成燥湿夹杂证。

本证与表寒证基本相似,但本证燥象明显,出现唇燥、口渴、咽干、皮肤干燥等征象。

2. 温燥证 是指燥邪兼热邪伤表袭肺,或燥气化热损伤肺卫的证候。秋令燥气盛行,或兼受暑气,或燥气化热,侵害肺卫,若其人肺气肺阴不足,即易感受燥邪而发为本证。本证属热、属实。病位在表在肺。

(1)临床表现:发热、微恶风寒、头痛、少汗、咽痒、咳嗽少痰或干咳、唇燥、鼻干、口渴,甚则胸痛、喘息、咯血,或更见便秘、小便短少。苔薄而干,舌尖边红、脉浮数。

(2)辨证要点:表热征象、燥象兼肺气宣肃功能障碍。舌尖边红。发病于秋令。

(3)讨论:燥热在表,卫气被遏,腠理司开合功能减弱,故发热、微恶风寒、少汗。燥热之气上扰则头痛。燥热犯肺,肺失宣肃而咽痒、咳嗽少痰或干咳。肺津受伤而鼻干、唇燥、口渴。肺气不利则胸痛、喘息。燥热伤肺络则咯血,津伤之甚则便闭、尿少。

燥热化火,导致肺胃阴伤、燥热内炽等证。少数甚至深入下焦,导致燥伤肝肾而产生肝肾阴虚证。

本证与表热证基本相似,但本证有明显津伤干燥之症,一般表热证则无明显燥象。本证与凉燥证比较。凉燥证恶寒重,持续时间长;本证恶寒轻,很快消失;凉燥证多见鼻塞,本证为鼻燥;凉燥证咳嗽痰多清稀,本证痰少稠黏,或干咳无痰;凉燥口中和或渴不甚,无明显热象;本证口渴明显或有心烦等热象,舌象尖边红。

3. 燥湿夹杂证　是指燥气兼有湿邪为患所出现的证候。

本证或始病为燥,继而犯湿;或先受燥邪,因气机不利而聚湿停饮。或先患湿证,由湿化燥,湿未净而燥已见等皆可造成燥湿错杂之证。如肺燥脾湿或脾湿而肾燥;或肺脾肾分别失治,燥象湿象错杂互见。本证多寒热相兼,虚实错杂,脏腑功能失调。

(1)临床表现:咳嗽有痰、咽干、口燥、五心烦热、消瘦、盗汗等。便溏、腹胀。小便短少,或见水肿、舌胖、苔腻而干。

(2)辨证要点:燥、湿之象互见是本证审证基础。燥热伤津,脾虚聚湿。病程多迁延日久,屡经反复。

(3)讨论:燥邪伤肺,肺失清肃而咳嗽。燥伤津液故口渴、咽燥、鼻干燥,小便短少。燥伤肝肾,阴虚内热则咽干、口燥、五心烦热、动辄气短、消瘦、盗汗。湿邪伤脾而痰多、便溏、腹胀,脾失健运水湿泛滥而水肿、舌胖、苔干腻。

本病病机复杂,变化多端,可导致肺、脾、肾脏腑功能失调。可因燥热伤阴产生津液亏虚之证;也可以由湿胜伤阳,产生阳气虚亏诸变。

本证与温燥证不同,温燥证多表证,而本证多无表证,而在有燥热之症的同时更有内湿之症。本证与单纯水湿诸证也不同,本证有燥象。而前者无燥象。

六、暑邪致病辨证

暑指夏令的热邪。暑性炎热,易燔灼津液,常表现为热盛伤津之证。又暑为阳邪易升易散,耗损正气,易出现津、气两伤之证;暑性酷烈,传变极速,容易陷入心包;又由暑易夹湿而成暑湿之证。

1. 暑热证　是指暑邪伤人发自阳明,阳明热甚、津气损伤出现的证候。夏令暑气流行,汗出、肌腠开泄,当人体元气亏虚时,易感受而为病。暑邪多直入阳明,出现热盛伤津的征象。本证性质属热,部位在里(阳明经),基本属实。

(1)临床表现:壮热、气粗、息高、心烦、面赤、口渴、溺黄、汗多、肢倦、或背微恶寒,脉洪大或芤,或虚数,舌红苔黄。

(2)辨证要点:热盛四大征象:壮热、烦渴、大汗、脉洪大。并有热伤津、气,传变迅速的特点。

(3)暑性酷烈直入阳明,故胃热亢盛而壮热,热气上蒸则气粗息高、面赤。热扰于神而烦躁。热迫津泄而汗多、口渴、溲黄。肢倦息促或背微恶寒,脉洪大而芤,或虚数均为热盛伤津耗气,病症由实转虚的征兆。

暑热深入营、血,可出现营分证、血分证。或邪陷心包出现心包证,或深入肝经而出现热甚动风证。甚至导致津液亏虚,气随津脱的内闭外脱证。

本证与一般实热证(阳明热盛)基本相似,但本证发病主在夏令。发展迅速,多伴不同程度津气虚损之症。本证与暑湿证的不同,在于本证无明显湿热证。

2. 暑湿证　暑湿是指暑邪夹湿损伤脾胃,弥漫三焦的证候。夏季每多雨湿,或为解暑而贪凉饮冷,露天夜宿,以致暑邪夹湿而伤人,暑与湿两伤脾胃,邪气充斥内外,弥漫三焦。本证性属热,证多属实。

(1)临床表现:身热、面赤、烦渴、胸闷脘痞、身重、下利、小便短赤,或咳痰带血,或兼恶寒头痛。舌红苔腻或黄滑,脉洪大或濡数。

(2)辨证要点:里热盛兼内、外湿象,或兼寒湿征象。夏令季节。

(3)讨论:本证暑热内盛故出现身热、面赤、口渴、溲短赤等热象。湿邪壅遏则胸闷、脘痞、身重,或下利。湿热上损肺络则咳痰带血。外有寒湿束表亦出现恶寒、头痛诸症。

若湿从热化,可与暑热证一样而伤津伤气。湿从寒化,则可转变为寒湿证或脾阳虚证。

本证与湿热证相似,但本证有夏月为病、起病速、进展快的特点。本证与暑热证的区别在于本证兼有湿邪致病的特点。

七、疫毒致病辨证

疫邪是有一定的季节性或传染性的邪毒。早在《黄帝内经》就有"五疫之至,皆相染易,无问大小,症状相似"的记载。《温疫论》指出"瘟疫之为病,非风、非寒、非暑、非湿,乃天地间别有一种异气所感","疫者,感天地之疠气"。所以异气、疠气、杂气都属于疫邪的概念。邪之甚称为毒,所以亦可称疫毒。

疫邪之气主要通过口鼻进入体内,人体感受疫邪就发生疫病。疫毒之气多种多样,其气不一,一气一病。病症初期多属实证、热证。

(1)临床表现:发热、烦渴,表证短暂,热甚伤阴,易入营、血而生逆变,出现痉、厥、闭、脱等危重征象。起病急、传变快。

(2)辨证要点:发病急速,有群体发病及广泛蔓延的特性。

(3)讨论:疫邪之毒既与六淫之气有密切关系,又与其不同。六淫之邪无传染性,而疫邪有传染性。历代医籍记载疫邪致病种类很多,《肘后方》、《诸病源候论》、《备急千金要方》等先后记载有"沙虱毒"、"水毒"、"狂犬毒"等以及逐步认识的疫疹、疫痢、疫疟、疫咳、疫喉、大头瘟、虾蟆瘟等。疫邪致病特点,除有一定季节性外,并有媒介传入的描述。各种疫病内容将在温病学讲述。

第二节　内邪致病辨证

内邪是指机体生理功能减退,脏腑功能失调或外邪羁留影响正常生理功能而产生的致病因素称为内邪。具体地说如阳虚生内寒,肝亢生内风,阳甚或阴虚生内热,脾虚生内湿,肺(阴)虚而生内燥,即为内生"五气",尚由气化、气机失常而产生的瘀、痰、饮、水均称内邪。内邪将进一步阻碍生机而产生多种病症。内生五气与六淫来源虽异,造成的病症相似。因此,已将内生五气致病纳入六淫辨证一节,本节主要讨论瘀、痰、饮、水致病特点及证候辨证。

一、瘀血致病辨证

瘀血是指经脉血滞运行不畅,或离经之血凝滞不化而出现的证候。

瘀血形成后,能进一步阻滞气机,致津血运行障碍,脏腑功能失调等病症。引起血瘀的因素可以有气滞、痰湿、气虚、阳虚、寒邪、热邪、外伤等,瘀血证候很多,分布亦广,大多证候留在有关章节中提及,本节只讨论具有代表性的寒凝血瘀证和瘀热互结证。

1.寒凝血瘀证　是指感受寒邪,寒气客于经脉,经脉挛缩拘急、血液凝涩不畅所出现的证候。

本证病在局部经脉为主,多属寒实证。

(1)临床表现:四肢或少腹冷痛,拒按,得热稍减,遇寒则增,形寒肢冷,或经行衍期,经血伴有瘀块,舌淡紫,脉沉迟涩。

（2）辨证要点：寒象和局部冷痛，舌淡暗或紫。

（3）讨论：寒为阴邪，其性清冷，故邪客于经脉局部，寒则经脉收引，血行迟涩，"不通则痛"，疼痛部位不移，而喜温暖。寒邪收敛、困阻阳气，故形寒肢冷，舌质暗淡、脉象迟涩皆为血滞寒盛之象。寒则宫冷、血行迟缓，故经行衍期，血色发绀有瘀块。

若寒甚瘀重日久则可由寒化热，而转为瘀热互阻证；甚则损及肝肾而出现肝肾虚证；或寒客日久阳气损伤，出现气虚、阳虚证；若瘀血阻滞气机，水液运行兼受气滞、痰湿影响而更不通畅，可见肢体水肿。

本证与气滞血瘀证不同，气滞血瘀证多伴胁痛（肝气），疼痛与情绪有关，病程较长；而本证起病急，疼痛多在肢末或少腹，与情绪无明显关系。本证与血虚血瘀证区别为后者有乏力、懒言等气虚表现，多由于气虚日久，瘀血逐步内停，与本证遇寒迅速形成的寒实证不同。

2. 瘀热互结证　外邪深入下焦，邪热与血互结，以致经脉受阻出现的证候。

本证多由热邪与血阻于肠道、膀胱等处，或邪热乘妇女经前、产后直入血室与血搏结；亦有因情志不舒，脏腑功能失调、气机不畅，瘀血滞留，导致郁热内生。又称血热搏结证，其中结于血室者即为热入血室证。本证病位多在下焦经脉，或胞宫。属实热证。

（1）临床表现：少腹疼痛，固定不移而拒按，喜冷恶热，肌肤灼热，神情烦躁，萎靡，或神志狂乱。或大便出血、小便出血，或月经中断、经闭、崩漏，或骨蒸劳热，形体消瘦，肌肤甲错。脉数或细数，舌暗红或发绀或有瘀斑。

（2）辨证要点：少腹部固定热痛，或大小便出血，月经失调；伴烦躁等神志异常症状。

（3）讨论：邪热与血搏结于肠道、膀胱、血室，部位主要在下焦，血结则经脉不通，疼痛部位固定在少腹部；有形之结实，故拒按，性热故喜冷恶热；血入营分故见肌肤灼热。邪热扰心故见神情异常；脉象细数为阴虚有热，舌暗红、发绀、瘀斑皆为有瘀血之象。

本证失治则瘀热日甚，可致邪闭心包；或因热盛阴液渐耗而致阴虚动风等证；亦有血液干枯而成虚劳；或有出血过多而成阴血虚亏，甚至因出血过多而出现气随血脱之证。

本证与寒凝血瘀证同有局部瘀血症，但寒、热性质截然相反，不难区分；本证与血热证均有热象和出血症状，但血热证系血与热尚未搏结，故多无局部压痛或固定疼痛的症状。

二、痰邪致病辨证

痰邪由水液凝结而成，质地稠厚，为病理过程所形成，又可导致新的病变。

痰邪停蓄于脏腑、经络、组织之间,使之功能失调,而出现种种病变。如痰阻气道,肺失清肃而致咳嗽;痰滞于胃则胃失和降而为痰饮;痰迷心窍则扰乱心神,而神志不清;痰阻经络则气血不畅而麻木、不遂;痰阻皮肌则生痰核等。将在有关章节介绍,本节主要讨论不同属性痰邪的辨证。

1. 寒痰证　是指感受寒邪或阳气衰微,水液停聚,痰与寒气互结而出现的证候。

本证可出现在不同疾病的不同阶段:若由风寒外束,聚液成痰则可见于外感病之早中期;如阳虚液聚,喘嗽日久则多见于脾肾两虚的后期;若流痰(冷脓肿)溃脓则为肾虚寒乘,属于慢性病症。本证性质属寒,有实有虚。

(1)临床表现:恶寒发热,咳嗽痰稀;或四肢欠温,骨节酸痛或刺痛,渐见关节活动不利,局部漫肿,溃破脓液清稀,舌淡苔白,脉沉细或浮紧。

(2)辨证要点:恶寒咳嗽痰稀或肢冷骨节肿痛,无发热红肿;或流脓清稀。

(3)讨论:寒邪束表,卫表失宣则恶寒发热,津液为寒邪所聚为痰,痰阻气道,肺失宣肃而咳嗽,痰液清稀,脉浮紧,苔薄为寒邪在表。阳虚则水不化气,运化失司,则水液积聚为痰,贮肺为咳;如先天不足,或肝肾虚损,风寒乘袭,以致气血不行,痰邪流注关节为"流痰",至关节肿胀,活动不便;聚积于皮下为痰核,组织肿胀无红肿,流脓清稀,无热象。

寒痰在表不除,久则可为寒哮证;阳虚痰盛之喘可发展成为阳虚水泛证;肾虚流痰则可导致气血两虚,或阴虚火旺等证。

本证与痰热阻肺证有寒热之别,易于区别。寒痰流注与热毒引起的肿疡性质不同,本证为寒痰所致,故有发病慢,肿而不红无热痛,热毒引起之肿疡,溃则流脓黄稠,排脓后收口亦快。

2. 热痰证　热痰证是由痰与热相结合而出现的证候。本证亦可出现在疾病的不同阶段。若风热痰阻,或阻于咽喉,或阻于肺络,或阻于胸脘,或阻于肠,或扰及心神,可见于外感热病的不同期;若肝气郁结、肝阳化火而夹生痰浊,可见于杂病的后期。本证性质属热,大多为实证。

(1)临床表现:身热,咳痰黄稠;或喉痹,音哑,口渴;或身热面赤,渴欲饮水而得水则呕,按之心下痛;或潮热便秘,痰火壅滞,喘促不宁;或心烦不寐,心神昏乱、胡言妄动。苔黄腻或黄滑,脉弦滑。

(2)辨证要点:心烦,口渴,舌苔黄腻或黄滑;兼有不同脏腑症。如咳喘、痰鸣;心下按痛;心神昏乱等。

(3)讨论:外感热邪或风寒化热阻滞气机,水液停聚为痰,痰热阻于肺络,肺气不利故咳痰黄稠而气喘;痰热壅盛阻于气道,则咽喉肿痛、音哑,吞吐不利;痰热搏结于胸脘,气机失于通降,则津不上承故饮不解渴,得水则呕,按之心下痛,此为痰热结胸证。痰热阻闭心窍,扰及心神,故可见心烦不寐,心神昏乱,胡言妄

235

动,此即痰火扰心之证。苔黄腻或黄滑,皆为痰热内盛之象。

痰热阻肺容易清解,痰热闭阻咽喉如处理不当,易造成呼吸困难,邪毒内陷而病情险重。痰热结胸则因气机混乱,更易耗气伤津,变证甚多。痰火扰心证常出现在疾病后期,为严重病症。

本证与寒痰证比较,显然不同的是:本证烦热,寒痰证四肢不温;本证咳痰黄稠,寒痰证咳痰清稀;本证可发癫狂,寒痰证无神志失常症。本证与一般邪热壅肺、热扰胸膈、热结肠胃不同,本证多有痰涎、苔多滑腻;一般热证无痰涎,舌苔黄糙。

3. 风痰证　是指痰浊壅盛、风阳内动、风阳夹痰邪上扰所出现的证候。

本证多见于素有肝阳偏亢,肝火上炎、肝风内动之人,继有痰浊内生,痰随风涌,每当情志变动时突然发作。性质属热或寒热错杂,属实或虚中夹实。

(1)临床表现:多先有头晕、目眩、肢麻,发作时突然昏倒,喉中痰声漉漉,口眼㖞斜,舌强不语,抽搐,半身不遂。脉弦,苔黄滑或黄腻。

(2)辨证要点:眩晕、突然昏倒、抽搐,喉间痰鸣,舌强不语。

(3)讨论:眩晕肢麻为肝肾阴虚,肝阳偏亢或肝火上炎,肝风内动之象。木旺则土衰;或其人平素嗜食肥甘厚味;或脾肾气虚,水湿内阻,皆可酿生痰浊,内风与痰浊交结,风升痰涌,风痰上扰,闭塞清窍,则突然昏倒。痰盛阻于气道则喉中痰鸣;痰阻舌本则舌强不语。风阳内动而肢麻、抽搐;痰浊阻塞经络则口眼㖞斜、半身不遂。

本证属重急之证,如抢救不当,则因风痰闭阻,神机不运,闭厥而死或阳气暴脱而亡;如及时抢救方可化险为夷,但多有半身不遂或口眼㖞斜之后遗症。亦有风痰较轻者,经治后风息痰消,病情得以缓解。亦可有由实转虚而成虚风内动之证。若从热化,则可转变为痰热证。

4. 湿痰证　是由脾虚不运、水湿内停而酿生痰湿,阻滞气机而产生的证候。本证多由劳累过度、饮食不节,外感诸邪、内伤情志等而致脾虚不运,水湿内停而成,亦可由他脏先病累及脾胃。本证性质偏寒,多为虚实夹杂之证。

(1)临床表现:胸脘痞满,纳少,恶心呕吐,眩晕,咳嗽,痰多,身重,神疲,脉濡滑,苔厚腻。

(2)辨证要点:胸脘痞满,恶心呕吐,痰多。苔厚腻。

(3)讨论:痰湿内盛,停滞脾胃而上泛于肺,则脾失健运,胃失和降,肺气不利。胃失和降、受纳无权则脘痞纳少;胃气上逆则恶心呕吐;肺气不宣则胸闷不舒,肺气上逆则咳嗽、咳痰。脾失健运、清阳不升故头目眩晕,脾为生痰之源,脾虚故痰多,脾气不充,则肌肉不实,四肢困重,神疲乏力。脉濡滑,苔厚腻皆为痰湿内困之象。

本证进一步损伤脾气,以致阳气日衰,转为脾阳虚证。亦可导致肾气虚、肾阳虚,脾肾阳虚。或耗损肺气而成为肺气虚证,甚至造成胸阳不运而发展为心气虚心阳虚。亦可由气滞造成气滞血瘀证。

本证与寒痰证基本相似,但本证重在肺胃气机不利,而寒痰证重在寒象。本证与热痰证有显著不同;热痰证有热象,且有心神昏乱之变,本证无。

5. 燥痰证 本证由燥邪与痰浊互结而致肺、脾功能受损所出现的证候。燥痰形成可由外感燥邪(亦由外邪化火化燥)或内生燥邪与痰浊互结而成。或由火热煎熬津液成痰,燥与痰结而造成。本证性质有属寒属热之不同,亦有属实或虚实夹杂。

(1)临床表现:咳痰黏稠不爽,咽干、口燥、喉痒,皮肤、眼、鼻干燥、便干,尿少,或咳嗽痰少,痰中带血丝。舌干苔薄,脉细滑。

(2)辨证要点:咳痰稠黏或痰少带血,伴有燥象。

(3)讨论:燥与痰结故咳痰黏稠不爽,伤及阳络而咳血。咽干、口燥,皮肤、眼、鼻干燥,便干,尿少均为燥象。

本证可化为燥热伤肺证,也可造成肺胃阴虚证,甚至伤及肺、脾之气,累及肾气。若燥从湿化(脾虚)则可转化为肺燥脾湿、脾湿肾燥等兼变证。

本证有燥象而不同于其他痰证。本证又有痰少黏稠而不同于其他内外燥证。

以上五种痰证都是痰邪为病。然痰邪作祟变化多端,在辨证上除可见有形之痰,如咳嗽、呕吐、痰涎、痰核、肿块等外,还有无形之痰,如表现为麻木酸痛、眩晕、痞闷气逆、神志异常等,故有"诸般怪病皆属于痰"之说。

三、饮邪致病辨证

饮邪系水液停聚而成,质地清稀。饮多由脏腑功能衰退,气机和水液代谢障碍,水液停聚而成。饮邪既成,影响脏腑功能,气机和水液的运行受阻,从而出现种种病变。本节按饮邪的性质不同而分为寒饮,寒饮化热二类加以讨论。

1. 寒饮停留证 饮停于内,阻滞气机,损伤阳气,导致肺脾等脏腑功能障碍所出现的证候。本证多由肺脾气虚,或感寒而水液阻滞而成。水津不布,停蓄而成;饮为阴邪,其性属寒,多见于外感病之中后期和内伤病之后期。多虚中有实。

(1)临床表现:眩晕、心悸、咳喘、口不渴、胸闷、短气、倚息不得卧,咳痰稀白量多。或咳唾痛引胸胁,气短息促。或胃脘有振水声,呕吐清稀痰涎,肠间漉漉有水声,或更有四肢浮肿,舌淡,苔白或白腻,脉弦滑或弦紧。

(2)辨证要点:饮邪留滞不同部位而出现不同主症:咳唾清稀痰涎,喘急倚息不得卧;或咳嗽痛引胸胁;胃中或肠间有水声。

(3)讨论:饮邪阻遏,清阳不升而眩晕。上凌心肺,肺气不利,心神不宁故咳喘、心悸、短气、倚息不得卧。饮为阴邪,故口不渴、咳痰稀白,水饮停蓄故胸闷、

237

咳痰量多。若水流胁部、络道被阻、气机失畅,则咳唾痛引胸胁,气短息促。如水停中焦则胃脘有振水声,胃气上逆而呕吐清稀痰涎,水走肠间则沥沥有水声。如饮邪流溢则四肢浮肿。舌淡、苔白或白腻,脉弦滑或弦紧,均为寒饮之象。

上述为饮邪留滞体内不同部位,出现不同的病症,据《金匮要略》的分部命名为:饮邪在膈上的为"支饮",饮留胸胁为"悬饮",饮流肠间为"痰饮",饮泛肌肤为"溢饮"等。

饮邪留滞必然影响气机升降、水道通行,造成脏腑功能障碍。也有留遏日久而成水气病症,或伤及肾气、肾阳而导致肾虚、脾肾两虚、肺脾肾俱虚证。

本证与寒痰恋肺证比较,二者均有咳吐稀痰,咳嗽喘急之症,寒痰证多见寒邪束表,本证在外感初期较少见,无流痰的表现。痰稠而饮稀,痰证多以咳痰为主,而饮病以心悸、息促等症为主。

2. 饮邪化热证　饮邪化热所出现的证候。

本证由饮邪化热或素有饮邪,复感受风热,邪热壅肺而兼夹饮邪而成。或湿热之邪和水饮搏结停留胁下等处,本证属热属实。

(1)临床表现:身热、恶寒、无汗、咳嗽、气喘、烦躁、口渴不喜饮。或胁痛、潮热或寒热如疟。脉滑数或弦数,苔黄腻。

(2)辨证要点:身热、咳喘、咳痰,口渴不喜饮。

(3)讨论:身热恶寒、无汗为风寒外束,咳喘、烦躁,口渴为里有停饮化热。胁痛、潮热或寒热如疟为暑湿、湿热诸邪与水饮搏结,停留于胁下所致。

本证进一步可导致脏腑功能失调,气机和水液代谢严重障碍,转变为心肺气虚证,或致阳虚水泛证;邪热已清可转变为寒饮;如邪热伤阴则可兼见肺胃阴虚、肝肾阴虚证。

本证与寒饮的不同在于有无热象;本证的部分症状与邪热壅肺颇相似,但寒饮证多咳吐稀痰,渴多不喜饮。

四、水气致病辨证

水气系体内水液不正常停留所致的证候。本证形成原因:冒雨涉水,水湿侵润;或感受风寒,风遏水阻;或暑湿伤人,水湿内侵;或劳役过度,气虚水蓄;或疮毒内攻,水停受阻等均可导致水气病变。而肺脾肾三脏在发病中尤为关键。水气为病,传统上分为风水、皮水、正水、石水四种。

1. 风水证　指风邪外袭,肺失宣肃,风遏水阻所致的证候。

本证多见于外感病之早中期,大多属实证。

(1)临床表现:身热恶风寒,头痛,骨节疼痛,咳嗽,尿少,甚则气喘,或更见咽喉红肿疼痛。先见眼睑浮肿,继之全身皆肿。舌苔薄白,脉浮紧或浮数。

(2)辨证要点:表寒咳嗽,眼睑浮肿,脉浮。

（3）讨论：外感风邪，阻遏卫气，故见身热恶风、头痛；风邪，湿阻于经络则骨节疼痛；风邪犯肺肺失清肃而咳喘；气机不利，水不下行故尿少。风寒化热，或感受风热，则咽喉红肿疼痛。风水相搏，流溢肌肤而发为水肿，以风性轻扬多先见于头面，眼睑浮肿较为明显。

本证一般容易治愈，亦有转化为皮水、甚则为正水。多数水气退后，呈现肺胃津伤之证。也有迁延日久而成为脾肾气虚证。

本证与风寒风热等表证比较：本证有表寒表热的症状，但必定要有浮肿症状。

2. 皮水证　水湿内侵、脾失健运、水气泛溢所出现的证候。

本证由感受水湿之邪或脾为湿困，健运失职、升降失司，而致水气泛溢全身。多见于外感内伤病的后期。性属寒，属虚实夹杂证。

（1）临床表现：肢体困倦、神疲乏力、胸闷纳呆、泛恶、口不渴、不恶风、周身浮肿按之没指。舌淡胖，苔白腻，脉濡缓。

（2）辨证要点：肢体困倦、纳呆、泛恶、周身浮肿。

（3）讨论：脾胃为水湿所困，运化无力，升清降浊功能失司；脾主四肢，脾虚故肢体困倦；胃失和降，浊气不降则胸闷、纳呆、泛恶；水湿内侵故口不渴；邪不在表故不恶风。水气流溢而为周身浮肿，按之没指。舌淡胖、苔白腻、脉濡缓为脾虚湿阻之象。

本证继续发展水积愈多，阳气愈伤，可成为阳虚水泛，也可导致水气凌心等急重证。

本证与风水证比较，风水证有表证，起病急，浮肿初起于目窠；本证无表证，起病慢，表现为周身浮肿。

3. 正水证　脾肾阳虚、水停于里、流溢全身所致的证候。

本证多由劳倦伤脾、纵欲伤肾等导致脾肾阳虚，不能化水而成。多见于病之后期。性质属寒，证为虚中夹实，以虚为主。

（1）临床表现：四肢沉重不温，形寒；全身浮肿，腹满；喘急，纳少，尿少。舌淡胖，脉沉迟或细数无力。

（2）辨证要点：全身水肿，腹满，喘急，形寒肢冷。

（3）讨论：脾肾阳虚故四肢沉重不温，形寒。脾肾俱虚，水气既无所主，又无所制，故流溢全身而见全身水肿；水停于里则腹满，上迫于肺则喘急；运化无权而纳少，气化不足则尿少。

本证进一步发展则全身阳气日微，脏腑功能严重障碍和失调。脾肾功能衰竭渐至尿闭，水毒上泛而死亡；若治疗得当，阳气复振，水气渐退而缓解。

本证与皮水证均有全身水肿，但本证每见腰以下肿甚、喘急随肿势日增而加剧，更有全身寒象，与皮水有程度上不同。本证与阳虚水泛证在临床表现上一

239

致。阳虚水泛证专指肾阳虚水湿泛滥,而本证则统指脾肾阳虚、水湿内停,故阳虚水泛证隶属于本证。

4. 石水证　肝肾虚衰、水气凝聚下焦所致的证候。

本证由肾阳虚衰、阳损及阴,肝肾精血亏损,气血瘀阻、水湿停滞而成。多见于癥积后期。证多阴阳两虚而虚中夹实。

(1)临床表现:羸弱消瘦,面色无华,腹满如鼓,按之坚硬,胁下、少腹等处有癥块坚硬,局部胀痛,小便不利。舌或发绀或光红,脉弦细。

(2)辨证要点:形体消瘦、腹满如鼓、按之坚硬。

(3)讨论:肝肾虚衰故羸弱消瘦,精血不足故面色无华。水停于里而腹满如鼓,脾运受碍化源无能。气血阻滞,有形血结,结为癥块而坚硬如石。气机失畅,气化不利,水气不行则小便不利。舌发绀为血瘀之证,舌光红乃气阴亏损,胃气已败之象,脉弦细为肝肾不足之脉。

本证后果不佳,可导致水气凌心或肝脾两虚血失统藏,或瘀血内阻,血不归经导致出血不止,气随血脱而死亡。

本证与正水证比较:正水证以全身水肿为主,形体肿胀,无癥积;而本证以腹满如鼓为主,形体消瘦,腹中有癥块。

240

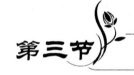

第三节　七情、饮食、劳伤、外伤致病辨证

一、七情致病辨证

七情,即喜、怒、忧、思、悲、恐、惊。七情证候均见于内伤杂病。其发病多由于外界的刺激,使精神发生变化,造成情志的过度兴奋或抑制,从而损伤内脏,而成为各种疾患。七情病主要表现在阴阳气血的失调,如暴喜伤阳,暴怒伤阴,气郁化火,气逆血乱,并能直接伤及五脏,表现出五脏的证候。

(一)临床表现

1. 喜伤　暴喜伤心神,则神气恍惚;甚则语无伦次,举止失常。

2. 怒伤　暴怒伤肝,肝气上逆;甚则血菀于上,可致神昏暴厥。

3. 忧伤　过度忧愁,则情志沉郁,闷闷不乐,气机不能舒畅,伤及肺脏,进而影响脾脏,可见咳喘少气,痰多,四肢无力,腹胀,食少便溏等证。

4. 思伤　思虑过度,伤及心脾,则倦怠少食,健忘怔忡,失寐或嗜卧,盗汗,形体消瘦。

5. 悲伤　悲则气消,伤及肺心,故证见面色惨淡,神气不足。

6. 恐伤　恐则气下,肾伤失志,而怵惕不安,常欲闭户独处,如恐人将捕之。

7. 惊伤　惊则气乱,心神不安;甚则神志错乱,语言举止失常。

(二)讨论

过喜则伤心而气缓,可见心气缓散不守,甚或出现语无伦次等;过怒则伤肝,暴怒则肝气逆而血乱,甚则血菀于上而暴厥;过忧则伤肺,亦可伤脾,忧愁者气闭塞而不行,闷闷不乐,久之伤及于脾,则食欲不佳;过思则伤心脾,心脾受伤则怔忡,健忘,失眠,消瘦;过悲则伤肺,肺主气,肺伤则气消,而见面色惨淡;又"心气虚则悲"故见神气不足。过恐则伤肾,肾伤则肾气亏虚,"气血内却令人善恐",表现为怵惕不安及恐如人将捕之。过惊则气乱,《素问·举痛论》:"惊则心无所倚,神无所归,虑无所定,故气乱矣。"气乱,内动心神,神气被扰,则情绪不宁,甚或神志错乱。

以上,是摘自中医文献中,有关七情与气血脏腑密切相关的论述,可见社会、环境对人的刺激可以造成精神情志的变化,七情变化是发病初期的表现,使人进入亚健康状态(疾病前期),日久必累及气血脏腑功能,产生各种病变。同样机体气血不足或脏腑虚弱亦可出现情志的变化(悲、恐、消沉等)。上述提示对情志病变必须引起重视,发现患者有善思多虑,悲观、消极,或烦躁易怒,不寐心悸,孤僻离群,或有语言举止失常的现象,应在开解心结的同时,积极调正生理状态,维持正常的饮食起居,使内环境相对平衡。但是七情对五脏病变的影响并非是机械地一一对应的关系,而且五脏生克关系可使临床表现更加复杂,如怒伤肝,肝气横逆,可以克脾;忧伤肺,子病及母,可累及脾等,所以,对七情致病的诊察比较困难,既要寻找真实的病因,又要尊重病者的情绪(隐私权),必须通过和蔼亲切的交谈,才能获得病家信任,充分激发病者早日康复的自信心。辨证时除细查病因外,亦须详审脏腑见证,才能审证求因,抓住要领。

二、饮食、劳伤致病辨证

饮食、劳逸和房室所伤,亦是内伤杂病的主要发病因素,尤其在当前物质生活富裕,工作节奏紧快,社会竞争激烈的社会环境中,不平衡的心态、不合理的生活方式和复杂的人际关系,增加了很多"成人病"(高血压、高血脂、高血尿酸,免疫功能降低)的发病,因此,讨论饮食、劳伤的辨证,对防治成年病,改善"亚健康"状态很有意义。本节分饮食伤、劳逸伤、房室伤三方面讨论。

(一)饮食伤

1. 临床表现　饮食伤脾则腹满、纳呆、便溏,日久则能食不能化,饮食不为肌肤,形体消瘦,或形盛大而皮肉松(膏型),纵腹而垂腴,气短而厌动。饮食伤在胃,则胃痛,恶闻食臭,饮食不佳,胸膈痞满,吞酸暖腐,舌苔厚腻,脉滑有力。饮食伤在肠,则腹痛,泄泻。一般饮食伤,脉见滑疾或沉实,舌苔厚腻或黄。若不慎误食毒物,则呕吐恶心,或吐泻交作,腹痛如绞。

2. 讨论 饮食为营养的源泉,任恣肥甘,食无节制,致脾胃困阻,运化失常,精失输布,聚湿生痰(血脂、血黏度、血尿酸等过高),清阳不升,四肢肌肉不实;脾失运化、肝失疏泄、肺失清肃故痰壅气塞化火,气血阴阳逆乱,易患暴厥之疾。胃主降纳,饮食伤在胃,胃气失降,纳食无权,故胃痛,胸膈痞满,嗳气酸腐等症丛生。食伤于肠,小肠失于受承,大肠失于传导,肠道功能紊乱,食积停滞则腹痛,泄泻。食滞于中,脉气壅滞,故脉见滑实。由于食滞与胃中浊气相蒸,故舌苔厚腻或者口臭。误食毒物,骤伤胃肠,气机逆乱,则吐泻交作。目前临床上因营养代谢失常,血脂、血黏度、血尿酸、血糖升高,引起脂肪肝、高血压、冠心病、糖尿病、痛风等疾病增多,以至肝肾功能受损,心脑血管意外、猝死的患者亦有增加。大多与不合理的食谱和不良生活习惯有关。饮食不节致水谷不为精微而滋生痰湿为邪,使气机气化无权,气血阴阳失常,诸病自内而生。过食甘肥,食伤脾胃,土壅木郁,肝胆受困,疏泄失常,腑气不得畅通,湿浊积热难以清除;饮酒过量,借酒消忧,久则酒毒伤肝,阴血凝则肝体受伤而失柔(肝硬化),肝阳上亢,阳升无制则动风(手抖),血随气逆则眩晕(高血压、卒中),甚则昏厥或卒死。因此,临床治疗中必须以消导清通为准则,祛邪扶正,恢复体元。更重要的应指导患者合理饮食,调正生活节奏。

(二)劳逸伤

1. 临床表现 过劳,则倦怠无力,嗜卧,懒言,饮食减退,脉缓大或浮或细等。体劳过度,则形瘦骨立,汗流浃背,目暗视深,饮食衰少,脉大无根或细数,可引起疲劳死。

思劳无休,则头目昏眩,脑转耳鸣,失寐健忘;疑虑不决,心烦易怒;或自闭、抑郁、拒食,致情志异常。

过逸则体胖行动不便,动则喘息,心悸短气,肢体无力。

2. 讨论 过劳,则损伤元气,导致精神困顿,而见倦怠、嗜卧等;甚则气随津脱或气血尽耗,五脏衰败,生机化灭而告终。

劳倦能使气血、筋骨、肌肉失其生理常态而产生病变。如久视伤血,久卧伤气,久坐伤肉,久立伤骨,久行伤筋,以及劳倦之后,汗出过多,伤津耗气;肺劳伤气,心劳伤神,脾劳伤食,肝劳伤血,肾劳损精等等,都必须详细辨别。过逸,则气机失于宣畅,血脉失于充养,则心悸,喘息;四肢肌肉萎弱,关节失于润泽,四肢关节屈伸不利,风寒湿邪容易侵入而为痹。

(三)房室伤

1. 临床表现 阴虚,则头眩,耳鸣,发脱,腰酸或咳嗽咯血,骨蒸潮热,心悸盗汗;阳虚,则阳痿早泄,手足清冷,腰酸腿软,梦遗滑精。

2. 讨论 房室过度,精气受伤,易成虚劳之证。人自有生以后,惟赖后天精气,以为生命之本,故精足神亦旺,精虚气亦虚。阴气虚,则阳必亢,阳亢阴亏,火炎痰聚,因其有痰有火,故咳嗽咯血,骨蒸潮热等症丛生。阳气虚,则精不固而滑精梦遗;宗筋失于温养,则阳痿,腰膝酸软,手足清冷等。总之,房室所伤,必须从患者禀赋的强弱,劳伤程度以及有无兼证,进行辨别。

三、外伤致病辨证

外伤指外受创伤,如金刃、跌打、兽类咬伤及毒虫螫伤所引起的局部症状及整体所反映为证候。同时,还要查明发病的原因,注意其气血、脏腑、经络所在的病变及其证候发展的趋向。

(一)金刃所伤

金刃伤,指由金属器刃损伤肢体所致的创伤,伤后夹感毒邪溃烂成疮者,称为金疮。

1. 临床表现　局部破损出血,疼痛红肿;若伤筋折骨,流血不止,并常见因出血过多,引起面色苍白,头晕,目暗等虚脱证候。伤处为风邪毒气侵入则表现寒热,筋惕,牙关紧闭不开,面如苦笑,阵发筋肉抽搐,角弓反张,痰涎壅盛等则为破伤风。

2. 金刃损伤局部,致皮肤肌肉、脉络破损、断裂,络伤而血外溢,则出血。由于脉络断裂、经气被其所激,特别气血郁滞于络外,则局部红肿热痛;筋伤骨折,络脉损伤,则气外泄而血流不止,因此,疼痛更加剧烈,严重者出血过多,气随血脱,往往导致虚脱,至于金刃创伤,风邪毒气从局部创口侵入经络,而成破伤风者,其邪初在表,则寒热、筋惕;邪入肌腠,半表半里之间,则牙关紧闭,筋肉抽搐,角弓反张。

(二)虫兽所伤

虫兽伤即虫兽等各类动物致人的伤害。如蛇咬伤、犬咬伤、蜂、蝎、毛虫等昆虫螫刺伤等。

1. 临床表现　轻则局部红肿,疼痛,麻木,或发疹;重则牵引四肢发麻或痛甚,头晕,胸闷。亦有出现瘀斑及出血者,若为狂犬咬伤,病发作时则有狂躁不安,恐水,畏光,畏声等症。毒蛇咬伤者,局部常见一对毒牙印,组织快速水肿或不肿,伤口出水或流血,疼痛或麻胀,眼睑下垂,复视、胸闷、呼吸困难等。

2. 讨论　人因昆虫螫刺、叮咬,或兽类咬伤从局部感染而发病。虫兽伤分无毒及有毒两种。无毒者,则局部仅见红肿疼痛、一经消毒处理就可愈。若有毒者,则局部红肿疼痛,麻木等症甚重,或局部血肿,瘀斑,甚至出血不止。毒随血气窜及全身经络,严重者头晕、胸闷。狂犬咬伤,其病毒可在体内停留一段时间,然后发病,其停留时间的长短,与年龄、伤口部位、伤口深浅、病毒量及毒力等因素有关,如儿童发病较快,头面部咬伤发病较早,深度咬伤发病较快,其他如受寒、过分劳累等均可能使其提早发病。发病之后,病毒内扰神明,神志经络调节

243

失常、经气逆乱,因而出现狂躁不安,恐水,畏光、畏声等症。

（三）跌仆所伤

指人因跌仆,殴打,闪压,运动损伤,及从高处坠下而致的创伤。

1. 临床表现　伤处多有疼痛,肿胀,伤筋,破损,出血,骨折,脱臼等;若因挤压,或从高处坠下,皆可引起吐血,下血;若陷骨伤脑,则头晕不举,戴眼直视,口不能语,乃至昏厥等。

2. 讨论　跌仆损伤,经络气血郁滞,则伤处疼痛,肿胀;皮肤肌肉破损,伤及血络则出血;筋伤、骨折、关节脱臼,气滞而血行受阻,则可引起伤处胀疼,红肿;若从高处坠下,内伤脏腑,则吐血,下血;若头部伤,骨陷伤脑,脑为元神之府,脑伤而元神失其所主,则可导致戴眼直视,口不能语,昏厥等危象。

第三章
外感病辨证

外感病是由感受外邪引起的疾病。由于外邪的属性不同,发病的时令不同,外邪侵袭人体的途径不一,所以,疾病发生、传变的规律和出现的临床征象都不相同。如阴邪(寒湿等)多从皮毛腠理、经络传入阳明、少阳(属消化系病变),"阴胜则阳病",故易出现阳虚里寒的三阴征象;而阳邪(温热)多从口鼻而入(肺卫),传入肺、胃肠、膀胱等脏腑,出现呼吸、消化、泌尿等系统的阳明、太阳实热证(气分证)。"阳盛则阴病"热盛耗津动血,易出现营分、血分的征象。再则,阴邪之中又因邪气有轻扬和重浊之异,风、寒等邪多从上受;而湿邪多从下行。阴邪易伤阳气;阳邪多耗津液。因而各种邪气致病的临床证候各异。根据前人经验,可以将阴邪所致疾病运用六经辨证,阳邪所致疾病运用卫气营血、三焦辨证方法加以分析、归纳,容易掌握病变的规律,指导治疗的法则。

在时令病的防治,以及防止过用抗生素弊端方面,提倡推广自然疗法,对中医中药提出更高要求。尤其疫邪的凶猛盛行、广泛传播,虽科学研究不断进步,尚难摆脱"其来无时,其着无方""茫然不可测"的困境。在病原体不明,病因治疗无方的情况下,运用中医的辨证方法,寻求治则治法,调动机体的抗病能力,抑制病原体发展,清除体内病毒素,恢复机体内环境平衡等方面,可以起到"扶正祛邪"的积极治疗作用。

因此,紧接在外邪致病辨证之后,简要地介绍外感病的基本辨证方法,冀其能对外感病有初步的认识,对继续学习《伤寒论》、《温病学》及临床课起预习作用。

第一节　六经辨证

"伤寒"是凡指感受寒邪(阴邪)引起的急性外感病。寒邪入侵主要从皮表、经络传入内脏,所以,常出现表证、腑证以至脏证。六经辨证是用来概括外感病发展过程中六个阶段,为太阳、阳明、少阳、太阴、少阴、厥阴六类病症。此六类不同性质的病症,概括了外感病辨证论治的纲领。

一、太阳病辨证

太阳病是外感病的初期阶段,"太阳"指人体最外一层,从头顶至背及全身肌表都属于太阳经的范围。寒邪首先侵袭这些部位而致病。故称为太阳经证。由于感受病邪的差异和体质虚实不同,太阳病经证分伤寒和中风二种。表邪不解,内传膀胱,则为太阳腑证。

(1)主症:发热恶寒,头项强痛,肢体疼痛,脉浮等。

(2)经证:有寒邪束表,卫阳被遏,为太阳病伤寒证;感受风寒,营卫不和为太阳病中风证二类。

太阳伤寒证(偏实):恶寒发热,头项强痛、肢节疼痛、无汗而喘,脉浮紧。又称表实证、表寒证。

太阳中风证(偏虚):发热恶风,汗出,脉浮缓,亦称表虚证、风寒证。

病机讨论,参考外邪致病辨证一、三。

(3)腑证:为经证不解,内传膀胱(或胞宫),邪入气分为蓄水证,邪入血分为蓄血证。

蓄水证:发热恶风,小便不利,消渴或渴欲饮水,水入即吐,脉浮。

蓄血证:发热恶寒,小便自利,小腹硬满,经事适断,时或如狂。

二、阳明病辨证

阳明病是外感病过程中,邪热炽盛极期的阶段。按其证候的性质和部位分析,为里实热证。邪热炽盛,肠中无燥屎相结的称为阳明经证;邪热内传与肠中糟粕相结而成燥屎,出现腑热满实证,称腑证。

阳明病临床表现:

(1)主症:身热,汗出,烦渴,便秘,不恶寒反恶热,脉洪大。

(2)经证:高热,汗出,烦渴引饮,苔黄燥,脉洪大而数。

(3)腑证:潮热汗出,腹部胀满疼痛,大便秘结,神昏谵语,脉沉实。

三、少阳病辨证

少阳病的病邪既不在表,又不在里,而在表里之间,既可由本经起病,也可由他经传变而来,故称半表半里证。

(1)主症:往来寒热,胸胁苦满,心烦喜呕,嘿嘿不欲饮食,口苦,咽干,目眩等。(邪结少阳,正邪相争,气机不畅,升降不利。)

(2)经证(太阳少阳合病):主症兼头痛、身痛、汗出等。

(3)腑证(少阳阳明合病):主症兼见腹脘胀满,心中痞硬,便秘等症。

四、太阴病辨证

阴病多由三阳传变而来,也可由于风寒之邪直接侵袭,损伤脾阳而起。太阴病为邪入于阴的早期阶段,其临床主要表现为脾胃虚寒的证候。

主证:腹满而吐,食不下,自利,时腹自痛、脉象缓弱等。(阳虚里寒)

五、少阴病辨证

少阴包括心肾二经。病体发展到少阴,多属后期的危重阶段,可由他经传来,也可直中发病,多为心肾虚弱的严重证候。

(1)主症:但欲寐,脉微细。

(2)少阴虚寒证:神倦欲睡,畏寒,手足逆冷,或下利清谷,小便清长,脉微细。

(3)少阴水肿证:全身浮肿,或四肢沉重疼痛,小便不利,畏寒肢冷,神疲欲睡,或见腹痛,脉微细。

(4)少阴虚热证:心烦,失眠,咽干,口渴,舌红而干,脉细数无力。

六、厥阴病辨证

厥阴病属于伤寒后期,病较复杂,常呈寒热互见,阴阳错杂的证候。

(1)主症:消渴,气上冲心,心中热疼,饥而不欲食,食则吐蛔。(寒热错杂,上热下寒证)

(2)厥阴寒证:手足厥冷,头顶冷痛,干呕吐涎沫,脉细欲绝。

(3)厥阴热证:热利,里急后重,口渴,脉数。

247

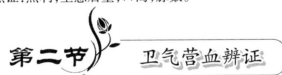

第二节　卫气营血辨证

温邪侵袭,多由口鼻而入,首先犯肺,出现卫表及鼻、咽喉部症状。卫气营血是概括温热病四个不同临床阶段的证候特征。以此反映温热病在病程发展过程中病位深浅、病情轻重、病势进退的规律性,为温热病的辨证论治提供依据。

一、卫分证辨证

卫分是指身体的浅表部位,是人体的最外层,其主要功能为抗御外邪的入侵。一般温热邪毒由口鼻侵袭,稽留于卫分,故卫分证是温热病的初期阶段。

(1)风温卫分证:发热恶寒,口微渴,咳嗽,舌苔薄白,舌尖边红,脉浮或浮数。

(2)暑温卫分证:夏日外感,发热恶寒,头痛无汗,身重脘闷,舌质稍红,苔白腻,脉濡数。(表、热象兼湿)

(3)湿温卫分证:恶寒发热,无汗或微汗头胀重,身重而痛,面色淡黄,胸闷

不饥,舌苔白腻,脉濡缓。(表象兼湿)

(4)秋燥卫分证:发热恶寒,头痛无汗,咽干唇燥,鼻干、干咳,舌苔薄白而干,脉浮细。(表象兼燥象)

风温卫分证较多见,舌苔由白转黄,反映病邪由卫分入气分。卫分证病程较短,故应注意其转变,进行及时处理。

二、气分证辨证

卫分证入里化热,即属气分证。气分证是温热病的第二阶段,其特征为壮热不恶寒、口渴、脉数。由邪进入的脏腑不同,或属湿重或热重的程度加以辨证。

(1)热在气分证:身大热,面赤,恶热,心烦,大汗出,渴欲冷饮,舌苔黄燥,脉洪大。

(2)痰热壅肺证:身热,咳嗽气喘,痰黄稠黏,或见胸痛,苔黄腻、脉滑数。

(3)热结胃肠证:高热或午后潮热,恶热,面目俱赤,呼吸气粗,大便秘结,或泻下黄臭稀水,腹胀满,按之作痛,烦躁或时有谵语,手足多汗,舌苔黄燥,脉沉数有力。

(4)里热夹湿证:身热,午后较高,脘闷纳呆,肢体困倦,渴不欲饮,大便结或溏,恶臭,苔腻,脉濡。或见黄疸,甚则可见神昏谵语。此证已属湿温范畴,辨证时还要分辨湿重或热重之分。

三、营分证辨证

营分证多是气分证的进一步发展,亦可直接由卫分证传变而来,或邪毒直入营分。此期主要影响心肝两脏,为温热病严重阶段。

(1)主证:发热夜重,口不甚渴,心烦躁扰,或神昏谵语,斑疹隐隐,舌绛无苔,脉细数。

(2)热入心包证:高热神昏谵语,或四肢厥冷,抽搐,舌绛,脉滑数。

(3)热极生风证:高热,躁扰不宁,抽搐,或四肢拘急,项强,角弓反张,舌颤,舌质红或绛,脉弦数,或伴有昏迷。

四、血分证辨证

血分证为营分证的进一步发展。是温热病的危重阶段。

(1)主症:为发热并见斑疹透露,出血,舌质绛紫等。

(2)热在血分证:发热夜重,心烦少寐,出血(如吐血、咯血、衄血、便血、尿血),皮肤出现紫黑斑疹,谵妄神昏,或见抽搐,舌质绛紫,少苔或无苔,脉细数。

(3)气血两燔证:高热汗出,烦躁口渴,斑疹隐隐,舌绛苔黄,脉细数。

温热病的变化,与舌诊有密切关系。苔白转黄提示由表入里,由卫转气;舌润或燥或干裂,反映津液存亡;舌质或红、或绛、或紫,可以区分病在气分、营分或血分,以及伤津程度。不同特点的发热、口渴、出汗、烦躁、昏迷、斑疹等,都对卫气营血的辨证论治帮助很大,临证必须仔细地观察区别。

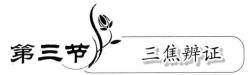

第三节 三焦辨证

三焦辨证是在卫气营血辨证基础上,进一步阐明三焦部位所属脏腑在温热病过程中的病理变化,作为辨证分型的方法,称三焦辨证。

三焦分部的定位是,从咽喉至胸膈称上焦,主要包括心肺二脏;膈下至胃下口的上腹部称中焦,包括脾胃等脏腑;由胃下口至二阴的少腹部位,称下焦,它包括肝、肾、膀胱、大小肠等脏器。

一、上焦证辨证

上焦包括肺和心包的病症。相当于温热病初起的卫分证(与肺有关)和逆传心包证。

(1)邪在肺卫证:发热恶寒、咳嗽气喘、脉浮等。

(2)逆传心包证:高热神昏、谵语、舌强、肢冷、舌质红绛等。

二、中焦证辨证

中焦包括脾胃肠的病症,相当于气分证。

(1)热在胃肠证:发热不恶寒、反恶热、面红目赤、便秘、尿少、舌苔黄、脉数有力等。

(2)湿热蕴脾证:发热不高,胸脘痞闷,恶心,便溏,身重肢倦,黄疸,苔腻脉缓等。

三、下焦证辨证

下焦主要是指肝、肾病变。温热病传入下焦,每至阴液枯涸而为邪少虚多之证。

(1)热耗肾阴证:手足心热,咽干,心烦不寐等。

(2)热伤肝阴证:肝风内动手足抽动,四肢厥冷,心悸等症。

现将三焦辨证、六经辨证、卫气营血辨证归纳于下。(见表3-3-1)

249

表3-3-1　三焦、六经、卫气营血辨证归纳表

证别		病机	证候	相关证型
上焦	手太阴（肺）	邪袭肺卫,肺失清肃	发热恶寒,头痛,口渴,咳嗽,脉浮,苔白等	卫分证
		邪热壅肺,肺气闭郁	身热不恶寒,汗出,口渴,咳嗽,气喘,苔黄,脉数等	气分证
	手厥阴（心包）	热陷心营,内闭心包	舌质红绛,神昏谵语,或昏愦不语,舌謇,肢厥等	卫分证→营分证
中焦	足阳明（胃）	胃热亢盛,正邪剧争	发热不恶寒,反恶热,面目红赤,汗出,口渴,气粗,舌黄燥,脉洪数	气分证
	足少阳（胆）	邪结少阳,气机不畅,升降不利	往来寒热,胸胁苦满,心烦喜呕,口苦咽干等	气分证
	手阳明（大肠）	肠道热结,腑气不通	潮热,便秘,溺涩,语声重浊,苔黄黑,焦燥等	气分证
	足太阴（脾）	脾湿不化,湿邪蕴热	身热不扬,胸脘痞闷,泛恶欲吐,身重肢倦等	气分证
下焦	足少阴（肾）	热灼真阴,阴精欲竭	身热面赤,手足心热甚于手足背,口燥,咽干,脉虚,神倦等	属虚证。与营分、血分实热证不同
	足厥阴（肝）	水不涵木,虚风内动	肢厥,心中憺憺大动,手足蠕动,甚或瘛疭等	

第四章 气血津液辨证

气血津液病辨证是运用气血津液的理论,分析气、血、津液的发病机制,辨别其所反映的不同证候。

由于气血津液都是脏腑功能活动的物质基础,而它们的生成及输布又有赖于脏腑的功能活动。可见脏腑和气血津液在生理功能上是互相依存的,在病理变化上是互相影响的。所以,气血津液的病变,与脏腑密切相关。气血津液病辨证,与脏腑病辨证互相参照。

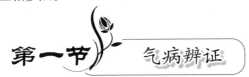

第一节 气病辨证

气是组成形体和维持生命活动的基本物质,有赖先天的精气、吸入体内的清气和消化吸收的水谷精微组成。具有化生、防御、温煦、推动、固摄的功能。气的运动形式是升降出入。气的存在关系到生命活动的全过程,所以,气的病变对整体的影响很大,出现病症亦多,《素问·举痛论》说:"百病生于气也"。气的病变主要表现在气的功能减退,气的运动失常所产生的各种证候。常见证候可概括为气虚类证的气虚证、气陷证、气不固证、气脱证;气滞类证的气滞证、气逆证、气闭证。

一、气虚类证

(一)气虚证

气虚主要由先天不足或后天失养。肺脾肾功能低下,气的生成不足,或久病重病,耗气伤精;或劳累过度,不能及时恢复;或为老年人精气自衰所致。

1. 临床表现　神疲乏力、少气懒言,头晕目眩,自汗,劳累后诸症加剧;易感受外邪致病。舌淡嫩苔薄,脉虚无力等。

2. 辨证要点　全身功能低下为主要表现。乏力少气、动则加剧,脉虚无力。

3. 讨论　元气亏虚,气化、推动功能减退则全身无力、少气懒言;气虚清阳不升则头晕目眩;气的固摄功能减退则自汗;气的防御功能减退则易感受外邪。"劳则气耗"(《素问·举痛论》),故活动时容易疲劳,劳累后诸症加剧。气虚鼓动无力,则脉虚软。

气虚可累及全身各脏腑的功能,而出现脏腑气虚证(参见脏腑辨证)。气虚温煦功能减退,出现怕冷,体温偏低,四肢不温但无明显寒象,若出现明显畏寒四肢厥冷症状就发展为阳虚证;气虚卫表不固则易感外邪,为气虚外感证(与表虚证不同)。中气不足,阴火内盛可导致发热,为气虚发热证。气化功能减弱,累及阴、血生成,可造成气血两虚或气阴两虚。气虚严重时使内脏升举无力,功能减退出现坠胀或下垂,为气陷证。

气虚外感证是由气虚防御功能减退,外邪乘虚而入所致。临床表现为:发热恶寒的表象和神疲乏力,易汗出的虚象并见。尚有易感难愈,反复缠绵的特点,为本虚标实证。一般用玉屏风散、参苏饮等益气解表剂防治有效。

气虚外感证与表虚证不同,表虚证(桂枝汤证)的发病机制主要是营卫不和。发病原因由外感风邪,风性疏泄,卫虚营弱;亦有在杂病中因素体禀赋不足,或因产后,病后阴阳失衡,致营卫失于调和所致。临床以恶风发热汗自出为主症;所谓表虚是与恶寒发热、无汗出为主症的表实证(麻黄汤证)是相对概念。造成外感表实证与表虚证不同证候的原因,主要是受邪的性质不同(寒主收引;风主疏泄)以及外邪侵入的部位不同。寒主收引,寒邪侵袭卫表经络,使腠理致密,阳气阻遏,经络气血失于宣通,故恶寒发热,头身痛,无汗出。风邪入侵营卫,风性疏泄,卫气失于卫外则恶风发热,营不内守而自汗出。所以说表虚、表实的主要区别在有汗、无汗。表虚证尚属实证范畴。伤寒论中用"伤寒证"和"中风证"称谓更为确切。在内伤杂病中表虚证亦为常见,若营卫不和,阴阳失调,卫失护外,营失内守,则见不发热,自汗出的表虚证。表虚自汗与气虚卫表不固证比较,本证的汗出量少,脉缓较有力。临床上亦经常益气固表和调和营卫合用。疗效尤佳。

气虚发热证是由过度劳累,饮食失调而内生阴火所致。临床表现为反复发热,常在劳累后发生,热型可为高热、低热或潮热,伴有明显的气虚症状。气虚发热与阴虚发热的区别,除无明显阴虚内热症状外,阴虚发热的脉象为细数。气虚发热证脉为虚大。

(二)气陷证

气陷证指气虚无力升举,清阳之气不升而反下陷、内脏不能维持在生理位置而下垂所表现的症状。脏腑辨证又称其为"中气下陷证"(或"脾虚气陷证")。导致气陷原因,多为后天失养,用力不当以及劳累过度所致。

1. 临床表现　腹部有坠胀感,脱肛或子宫脱垂等内脏组织下垂。伴神疲乏力、少气懒言;头晕目花;久泻不止;舌淡苔白,脉弱。

2. 辨证要点　内脏下垂为主症,伴全身气虚证。

3. 讨论　本证多由气虚证进一步发展而来,故见神疲乏力、少气懒言;头晕目花;舌淡苔白、脉弱等气虚证表现。若中气亏虚,脾运失健,清阳不升,气陷于下,则久下不止;人体内脏固定于一定位置,若中气不足,升举无力,往往导致内脏下垂。不同的内脏下垂伴见不同症状,胃下垂者以纳后脘腹部坠胀为主症,常伴漉漉有声(痰饮病),平卧后可改善。肝脏下垂则见胁部胀满不适,胁下可触及痞块,肾下垂可见腰酸等。诸症均在劳累后加剧。子宫脱垂多由妇女产后蹲坐劳作或举重等诱发,轻者阴部有坠胀感,严重者为阴挺(子宫下垂露出阴户外)。脱肛多发生在久泻不止,或小儿大便干结难下时,便后直肠黏膜脱垂,除内服治疗外,经常可用冷敷推送复位。

(三)气不固证

气不固证指气的固摄功能明显低下所表现的证候。主要与血液、津液、精异常流失,汗、泪、涕、唾涎、大小便的排泌失常,或胎动不安有关。

1. 临床表现 神疲乏力、少气懒言;头晕目花;自汗、流泪、滞颐;出血量多、不止;二便失禁,遗尿,男子早泄、滑精,女子带下清稀、胎动易流产。舌淡,脉弱。

2. 辨证要点 气虚证表现伴有精、血、津液流失量多,分泌物、排泄物排泄失控。

3. 讨论 本证可由气虚证进一步发展而来,故兼见神疲乏力、少气懒言;头晕目花;舌淡苔白、脉弱等气虚证表现。气虚而卫表不固故现自汗;气虚而气不摄血故现出血;气虚而肾气不固故现二便失禁,遗尿,男子早泄、滑精,女子带下清稀、胎动易滑。

气虚不固可引起失血、失津脱液;出血过多,大汗淋漓,吐泻不止、脱液等亦可造成气无所附,随之外脱,为气随血(津)脱。气虚失血、气虚失津证候不能及时阻断,必然造成气血两虚、气阴两虚,甚则亡阴,亡阳。

(四)气脱证

气脱证指元气亏虚已极、脏腑功能严重衰竭的危重证候。多数由大量出血引起。称气随血脱。

1. 临床表现 猝然昏倒或昏迷;面色苍白;呼吸微弱;汗出不止,或冷汗如珠,或肤冷麻木,手撒身软,二便失禁。舌淡,脉浮大无根或脉微欲绝。

2. 辨证要点 大量失血兼亡阳征象。昏迷、苍白、汗出肤冷,呼吸微弱,脉微欲绝。当患者内出血时,因血液未流出体外,不易觉察,临床见到眩晕目暗,肤冷汗出,脉细数等气脱的先兆,必须及时寻找病源。采取紧急处理。

3. 讨论 本证主要由气随血脱所致,气血不能上荣于面,面色苍白;气脱失于温煦而肤冷肢厥;不能固摄则汗出淋漓;神随气散则昏厥。气血大亏血脉失于充养则舌淡脉微;或阴不敛阳,阳气浮越则脉浮大而散。

本证亦可由大汗出、剧烈吐泻;或因长期饥饿、极度疲劳等因素导致。如不及时有效地救治,可以迅即死亡。

气脱证一般是气虚证发展的严重阶段,气脱证与亡阳证常相随出现,亡阳证

253

的寒象更明显,以四肢厥逆为必见之症。气脱证以晕厥为必见之症,伴皮肤湿冷为多见。

二、气滞类证

气是不断运动着的精微物质。气的运动可以化生精血,运行血、水,推动脏腑、经络功能和促进排泄和代谢过程。可以维持机体生理活动的协调而持久。气的运动形式主要为升、降、出、入(包括分合,散结)。若气的运动减弱或失常,则会引起许多病症。临床常见的有气滞证、气逆证、气闭证。

(一)气滞证

气滞证是指某一脏腑或某一部位气机阻滞、运行不畅所表现的证候。引起气滞证的主要原因,有气虚运动能力减退,或情志郁结,气机不畅,或病邪、外伤使气的运行受到阻滞而引起。

1. 临床表现　闷胀疼痛,或呈窜痛、攻痛;时轻时重,常随嗳气、矢气而减轻;部位不固定,好发在胸胁、脘腹、乳房等部位;多因情志变化而增减,脉弦,舌象正常。

2. 辨证要点　闷、胀、疼痛与情绪变化有关。

3. 证候分析　气机不畅,"不通则痛"、"不通则胀",故气滞以胀痛为主症。引起气滞证的原因很多,大多由情志不舒,肝气郁结;或痰饮、瘀血、宿食、蛔虫、砂石等病理性物质的阻塞,使脏腑经络之气机不畅;或因阳虚内寒,阴寒凝滞,经脉失于宣通;此外,饮食失调,感受外邪,外伤闪挫等,均可引起气机阻滞,或气的运行发生障碍而致气滞。

肝脏是疏泄、调达气机的主要脏腑,深受情志的影响,所以气滞证的闷胀痛的症状,明显受情绪变化的影响。嗳气、矢气可使气道疏通,故症状可得短暂缓解。胃肠是气机升降的要道,脾升胃降和谐有序的运动,行使消化、吸收和传输水谷精微的职能。肺肾主司呼吸,吐故纳新,是组合元气的主要场所。所以,气机失常主要累及肝、脾胃、肺等脏腑的功能。临床常见的证候,有肝气郁滞证、胃肠气滞证,肝胃气滞证和呼吸困难等症状。

气滞多见于疾病的早期阶段,故有"初病在气"的说法。气滞证大多反复发作,时轻时重,表现为慢性过程,如证情进一步发展,可导致气滞血瘀证,痰气交阻证。

(二)气逆证

气逆证是指气机升降失常的一种表现,其特点是气机升动太过或该降不降(肺主肃降,胃主和降)而上逆,大多属于实证。常见的证候有肺气上逆,胃气上逆,肝气上逆等。

1. 临床表现　肺气上逆,则见咳嗽喘息;胃气上逆,则见呃逆,嗳气、恶心、呕吐;肝气上逆,则见头痛,眩晕,昏厥,吐血等。

2. 辨证要点　主症咳喘;呕恶、呃逆;头痛、晕厥、吐血。与情志变化有关。

3. 讨论　肺失肃降,肺气上逆则咳喘,多由外邪袭肺或痰浊壅肺所致,发作时咳喘兼有痰饮;胃失和降胃气上逆,则多由外邪侵犯胃腑,或痰湿食积,停积于胃,胃失和降而致;肝气上逆多由情志异常,恼怒伤肝,肝气升发太过,气火上扰清空,血随气涌,灼伤血络所致。此外,临床上亦有因遭受刺激,郁怒而发咳喘,或情绪激动而发痛泻等病症,在常规治疗中加入柔肝宁心药物更加奏效。

(三)气闭证

气闭证是指因风、痰、火、瘀等邪气壅盛,导致气机逆乱、气道闭塞不通所致的证候。

1. 临床表现　突然昏倒,神志不清;牙关紧闭,双手握固、二便不通;局部绞痛。气粗声高,脉沉实有力,或伏而难见。

2. 辨证要点　突然昏迷;剧痛如绞。脉沉有力。

3. 讨论　此证多由突然遭受外邪或内伤七情过剧而发生。由于气血相依而不可离,故气滞则血迟,气闭则脉痹,气血凝涩致心脑失养而伤神,神不守舍则智昏,故出现突然昏仆,神志不清,筋脉拘急,双手握固等症状。若瘀血梗阻脉管、或砂石、蛔虫、痰浊等有形病邪阻塞腔道、致气机闭塞,"不通则痛",可引起剧烈疼痛。传化失司,故二便不通;肺气不宣,息道不畅,则呼吸气粗而声高;脉沉实有力为实邪内阻之证。

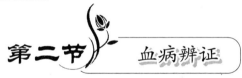

第二节　血病辨证

血为构成机体和维持生命活动的基本物质之一。血由营气和津液组成,流行脉中,遍及全身,对人体各部起营养和滋润的作用。血的功能与心、脾、肝肾最有关。

血的病变主要由血液不足,血的功能减弱,或血液流行失常造成出血或瘀血等病症。

一、血虚类证

血虚类病症包括血虚证、血脱证。

(一)血虚证

血虚证是指血液量少和血的功能减退所引起的病症。造成血虚类证的主要原因是:①生血不足:多由脾胃虚弱,化源不足而致,亦可由瘀血久留而导致新血不生所致。②耗血过多:多见各种出血之后,新血不能及时补充,或七情过度,阴血暗耗;③肝的藏血调节功能障碍,造成局部组织失去血的濡养。临床上除一般血虚证外,尚多见血虚动风证和血燥生风证。

1. 临床表现　面白无华或萎黄,唇、舌、爪甲、睑的颜色均淡白;头晕眼花,心悸失眠,手足发麻;妇女经血量少、色淡,衍期甚则闭经,舌苔薄白,脉细无力。

2. 辨证要点　面、唇、甲、舌、睑等皮肤、黏膜组织呈淡白色、或萎黄,兼有以心、肝为主的脏腑虚弱证候。

3. 讨论　血虚者皮肤、黏膜组织失于充养,故呈淡白色或萎黄;目失所养则目涩眼花;血不养心,则神不守舍,心悸不安。脑髓失充则头晕、失眠多梦;筋、脉失养则酸痛、麻木,甚则抽搐。冲任失调,胞宫失养则经事衍期或闭经。

本证的发展,一是导致气血两虚(血为气母),二是久虚及肾,可出现肝肾精血枯竭;三是血对某一部分组织或某一脏腑的濡养功能明显减退,如肝血虚、心血虚等证。此外,血不养筋而导致抽搐者为血虚生风证(见肝病辨证);血虚精少,濡润功能下降,可导致血虚内燥证。

血虚内燥证多见于老年人,由久病精血亏损或长期营养不足,或瘀血内结,血失濡养所致。主要症状为毛发干枯、无泽、脱落,指甲发脆变薄,皮肤干燥多鳞屑,瘙痒,大便秘结或形体消瘦,口干唇燥,男子不育,女子经少、经闭等症。

血虚与阴虚证均有眩晕、失眠、消瘦、脉细等症,但不同之处,阴虚则内热,有明显的热象,如颧、唇、舌红,心烦,脉数等症,而血虚则出现濡养功能减退,出现面白、萎黄,目涩,昏花等症。血虚与气虚的区别:二者均可面色淡白,舌淡。但气虚以神疲乏力,气短音低,自汗,脉细软无力为主症,反映了气的推动、固摄等功能的减退。与血虚迥然不同,不难鉴别。

(二)血脱证

血脱证是指短时间内大量失血,气随血脱,出现气脱、亡阳等危重证候。

1. 临床表现　大量出血(或内出血),面色苍白,头晕目眩,甚至昏厥、不省人事;心悸怔忡;气微而短;皮肤湿冷(少量出汗)或四肢厥冷。舌色淡白,脉芤或微欲绝。

2. 辨证要点　严重失血同时,出现面色苍白,目暗,皮肤湿冷,脉芤或微欲绝。

3. 讨论　血脱证的主要原因是突然大量出血,如呕血、便血、崩漏、产后,外伤失血等,血液大量流失,气血不能外荣,故见面色苍白,舌色淡白,血脉空虚则脉芤;气血不能上荣,则头晕目眩,甚至昏厥、不省人事;血液虚脱,心神失养,则心悸怔忡;气随血脱,气失温煦、推动无力,甚则亡阳,见四肢厥冷,气微而短,脉微欲绝等证候显现。

气脱证和血脱证为气、血虚极造成的危重证候,最多出现的病因是大出血。气脱证尚可由极度劳累,伤津脱液,或长期饥饿等原因造成,但气血相依而互生,

(气为血帅,化生津、血;血为气母,血能载气)所出现的临床症状相似,并以气血两衰,亡阴、亡阳而告终。

二、血瘀证

由于气虚、阳虚、气滞、痰湿、寒邪、热邪、外伤等原因使脉道血流滞涩不畅,或使离经之血凝聚不化,均可形成瘀血。所以瘀血为病理产物。瘀血既成,又能进一步阻滞气机,使津液、血液、气机运行障碍,导致脏腑器官功能失调。瘀血形成的过程,以及瘀血内阻产生的证候称为血瘀证。

临床疾病中出现有关血瘀的证候颇多,将在各章节讨论。这里只讨论血瘀证的共同特性。

1. 临床表现 疼痛,状如针刺、刀割,拒按,痛处固定,夜间加重;肿块,在体表者,常呈青紫色包块,在腹内者,可触及较坚硬而推之不移的肿块(又称"癥积");出血反复不止,色发绀或夹有血块,或大便色黑如柏油状;可见面色黧黑,或唇甲青紫,或皮下紫斑,或肌肤甲错,或腹部青筋显露,或皮肤出现红丝赤缕(皮肤显露红色脉络),或下肢血脉青粗胀痛;妇女可见经闭。

2. 辨证要点 刺痛、肿块、出血、皮肤黏膜等组织青紫及脉涩。

3. 讨论 外伤、跌仆及其他原因造成的体内出血,离经之血未能及时排出或消散,蓄积而为瘀血;或由气滞而血行不畅,或气虚而推动无力,或血寒而使血脉凝滞,或是血热而使血行壅滞或煎熬伤津,导致血液黏稠,运行不畅均可形成瘀血。瘀血停积于内,经络不通,气机受阻,"不通则痛",故疼痛如针刺、刀割,拒按,部位固定;夜间阳气入脏,阴气用事,阴血凝滞更甚,故夜间疼痛加重。瘀血凝聚于局部,日久不散,在体表呈青紫色;在体内形成坚硬而按之不移的肿块。瘀血阻滞血脉,血液不循常道而外溢,故见各种出血并反复不止。瘀血内阻,气血运行不利,肌肤失养,故见面色黧黑,唇甲青紫,肌肤甲错。瘀血阻滞皮下及脉络,故见皮下瘀斑,皮肤丝状红缕,腹壁青筋暴露,舌质紫有瘀点、瘀斑,舌下络脉曲张,脉涩等症。瘀血内阻,新血不生,则妇女可见闭经、痛经。

内脏瘀血的形成大多由寒气客于血脉,血液凝涩不行所致,故疼痛固定不移;或邪热与血搏结于肠道、膀胱、血室致经脉阻滞,气机不利,水液运行障碍,而出现气滞、痰湿、水气等证候。日久瘀痰湿热胶结,易变癥积等坏病。

三、血热证

血热证指脏腑火热炽盛,热迫血分所表现的证候。

1. 临床表现 出血(咳血、吐血、尿血、衄血、便血、月经先期、崩漏),血色鲜红质稠,出血部位以上半身或皮表多见;伴有热象(发热、面红、烦渴)。舌红绛,脉数有力。

257

2. 辨证要点　出血伴有热象。

3. 讨论　本证多由情志不遂、气郁化火;或嗜酒无度、过食辛辣;或房劳过度、阴亏火旺,热扰血分所致。火热炽盛则蒸于上,内迫血分,损伤脉络,致血液妄行而溢于脉外,故见各种出血,血色鲜红质稠。邪热升腾,血随气上行,故血热证的出血上部多见。火热内炽,灼伤津液,则身热,面红,口渴。血热上扰心神,故见心烦。火热邪毒积于局部,灼血腐肉,使局部血液壅聚,故见局部疮疡,红、肿、热、痛。血热伤阴则舌红绛,血热动速则脉数有力。

血热证常见于外感温热病中,为血分证;也可见于外科疮疡病、其他杂病之中。

血热出血、气虚出血、血瘀出血都见出血的症状,由于病机不同,临床有很大的区别,血热出血伴有热象,以上半身出血为多,血色鲜红而质稠,舌红、脉数有力;气虚出血,血色淡、质稀,下半身出血为多。伴全身气虚证象,如劳累后加重,舌淡、脉虚软。血瘀出血血色暗红,伴有瘀块,多为慢性少量出血,反复发作。伴有瘀血征象,如面色发绀,舌有瘀斑,脉涩不畅等。

四、血寒证

血寒证指局部脉络寒凝气滞,血行不畅所表现的证候。常由感受寒邪,寒气客于经脉引起的证候。

1. 临床表现　形寒肢冷,肤色苍白或发绀,喜暖恶寒,多见手足或少腹冷痛。舌淡暗苔白、脉沉迟涩或紧。

指端不温,遇冷苍白或紫黑,得热可缓,遇寒增剧。若寒甚瘀重日久为坏疽。冬令多患冻疮(死血)。少腹疼痛多伴经行衍期或痛经,经血发绀有瘀块。得温或瘀块下后痛减。

2. 辨证要点　局部冷痛,固定不移,得温可缓伴全身寒象。

3. 讨论　本证发病由直接感受寒邪,肢体阳气被困,血液凝滞于经脉所致,亦有局部受寒,如寒邪客于胞宫,宫寒血凝而成经产病症。故本症实多虚少。寒性收引,脉道拘急,血行不畅,手足络脉最易受困,故手足冷痛,皮肤发绀多见。血得温则行,得寒则凝,所以喜暖怕冷,得温则痛减。寒滞肝脉,则少腹冷痛拘急。寒凝胞宫,则见妇女小腹冷痛,月经衍期,经色发绀,夹有血块。寒邪伤阳,肌肤失却温煦,故形寒肢冷。舌淡紫苔白,脉沉迟涩或紧为阴寒内盛,血行不畅的表现。

本证与气滞血瘀证不同,气滞血瘀证多有胁痛,其疼痛与情绪密切有关,而本证的疼痛多见四肢与少腹,但本证发展的后果,与情绪变化时的关系,有时比寒邪更重要,因为情绪剧变时,肝气郁结,造成严重的气滞血瘀,经脉痹阻(血管收缩,血液阻滞,组织增生变性,弹性丧失等病变),遂为皮痹病。

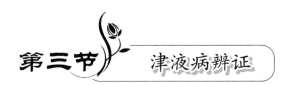

第三节 津液病辨证

津液是体内正常水液的总称,有滋养脏腑,润滑关节,濡养肌肤等作用。其生成与输布,主要与脾的运化,肺的通调,肾的气化功能有密切关系。

津液病变,一般可概括为津液不足和水液停聚的两个方面,津液不足所致的常见病症有津液不足证;水液停聚所致的常见病症有水肿、痰饮。

一、津液不足证

津液不足证是指由于津液亏少,全身或某些脏腑、组织、器官失其滋养濡润而出现的证候。属内燥证。津液不足的主要原因是由生成不足和丧失过多两方面,脾胃虚弱,运化无权,或饮食限制过分或因疾病摄食困难等都会造成津液化源匮乏。由此引起的津液不足证往往是慢性过程。又有因邪热灼盛,伤津脱液,尤以大汗、呕吐、泄利使水分大量流失时,很快出现津液不足证。

1. 临床表现　口燥咽干,唇燥而裂,皮肤干燥甚或枯瘪,小便短少,大便干结;口渴欲饮。舌干少津,脉细而数。

2. 辨证要点　口、舌、咽、皮肤等器官、组织干燥,尿少便干。

3. 讨论　津液不足则脏腑、器官、组织失于滋养,上不能滋润口咽,则口燥咽干,唇燥而裂;外不能濡养肌肤,则皮肤干燥枯槁;不能化生尿液而尿少,大肠失于濡润而大便干结,舌红而干,苔裂,脉细数。津液不足尚可累及脏腑,影响脏腑及相应器官组织的功能,如肺燥引起干咳、喉鼻干燥症状。临床较多见的还有肠燥便秘、胃燥噎膈等病症。(见脏腑辨证)

津液虽指体内正常的水液,但不能简单地理解为水分,它包含着许多液态的营养物质或随津液输布全身的生物活性物质。如泪、涕、唾、涎及消化液,或排出体外的汗、尿等,多经脏腑功能的造化而成,又有润养脏腑、器官的作用。所以当津液不足时,不能单靠输液(包括盐、糖水)能复元。

津和液是组成体液的二种主要成分:质清稀、流动性大者为津。主要输布于皮肤、筋肉,孔窍等组织,有滋润皮肤、黏膜、官窍的作用;质稠、流动性较小者为液,主要灌注在骨节、脏腑、脑髓等组织中,有滋养作用。津液病变中伤津比较快,亦容易在短期内补充恢复,而脱液的病理过程长,须经长期调治方能奏效。

气和津液的关系,同气和血的关系。大汗耗津,气随津脱,可导致气脱、亡阳或亡阴。津液是组成血液的主要成分,故谓"津血同源",在病理过程中相互影响,如大失血时,出现口干、尿少、皮肤干燥的症状,是失血伤津的表现;引证《灵枢·营卫生会》曰:"夺血者无汗,夺汗者无血",指出血虚的人津液少,故汗亦少,不能强发汗的意思。所以《伤寒论》有"衄家不可发汗""亡血家不可发汗"之训,汗之易亡阴、亡血而动风(发痉)。

二、水液停聚证

凡外感六淫、内伤七情,影响肺、脾、肾对水液的运化、输布和排泄,阻碍水道通畅,致水液停聚于体内引起的病症,即为水液停聚证。临床最常见的病症为水肿与痰饮。

停聚于体内的异常水液,又可引起新的病症,因此由肺脾肾功能异常产生的水气、痰饮称为内生之邪。

(一) 水肿病症

水肿是体内水液不正常停聚所引起的病症。由水液泛滥肌肤引起面目、四肢、胸腹甚至全身浮肿。水肿可分阳水与阴水两种。

1. 阳水 阳水多因外感风邪或水湿浸注等因素引起,往往发生在外感病之后,常伴有表象,起病急,浮肿以头面为主;亦有水湿内侵,脾为湿困,运化失司,水湿泛溢肌肤而致四肢、全身浮肿。多属实证。

(1)临床表现:眼睑、头面先肿,继而遍及全身、小便短少,来势迅猛、皮肤薄而亮,常伴有恶寒发热,咽喉肿痛等表象。舌苔薄白或薄黄,脉象浮紧或浮数。或肢体困重,胸闷泛恶,渐见四肢及全身浮肿,按之没指。舌苔白腻,脉濡。

(2)辨证要点:眼睑头面先肿,兼有卫表证候,多发生在外感风热之后;或肢体困重,全身浮肿,按之没指,兼湿阻证候。

(3)讨论:风邪袭表,肺失宣肃,卫表失于宣达,水道失于通调,风水相搏,水津失布,水液潴留,溢于肌肤。风为阳邪上犯首面,故眼睑头面先肿,继而遍及全身;决渎无权,三焦不利,而小便短少。肺卫风邪未罢,且有化热入里之势,可兼有恶风寒,发热,咽喉肿痛等表证表现。舌苔薄白或薄黄,脉象浮紧或浮数。本证在传统水气病中又称风水证。用解表利水方药容易解除。气虚或气阴不足者,多反复发作,转为阴水。

又由久居湿地或雨湿交困,日久水湿伤脾,脾失健运,水津失布,泛溢肌肤为水肿,按之没指。脾主四肢,故以四肢困重肿胀为主。胃失和降则浊气上逆则胸闷泛恶。舌胖淡苔腻,脉濡,为脾虚湿阻之象。起病和进展较慢,属邪实正虚证(因邪致虚)又称皮水证。证情发展由水积愈多阳气愈伤,可成为阳虚水泛,甚至水气凌心等重证。

2. 阴水 病久正虚,劳倦内伤,或纵欲伤肾致脾肾两虚,水气无制,流溢全身,引起浮肿及脏腑功能障碍所出现的证候。多属虚证。阴水一般从下肢(腰以下部位)开始。

(1)临床表现:水肿起于下肢,腰部以下为明显。按之凹陷不起,小便短少;

或脘闷腹胀,纳呆便溏,神倦肢困;或腰膝酸冷,四肢不温,畏寒神疲,面色㿠白。舌淡苔白滑,脉沉无力。

(2)辨证要点:水肿以下肢为主,兼有里虚证候。

(3)讨论:多由病久正虚、劳倦内伤,或阳水失治、误治转化而致。脾肾阳虚水气无制则泛滥,滞留于皮下为浮肿、贮留体内阻碍气机为胀满,上迫于肺则喘急,脾运失健则纳呆,肾虚则腰膝乏力,气化不足则尿少,或尿液清稀无以泄毒。日久阳气式微而形寒,脾肾衰竭导致水毒上泛则凌心。属正水。

本证进一步发展,阳损及阴,损及肝肾,肝肾精血亏损,水气凝聚下焦,若与瘀浊胶结遂为癥积。症见形体消瘦、腹满如鼓,按之坚硬,小便不利,舌质发绀、有瘀斑,脉象细弦。属石水。最后可导致水闭不通,气机停滞,阴窍闭阻或正气虚脱而死亡。

(二)痰病辨证

痰由水液凝结而成,质地稠厚,为内生之邪。停滞于脏腑、经络、组织之间出现的病症称为痰证。

痰之成因非一,有因阴虚火炎,上迫于肺,肺气热则煎熬津液,凝结成痰;有因情志失调,五志化火,津液受灼而痰凝;有因脾胃虚弱,或饮啖过度,致使脾失健运,水液壅滞成痰;有因肾虚水泛,久而成痰;有因外感六淫,使肺脾升降之机失常,水液内聚成痰。

1. 临床表现 咳喘胸闷,喉中痰鸣,咳痰;脘痞不舒,呕吐痰涎,恶心纳呆;眩晕,神昏癫狂,肢体麻木,半身不遂;瘰疬瘿瘤,痰核乳癖,喉有异物感,舌苔白腻或黄腻,脉滑。

2. 辨证要点 痰证临床表现较多,可据主症之一,结合呕吐痰涎,舌苔滑腻、脉弦滑等可以确诊。

3. 讨论 痰邪常由外感六淫,内伤七情,导致脏腑功能失调而产生。痰可分有形、无形两类。有形之痰易于辨别,如咳痰、呕吐痰涎、喉间痰鸣、痰核、大便黏稠如涕等。无形之痰难以确诊,只体现在某些功能失常。如失眠、癫狂、眩晕、喉间如梗、胸闷短气、脘痞、肢麻不遂等。由痰引起的病变,症状多变化,故有"百病多因痰作祟"、"怪病多痰"等说法。常见的病症有痰阻于肺,则咳喘胸闷咳痰;痰滞于胃则脘痞不舒,呕吐痰涎,恶心纳呆;痰迷心窍则眩晕、神昏癫狂;痰阻经络则肢体麻木,半身不遂;痰结皮下、筋骨间则生瘰疬、瘿瘤、痰核、乳癖、流痰(骨疽)等证。(可参阅脏腑、经络辨证有关章节)

痰与其他病邪结合,形成寒痰、热痰、风痰、湿痰、燥痰。由于病邪性质不同,好发部位各异,产生的病症有很大差别:寒痰由外感寒邪或阳虚内寒与痰结合,引起寒痰恋肺的咳嗽痰喘证,或寒痰留滞筋骨引起关节肿痛(流痰)。痰与热邪结合,病在肺出现痰热咳喘、音哑;在胃则心下痛,渴饮泛呕,潮热便秘;痰热扰心

261

则神昏、胡言妄动等神志失常。痰与肝风(阳、火)结合,产生风痰,出现头晕目眩,肢麻,发作时突然昏倒,喉中痰鸣,口眼㖞斜,舌强不语,抽搐等。痰与湿结合为湿痰,主病在脾,出现胸脘痞满,纳少,恶心,呕吐;眩晕,咳痰,身重疲乏等症。痰与燥邪结合为燥痰,出现咳痰稠黏不爽,痰中夹血丝,眼、鼻、咽、口干燥,便结尿少。

(三)饮病辨证

指清稀水液停滞于胃肠、心肺、胸胁等处出现的证候。饮邪多由脏腑功能减退,气机和水液代谢障碍,水液停聚而成,反之,又影响脏腑功能和水液的运行,而发生多种病症。《金匮要略》以其发病部位将饮邪致病分为:饮泛肌肤的溢饮;饮留胸胁的悬饮;饮在胸膈的支饮和饮流肠间的痰饮。

1. 临床表现　咳嗽气喘,胸闷,痰涎清稀量多,喉中痰鸣,倚息不得平卧,甚则心悸,下肢浮肿;或脘痞腹胀,水声漉漉,泛吐清水,食欲减退;或胸胁胀闷,呼吸咳喘引痛。舌苔白滑,脉弦。

2. 辨证要点　水饮停滞在脏腑或组织间,造成脏腑功能失调为审证基础。但见主症一项,即表明病变部位。

3. 讨论　饮邪内阻,上凌心肺,肺气不利,心神不宁故咳喘、心悸、短气、倚息不得卧。饮为阴邪故口不渴、痰液稀白,饮停气堵则胸闷、咳痰量多。若水留胸胁部,络道被阻、气机失畅,则咳唾痛引胸胁,气短息促。如水停中焦则胃脘有振水声,胃气上逆而呕吐清稀痰涎,水走肠间则漉漉有水声。如饮邪流溢肌肤则四肢浮肿。舌淡、苔白或白腻,脉弦滑或弦紧,均为寒饮之象。

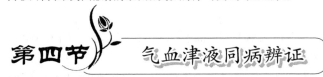

第四节　气血津液同病辨证

气、血、津液同源于中焦,为构成机体的重要物质。生理上气能生血化津,又能推动血、津的输运和营养功能;而气以血、津为载体运行全身。互相依存,相互为用。病理变化时相互影响,常见的证候有:津血不足、气血两虚、气阴两虚、气不摄血、气不摄津、气虚血瘀、气虚水聚、气滞血瘀、痰气交阻、气随血脱、气随津脱等证。

一、津血不足证

津血并虚,组织器官失于营养、滋润出现的证候。

1. 临床表现　肌肤或眼睑、口唇、舌、毛发等色淡无华,干燥粗糙、脱屑或皲裂。大便干结等。舌淡少津甚则枯萎,苔少;脉细弱。

2. 辨证要点　色淡无华,枯燥无泽为主要征象。

3. 讨论　津液是血的主要成分,津、血均赖脾的运化功能而化生。有"津血同源"之谓。共司营养、滋润之能。血虚则组织黏膜失于充养而色淡,睑、唇、舌最为显见;津(液)失滋润,致皮肤及眼、鼻、唇、舌、咽喉等官窍干燥、涩痛,易受风、燥、热邪为病。如阴虚喉痹。肠道失于滋润则便秘。

津血互为影响,《伤寒论》有"衄家不可发汗"、"亡血家不可发汗"、"疮家不可发汗"之训。指出血虚或容易出血者,津液亦虚故出汗少,外感时不宜强发汗,出汗过多会造成津血更虚,筋失柔养而为"痉"(抽筋)。

二、气血两虚证

气血两虚证指气虚与血虚同时存在的证候。

1. 临床表现　头晕目眩,少气懒言,乏力自汗,心悸失眠,面色淡白或萎黄,舌淡而嫩,脉细弱等。

2. 辨证要点　气虚与血虚证候并见。

3. 讨论　本证可由先天禀赋不足,后天劳倦太过,饮食失调,或久病失养,或失血过多所致。"气生血""血能载气""血为气母""气为血帅"提示气血互相依存的密切关系,气虚可导致血虚,血虚可导致气虚,最后发生气血两虚证。证候分析参考气虚和血虚证章节。

三、气阴两虚证

气阴两虚证指气虚和津液亏虚并见,影响脏腑功能而出现的证候。多见于外感热病之后,或久病吐泻者。

1. 临床表现　神疲乏力,短气懒言,容易出汗、感冒,咽喉干燥,干咳、痰血,喉痹音哑,劳累后加剧。大便干结。舌瘦薄少津,苔少有裂纹。脉细无力。

2. 辨证要点　气虚证与阴虚证并见。但无水湿停留或阴虚火旺的症状。

3. 讨论　本证有神疲乏力,少气懒言等气虚之象,又有咽喉干燥,干咳,音哑,便秘,舌瘦有裂纹等阴虚之象同时出现。但无阴虚火旺和气虚水湿的征象。气阴两虚出现在热病后期的容易恢复,在久病、疑难病中出现气阴两虚为病情加重。

本证与气血两虚证鉴别,主要是气血两虚证突出血虚征象,出现的心悸,失眠,筋脉挛急,经少经闭等症,舌淡嫩;气阴两虚证突出的阴虚(伤津脱阴)证,舌嫩红,临床不难鉴别。

四、气不摄血证、气不摄津证

气虚失于固摄而导致出血、津液流失的各种证候。

1. 临床表现

气不摄血:神疲乏力,短气懒言,头晕目眩,面色少华,并见痔血量多,经血崩漏,或尿中溺血不断,或肌衄(下肢瘀斑)反复等,每于劳累后加重。舌淡嫩,脉虚细。

气不摄津证:精神疲乏,少气息短,动辄汗出颇多,迎风流泪,少儿滞颐,两便不禁,男子早泄,女子带下清稀等,舌嫩脉虚。

2. 辨证要点

(1)气虚与出血症状并见。

(2)气虚与津液流失症状并见。

3. 气虚失去固摄功能,可产生气不摄血、气不摄津的证候。气不摄血证以气虚和出血症状并见,并导致气血两虚;气不摄津证以气虚和津液流失,不能控制症状并见,可导致气阴两虚。

五、气虚血瘀证、气虚水聚证

气有推动功能,"气为血帅,气行血行",气虚则运化失职,血、水运行受碍,导致血瘀、水聚等症状。

1. 临床表现

气虚血瘀证:神疲乏力,胸闷少气,伴有胸前区隐痛,按之可缓,或皮肤黏膜出现瘀斑,色暗不鲜,劳累后发作或加重。

气虚水聚证:全身乏力,肢体浮肿,常随体位或运动而变移,又称"四微相代"。病情加重可累积内脏。

2. 辨证要点

(1)气虚证和血瘀证并见,但瘀肿局部的疼痛轻,可以轻柔消肿。

(2)气虚证和水聚证并见,多见皮下水肿,局部气运受阻时即水肿明显。

3. 讨论　气虚血瘀证由气虚与血瘀征象并见。是因虚致实的虚实夹杂证。同理,气虚推动无力,致津液运行滞迟,出现气虚水聚证。气虚水聚证见气虚与水分停聚征象并见。水液积聚,停蓄于皮下组织和脏腑,出现水肿和肺脾肾功能减退的症状。

六、气滞血瘀证、痰气交阻证

此二证与肝失疏泄、气机失常以致血脉失于通畅,血、水运行受阻而引起的证候。

1. 临床表现

气滞血瘀证:经常情绪郁闷,或急躁易怒,胸胁、脘腹痞胀,或心前区隐痛,情绪不佳时加重,痛经等。舌色发绀或有瘀点,脉多沉、细、弦。

痰气交阻证:咽部梗阻感,吞之不入,吐之不出,饮食无妨,统称"梅核气"。或颈部肿块,时轻时重,或见"瘿瘤",质软,局部胀痛,随情绪而变动。妇女月经不调,经前乳房胀痛,或生乳癖肿胀等。苔薄腻,脉弦滑。

2. 辨证要点

气滞血瘀证:气滞证与血瘀证并见。

痰气交阻证:气滞证与部分痰证并见。

3. 讨论

气滞血瘀证:主要是由长期情志失调引发的(亦可有外因引起血液病变而造成)。因此,血瘀证的疼痛、肿块均与情绪有关。与气虚血瘀证遇劳累加重不同。

痰气交阻证:由于肝气郁结,气机不畅,水液停聚,风火相灼而为痰,痰阻经络而为患,故上述症状均与情绪有关。如进一步发展,气郁化火,风火相煽,风痰上扰,易患眩晕、昏厥、卒中诸证。

七、气随血脱证,气随津脱证

1. 临床表现

气随血脱:咯血,呕血,便血,半产血崩,产后涌血时,出现面色苍白,汗出肤冷,呼吸微弱,脉芤大或微细、数疾等虚脱症状,甚则昏迷,两便失禁。

气随津脱:出现头晕、目暗、面色淡白,肢体不温,呼吸低微,脉息微弱等虚脱症状。

2. 辨证要点

(1)大量出血与气脱证并见。

(2)大量失津与气脱证并见。

3. 讨论 《类经·经络二十三》谓"血之与气异名同类,然血化于液,液化于气,是血之与气本为同类"。以上证候是由于大量失血、失津造成气虚至脱的严重证候。所以大出血可导致气随血脱,出现目暗、苍白、昏厥、汗出、息短、肢冷、脉微欲绝的气脱证,进一步发展为亡阳。当严重吐、泻、大汗出时,津液耗损,气随津脱,亦可导致气随津脱的气脱证,甚则亡阴、亡阳、阴阳离决而亡。

第五章

脏腑辨证

脏腑辨证是以脏腑学说为指导，分析脏腑的病理变化，判断疾病所在的脏腑部位、病因、病性等的辨证方法。

中医的辨证方法较多，如八纲辨证、气血辨证、经络辨证、六经辨证、卫气营血辨证及三焦辨证等。各种辨证方法都有特色，但无一不与脏腑密切相关。因此，脏腑辨证是中医辨证中的重要组成部分之一，也是中医临床各科辨证的基本方法。

脏腑学说是脏腑辨证的理论依据。脏腑病症是脏腑功能失常所出现的病理现象。由于各脏腑的生理功能不同，所以它反映出来的症状、体征也不相同。根据脏腑不同的生理功能特点及其病理变化规律进行辨证，是脏腑辨证的指导思想。熟悉各脏腑的生理功能及其病理特点是进行脏腑辨证的基本条件。

人体是以五脏功能为中心的有机整体，脏腑之间、脏腑与各组织器官之间，生理上相互联系，病理上相互影响。进行脏腑辨证时，要从整体观念出发，分析脏腑病变证候、发展趋势及对其他脏腑的影响。

脏腑辨证不仅要辨别病症所在的脏腑病位，还要辨别病因、病性和正邪盛衰的情况。脏腑辨证与病因病性辨证之间，有着相互交织的"纵"、"横"关系，临床辨证既可以脏腑病位为纲，再辨不同的病因病性；也可在辨别病因病性的基础上，再确定脏腑病位。因此，八纲辨证、病因辨证、气血津液辨证是脏腑辨证的基础，脏腑辨证是多种辨证方法在脏腑定位前提下的综合运用，体现在同类病邪，侵害不同脏腑可以出现不同的征象；亦可从复杂的临床见症中，寻求发病原因、发病机制、判断发病部位等。所以是相互补充、相互交叉的。

脏腑辨证是临床各科基本的辨证方法。在学习过程中必须结合对临床病例的分析与讨论，才能深刻理解和掌握脏腑辨证的基本规律和思维方法；我认为在教学过程中，插入门诊的临诊见习，或跟随主治医师查房等内容是非常必要的，而且是很有效的教学方法。只有理论和实践紧密结合，才能逐步掌握、加深认识。为进一步学习临床各科的辨证知识打下基础，也是提高临床辨证知识的重要途径。

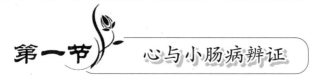

第一节 心与小肠病辨证

心居胸中，心包络围护于外，为心之宫城。手少阴心经循臂内侧后缘，下络小肠,与小肠相表里。心开窍于舌,在体合脉,其华在面。其液为汗(五液),其性为火(五行),在味为苦,在志为喜。

心的主要生理功能:一是主血脉,具有推动血液在脉道中运行的作用;二是主神明,指人体精神、意志、思维活动。《灵枢·邪客》曰"心者,五脏六腑之大主也,精神之所舍也"。所以,心是人体适应外界、调控内环境的中心环节。同时主神明和主血脉二者之间又存在着密切联系。小肠分清泌浊,具有化物的功能。

心的病变主要表现为心主血脉功能失常,可出现心悸、怔忡、心痛、脉结代或促等表现;心主神明失常可出现精神、意识、思维活动的异常。临床可见心烦、失眠、多梦、健忘、神昏、神志错乱等表现。此外,"心开窍于舌",某些舌体病变,如舌痛、舌疮等症,亦常与心神有关。

心病的证候可分虚实两大类。虚证多由思虑劳神太过;或先天不足,脏气虚弱;久病损伤心脏,导致心的气血阴阳虚弱为主的变化;实证多由寒热痰浊瘀血壅遏为主。导致心火亢盛证、心脉痹阻证、痰迷心窍证及痰火扰神证。脑为神明之府,心与小肠相表里,故将瘀阻脑络证、小肠实热证归于本节中讨论。

一、心气虚证

心气虚证是指心气不足、鼓动无力,血行不畅,失于充养所出现的证候。

本证多由于素体久虚;或情志不节;或久病暴病损伤心气;或因年高脏气衰弱等原因所致。

(1)临床表现:心悸怔忡,胸闷气短;神疲乏力,自汗,动则诸症加剧,多兼有畏惧,心慌之症;面色淡白,舌淡苔白,脉细弱,或虚大而无力,或结、代、促。

(2)辨证要点:本证以心悸、胸闷及气虚征象为要点。

(3)讨论:心悸是不因惊吓而自觉心慌,心跳,不安之症。怔忡比心悸更为剧烈,又有心胸躁动下及脐腹之感,持续时间长或反复发作。心悸多为自觉症状,有时可切脉察觉。甚则可见虚里搏动加剧,"其动应衣"为宗气外泄之征象。心气虚伴全身虚弱现象。气虚推动无力则神疲乏力,少气懒言;汗为心液,气虚不固则自汗;"劳则耗气"则劳动后诸症加剧;气虚运行功能减退,心脉失于充养则心悸怔忡,胸闷气短。脉弱无力,或见结、代、促脉,为心气虚,脉气不相接续所致。

心气虚可累及肺、脾、肾脏而见肺气虚损(短气懒言)、中气不足、肾气亏耗等。心气虚进一步发展可造成心阳虚证、心气心阴两虚证、心气心血两虚证。气虚日久尚可出现血瘀、水气、痰饮等病症。

二、心阳虚证

心阳虚证是指心脏阳气虚损,功能减退所出现的证候。

本证多由心气久虚,暴病伤阳,或阴损及阳等原因造成;或由全身阳虚使心脏功能进一步减退所致。

(1)临床表现:心悸怔忡,胸闷或心胸疼痛,气短;畏寒肢冷,神疲乏力,少气懒言,自汗;面色淡。舌淡胖苔白滑,脉微,或沉迟无力,或结、代。

(2)辨证要点:本证以心悸、心胸痛及全身虚寒征象并见为辨证要点。

(3)讨论:本证常由心气虚进一步发展而来。阳虚寒甚、寒气凝涩,气机痹阻,血脉运行不畅以致胸闷,心胸阵痛,甚则胸痛彻背,又称"厥心痛"或"真心痛";阳虚失于温煦则畏寒肢冷,面色苍白;气虚则神疲乏力,少气懒言,自汗出。舌淡胖苔白滑,脉迟、沉、弱或结、代为心阳气虚,血行不畅,脉气不相续所致。

本证一般发展缓慢,多为反复发作逐步加剧,严重时可转变为心阳暴脱证。也有迁延日久,因寒盛使痰浊凝聚或瘀血闭阻而成为心脉痹阻证。心阳虚也可导致肺气受损,心肺功能俱衰;或亡阳虚脱之证。

本证与心气虚证均有心悸胸闷、气短等症,心气虚证以体倦乏力为主要特点;心阳虚证和心脉痹阻证均有心悸胸闷、心痛等症,心阳虚证有阳虚内寒征象,但心脉痹阻证,主要由血瘀所致(非独因寒),心痛如针刺,不一定有寒象或热象;络脉瘀阻,舌多瘀斑;如痰气交阻,心痛由痰浊停聚、气郁闭阻所致,则心胸部窒闷、胀痛,每与精神因素有关,苔多滑腻。可见各种证型的侧重面不同。

三、心阳暴脱证

心阳暴脱证是指心阳衰极,阳气暴脱所出现的危重证候。

本证常是心阳虚证进一步恶化的结果,亦可因寒邪暴伤心阳或痰瘀阻塞心窍所致。

(1)临床表现:在心阳虚证表现的基础上,突然冷汗淋漓,四肢厥冷,呼吸微弱,面色苍白;或心痛剧烈,口唇青紫,或神志淡漠,昏迷不醒。舌胖质发绀,脉散大或微细欲绝。

(2)辨证要点:本证以心阳虚和亡阳征象并见为辨证要点。

(3)讨论:阳气暴脱则冷汗淋漓,或见汗出如油,或额汗如珠,称为绝汗,乃元气耗散的垂危征象;呼吸微弱不能接续为宗气大泄之故;阳气衰竭,气滞血凝,心(血)脉闭阻则心痛剧烈,口唇青紫,脉微欲绝;心神失养,神气涣散,则神志淡漠,甚则昏迷不醒。

心气虚、心阳虚、心阳暴脱三证,是心脏功能减退由轻到重、由重致衰的三个阶段。心气虚证以心悸、胸闷兼气虚证表现为特征;心阳虚证是在心气虚证的基础上出现心痛、畏寒肢冷等虚寒征象为特征;心阳暴脱证是在心阳虚证的基础上突然出现汗出,肢厥等虚脱亡阳表现。三者既有联系,又有区别,须加以鉴别。

四、心血虚证

心血虚证是指心血亏虚,不能濡养心脏所出现的证候。

血虚多因脾虚生血之源亏乏;或失血过多;或久病失养;或劳心耗血所致。

(1)临床表现:心悸怔忡,失眠多梦,健忘;头晕,面色萎黄或淡白,唇、甲淡白。舌淡白,脉细弱。

(2)辨证要点:本证以心悸、失眠及血虚征象为辨证要点。

(3)讨论:血虚心神失养则心悸怔忡,失眠多梦;脑髓失充则健忘;头目失养则头晕;血脉不能上荣头目则面色萎黄或淡白。脉道失于充盈则脉细无力。心神失养,神无所依可致心神浮越或神志错乱而为癫、痫证。

本证由气血化生不足或急慢性疾病耗损气血,导致心气心血两虚证,临床出现为心悸怔忡,失寐多梦,心胸不舒,面色少华主症外,尚见神疲乏力,易汗出,眩晕健忘等气血两虚证。舌色淡而不荣,脉常细而虚弱无力为气血虚的征象。

五、心阴虚证

心阴虚证是指心阴亏虚,心火偏亢,心主神明功能减弱所出现的证候。

多由情志不遂、气火内郁、阴液日损,或久病劳损,心营渐耗,或热病伤阴、心液被灼均可导致心阴虚证。心阴虚证多由阴液损伤或伴有心火偏亢而有热象。临床上主要表现在心神不安、情志改变,也会影响脏腑功能的平衡协调。

(1)临床表现:心悸怔忡,失眠多梦;形体消瘦,五心烦热,口干咽燥,颧红,潮热盗汗,舌红少苔、脉细数。

(2)辨证要点:本证以心悸、失眠及五心烦热为辨证要点。

(3)讨论:心阴不足阴虚火旺,故心动不安,心悸怔忡,失眠多梦;阴液亏虚滋养功能减退则形体消瘦,口干咽燥,少苔脉细;阴虚内热则两颧潮红,潮热盗汗,五心烦热,舌红脉数。

心血虚与心阴虚证的比较:心血虚证与心阴虚证由于心神失养,均以心悸、失眠为主症。但心血虚证有血虚不荣,面、唇、舌及爪甲淡白,脉细弱等症状;心阴虚有阴虚内热,两颧潮红,潮热盗汗,五心烦热,舌红少苔、脉数等症状。

心气虚继发心阴虚,或长期阴虚,心气随伤,或由急慢性病耗伤气阴累及心脏而致,临床表现为心悸怔忡,失寐多梦等主症外,同时出现神疲乏力,自汗盗汗,气短,五心烦热,潮热颧红等征象,舌体胖而嫩红,脉多细数。

心阳气衰而阳损及阴,或心阴耗伤而阴损及阳,或心气阴两虚证进而发展为心脏阴阳两虚证。临床表现为严重心悸怔忡,胸闷,心前区绞痛外,往往表现为形寒肢冷,手心灼热,升火,舌光红或光滑,脉细数或结代,寒热错杂之证。

六、心火亢盛证

心火亢盛证是指心火内炽,扰乱神明所出现的证候。

由于五志过极、气郁化火,或六淫之邪内侵,化热扰动心火,或嗜肥腻厚味、过食辛辣、烟酒等物造成心火亢盛。表现为心主神明功能过度亢奋为主要病理变化,多属实热证;亦有因用心过度,心脏阴血内耗而出现部分功能减退,而成本虚表实证。

(1)临床表现:心胸烦热、夜不能眠,或见狂躁谵语;面赤口渴,溲黄便干,或生舌疮,腐烂疼痛;或见吐血、衄血;或见肌肤疮疡、红肿热痛。舌尖红绛,脉数有力。

(2)辨证要点:本证以心(神)、舌、脉有实火表现为辨证要点。

(3)讨论:心火亢盛以本脏及有关组织火热内炽为病理基础。火热扰乱心神则心胸烦热、失眠、烦躁、谵语;舌为心之苗,心火上炎则口舌生疮、舌尖红绛或起刺;血热妄行灼伤血脉,则吐血、衄血;火毒壅滞脉络,局部气血不通,血败肉腐,则肌肤疮疡肿痛。证属实热故脉数有力。

心火亢盛证与心阴虚证都能出现心病的常见症状和热象。但前者属实证,后者属虚证,应注意鉴别。

心火内盛可因火热炼液成痰而发展为狂乱躁动之痰火扰心证。心火灼伤阴液,心阴日损而出现心阴虚证;或下耗肾阴,水不济火,出现以失眠为主症的心肾不交证;或心火引动肝火而出现心胸烦热,面目红赤,头晕胀痛为主症的心肝火旺证。心火亢盛可移热于小肠而为小肠实热证。

七、心脉痹阻证

心脉痹阻证是指病邪痹阻心脏脉络,心主血脉功能障碍所出现的证候,又称胸痹。本证多因正气先虚,心阳不振,有形之邪阻滞心脉所致,瘀血、痰浊、阴寒、气滞为常见因素。心脉痹阻证表现为心主血脉的功能减退,心胸及全身气血运行失畅,供血不足。因此为虚实夹杂证。

(1)临床表现:心悸怔忡,心胸憋闷作痛,时作时止,痛引肩背、臂内侧,甚则胸痛彻背、暴痛欲绝;或见痛如针刺,舌暗或有青紫斑点,脉细涩或结代;或为心胸闷痛,体胖痰多,身重困倦,舌苔白腻,脉沉滑或沉涩;或遇寒痛剧,得温痛减,形寒肢冷,舌淡苔白,脉沉迟或沉紧;或疼痛而胀,胁胀,常喜太息,舌暗红脉弦。亦有气短、声音低怯,神疲乏力,胸闷隐痛,舌淡质暗,脉迟细或结代。

(2)辨证要点:本证以心悸、胸痛,舌暗,脉涩或结代为辨证要点。

(3)讨论:本证由心阳不振,心失温养则心悸怔忡;心脉痹阻,不通则痛故心胸憋闷作痛、疼痛并沿心经循行方向放射(肩背内臂)。因其成因不同,症状稍有区别。瘀阻心脉则痛如针刺,舌暗或有青紫斑点,脉细涩或结代;痰瘀交阻心脉者多见体胖痰多,身重困倦,舌苔白腻,脉多弦滑;寒凝心脉则心痛遇寒加剧,得温痛减,形寒肢冷,舌淡苔白,脉沉迟或沉紧;气滞心脉则疼痛而胀,胁胀,善太息,脉弦,发作每与情绪有关。心气虚夹邪者心悸、怔忡,心痛轻而易在劳累后发作。临床应分辨疼痛特点及兼症以审证求因。本证属危重病症,如不及时抢救,可出现肢厥、汗淋等症状,本证已转化为心阳暴脱证。

八、痰迷心窍证

痰迷心窍证是指痰浊蒙心,神明失灵而出现意识障碍为主症的证候。

本证可由肝气郁结、气郁痰生;或脏腑功能失调,气机失畅、痰浊内生;亦有外感湿浊,阻遏气机,酝酿痰湿。痰随气升上蒙清窍,而出现癫、痫、中风等病症。所以,痰迷心窍是心脏受邪,致心主神明功能障碍的病变。

(1)临床表现:神志不清,喉间痰鸣,苔白腻或白滑,脉弦缓或弦滑。或精神抑郁,表情淡漠、神志痴呆,喃喃独语,举止失常、妄哭妄笑,苔腻、脉滑(癫证);或突然昏仆,不省人事,口吐涎沫,喉有痰声,四肢抽搐,两目上视,口中如猪羊叫声,醒后如常人,苔腻脉滑(痫证);或时有眩晕、头胀、升火等症,突然昏厥,不省人事;或先见胸闷泛恶,继则神志昏糊,语言不清,喉中痰鸣,苔白腻脉滑(中风)。

(2)辨证要点:本证以神志异常,伴有痰鸣或吐痰涎、苔腻、脉滑为辨证要点。

(3)讨论:本证见于多种急、慢性疾病过程中,由于痰浊或痰湿阻扰心包,蒙蔽心窍,故神志不清;痰浊内盛,阻塞气道,故喉间痰鸣,苔白腻或白滑,脉弦滑均为痰湿内盛的征象。

由于各种疾病形成痰浊或痰湿机制不同,病变涉及脏腑和发展变化各异,蒙蔽与阻闭有轻重久暂之殊,故见症和预后亦各不相同。情志所伤、痰气交结,或脾胃虚寒、气滞津聚,痰气上逆心神被蒙,则见神志痴呆、精神抑郁、表情淡漠,举止失常,哭笑不定,幻听幻视、不知秽洁,此多属于癫证;痰气郁结化火可转化为痰火扰心的狂证;情志失调、惊恐伤肾,饮食饥饱失调、脾虚痰浊聚生,一旦肝失条达、阳升风动、触及宿痰、乘势上逆、阻闭心窍、扰乱神明,即见突然昏倒、不省人事、两目上视、手足抽搐、口吐涎沫、发出猪羊叫声,醒后如常人,反复发作,是为痫证。痫证亦见于先天肾精不足,脾虚痰湿之体;或外伤脑络,瘀痰互结,经气受阻而发病。痫证多虚实夹杂,久病不愈多由实转虚,临床上在化痰平肝之中掺入益气健脾、补肾充髓之品每见收效尤佳。脾失健运,肝阳肝火素旺之人,时有眩晕、失眠、升火等症状,是由阳气升动,痰浊随风阳上升而神昏、痰声漉漉,多见于中风。湿邪阻遏气机多先见胸闷泛恶。

本证与中风证均与肝火内动有关,痰盛神昏称痰迷心窍,而以持续抽搐等症为主称肝火内动。

九、痰火扰心证

痰火扰心证是指痰浊与火热相结,扰乱心神所出现的证候。

本证由精神刺激、情绪抑郁、气郁化火、煎熬津液成痰,痰与火结所致;也可由外感热邪,邪热燔灼,炼液为痰(或平素有痰、热邪与痰相结),痰热闭阻心窍而成。临床表现为精神意识障碍,属实热证。

(一)临床表现

1. 内伤杂病　心烦不寐,痰多,或眩晕、胸闷,甚则狂越妄动,打人毁物,胡言乱语,哭笑无常,舌红苔黄腻,脉滑数。

2. 外感热病　高热,气粗,面赤口渴,便秘尿黄;或吐痰色黄,或喉间痰鸣,胸闷,烦躁,或见神昏谵语;舌红苔黄腻,脉滑数。

(二)辨证要点

神志异常兼痰黄稠、苔黄腻、脉滑数为辨证要点。

(三)讨论

本证多因情志刺激,气机郁滞化火,煎熬津液为痰;或外感湿热之邪,蕴成痰火;或外感热邪,灼津为痰,致痰火内扰引起。痰火扰乱心神则神志异常(烦躁不寐、神昏谵语、狂越妄动等表现);邪热亢盛则高热,面赤口渴,便秘尿黄,舌红苔黄;痰火内盛则苔黄腻、脉滑数。

痰火扰神证与痰迷心窍证鉴别:

痰火扰神证与痰迷心窍证均有神志异常及痰浊内盛的临床表现。但痰迷心窍无明显热象,以神志昏蒙、抑郁、痴呆等相对静止的症状为特征,属阴证;痰火扰心证热象明显,以躁狂谵妄、面赤、发热等热象为特征,属阳证。

十、脑络瘀阻证

脑络瘀阻证是指由瘀血阻滞脑络,引起的头部证候。

本证多由头部外伤血络;或血虚肝亢,血随气升,气血瘀滞;或久病入络,瘀血内停,阻塞脑络所致。

(1)临床表现:头痛、头晕经久不愈,痛处固定不移,痛如锥刺,或头部外伤后昏不知人,苏醒后意识障碍,或健忘、失眠,或为痫疾。伴有面晦不泽,舌质发绀,或有瘀点瘀斑,脉细涩。

(2)辨证要点:本证以头痛头晕持久、固定,及瘀血征象并见为辨证要点。

(3)讨论:瘀血内停,不通则痛,故头痛如刺,固定不移;瘀血内停,阻滞脑络,气血不荣,心神失养则头晕、健忘、失眠;甚则昏迷。气血不荣则面晦不泽;瘀血内停则舌质发绀,或有瘀点瘀斑,脉细涩。

本证与风痰上扰、痰火扰神、痰迷心窍不同之处:本证以头痛、头晕持久、固定为特征,一般神志清楚,当脑络损伤,瘀血严重时可出现昏迷;瘀血为有形之邪,病位固定不移(可用医学成像术检查确诊),诊断比较明确,治疗不易根除;而风、火、痰为无形之邪,扰乱神明所出现的症状以心主神明功能失常为主症,多见神昏、癫狂,或情志、意识障碍的症状,或有头痛、头胀范围较广,部位不固定,病情容易缓解。另一方面,一旦痰火、热毒等邪夹瘀阻塞脑络时,病情加重,或病情缓解后会留下后遗症。

十一、水气凌心证

本证是由水湿泛滥、侵凌心脏,以致心脏功能受损所出现的证候。

心阳不振水气内停,或脾虚不运水湿泛滥,或肾阳虚衰、水饮上逆,侵凌心脏,皆可造成水气凌心证候。

(1)临床表现:心悸,气短,甚则喘满,肢体浮肿,胸脘痞闷,渴不欲饮、眩晕,或有咳嗽痰多,或有小便不利,形寒肢冷,舌淡苔白,脉沉。

(2)辨证要点:心悸气短,喘满浮肿(心病兼水饮证)为辨证要点。

(3)讨论:水气凌心,心气受扰故心悸;胸阳不振水运无权而饮邪停蓄,肺胃之气失于和降则气短、胸脘痞胀、甚则喘满;水饮泛滥则全身浮肿;饮停津不上承故渴而不欲饮;水饮上逆,清阳被遏故头目眩晕;饮邪上逆犯肺,则咳嗽痰多;肾阳不振,膀胱气化功能障碍,则小便不利。阳气虚弱则舌淡,脉沉。

本证发展严重可转为心气衰竭或心阳暴脱。

本证与心阳虚证不同之处,在于本证为水饮侵凌心脏有邪实的一面,故气短、喘满、水肿症状明显;本证与心痹证的区别,心痹以心胸憋闷疼痛为主,本证以心悸喘满、浮肿等症为主。

十二、小肠实热证

小肠实热证是指火热炽盛小肠,渗利功能受碍,分清泌浊失职出现的证候。本证由心火亢盛移热于小肠;或感受湿热外邪,火热积聚小肠;或水道不利,湿热蓄于下焦而致。

(1)临床表现:心烦失眠;口渴,小便赤涩,尿道灼痛,尿血;或口舌生疮,渴喜饮冷;舌红苔黄、脉数。

(2)辨证要点:本证以心火亢盛及小便赤涩灼痛症状并见为辨证要点。

(3)讨论:本证多由心热下移小肠所致。心火热炽则心烦失眠,口舌生疮;心热下移小肠则小便赤涩,尿道灼痛,尿血;里热炽盛则渴喜饮冷,舌红苔黄,脉数。

本证发展出现明显尿频、尿急、尿痛症状,转变为膀胱湿热证。但膀胱湿热证多有小腹胀痛,腰酸等,而无心火亢盛之征象;里热炽盛伤津灼液,亦可导致大肠液亏(津燥便秘)证,或各种阴液不足证。

《素问·灵兰秘典论》曰"小肠者,受盛之官,化物出焉"。主要有消化食物,分清泌浊的功能,心火移热于小肠的理论主要是从临床病理现象推理而来,当心火亢盛,心烦不寐的情况下,内脏功能紊乱,内热灼津故口干尿少,便结,内火上炎则口舌生疮。如临床多见的小儿夜啼证,夜间啼哭不安,口腔黏膜充血或有溃疡,小便短少,大便干,常用硃灯心一味见效。其原理即通过利小便而泻心火(五脏实则泻其腑),则心火退而心神安。所以小肠与心神有关的病症在此介绍,小肠的消化功能在脾胃肠病症篇中讨论。

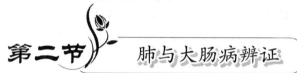

第二节 肺与大肠病辨证

肺居胸中,上连气道、喉咙,开窍于鼻,合称肺系。肺在体合皮,其华在毛,其经脉起于中焦,下络大肠,与大肠互为表里。肺的主要生理功能:主气,司呼吸,进行体内外清浊之气的交换,并参与宗气的生成,故有"肺为气之主"的说法。肺又主宣发、肃降,通调水道,输布津液,故"肺为水之上源"。大肠主传导、排泄糟粕。

肺的病变主要反映在呼吸功能活动减退;水液代谢输布失常;以及卫外功能失司等方面。临床以咳嗽,哮喘,咳痰,咽喉痛及声音变异;鼻塞流涕;水肿等为常见症状,尤以咳喘更为多见,《素问·脏气法时论》曰:"肺病者,喘咳逆气",《中藏经》曰:"肺者……虚实寒热皆令喘嗽"。大肠传导功能失常,主要表现便秘与泄泻。

肺脏病变主要表现为呼吸功能的改变,胸部感觉及气息、声音的异常,水液代谢的变化。其辨证的关键:实证在于辨明外邪的性质,痰饮的类别;虚证在于辨明气虚或阴虚。肺与大肠相表里,肺的病变可引起大肠吸收水液、传导糟粕功能失常。大肠病变主要表现为大便质和量的变化,以及排泄次数的改变。其辨证的关键在于辨别虚实。

一、风寒犯肺证

风寒犯肺证是指风寒之邪侵袭肺卫,肺卫失宣所表现的证候。

(1)临床表现:咳嗽、咳痰清稀色白,喉痒,喷嚏、鼻塞、流清涕,恶寒微发热,无汗,头身痛,舌苔薄白,脉浮紧。

(2)辨证要点:本证以咳嗽,痰清稀和表寒征象并见为辨证要点。

（3）讨论：本证多由外感风寒之邪侵袭肺卫而成。肺气失宣则咳嗽，咳痰清稀；鼻为肺窍，喉为肺门，故见鼻塞，流清涕，喷嚏，喉痒；风寒袭表，肌表阻遏，卫阳不宣则恶寒发热，无汗，头身痛。脉浮紧为表寒征象。

风寒犯肺证与风寒表证的临床表现相似，但前者以咳嗽为主症，兼见风寒表证，表证一般较轻；后者以恶寒发热为主症，不咳或咳嗽轻微。前者为表里同病，后者是单一的表证。

本证若不及时治愈，风寒之邪郁而化热，内壅于肺，则形成邪热壅肺之证；若寒邪凝滞闭塞肺气，则可见咳喘气促，口唇发绀之肺气闭塞的危重证候；久咳耗气可致肺气虚弱；肺病及脾致脾失健运，湿聚为痰，上贮于肺，则由外感转为内伤，而成痰湿阻肺证。

二、风热犯肺证

风热犯肺证是指风热邪气侵袭肺系，肺主宣肃功能障碍所出现的证候。

本证多因气候温暖多风，起居不慎受邪。起病急，属表热证。

（1）临床表现：咳嗽、痰稠色黄，鼻塞，流浊涕，发热微恶风寒，无汗或少汗，口微渴，或咽喉疼痛，舌尖边红，苔薄黄，脉浮数。

（2）辨证要点：本证以咳嗽、痰稠色黄和表热征象并见为辨证要点。

（3）讨论：肺失宣肃则咳嗽，风热灼肺伤津炼液为痰则见痰质黄稠；风热累及肺系则鼻塞，流浊涕，咽喉疼痛；卫气被郁，开合失司故见发热微恶风，或汗出。舌尖常候上焦之病，苔薄黄尖边红，脉浮数，均为风热犯肺征象。

风热犯肺证与风热表证的临床表现相似，但前者以咳嗽为主症，兼见风热征象，表证一般较轻；后者以发热恶风为主症，咳嗽轻微。前者为表里同病，后者是单一的表证。本证与风寒犯肺证的鉴别：二者均有外邪袭肺引起的咳嗽为主症。但有寒热之别。

本证若热邪炽盛，内壅于肺，则为热邪壅肺证（实证）；日久灼伤肺津，则可转为肺阴虚证（虚证）。

三、燥邪犯肺证

燥邪犯肺证是指燥邪侵犯肺卫，肺系津液耗伤，清肃之令失司而出现的证候。多因秋令久晴无雨，气候干燥，感受燥热之邪；或由风热之邪伤津化燥，内犯于肺所致。多属实热证，亦有因实致虚征象。

（1）临床表现：干咳少痰，或痰黏难咯；气逆上则咳，甚则胸痛，痰中带血，或见鼻衄，咯血；口、唇、鼻、咽干燥，便干溲少，发热，微恶风寒，苔薄而干燥少津；无汗脉浮紧，或少汗脉浮数。

（2）辨证要点：本证以肺系症状及干燥少津为辨证要点。

（3）讨论：初秋感受燥邪偏热，多病温燥；深秋感受燥邪偏寒，多病凉燥。燥邪犯肺，肺失宣肃则干咳少痰，或痰黏难咯；燥邪伤络则胸痛，痰中带血，或见鼻衄，咯血；燥邪伤津则口、唇、鼻、咽干燥，便干溲少。

发热，微恶风寒，少汗脉浮数属温燥；恶寒，无汗，脉浮紧属凉燥。

燥热邪盛，燥热津伤，则成虚实夹杂之肺燥阴伤证。如燥热渐退而津液未复，则可转为肺胃阴伤之虚证。肺与大肠相表里，肺之燥热下传大肠，大肠津亏，则出现肺燥便秘证。

本证与风热犯肺证有相似的表热证，但燥热之邪多在秋季伤人，热势较风热证轻；本证以干咳无痰或痰少而黏为特征；风热犯肺证咳嗽痰稠，咽红疼痛为特征。

四、寒邪客肺证

寒邪客肺证是指寒邪内客于肺，肺气失于宣肃所出现的证候。多有寒邪犯肺，或风寒犯肺证的表证已解，转为里证。属里寒实证。

（1）临床表现：咳嗽气喘，痰稀色白，形寒肢凉，舌淡苔白，脉弦滑。

（2）辨证要点：本证以咳喘痰稀白，伴见寒象为辨证要点。

（3）讨论：多因感受寒邪，肺失宣肃则咳嗽，气喘，咳痰稀色白；寒邪内盛，阳气受遏不能外达则形寒肢凉，寒性凝滞，气血运行不利则舌淡苔白，脉弦滑。

寒邪客肺证与风寒束肺证皆以咳嗽、痰稀、色白为主症，但寒邪客肺为里证，所以咳喘、形寒肢冷，无发热症状；且咳嗽甚，病程长。风寒束肺为表里同病症，有发热恶寒表证兼咳嗽痰白，病情轻、病程短。

本证与饮邪停肺（支饮）亦相似，咳嗽气喘痰稀色白为共有症状。不同之处：①痰量上，寒邪客肺证比饮邪停肺证的痰量多，饮邪之痰更清稀，呈泡沫状。②本证为突然发作，呈急性过程，饮邪停肺证有反复发作史，多发在秋冬季，呈慢性过程。③病变性质上，寒邪客肺多实证；饮邪停肺多本虚标实。

五、肺热炽盛证

肺热炽盛证是指邪热内盛于肺，灼津为痰，气道阻滞，清肃失司所出现的证候。

本证多由外感风热，或风寒化热，内传入里，壅滞于肺而成，常见在外感热病之中期。属实热证。

（1）临床表现：壮热口渴；咳嗽痰稠色黄，气喘息粗，甚则鼻煽，心烦、胸痛，衄血咯血；小便短赤，大便秘结；舌红苔黄，脉数。

（2）辨证要点：本证以咳嗽痰黄稠、气喘，壮热为辨证要点。

（3）讨论：邪热蕴肺，肺失清肃则咳嗽，气喘，甚则鼻煽；气道不清则咽喉红肿疼痛;邪热炼液为痰,则痰多黄稠;痰热交结气机不利则胸痛;内热炽盛则发热,口渴,小便短赤,大便秘结;舌红苔黄,脉数,均为实热征象。

本证进一步发展,热邪盛于阳明可成为胃热炽盛证。肺热下移于大肠,则可出现肠热泄泻证或便秘腑实证。若痰热留恋,可发展为痰热阻肺证。肺热炽盛灼伤肺胃之津液,病症可由实转虚为肺胃阴虚证。

本证与风热犯肺证皆有咳嗽痰稠色黄的临床表现,但风热犯肺证伴有风热表象,病情轻,病程短,预后佳;本证病在里,伴里热证,病情重,病程长。

六、痰热壅肺证

痰热壅肺证是指痰、热互结,壅滞肺系,气血不畅而出现的严重证候。

本证多因外邪犯肺,郁而化热,热伤肺津,炼液成痰;或素有宿痰,内蕴日久化热,痰与热结,壅结于肺所致。

(1)临床表现:咳嗽,气喘息粗,甚则鼻翼煽动,或喉中痰鸣;咳痰黄稠而量多,或咳吐脓血腥臭痰;咳引胸痛或胸闷;发热,烦躁不安,口渴,大便秘结,小便短赤;舌红苔黄腻,脉滑数。

(2)辨证要点:咳喘痰多黄稠或脓血痰,胸痛(与呼吸有关),伴里实热证并见。

(3)讨论:痰热壅肺,肺失清肃则咳嗽;气道不利,肺气郁闭则气喘息粗,甚则鼻翼煽动,为症情险恶的征象。痰热内盛,热伤肺络则咳痰黄稠而量多,或喉中痰鸣或咳吐脓血腥臭痰,伴胸痛;邪热内盛则烦躁不安,发热,口渴,大便秘结,小便短赤;苔黄腻,脉滑数为痰热内盛的征象。本证属肺痈早期症状。

外感热病中期出现胸膈灼热如焚等症状为热灼胸膈证,与本证烦热,胸闷症状相似。本证为热邪与痰交阻于肺,故出现咳嗽痰稠色黄的症状;热灼胸膈证由邪热内炽,熏灼胸膈,耗伤津液,郁阻气机所致,以胸膈灼热如焚为特征。

七、痰湿阻肺证

痰湿阻肺证是指痰湿壅滞,肺失宣肃所出现的证候。

本证多因湿邪困脾,或脾运不健,聚湿为痰,上渍于肺而致;或久咳伤肺,肺失输布,亦可引起本证。本证在急慢性疾患中皆可见到,而以慢性疾患为多。多属实证或为虚实夹杂证。

(1)临床表现:咳嗽痰多,色白黏稠、易咯;咳声重浊,甚则气喘痰鸣,痰液咯出后,咳喘较缓;胸闷脘胀,纳呆;舌淡苔白腻,脉滑。

(2)辨证要点:本证以咳嗽痰多易咯为辨证要点。

(3)讨论:本证在急性病变中,大多由寒湿之邪侵袭肺脏,使宣降失常,肺不布津,水液停聚而为痰湿。在慢性疾病中,多由脾气亏虚,输布失常,水湿凝聚为痰,上渍于肺;或久咳伤肺,输布水液功能减弱,聚湿酿痰,阻滞肺系所致。痰湿阻肺,肺失宣肃则咳嗽,痰多,色白而黏稠,咳声重浊,痰液咯出后则气道得畅,故痰出咳暂缓解。脾失健运,痰湿内壅,气机失畅则胸脘胀闷,胃纳不佳,舌质淡,苔白腻,脉濡滑,皆为痰湿壅滞于内之症。

痰湿内壅,郁久化热则成痰热壅肺证。脾本失运,当肺津失布时,脾运更加困阻,气不化津,停而为饮,又可酿成痰饮阻肺证。

痰饮阻肺证因以饮邪为主,故咳痰清稀,呈泡沫状;痰湿阻肺证以痰湿为邪,故咳痰黏稠。痰饮之咳为咳逆喘息,甚则不得平卧;湿痰之咳表现为咳声重浊,痰出咳缓。痰饮阻肺证为饮邪伤阳,易伴有口渴喜热饮,形寒背冷等阳虚征象;痰湿阻肺证常伴有纳少、脘胀、呕恶等脾运失健症状。若久咳耗气,为肺气虚弱,久虚及肾转为肺肾两虚证,出现呼吸浅促的征象。

近年在临床发现,痰湿阻肺证还与鼻塞流涕、鼻渊等鼻窍病变有关,常有鼻窍分泌物流入气道,气道不清,肺失清肃诱发咳嗽痰多,所以治疗鼻炎亦是防治咳嗽(气管炎)的重要环节。

八、肺气虚证

肺气虚证是指肺的功能减弱所出现的证候。

多由久咳耗伤肺气,或体弱肺气不足,或因脾虚宗气匮乏所致。多见于慢性肺系病患者,或肺脏疾病后期。

(1)临床表现:咳喘无力,动则益甚,咳痰清稀;少气息短,语声低怯,神疲体倦;或有自汗,畏风,容易感冒;舌淡苔白,脉弱。

(2)辨证要点:本证以咳喘无力、短气及气虚征象为辨证要点。

(3)讨论:肺气亏虚,宗气不足,呼吸功能减弱则咳喘无力,语声低怯;动则耗气故喘息益甚;肺虚水液失于输布,聚而为清稀痰液;气虚卫表不固则自汗,畏风,容易感冒;气虚不能行血上荣则神疲体倦,舌淡脉弱。

肺气不足,易受外邪侵袭,则患气虚外感证;肺气虚,宗气不足可同时出现心悸怔忡,胸闷不适等心气虚症状,导致心肺气虚证;肺虚日久,累及肾气可出现肾不纳气证。

九、肺阴虚证

肺阴虚证是指肺阴不足,虚热内生所出现的证候。

多由痰热久咳,耗伤津液,或肺痨日久,痨热灼伤肺阴,或热病之后津液大亏致肺失濡养,肺燥津枯为患。为虚热证。

(1)临床表现:干咳无痰,或痰少而黏稠,胶黏长丝不断,不易咯出,或痰中带血;声音嘶哑;口燥咽干,形体消瘦,皮毛干枯,两颧潮红,潮热盗汗,五心烦热,舌红少苔,脉细数。

(2)辨证要点:本证以干咳或痰少而黏,阴虚征象并见为辨证要点。

(3)讨论:肺阴不足,肺失清肃则干咳少痰,或痰少而黏,不易咯出;阴虚火旺,灼伤肺络则痰中带血;阴虚津亏,咽喉失养则声音嘶哑;阴津枯竭,内不能洒陈脏腑,外不能充身泽毛故形体消瘦,皮毛干枯;阴虚内热则口燥咽干,两颧潮红,潮热盗汗,五心烦热,舌红少苔,脉细数。

肺中津液难以恢复,日久不愈,肺气受损,津液耗伤,肺叶痿弱,出现气喘、咳吐浊唾涎沫,稠黏或夹血丝,为反复发作的虚热肺痿证。或阴损及阳可转为有肺中冷,咳多涎唾清稀,息短等症,虚寒性肺痿;肺阴虚损及肾阴转为干咳、少痰,咽干,骨蒸潮热,腰膝酸软为主症的肺肾阴虚证。

十、大肠湿热证

大肠湿热证是指湿热侵犯肠道,传导失职出现大便次数和性状异常的证候。

多由湿热之邪侵袭肠道,或饮食不节,喜食甘肥而湿热内蕴于肠,或误食不洁之物,湿热阻于大肠所致。属实证。

(1)临床表现:下痢脓血,里急后重,或暴注下泻,色黄而秽臭,便次增多;腹痛;肛门灼热;身热,口渴,小便短黄,舌质红,苔黄腻,脉濡数。

(2)辨证要点:本证以大便增多,便质变性;里急后重或肛门灼热;及湿热征象并见为辨证依据。

(3)讨论:本证多因湿热蕴结肠道,气机壅阻则腹痛;热蒸下迫,灼伤血络,大肠传导失职则下痢脓血,或暴注泻下,色黄而秽臭;热灼肠道则肛门灼热,里急后重;水液随大便排出,小便短黄;里热甚则身热,若表热未解可见寒热;热甚伤津则口渴;舌质红,苔黄腻,脉濡数均为湿热的征象。

下痢日久不愈,湿热伤及阴液,则成阴虚湿热证。若下痢损伤脾运,则运化失常(脘腹痞闷、纳呆、呕恶),湿热不化,积滞大肠则传导失常,出现大便次数多,里急后重等症状,多转为脾虚湿阻型慢性腹泻(结肠炎之类)。如下焦湿热,病在膀胱,可出现尿频、尿急、尿痛等的膀胱湿热证。

十一、肠热腑实证

肠热腑实证是指邪热入里,燥屎内结肠道出现的证候。

本证多因邪热炽盛,汗出过多;或误用发汗,津液外泄,致使肠中干燥,邪热与肠中糟粕相搏,燥屎内结而成。

(1)临床表现:高热,或日晡潮热;脐腹部硬满疼痛,拒按,大便秘结,或热结旁流,气浊恶臭;甚则神昏谵语、狂乱;汗出口渴,小便短黄,舌质红,苔黄厚而燥,或焦黑起刺,脉沉数有力,或沉实有力。

（2）辨证要点：本证以腹满硬痛，便秘及里实热证表现为辨证要点。

（3）讨论：邪热内盛则高热，或日晡潮热（日晡为阳明盛时）；热甚则泄汗、伤津，故出现汗出口渴，小便短黄；邪热与燥屎糟粕内结则脐腹部硬满疼痛，拒按，大便秘结，或热结旁流，便下稀水样便，气味恶臭；邪热扰乱心神则神昏谵语、狂乱。舌红苔黄厚而燥，或焦黑起刺，脉沉数有力，均为里实热证的征象。

十二、肠燥津亏证

肠燥津亏证是指大肠阴津亏虚，失于润通，传导不利出现的证候。

多因素体阴亏，或久病伤阴，或热病后津液耗伤未复或大出血等原因，致使津液不足，传导不利所致。

（1）临床表现：大便秘结，干燥、甚则状如羊屎，难以排出，数日一行；口干；或口臭；或伴见头晕、头痛；舌红少津，苔黄燥，脉细涩。

（2）辨证要点：本证以大便燥结，排便困难，无明显腹部症状为辨证要点。

（3）讨论：大肠阴津亏虚，失于濡润，致使传导不利则大便干燥难下；体内阴津亏虚则口干，舌红少津，苔黄燥；浊气不降则口臭；清阳不升则头晕。若老年人津血亏虚，或日久已成不良习惯，往往难以调正。

十三、大肠虚寒证

大肠虚寒证是指大肠阳气虚衰，温运、固摄无权，出现大便失常的证候。

本证多因老年阳气虚衰；或过食生冷，脾阳受损；或久病、腹泻持续不愈以致损伤脾阳所致。

（1）临床表现：肠鸣、泄泻稀薄，或大便失禁；甚则肛门下坠或便后脱肛；腹痛绵绵，喜暖喜按；或有大便秘结难出。畏寒喜暖，四肢不温，疲乏无力，小便清长；舌淡，苔白滑，脉沉弱或迟。

（2）辨证要点：本证以大便异常（包括腹泻或便秘）与虚寒征象并见为辨证要点。

（3）讨论：阳气虚衰，水谷无以蒸腐，化物无能输布，气虚固摄无权则泄泻、失禁；气陷无力升举则肛门下坠或便后脱肛；亦由因阳虚失于温化，气虚推动无力，胃呆受纳衰少，肠道传导迟滞而糟粕不能排出。寒得温而缓，滞得按而气行，故腹痛喜暖喜按。畏寒喜暖，肢体不温，小便清长，舌淡苔白滑，脉沉弱或迟，多为虚寒征象（如：半硫丸为虚寒便秘的代表方法）。

十四、虫积肠道证

虫积肠道证是指寄生虫积滞肠道所出现的证候。

本节主要介绍蛔虫（蚘）、钩虫引起的虫积肠道证。多随不清洁食物，尤其生食蔬果、肉品,或食前不洗手,虫卵由口而入,在肠道内繁殖孳生所致。

(1)临床表现:面黄形瘦、或黄胖;时作腹痛;或嗜食异物,大便排虫,睡中齘齿,或鼻痒,面部出现白色虫斑,白睛见蓝斑;或突发腹痛,按之有条索状,甚至剧痛而汗出肢厥,呕吐蛔虫。

(2)辨证要点:本证以大便排虫(粪检有虫卵),腹痛为辨证要点。

(3)讨论:寄生虫积滞肠道则腹痛,严重者腹部扪及痞块可移动,或按之有条索状,大便排虫,或嗜食异物,或睡中齘齿,或面部出现白色虫斑,寄生虫消耗气血则面黄形瘦,甚则黄胖。

次外,近年来因生食鱼肉较多,宿寄于肉食品中的寄生虫(绦虫)病增多,起病初期可见高热起伏,汗出等,全身乏力,食欲如常,便下白色条片状虫体,常规治疗无效。可出现皮下结节(幼虫),大便检查或肛门拭子涂片可查到虫卵。又,血吸虫病由尾蚴钻进皮肤进入血液循环,早期出现发热、咳嗽等呼吸道症状,聚居于肝脏产卵、造成血吸虫病肝硬化、巨脾、慢性结肠炎等病变。可参考中医内科学血吸虫病篇。

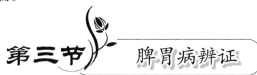

第三节 脾胃病辨证

脾位居中焦,与胃相表里。脾主肌肉、四肢,开窍于口,其华在唇。脾的主要生理功能:主运化水谷精微和水湿,为气血生化之源,故有"后天之本"之称。脾又主统血,其气主升,喜燥恶湿。胃居中焦,与脾相表里。胃主受纳、腐熟水谷,为"水谷之海"。胃气以降为顺,喜润恶燥。水谷消化过程中还离不开肠的功能。小肠为受盛之官,分清泌浊(为尿),大肠传导糟粕(吸取水液),形成粪便。小肠的功能概括在胃的功能中。

脾的病变主要由运化、升清功能失职,致使水谷、水湿不运;消化及化生气血功能减退;以及脾不统血,气不固摄为主要病理改变。因此,临床以腹胀或痛,纳少,便溏,浮肿,肢重,出血,内脏下垂等为脾病的常见症状。

胃病则受纳、腐熟水谷功能障碍及胃失和降,胃气上逆为主要病理改变。临床以食少,脘胀或痛,呕恶,呃逆,嗳气等为常见症状。

脾病的证候可分为虚、实二类。虚证多因饮食、劳倦、思虑过度所伤;或病后失调形成脾气虚、脾阳虚、脾气下陷、脾不统血等证。实证多由饮食不节;或外感湿热或寒湿之邪内阻;或失治、误治形成湿热蕴脾、寒湿困脾等证。

胃病证候亦可分为虚、实二类。虚证多因饮食不节,饥饱失常;久病失养;或因吐泻太过;或温热病后期,耗伤阴津;或老年阴血亏少等原因形成胃阴虚证。实证多由饮食自倍,食伤脾胃;或误食不洁之品;或寒邪、热邪犯胃形成食滞胃脘证、寒滞胃脘证、胃热炽盛证、血瘀胃脘证。

一、脾气虚证

脾气虚证是指脾气不足,运化失职,出现消化功能减弱而出现的证候。

本证多因饮食失节,过度劳累或由肝病传脾;或忧思日久,损伤脾土;或禀赋不足,素体虚弱;或年老体衰;或大病初愈,调养失慎等所致。多属虚证。

(1)临床表现:腹胀纳少,甚则食后胀甚,大便溏薄;或肢体倦怠,形体消瘦,神疲乏力,少气懒言,面色萎黄;或见肥胖、浮肿;舌正常或偏淡苔白,脉缓弱。

(2)辨证要点:本证以食少腹胀、便溏及气虚征象并见为主要辨证依据。

(3)讨论:脾气虚弱,运化功能减退则腹胀纳少,甚则食后胀甚,大便溏薄;脾主肌肉主四肢,脾虚则肢体倦怠,形体消瘦;气血不足则面色萎黄;运化无权,水湿困阻则见肥胖、浮肿;气虚推动无力则神疲乏力,少气懒言,舌淡,脉缓弱。

脾胃脏腑为表里,在消化过程中二者功能相辅相成,协同进行,脾主升清胃主降浊。故脾气虚大多与胃气虚弱证同时存在,出现受纳腐熟及运化传送功能均差的脾胃两虚证。"清气不升则为飧泄,浊气不降则为䐜胀",所以腹胀和便泄往往并见;或多食难化,饮食不为肌肤的胃强脾弱证。肝病容易影响脾胃消化功能,出现肝气犯胃、侮脾的病症,将在肝胆病辨证中讨论。

气虚加重则为阳虚,出现寒象时,脾气虚证转成为脾阳虚证;运化失职,痰湿停留,溢于肌肤出现水肿,贮滞于组织为痰核;影响气血生化功能,造成气血两虚;气虚清阳不升,常见头晕、泄泻,或为中气下陷证。

二、中气下陷证

中气下陷证是指脾气亏虚,升举无力,反下陷而出现的证候。

多由脾气虚进一步发展,或久泄久痢;或劳累太过;或妇女孕产过多,产后失于调护等原因损伤中气所造成。

(1)临床表现:脘腹重坠作胀,食后益甚;或便意频数,肛门重坠,或久泄不止,甚或脱肛,或子宫下垂;或小便不约;常伴见头晕目眩,食少便溏,气短乏力,倦怠懒言,面白无华,舌淡苔白,脉缓弱。

(2)辨证要点:本证以脾气虚证与内脏下垂并见为辨证要点。

(3)讨论:脾气虚弱,清阳不升,升举无力则脘腹重坠作胀,食后益甚;气虚不升,固摄无权则便意频数,肛门重坠,或久泄不止,甚或脱肛,或子宫下垂,或小便不约、遗尿;脾气虚弱,运化功能减退则食少便溏;气虚清阳不升,头目失养则头晕目眩,气短乏力,倦怠懒言。

脾主肌肉、四肢,气虚充养不足,肌肤失于固束(张力减退)而多松弛、皱褶、下垂、无力等症状。均可用补中益气法取效。

三、脾不统血证

脾不统血证是指脾气虚弱,不能统摄血液,导致出血的证候。

本证多由久病气虚;或劳倦过度,损伤脾气,以致气虚统血失权所致。

(1)临床表现:面色萎黄或苍白无华,神疲乏力,气短懒言;或食少便溏;并见出血,或便血,或溺血,肌衄、鼻衄,或妇女月经过多、崩漏;舌淡,脉细无力等。

(2)辨证要点:本证以脾气虚征象和出血症并见为辨证要点。

(3)讨论:脾不统血是由脾气虚,不能约束血液循行于脉道之中而外溢,出现的血证。是气不摄血的一种表现。脾气虚则气下陷,故脾不统血的出血部位多在下半身,如崩漏、便血等。因出血症状多反复,容易引起气血两虚,故见面色萎黄或苍白无华,神疲乏力,气短懒言,或食少便溏等症。

气不摄血证出血部位更广泛,为全身性出血,包括呕血,咯血,肌衄等。而脾不统血证主要出血在下半身,伴纳呆、腹胀、便溏等脾虚征象。

本证与肝不藏血的出血证比较:本证出血往往伴有气虚、阳虚的见症;肝不藏血证的出血,多见月经过多或崩漏,不止,或齿衄,鼻衄、呕血等伴烦躁易怒少腹、胸胁作胀,精神抑郁,头痛、眩晕、眼花,失眠,肢麻筋挛等症。并且两者相互影响,临床上出现反复、不定位,或多处出血,伴肝脾不调证候者即已形成肝脾两虚,血失统藏的复合证,这类出血不易治愈。

四、脾阳虚证

脾阳虚证是指脾阳虚衰,失于温运,阴寒内生而出现运化失常的证候。

脾阳虚为诸脏阳虚证中的基本证型,本证多因脾气虚衰进一步发展而成,也可因饮食失调,过食生冷;或因寒凉药物太过,损伤脾阳;或肾阳不足,命门火衰,火不生土而致。

(1)临床表现:纳少腹胀,或腹痛绵绵,喜温喜按,畏寒肢冷,少气,神疲乏力,面白不华或虚浮,或口淡不渴,大便稀溏或完谷不化;或见肢体浮肿,小便短少或尿多清淡;或反复便血或崩漏,其他出血;或见带下量多而清稀色白;舌质淡胖或有齿痕,苔白滑,脉沉迟无力等。

(2)辨证要点:本证以腹痛,水泻,喜温喜按,或水肿与虚寒征象并见为辨证要点。

(3)讨论:脾阳虚衰,失于温运则纳少腹胀,或腹痛绵绵,寒则喜温,虚则喜按,水谷不能腐熟则大便清稀,完谷不化;水湿失于输运,流溢肌肤,见肢体浮肿;血失统摄则经血量多或淋漓不止;脾虚及肾,奇脉失养则或见带下量多而清稀色白;阴寒内生则畏寒肢冷。

脾阳虚日久不愈可发展为脾肾阳虚,出现五更泄泻,腰酸尿闭等症;阳虚水

283

液不化,内湿自生,而出现寒湿困阻证。

脾阳虚证与里寒证不同,里寒证是由寒邪入里,甚则一时亦可损伤阳气。两证均可出现腹痛、泄泻等脾胃寒象,但里寒证是外因所致,病程短、正气未虚,属实证;脾阳虚是由气虚日久加重,损伤阳气,阳虚生内寒,导致脾胃虚寒的证候,是长期慢性的病理过程。属虚证。

本证与阳虚水肿不同之处是,阳虚水肿由肾阳虚引起。水肿突出在足跗,发展快,程度较严重;水肿严重时可出现凌心(心悸短气)射肺(咳、痰、喘)的症状;并伴腰酸等肾虚证候。而本证的浮肿大多为慢性过程,劳累时加重,伴腹胀便溏等脾虚征象。

五、寒湿困脾证

寒湿困脾证是指寒湿内盛,脾阳受困,所出现的脾胃功能失常所出现的证候。

多由饮食不节,过食生冷;居处潮湿,气候阴雨,寒湿内侵伤中;或因嗜食肥甘,湿浊内生,困阻中阳所致。

(1)临床表现:脘腹痞闷或痛,便溏;口腻纳呆,甚则泛恶欲吐;口淡不渴,头身困重,或肢体浮肿,小便短少;或身目尽黄,其色晦暗不泽;或妇女白带量多;舌体胖,苔白腻或白滑,脉缓弱或沉细。

(2)辨证要点:本证以脾胃受纳运化功能障碍及寒湿内盛征象并见为辨证要点。

(3)讨论:寒湿内盛,中阳受困,脾失健运则脘腹痞闷或胀痛,湿注大肠则便溏。胃失和降则口腻纳呆,甚则泛恶欲吐;脾土湿困肝木受侮(土壅木郁),肝胆失于疏泄,胆汁不循常道而外溢,身目尽黄,发为黄疸。寒湿为阴邪故黄色其色晦暗不泽;阴邪不耗津液则口淡不渴;清阳失于舒展则头身困重,水湿潴留肌肤则肢体浮肿,小便短少;舌体胖,苔白腻均为寒湿征象。

本证与脾虚证的区别,在于后者为脾气虚弱,食后痞胀,空腹消失,而本证为持续性痞胀,饮水后更甚(寒不化饮)。脾虚者苔薄白或带腻,本证苔白腻,苔腻与湿邪的程度是相应的,湿邪重则苔厚腻。所以本证为里实证,后者为里虚证。

六、湿热蕴脾证

湿热蕴脾证是指湿热内蕴中焦,脾胃纳运失职所出现的证候。本证多因感受湿热之邪;或因过食油腻醇酒炙煿酿成湿热,内蕴脾胃所致。

(1)临床表现:脘腹痞胀隐痛,或按之作痛,纳呆呕恶,呕吐酸苦,或渴不多饮,大便溏泄而不爽,或大便干结,小便短赤;肢体困重,身热不扬,汗出不解;或见身目尽黄,色鲜明,皮肤发痒;舌质红,苔黄腻,脉濡数。

（2）辨证要点：本证以脾胃纳运功能障碍及湿热内蕴征象并见为辨证要点。

（3）讨论：湿热内蕴中焦，脾失健运则脘腹痞闷，气机阻滞则疼痛、拒按；胃失和降则纳呆呕恶；湿热阻滞肠道则大便溏泄而不爽；湿热内蕴，土壅木郁，肝失疏泄，胆汁不循常道而外溢肌肤则身目尽黄、湿热为阳邪则黄疸色鲜，或皮肤发痒；湿热内蕴则渴不多饮，身热不扬，汗出不解；舌质红，苔黄腻，脉濡数为湿热的征象。

本证湿热结聚，严重阻滞气机，湿从热化，出现局部剧烈疼痛，拒按，大便秘结，呕吐频繁等征象，为湿热之邪由脏转腑，转变为胃肠热结证；如湿邪偏盛，损伤阳气，可出现脾肾阳虚伴内生寒湿的证候；若热邪偏甚逐步伤阴，而湿邪未化，出现气阴两伤，湿热留恋的复杂证候；湿热之邪久郁，影响气血流行，可导致癥积等病症。

本证与寒湿困脾有相同的湿阻，脾胃功能失常，及黄疸等症，主要有寒热之别，寒湿困脾证舌胖苔白腻，脉濡缓而偏沉，黄疸色晦暗；湿热蕴脾证见舌红苔黄腻，脉濡数或滑数，黄疸色鲜明，以上均为鉴别的要点。

本证与肝胆湿热均俱湿热内蕴的证候，二者均可相互影响，但发病部位不同，本证病在脾胃，以脘腹痞胀、呕吐酸苦，便溏或便秘为主症；肝胆湿热证病在肝胆，多见胁部胀痛，呕吐黄绿色苦水，呕恶剧烈，大便颜色多变灰白。

七、寒滞胃脘证

寒滞胃脘证是指寒邪侵犯胃脘，胃失和降而出现的证候。

由外邪直中胃腑，或过食生冷之物，影响胃的受纳、腐熟与和降功能所致。属里寒实证。

（1）临床表现：胃脘部冷痛，甚则痛势暴急，遇寒加剧，或得温则减；过食生冷引起的，胃脘部按之有压痛。或见恶心呕吐，吐后痛缓，不思饮食；或口泛清水；或口淡不渴，或稍欲热饮。便秘或便泻清稀。形寒肢冷，面色苍白，舌苔白润，脉弦或沉紧。

（2）辨证要点：本证以胃脘部冷痛及实寒征象并见为辨证要点。

（3）讨论：寒凝胃脘，气机受阻，不通则痛故胃脘部冷痛，甚则痛势暴急，遇寒加剧，或得温则减；胃失受纳和降则恶心呕吐；影响脾脏运化则泄泻；阴寒内盛则口淡不渴，或口泛清水，寒盛影响全身气血流行则面白或青，肢冷不温，舌苔白润，脉沉紧。

本证反复发作则胃阳受损，则出现空腹冷痛，得食可缓，得温痛减的胃气虚寒征象；反复感寒或嗜食冷饮，胃阳虚损，水饮内停，出现脘痞，呕吐痰涎，肠鸣腹泻等症状，即转为饮停脾胃证。寒邪与食滞互结，部分化热，则见痞胀、腹泻与口苦，嗳气，呕吐酸苦等症并见的寒热夹杂的证候。

285

本证与外寒证同有寒象,但外寒证是寒邪犯表故以寒热、身痛表象为主,亦可兼见轻微里寒征象;而本征为寒邪犯胃,故以腹寒痛的里寒征象为主。病久胃虚肝气来犯,使胃痛呕吐发作频繁,而又与情绪有关为肝胃不和证;当肝胃气病损及气血,气滞血瘀痰饮食滞互结可导致难以化解的癥积。

八、胃火炽盛证

胃火炽盛证是指胃中火热炽盛,胃失和降,及胃火循经上炎头面而出现的证候。

多因情绪紧张,五志化火;或过食醇酒厚味助热化火;或胃有郁热,热甚化火而成。临床上往往由风热之邪侵袭头面所诱发。属实热证。

(1)临床表现:胃脘灼热疼痛,嘈杂,消谷善饥,或食少,纳后胃痛;或口中干苦、吞酸呕恶;或口臭,牙龈肿痛溃烂,齿衄,面颊、咽喉肿痛;或大便秘结,小便短赤;舌红苔黄,脉滑数。

(2)辨证要点:本证以胃脘灼痛及头面、口腔实热征象并见为辨证要点。

(3)讨论:胃火灼伤胃阴,胃失和降,气机不利则胃脘灼痛,拒按;胃火炽盛,腐熟功能亢进则消谷善饥;若胃火灼津胃阴不足或胃热夹湿则饥而食少,食后化迟,故胃脘胀痛;胃火循阳明经上炎则牙龈,咽喉等肿痛溃烂,热伤血络则齿衄;邪热伤津则大便秘结,小便短黄;浊气上熏则口臭;舌红苔黄,脉数带滑为实热征象。

本证长期反复,日久伤阴,出现咽干口燥,多饮多食,舌红苔少的阴虚火旺证;胃火上炎齿龈肿痛,反复日久,齿龈萎缩,易引起齿动脱落;胃热加重疼痛持续,气血瘀滞,易伤络出血。

九、胃阴虚证

胃阴虚证是指胃阴不足,胃失濡润和降失司所出现的证候。

本证大多在外感热病后期,胃津受损难复;或慢性病中,胃腑热证日久损伤胃津;而转化为胃阴不足。或情志郁结,气郁化火,灼伤胃阴;或因吐泻太过,伤津耗液;或过食辛辣、香燥之品,或用温燥药物太过,耗伤胃阴所致;亦由其他病症转化而来。临床上多见与其他病症复合存在。属虚证,出现热象。

(1)临床表现:胃脘隐隐灼痛;或胃脘嘈杂,或脘痞不舒,饥不欲食;或干呕呃逆;口干欲饮,饮水而不解渴;或见大便干结,小便短少,舌红少津,苔少或无苔,脉细而数。

(2)辨证要点:本证以胃失和降与阴虚失于润养并见,出现食少、干呕、舌光红为辨证要点。

(3)讨论:胃阴耗伤,虚火灼伤胃腑则胃脘隐隐灼痛;虚热内生,胃气不和则胃脘嘈杂,或脘痞不舒;胃阴不足,饥不欲食;胃失和降则干呕呃逆;胃阴不足,胃失濡润则大便干结,小便短少;舌红少津,苔少为阴虚内热征象。

慢性病中出现胃阴不足,大多表示病情加重,伤阴严重者可致气阴两虚;阴虚生内热,气滞生瘀血,容易产生中焦阻隔,吞咽困难,食后呕吐等重难病症。脾胃在消化功能中是分工合作,互相呼应,在病理变化中亦相互影响,不可分割,但脾胃的基本生理特征有很大差别,因此,脾、胃阴虚虽有阴虚的相似症状,但亦有显明的差别:脾阴虚证的本质是气阴两虚,阴虚不严重,热象较轻,多见纳少腹胀,口、唇干燥,大便多溏薄。不易出现火旺现象;而胃阴不足证的本质是邪热伤阴,阴虚征象明显,热象重,故有胃部灼痛,饥嘈感,少食,便秘等症。

十、食滞胃肠证

食滞胃肠证是指饮食不当,停滞胃肠所致的证候。

《素问·痹论》有"饮食自倍,肠胃乃伤"。即指本证由暴饮暴食、饮食不洁,或因素体胃气虚弱,稍有饮食不慎即可成滞。以突然发病,脾、胃、肠脏腑同受影响为特点。

(1)临床表现:暴食之后突然发病,脘腹胀满疼痛、拒按;厌食、嗳腐吞酸,或呕吐酸腐食物,吐后胀痛得减;或见肠鸣腹痛、矢气后可缓解,泻下不爽,便臭如败卵,或大便秘结;舌苔厚腻,脉滑或沉实。

(2)辨证要点:本证以暴食病史和脘腹胀满疼痛,呕吐酸腐食臭为辨证要点。

(3)讨论:食滞胃肠,气机不畅则脘腹胀满疼痛、拒按;饮食倍增,胃腑受纳、腐熟功能不及,则厌食、嗳腐吞酸,或呕吐酸腐食物;肠道通降、传化失司则肠鸣腹痛,泻下不爽,便臭如败卵,或大便秘结;食积不化生湿,湿食交阻,浊气上呈则舌苔厚腻。脉滑示胃气不虚。

十一、瘀阻胃络证

瘀血阻滞胃络所出现的证候。

本证多由忧思恼怒,肝郁气滞,气滞日久导致血瘀,或因饥饱无常,嗜食生冷致气血凝滞不通,或恣食甘肥辛辣,致湿热中阻,气血壅阻,损伤胃络所致。

(1)临床表现:胃脘痛如针刺或如刀割,固定不移,痛处拒按,疼痛于进食后增剧;胃病反复发作。食少,消瘦;或见吐血,或大便黑色。舌色发绀有瘀斑,脉涩。

(2)辨证要点:本证以胃脘刺痛、固定。舌紫、脉涩为辨证要点。

(3)讨论:本证多因寒凝、气滞、出血等使瘀血阻滞胃络。血瘀胃脘,不通则痛,胃脘痛如针刺,固定不移,痛处拒按,或扪及肿块;血瘀胃脘,血液不循常道而

287

外溢则吐血,或大便黑色;血瘀胃脘,胃失受纳腐熟功能则食少,消瘦;舌色发绀有瘀斑,脉涩为瘀血内停之征象。

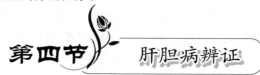

第四节 肝胆病辨证

肝位于右胁,胆附于肝。肝与胆有经脉络属,互为表里。肝的主要生理功能:主疏泄,其性升发,舒畅气机,调节情志;疏泄胆汁,助脾胃运化;推动血液和津液运行;主藏血,具有贮藏血液,调节血量的功能。肝开窍于目,在体合筋,其华在爪。胆为"中清之府",能贮藏和排泄胆汁,以助脾胃对饮食物的消化,并与情志活动有关,故有"胆主决断"之说。

肝、胆的生理功能异常会出现多种临床表现,肝病常见精神抑郁,急躁易怒,胸胁、少腹胀痛,眩晕,肢体震颤,手足抽搐,目疾,月经不调,睾丸疼痛等临床表现;胆病常见口苦,黄疸,惊悸,胆怯及消化异常等临床表现。

肝病的证候可分为虚证、实证、虚实夹杂证三类。实证包括因情志所伤,肝失疏泄,气机郁结,气郁化火,气火上逆而致的肝郁气滞证、肝火上炎证;或寒、热、湿热之邪内犯而致的寒滞肝脉证、肝胆湿热证;虚实夹杂证包括火劫肝阴,阴不制阳而致肝阳上亢证;阳亢无制,肝阳化风而致的肝风内动。虚证包括因久病失养,或它脏病变所累及,或失血,使肝阴、肝血不足而致的肝阴虚证、肝血虚证。胆的病变多见胆郁痰扰证及肝胆同病的肝胆湿热证。

一、肝血虚证

肝血虚证是指肝血不足,所系组织器官失养的证候。

本证是全身性血虚证的一组特殊表现。肝藏血液,调节血量。肝血虚主要表现在与肝有关的组织失养,亦常与心神有关。肝血虚的形成原因,与全身性血虚相同,多因脾胃虚弱,化源不足;或因失血、久病,营血亏虚所致。

(1)临床表现:面白无华,或萎黄,眩晕目涩,视物模糊或夜盲;爪甲不荣;或见肢体麻木,关节拘急不利,手足震颤,肌肉𥆧动;或见妇女月经量少,色淡,甚则闭经;舌淡,脉细。

(2)辨证要点:本证以筋脉、目、爪甲失于濡养及血虚征象为辨证要点。

(3)讨论:肝血不足不能上荣头目、则面白无华,头晕目眩,视物模糊或夜盲;血失濡养则爪甲不荣,筋脉失养则见肢体麻木,关节拘急不利,血虚动风则手足震颤,肌肉𥆧动;冲任失养则妇女月经量少,色淡,甚则闭经;血虚则舌淡,脉细。肝主疏泄,肝主藏血,二者相互制约,互相为用。若疏泄亢盛而藏血不足,即形成各种出血证,即肝不藏血证。

心主血,肝藏血,肝血虚累及心则出现心悸、怔忡等症状为心虚证;肝藏血,肾藏精,肝肾同源,精血互相滋生,肝血不足影响肾精不足,则出现腰酸、耳鸣,头晕、目眩等肝肾两虚证。

肝血虚证与心血虚证均有面、唇、甲、舌淡白,脉细等血虚失荣的临床表现。但肝血虚证以筋、爪、目及冲任失养而出现肢麻震颤,视物不清,经少经闭为主要表现;心血虚证以心、神失养所致的心悸、失眠为主要表现。

肝血虚,血不养肝,血不养筋,血虚生风,血不养目均为肝血虚出现的证候。肝血虚即为血不养肝,是血虚,肝藏血功能异常的总称。血虚生风是血不养筋的重证,忽见到明显的动态,如震颤、蠕动等,如仅肢体麻木,只属血不养筋。血不养目是目失血养而形成的视力减退、夜盲及目干涩。

二、肝阴虚证

肝阴虚证是指肝脏阴液亏损,滋养、濡润功能不足,阴不制阳,虚热内扰的证候。

本证多由情志不遂,气郁化火,火灼肝阴;或温热病后期,耗伤肝阴;或肾阴不足,水不涵木,致使肝阴不足而成。

(1)临床表现:头晕眼花,耳鸣,两目干涩;两颧潮红,口咽干燥,五心烦热,潮热盗汗;手足挛急,胁肋隐隐灼痛;舌红少苔,脉弦细而数。

(2)辨证要点:本证以目干涩、胁痛、脉弦及阴虚征象为辨证要点。

(3)讨论:肝阴不足失于滋润则头晕眼花,两目干涩,筋脉失养则手足蠕动;虚火内灼肝经失濡则胁肋隐隐灼痛;阴虚火旺则两颧潮红,口咽干燥,五心烦热,潮热盗汗,舌红少苔,脉细数。

肝阴虚下及肾阴,致使肾水不足,形成肝肾阴虚证。水不涵木则为肝阳上亢证。

本证与肝血虚均为肝脏的虚证,均可见濡养功能不足,出现两目干涩,筋失濡养乃至动风之症,但肝血虚有面、唇、舌色淡的特征;肝阴虚伴虚热征象,烦热,颧红,舌红。

三、肝郁气滞证

肝郁气滞证是指肝失疏泄,气机失调所表现的证候。

本证多因情志不遂,或突然受到精神刺激,或因病邪侵扰,阻遏肝脉,肝气失于疏泄、条达所致,亦有阴血不足,肝失濡养所致。

(1)临床表现:情志抑郁,沉闷,善太息,或急躁易怒;胸胁或少腹胀满窜痛。咽部异物感,谓"梅核气",或见瘿瘤,乳癖。妇女月经不调,痛经,甚则闭经。病情轻重与情志变化关系密切。舌苔薄白,脉弦或涩。

289

(2)辨证要点：发病和病变与情绪变化以及特异性格有关；多以肝经所循部位胀痛、窜痛为主要特征。

(3)讨论：肝失疏泄，情志失常则抑郁太息；肝经气机不利则胸胁或少腹胀满窜痛。肝气久郁生痰，痰随气逆，循经上行，聚于咽则生梗阻感，如有物堵，却饮食无妨。痰气瘀阻于颈部为瘿瘤。结于乳房为乳癖等，若气滞血瘀久可为积聚。冲任隶于肝肾，肝失疏泄，则月经不调，痛经，甚则闭经。

本证与情志不畅密切有关，互为因果，以致病情反复发作，气郁化火成肝火上炎证，出现面红目赤，口干苦等热象。肝气郁结，气机失调，上逆犯肺，肺失肃降，出现咳嗽、咯血；横侮则犯胃侮脾，脾气不升则腹胀、便溏；犯胃则胃失和降，则气逆嗳气，呃逆，嘈杂吞酸。如见惊悸、胆怯、口苦等症者，应考虑胆郁痰扰。

四、肝火上炎证

肝火上炎证是指肝经火盛，气火上逆所出现的证候。

肝火上炎多因情志不遂，肝气郁而化火，火气循经上逆所出现的证候。大多由肝气郁结证的进一步发展而致；或过嗜烟酒、辛热厚味；湿热之邪内郁，积热化火所致。属实热证。

(1)临床表现：头痛眩晕，痛势若劈，面红目赤，口苦口干，急躁易怒；或胁肋灼痛；或耳鸣如潮，甚或突发耳聋，或耳内肿痛流脓；不寐或噩梦纷纭；或吐血、衄血，月经超前，量多色鲜；大便秘结，小便黄短，舌质红，苔黄、干，脉弦数。

(2)辨证要点：本证以肝经循行部位表现实火炽盛症状为辨证要点。

(3)讨论：肝火上炎，上扰清空，血随火上则头痛目眩，痛势若劈，面红目赤；肝热移胆，胆经入耳见耳鸣如潮，甚或突发耳聋；火热炽盛，扰乱心神则急躁易怒，噩梦纷纭，失眠、易惊、癫狂；火热灼伤血络，血热妄行则吐血、衄血、肝不藏血，冲任失调则月经先期，量多色鲜或崩漏；肝火熏灼肝络则两胁肋灼痛；邪热伤津则大便秘结，小便黄短；舌质红，苔黄，脉数均为实热的征象。

本证以实火症状为主，火盛伤阴，易导致肝阴虚证。进一步下汲肾阴，可形成肝肾阴虚，阴不制阳，则肝阳上亢。

本证由肝气郁结发展而来，肝气郁结气火旺盛之症，本证有舌红，苔黄，脉数，目赤，尿赤，出血等热象。

五、肝阳上亢证

肝阳上亢证是指肝肾阴亏，肝阳亢扰于上出现的证候。

本证多因恼怒所伤，气郁化火，火热耗伤肝肾之阴；或因房劳所伤，年老肾阴亏虚，水不涵木，肝木失荣，致使肝阳偏亢所致。本证的表现以阳亢为主，而其本质为阴虚，所以属本虚标实证。

(1)临床表现：头目胀痛，面红目赤，口苦，急躁易怒；眩晕耳鸣，腰膝酸软，头重脚轻；失眠多梦；舌红少苔，脉弦或弦细数等虚热征象。

(2)辨证要点：本证以眩晕，头目胀痛，头重脚轻，腰膝酸软等为辨证要点。

(3)讨论：肝肾阴亏，肝阳上亢，上扰清空则眩晕耳鸣；气血上冲则头目胀痛，头重，面红目赤；扰乱心神则失眠多梦；肝肾阴亏，腰膝失养则腰膝酸软，下肢无力；肝失疏泄，气机逆乱则急躁易怒；阴虚火旺，虚火扰心则失眠多梦；舌红少苔，脉细数为阴虚火旺的征象。

肝为刚脏，易升易动，"阴常不足，阳常有余"。阳愈亢则阴愈衰，乃至阳亢无制，引动肝风，即可出现突然昏仆等肝阳化风的证候。肝阴不足，下及肾阴，久之可致肾阴亏虚。

肝阴虚、肝火上炎证与肝阳上亢证在病机和临床表现上有相似之处。三证均有肝脏及肝经火热征象，其最大的不同是病因和属性的差异。肝火上炎与肝阳上亢证，均有阳气亢上，肝经火旺为特征，故头面部的症状突出。但肝火上炎证系由火热之邪侵扰所致，以目赤头痛，胁肋灼痛，口苦口渴，便秘尿黄等火热炎上表现为主，病程较短，病势较急，属实证；肝阳上亢证系肝肾阴亏，肝阳上亢，气血逆乱所致，以头目胀痛，眩晕，头重脚轻等上亢症状为主，且见腰膝酸软，耳鸣等下虚症状，病程较长，阴虚证候明显，属上实下虚，虚实夹杂证。肝阴虚以肝脏阴液亏虚，滋养、濡润功能不足为特征，出现胸胁隐痛，目涩、手足蠕动，舌红少津等阴虚内热症状，属虚证。

六、肝风内动证

肝风内动证则是泛指患者出现眩晕欲仆、抽搐、震颤等具有"动摇"特点为主的一类证候。多由肝肾阴虚，阴不制阳，血不养筋，肝阳升动无制所致。

肝风内动是指内风，内风出于体内病变中。《临证指南》说："内风，乃身中阳气之变动"就是这种病机的概括。"内风"冠以"肝"是由于内风之生成与肝的关系最为密切。故《素问·至真要大论》曰："诸风掉眩，皆属于肝"。不同的病因病机形成不同类型的肝风内动证，临床常见有肝阳化风、热极生风、阴虚动风和血虚生风等证候。

（一）热极生风证

热极生风证是各种高热证中出现的抽搐症状，多见于热盛伤津的阶段。

本证多见于外感温热病中，多因邪热亢盛，燔灼心肝二经，津液速耗，筋脉失养所致。亦因热邪内扰心神而神昏。

(1)临床表现：高热、烦渴，躁扰如狂，神志昏迷；两目上视，牙关紧闭，颈项强直，手足抽搐，甚则角弓反张；舌质红绛，苔黄燥，脉弦数。

(2)辨证要点：本证以高热、抽搐有力，甚则角弓反张为辨证要点。

(3)讨论:邪热炽盛则高热,伤津耗液则口渴;燔灼耗津,筋脉失养则两目上视,牙关紧闭,颈项强直,手足抽搐,甚则角弓反张;邪热扰乱心神则烦躁,躁扰如狂,神志昏迷;舌红绛苔黄燥,脉数为实热征象。

本证与肝阳化风证均有动风症状,但肝阳上亢出现头痛、眩晕、昏仆等症状,是为慢性的发病过程,而本证是高热基础上出现抽搐、昏迷等,为急性发病过程。

(二)肝阳化风证

肝阳化风证是指肝阳升发,亢逆无制所出现的证候。

本证多由情志不遂,气郁化火伤阴;或素有肝肾阴亏,阴不制阳,阳亢无制则动风,从而形成本虚标实、上实下虚的动风症状。一般出现在疾病的极期。提示病情严重。

(1)临床表现:眩晕欲仆,步履不稳,肢体震颤;头痛如掣,或见项强;语言謇涩;手足麻木,或舌体抖动歪斜;甚或突然昏倒,不省人事,口眼㖞斜,喉中痰鸣,牙关紧闭;舌强不语;半身不遂,肢体强直。舌红苔腻或薄,脉弦细有力,或弦滑。

(2)辨证要点:本证以素有肝阳上亢表现,眩晕、震颤,猝然昏倒,半身不遂为辨证要点。

(3)讨论:肝阳上亢,亢极化风,风火相煽,冲逆于上则眩晕欲仆,或头痛如掣;阴亏筋失所养则肢体震颤,项强;风痰阻络则语言謇涩,舌强不语,手足麻木;阳亢于上,阴亏于下,上盛下虚故头重脚轻,步履不稳,如欲仆倒。肝风夹痰火,蒙蔽心窍,阻滞脑络则突然昏倒,不省人事,口眼㖞斜,喉中痰鸣;血随火逆,脑络损伤,痰瘀交结不化,气血运行不利,则半身不遂;患侧弛缓,受健侧牵拉则口眼㖞斜,偏向健侧。

所以,本证由肝阳上亢发展而来,两者同见阳亢于上,头痛、眩晕等症状,但肝阳上亢证轻,而本证为重,当前证出现肢麻震颤,半身不遂,昏仆等动风症状时,已转为肝阳化风证。肝阳化风证又可进一步发展为风痰上扰,蒙蔽心窍,可导致阴阳离决而卒亡;若经及时救治而幸存,亦可形成痰瘀阻络之后遗证,如肢体运动障碍、畸形,智力低下等。

(三)阴虚动风证

阴虚动风证是指阴液严重亏虚,筋脉失于濡养,引动肝风,出现动风的证候。本证多见于热病后期,壮热已退,阴液耗伤未复,或内伤久病,阴液亏虚,濡润功能不足,筋脉失养,出现手足蠕动,或筋肉跳动,多属大病之后缓慢的恢复过程。

(1)临床表现:手足蠕动,或筋肉跳动;口燥咽干,形体消瘦,颧红潮热,盗汗,五心烦热,舌红少苔,脉细弦数。

(2)辨证要点:本证以手足蠕动等动风表现兼有阴虚征象为辨证要点。

(3)讨论:阴液亏虚,筋脉失养则手足蠕动;阴虚火旺则口燥咽干,形体消瘦,颧红潮热,舌红少苔,脉细数。

292

本证的发展与形成阴虚的原发病有关。如经严重的发热,神昏、动风过程,虽热病已去,阴伤难复,故留下手足蠕动症,或肢体畸形。

(四)血虚生风证

血虚生风证是指肝血亏虚,筋脉失养所出现的证候。

本证多见于内伤杂病,久病血虚;或因急性、慢性失血,而致营血亏虚,损及肝脏所致。肝藏血,肝主筋,肝血不足,筋失濡养,虚风乃生。本证属虚证。

(1)临床表现:手足震颤,肌肉眴动,肢体麻木,关节拘急;面色无华,目涩而干,爪甲不荣,舌质淡白,脉细弱。

(2)辨证要点:本证以肢麻震颤等动风表现兼见血虚证表现为辨证要点。

(3)讨论:营血亏虚,筋脉失养则手足震颤,肌肉眴动,肢体麻木,久则关节拘急、痉挛;血虚头目失养则头晕、目涩;血虚经脉失充,不能上荣于面,则面色无华,爪甲不荣,脉细弦,舌质淡白。

本证呈慢性过程,是肝血虚发展到一定阶段出现的症状。失血严重及生血困难者难以恢复。

七、肝胆湿热证

肝胆湿热证是指湿热之邪蕴结肝胆,疏泄功能失职所出现的证候。

本证多因感受湿热之邪,或嗜食肥甘,湿热内生;或由脾胃纳运失常,湿浊内生,土壅木郁,湿热蕴阻肝胆所致。

(1)临床表现:胁肋灼热胀痛,或见厌食腹胀,或右胁下痞块,按之疼痛或不舒;口苦、泛呕,腹胀,大便溏结不调;小便黄赤,身目发黄,鲜如橘色;或寒热往来。舌红苔黄腻,脉弦数或濡数。

(2)辨证要点:本证以胁肋胀痛,身目发黄,湿热内蕴征象为辨证要点。

(3)讨论:湿热内蕴,灼伤肝经则胁肋灼热胀痛;气机郁滞,气滞血瘀,则胁下痞块,按之压痛;湿热熏蒸,胆气上溢则口苦,肝失疏泄,胆汁不循常道而外溢则为黄疸;肝病传脾,运化不健则纳呆、厌食、腹胀;胃失和降则恶心呕吐;湿热内阻,湿重者便溏,热甚者便结,故大便溏结不调;湿热下注膀胱,则尿黄;湿热内蕴则寒热往来,舌红苔黄腻,脉弦滑带数,均为湿热的征象。

本证治理得当,容易治愈;若邪盛正衰,邪热湿毒内传营血可转为急黄重证,危及生命。若脾胃素虚者,过用寒凉之药可导致湿从寒化,转为寒湿证,出现黄疸色晦暗如烟熏;迁延日久则气滞瘀血内阻,水湿潴留而为鼓胀。

肝胆湿热与肝经湿热的比较:肝胆湿热为湿热之邪侵犯肝胆,引起的脏腑功能失常,出现身热、胁痛、黄疸等症;肝经湿热是湿热之邪留滞经络,引起肝经循行部位的病变,出现阴部湿疹,睾丸胀痛。女子则带下黄稠气浊等症状。

肝胆湿热证与湿热蕴脾证均可以出现面目一身俱黄,鲜如橘色的黄疸的征象。但湿热蕴脾证病变部位在中焦,以运化功能障碍导致的脘腹痞胀,呕恶厌食,便溏不爽等为主要表现。肝胆湿热证以肝胆疏泄障碍导致的胁肋胀痛灼热为主要表现。甚则大便如陶土色。

八、寒滞肝脉证

寒滞肝脉证是指寒邪凝滞,肝经气滞所出现的证候。

肝经绕阴器,抵少腹,其腹痛往往牵引阴囊,有坠痛特点。与小肠气痛相似。属实证。

(1)临床表现:少腹冷痛,阴部坠胀作痛,或阴囊收缩引痛;或见巅顶冷痛;得温则痛减,遇寒加甚;或形寒肢冷;面白、唇青,呕吐清涎,舌淡苔白润,脉象沉紧或弦紧。

(2)辨证要点:本证以少腹、阴部、巅顶等肝经循行部位冷痛为辨证要点。

(3)讨论:本证多因寒邪侵袭,凝滞肝经所致。寒邪凝滞肝经,阳气受阻,气血运行不利,肝经气滞血瘀,血凝脉涩,不通则痛,肝经所过部位绕阴器,抵少腹,且上起巅顶,旁及两胁,故痛在少腹,牵及睾丸、阴囊。重者可累及巅顶和两胁。痛由寒邪而致,得温则气血流通而疼痛稍缓。阴寒盛则气血不荣则面色白;寒甚则津液不化,则口吐清涎,舌苔白滑,气滞血瘀,舌质淡,发绀,脉沉为病在里,弦在肝、迟属寒。

本证气滞血瘀,久而成虚,可影响脾肾阳虚。本证与小肠气痛证比较:本证有寒象,而小肠气痛无寒象。

九、胆郁痰扰证

胆郁痰扰证是指痰热内扰,胆失疏泄,而引起的实热证候。

本证多因情志忧郁,胆失疏泄,气机郁滞,气郁化火,灼津为痰,痰火内扰,致胆气不宁,心神不安所致。

(1)临床表现:胆怯易惊,惊悸疑虑不宁,失眠多梦,烦躁不安;胸胁闷胀,善太息;或头晕目眩,口苦,呕恶;舌红苔黄腻,脉弦滑数。

(2)辨证要点:本证以惊悸失眠,胸胁胀痛,苔黄腻为辨证要点。

(3)讨论:胆为中精之府,具有疏泄功能,排泌胆汁,主决断。痰火内扰,胆气不宁,决断不果,则心神不安,胆怯易惊,惊悸不宁,失眠多梦,烦躁不安;痰热互结,肝胆失于疏泄则胸胁闷胀,善太息;痰热上扰,胃失和降则头晕目眩,口苦,呕恶;痰热内阻则舌红苔黄腻。

本证与痰火扰心证比较:痰火扰心证以心烦,失眠,神志失常,言语错乱,妄动狂躁等为主要见症,证情较重;本证以惊悸、失眠、胁胀痛为主症,证情较轻。

第五节 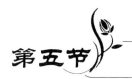 肾与膀胱病辨证

　　肾位于腰部,夹脊两旁,形如豆状,左右对称。肾为先天之本,作强之官,主骨生髓,充养脑海,开窍于耳;一说开窍二阴,下系胞宫。肾为水脏,其经脉与膀胱相互络属,肾与膀胱相表里。肾的主要生理功能:①藏精,主蛰,为封藏之本能。受五脏六腑之精气藏之。脏腑久虚,必下汲于肾。所以可理解为贮藏能量的仓库;②肾为"水火之宅",内寄元阴元阳,为脏腑阴阳的根本,体内阴阳偏颇,难以纠正时采用"阴中求阳、阳中求阴"的方法,即赖肾脏元阴元阳互根和转化,可以更有效地调正阴阳;③肾为作强之官(出伎巧),主司人体生长、发育与生殖。并对体能和智能的发育有一定影响。④肾为水脏,开窍于二阴,司二便。即治理水液代谢,调控大小便的排泄。肾主骨,腰为肾之府,膝为肾之属,故肾的病变多有腰膝酸软等症。

　　肾脏病变主要表现在:生长、发育和生殖功能障碍;水液代谢失常;影响其他脏腑功能减退,和脑、髓、骨、发、齿、耳及排便功能异常为主要病理变化。临床常见症状有腰膝酸软,耳鸣耳聋,齿摇发脱,阳痿遗精,精少,女子经少、经闭不孕,水肿,呼吸短促、呼多吸少,二便异常等。膀胱病变以排尿异常为主要病理变化。

　　肾病多虚证,多因先天禀赋不足;或幼年精气未充;或老年精气亏损;或房事不节等导致肾的阴、阳、精、气亏损所致。常见证候有肾阳虚证、肾阴虚证、肾精不足证、肾气不固证、肾不纳气证。肾病常可累及其他脏腑,与其他脏腑同病,如肝肾阴虚证、心肾阴虚证、肺肾阴虚、心肾阳虚证、脾肾阳虚、心肾不交等证。此外,膀胱为州都之官,具有贮尿和排尿的功能。膀胱病多见实证,如:膀胱湿热证。

一、肾气不固证

　　肾气不固证是指肾气亏虚,封藏固摄功能失职而出现精关不固,或膀胱失约的证候。

　　本证多因年高体弱,肾气亏虚;或先天禀赋不足,肾气不充;或劳倦内伤、肾气受损;或久病劳损,耗伤肾气所致。

　　(1)临床表现:腰膝酸软,耳鸣失聪,神疲乏力;小便频数而清,或尿后余沥不尽,或遗尿,或夜尿频多,或小便失禁;男子滑精、早泄;女子带下清稀而量多,胎动易滑胎;舌淡苔白,脉弱。

　　(2)辨证要点:本证以肾虚证伴精关不固、膀胱失约的表现为辨证要点。

　　(3)讨论:肾气亏虚,封藏固摄功能失职,膀胱不固则小便频数而清,或尿

295

后余沥不尽,或遗尿,或夜尿频多,或小便失禁;精关不固则男子滑精、早泄;肾气虚,冲任失养则胎元不固,胎动易滑;冲任失调则月经淋漓不尽,带脉不固则带下清稀而量多;肾气亏虚,肾"府"失养则腰酸耳鸣;气虚则神疲乏力,舌淡,脉弱。

　　本证见于青少年者,随生长发育期肾气充盛,大多可以自愈;老年者需药物调治。本证与膀胱湿热证均可见小便频数症状,最大区别是膀胱湿热证尚有尿急、尿痛等尿路刺激征,而本证无排尿热痛感,尿清,无急迫感。舌苔薄白脉弱。

二、肾不纳气证

　　肾不纳气证是指肾气虚衰、摄纳无权、气不归元而出现的证候。

　　本证多因久病喘咳而耗伤肾气,或劳伤太过,或老年肾气虚衰,纳气无权所致。本证纯属虚证。

　　(1)临床表现:喘息短气,呼多吸少,动则喘息尤甚,或见语声低怯;乏力自汗;或腰膝酸软;舌淡脉弱。或喘息加剧,冷汗淋漓,肢冷面青,脉大无根;或气短息促,面赤心烦,咽干口燥,舌红,脉细数。

　　(2)辨证要点:本证以久病咳喘,呼多吸少,动则益甚兼有肺肾气虚证表现为辨证要点。

　　(3)讨论:肺司呼吸,肾主纳气,肺肾相应则一身之气充足而运行正常,肺虚及肾,肾虚及肺,肺肾气虚,则一身之气俱不足,而运行不续,尤其肾气一虚,摄纳无权、气不归元而致呼吸困难。纳气无权则喘息短气,呼多吸少,动则喘息尤甚;肺肾气虚,宗气亦虚,则语声低怯;卫气虚则自汗;肾气虚衰,膀胱失约而遗溺;气脱至亡阳则喘息加剧,冷汗淋漓,肢冷面青,脉大无根;或气短息促,延久阳损及阴,或素体阴虚,均可出现气阴两虚之证。若阴不敛阳则烦躁不安,面赤心烦,咽干口燥,舌红,脉细数为虚火上炎。

三、肾阳虚证

　　肾阳虚证又称命门火衰,是指肾阳虚衰,温煦失职,气化无权所致下元虚冷、生殖功能减退的证候。本证多由年高肾气亏虚,或因久病及肾,或先天不足,或房劳过度,或外邪伤阳,或他脏及肾均可导致肾阳虚。

　　(1)临床表现:面色㿠白,腰膝酸冷,形寒肢冷,尤以下肢为甚,神疲乏力;男子阳痿、早泄、精冷,女子宫寒不孕,性欲减退;或见五更泄泻、完谷不化;或小便频数、清长,夜尿多,或尿少,周身浮肿;舌淡,苔白,脉沉细无力,尺部尤虚。

　　(2)辨证要点:本证以生殖功能减退,伴见虚寒征象为辨证要点。

　　(3)讨论:肾阳虚衰,生殖功能减退则男子阳痿,早泄、精冷,女子宫寒不孕,性欲减退;肾阳虚衰,火不生土,脾运失健故久泻不止,完谷不化。五更为肾经经气所主之时,故肾阳虚者易于此时泄泻。肾阳虚水气不化,膀胱失约则小便频数、清长,夜尿多,或尿少、水肿;肾阳虚衰,温煦、推动失职,气血运化无力,不能上荣于面则面色白或浊阴弥漫,上泛肌肤则肤色黧黑;腰为肾之府,肾主骨,肾阳虚腰膝失于温养则酸弱冷痛,形寒肢冷,尤以下肢为甚;阳气不足,心神无以振奋故神疲乏力。舌淡苔白,脉沉细无力为阳虚征象。

本证如出现水肿,尿少等现象,则为阳虚水泛证。本证与阳虚水泛证均有肾阳虚的征象,但阳虚水泛证以水邪泛滥之症(水肿)较为突出;本证与肾气虚的区别为后者无明显的寒象;本证与阳虚证的区别在于,本证在一般阳虚内寒基础上,突出有肾虚的征象。

本证如兼见他脏病症时,即形成脏腑相兼证。如兼脾运不健,腹胀便溏者为脾肾两虚证;如见心悸、气短,脉象结代者为心肾阳虚证。如阴盛及阳,则形成阴阳两虚证。

四、肾阴虚证

肾阴虚证是指肾阴亏损,失于滋养,虚热内生,导致精血、脑髓、津液不足,肾及其他脏腑功能失常所出现的证候。

本证多因虚劳久病,耗损肾阴;或温热病后期,消灼肾阴;或房事不节,情欲妄动,阴精内损;或失血脱液,或药、食辛热过度而温燥劫阴;亦可由其他脏腑阴液耗损,渐及于肾。导致肾阴虚损。临床上不出现单纯阴虚征象,常伴有肝阳亢逆之症状为主。

(1)临床表现:腰膝酸软,眩晕耳鸣;失寐多梦;男子阳强易举,遗精,早泄,女子经少或经闭,崩漏不育;形体消瘦,口咽干燥,颧红,潮热,盗汗,五心烦热,舌红少苔或无苔,脉细数。

(2)辨证要点:本证以性功能虚性亢进,并伴见虚热征象为辨证要点。

(3)讨论:腰为肾之"府",膝为肾之属,肾主骨,肾阴虚失于滋养则腰膝酸软而痛;肾阴虚损,精血脑髓俱不足,髓海空虚故见眩晕耳鸣;肾阴亏虚、水火失济,心火烦忧而失寐多梦;阴虚火旺,扰乱精室,冲任失调则男子遗精,早泄,女子经少或经闭,崩漏,胞宫为肾所系,肾虚相火易动,冲任失调,不易受胎,故为不育或流产、早产;阴虚火旺则形体消瘦,口咽干燥,两颧潮红,潮热盗汗,五心烦热,舌红少苔或无苔,脉细数。

本证发展变化较多,肾藏精,肝藏血,精血同源,故容易出现肝肾阴虚证;累及肺阴则可为肺肾阴虚证;累及心阴则为心肾阴虚证;肾阴不能制阳,可造成肝阳上亢证进而为肝阳化风。肾阴虚则水不济火,可出现心肾不交证;阴损及阳亦可致肾阴肾阳俱虚,或阴阳两虚证。(参考脏腑兼证)

五、肾精不足证

肾精不足证是指肾精亏损,脏腑无以充养,肾主生长、发育、生殖功能减退所出现的证候。

本证多因先天禀赋不足,或后天失养,元气不充;或因久病劳损,房事不节,耗伤肾精所致。

(1)临床表现:小儿发育迟缓,身体矮小,囟门迟闭,骨骼痿软;智力低下,动作迟钝;男子精少、阳痿、不育,女子经闭不孕,性欲减退、成人早衰;耳鸣耳聋,眩晕、健忘恍惚,神情呆钝,腰酸、两足痿软,发脱齿摇;舌淡瘦瘪,脉细弱。

(2)辨证要点:本证以小儿生长发育迟缓,成人生殖功能低下及早衰为辨证要点。

(3)讨论:肾精亏虚,骨髓、脑髓化源不足。骨骼失养则小儿发育迟缓,身体矮小,囟门迟闭,骨骼痿软;精少无以充养脑髓,灵机失运则智力低下,健忘恍惚,神情呆钝,动作迟缓;发为血之余,精少则血虚,故发脱;齿为骨之余,肾虚则齿摇;耳为肾之窍,肾精不足则耳鸣耳聋;肾主生殖,肾精不足,生殖功能低下则男子精少不育,女子经闭不孕,性欲淡漠。精为生身之基,精亏故早衰。

肾精为性命之根本。如本证不能及时调整,生命之源匮乏,气血日趋衰败可致早衰、夭折。或发痴呆等病而苟延时日。或因气血虚亏,而体弱多病。本证因无明显热象或寒象故与肾阴虚或肾阳虚诸证不同。

六、膀胱湿热证

膀胱湿热证是指湿热蕴结膀胱,膀胱气化不利出现排尿异常的证候。

本证多因外感湿热之邪,侵及膀胱;或饮食不节,滋生湿热,下注膀胱,致使膀胱气化功能失常所致。

(1)临床表现:尿频,尿急,尿道灼痛;小便黄赤短少,或浑浊,或尿血,或有砂石;或伴有发热,小腹胀痛,腰痛,舌红苔黄腻,脉濡数。

(2)辨证要点:本证以尿频、尿急,排尿灼痛,并伴见湿热征象为辨证要点。

(3)讨论:湿热下注膀胱,下迫尿道则尿频,尿急,尿道灼痛;膀胱气化不利则排尿淋漓不畅;湿热下注,煎熬津液则小便黄赤短少或浑浊;热灼湿聚,经久煎熬而成砂石,故尿中或有砂石;湿热灼伤血络则尿血;湿热郁蒸则发热;湿热侵袭肾府则腰痛。舌红苔黄腻,脉滑数为湿热征象。

本证容易反复发作而转为慢性,长期不愈可致气虚湿邪下注,则遇劳累即发,伴有低热、困乏等症;也有湿热久结,肾气日衰,膀胱开阖失司,造成漏尿,或尿贮留。

膀胱湿热证与小肠实热证均以尿赤,尿道灼痛为主症。但小肠实热证的病机是心火下移小肠,故有烦渴失眠,口舌生疮等兼症。而膀胱湿热证病因是感受湿热,病位在膀胱,膀胱与肾相表里,故常伴有发热、腰痛等症状。

第六节 脏腑兼病辨证

人体是一个有机的整体。各脏腑之间,在功能上均有联系,这种联系可以从五行生克,脏腑表里的原理来理解。脏与脏、脏与腑、腑与腑之间,它们在生理上相互联系,既有分工又有合作;既有相互促进,又有相互制约,共同完成人体各种复杂的生理功能,维持生命活动的正常进行以及内环境的和谐平衡。当病变发生时,脏腑在病理上亦相互影响出现综合性的病症。凡两个或两个以上脏腑同时发病,出现的证候称为脏腑兼证。

脏腑兼证,并不是简单等同于病变脏、腑证候的相加,它们在病理上存在着一定内在联系和病变规律,如:有表里关系的脏与腑之间,发生兼证较为常见。脏与脏之间的病变,存在着相乘相侮的关系等,但亦不是必然的规律。因此,辨证时应当注重脏腑在生理病理上的联系,这样才能作出准确的辨证判断。

脏腑兼证在临床上非常多见,证候较为复杂。本节将临床上比较常见的证候作一介绍。

一、心肾不交证

心肾不交证是指心火偏亢,肾水不足,心肾既济失调而出现的证候。

造成本证大致有二种情况:多由久病伤阴、房事不节真阴暗耗,或外邪深入下焦,损伤肾阴,阴亏于下不能上济于心,致心肾既济失调;也有因肾阳虚衰,阳虚不能蒸腾肾水上呈,致水火不交。二者均可造成心肾不交证。心肾不交的病因主要在肾虚。也反映全身阴阳失调的证候。

(1)临床表现:心烦少寐,惊悸多梦;头晕耳鸣,健忘,腰膝酸软;或遗精;或口咽干燥,潮热盗汗,五心烦热;舌红少苔或无苔,脉细数。

(2)辨证要点:本证以心烦失寐,腰膝酸软为辨证要点。

(3)讨论:在正常状况下,心火下温肾水使肾水不寒,肾水上济心火使心火不亢,水火互济,心肾相交,阴阳调和而寤寐安。若肾水不足、心火失济,则偏亢于上,或心火独炽、下汲肾水,则阴耗于下,均可造成水亏于下、火炽于上、心肾水火失济之变。心火亢则心烦失寐,心悸不安;肾水亏则脑髓失养故眩晕、耳鸣、健忘。骨髓不充则腰膝酸软。阴虚则内热、心烦、口干咽燥,君相火旺骚扰精室则遗精、带下。上见心火独亢、下为肾阴亏虚,故属虚实夹杂证。或谓上实下虚证。

水火不济可导致心肾功能严重紊乱,全身功能失调,以致神不守舍,心神浮越,转化为癫狂等证。或导致心、肾阴阳俱虚证、或气血两虚证。

二、心肾阳虚证

心肾阳虚证是指心、肾阳气虚衰,温运无力出现的证候。

本证多因心阳虚衰,病久及肾;或因肾阳亏虚,气化失权,水气上泛凌心所致。亦由阳虚转为心肾阳虚,或由外邪同时损伤心肾而致。临床上心阳虚血行瘀滞,及肾阳虚水气停滞的证候并见。所以本证主要属虚,水气是由虚而生。

(1)临床表现:心悸怔忡,胸闷气短;肢体浮肿,小便不利;形寒肢冷,神疲嗜睡;甚则唇甲青紫;舌质淡暗青紫,苔白滑,脉沉细微。

(2)辨证要点:本证以心悸怔忡,肢体浮肿,并伴阳虚征象为辨证要点。

(3)讨论:心阳虚衰,心主血脉功能异常则心悸怔忡;胸阳衰微则胸闷短气;肾阳亏虚,气化失权,水湿内停则面目、肢体浮肿,小便不利;心阳为一身阳气之本,阳虚不能温煦形体故形寒肢冷。阳虚温煦推动无力,血行瘀滞则唇甲青紫,舌质淡暗青紫。脉沉细。

本证容易发展为心脉痹阻、或水气凌心而出现危象。本证与一般阳虚证不同,本证突出心肾(心悸、浮肿等)功能障碍;而一般阳虚证主要表现为全身畏寒,功能低下。

三、心肺气虚证

心肺气虚证是指心肺两脏功能减退所出现的证候。

本证多因久病咳喘,耗伤肺气,使宗气生成不足,而致心气虚弱;或因禀赋不足,或因老年脏气虚弱,或思劳过度,耗损心气,致心气不足,宗气虚弱,影响及肺,致肺气亦虚,二者相互影响,多见于久病、慢性病。为虚证。

(1)临床表现:胸闷,心悸;咳喘,气短,动则尤甚,吐痰清稀,少气懒言,自汗;头晕,神疲乏力,面色淡白;舌淡苔白,脉虚弱或结代。

(2)辨证要点:本证以咳喘,心悸,并伴气虚征象为辨证要点。

(3)讨论:心气虚,心主血脉功能异常则心悸;肺气虚,肺主气、司呼吸、宣肃异常则胸闷,咳喘,或气短,动则尤甚;水液失于输布,聚而为痰则吐痰清稀;气虚不能运血上荣则头晕,面色淡白;气虚推动无力则神疲乏力,语声低怯;卫表不固则自汗;气虚血运无力,或心脉之气不相续,则见脉虚弱或结代,舌淡苔白。

心肺气虚常可引起血的运行障碍,气虚则运行无力而出现气虚夹瘀证;肺气虚津液不布,痰饮内聚,则成本虚标实之肺虚痰湿内阻之证。心肺两虚日久,可损及肾阳,出现肾阳虚证。

四、心脾两虚证

心脾两虚证是指心血虚和脾气虚所出现的证候。

本证多因久病失调;或思虑过度;或因饮食不节,损伤脾胃;或因慢性失血,血亏气耗,渐而导致心脾气血两虚。

(1)临床表现:心悸怔忡,失眠多梦;纳少,腹胀,便溏;面色萎黄或淡白,头晕,健忘;神疲乏力,少气懒言。或见出血,女子月经淋漓不尽;舌淡白,脉细弱。

(2)辨证要点:本证以心悸失眠、纳少腹胀并见为辨证要点。

(3)讨论:心主血脉、主神明;脾主运化,为气血生化之源,脾统血。两脏在气血生成和调节方面有着协同作用。若心脾功能减退或失调,可以相互影响,出现心脾两虚的证候。心血虚,心神失养则心悸怔忡,失眠多梦,头晕,健忘;脾气虚,脾失健运则纳少,腹胀,便溏;脾不统血而出血,女子月经淋漓不尽;气血两虚则神疲乏力,少气懒言,面色萎黄或淡白。舌淡,脉细弱为气血两虚征象。

本证发展缓慢,不同时期出现的症状亦有偏重,若经血过多时,眩晕、心悸、失眠等心血虚的症状较突出;或慢性腹泻,纳谷不馨,偏食者,脾虚症状为主;大量出血时可因气随血脱而出现气脱证;脾虚时易导致肝气侮脾,出现肝脾失调证。脾不统血,月经淋漓,进一步发展为冲任失调,出现崩漏。

本证与气血两虚证(全身)的性质基本相同,都是气和血的虚性复合证。但气血两虚是全身性的,不限于一二个脏腑的气虚或血虚的复合证。本证为限于心脾二脏的心血虚与脾胃气虚为主要临床表现的气虚血虚复合证。不同的脏腑的组合可出现完全不同的证候。如心血虚和肺气虚组合的复合证候,主要出现为心悸,气喘等气血循行的障碍。由于脏腑生理特性不同亦不是所有脏腑气虚和血虚证都能随机排列组合的。必须在临床中仔细观察,才能认识这一点。

五、心肝血虚证

心肝血虚证是指心肝两脏的血液供养不足,功能减退而出现的证候。

本证多因思虑过度,暗耗心血;或失血过多;或脾虚化源不足所致。纯属虚证。

(1)临床表现:心悸健忘,失眠多梦;两目干涩,视物模糊;头晕目眩,或肢体麻木,震颤拘挛,爪甲不荣;或女子月经量少色淡,甚则经闭;面白无华,舌淡白,脉细。

(2)辨证要点:本证以心血虚证(心悸失寐)、肝血虚证(目涩肢麻)的症状共见为辨证要点。

(3)讨论:心肝血虚可由心血虚或肝血虚发展而来。心主血、肝藏血,心血虚,则肝无所藏,肝血虚则无以调节血液。心失所养,神不安舍故心悸、怔忡、健忘、失眠、多梦;肝血不足,肝失所养,则肝所主的组织也失于濡养。肝开窍于目,目得血而能视,肝血虚则目干涩而视不明,或目眩;肝主筋,筋脉失养,故肢体麻木;肝之华在爪,肝血不足则爪甲不荣;女子以肝为本,肝血不足则经行量少色淡、甚则经闭;血虚不能上荣,则面、唇色淡白,头晕、耳鸣,脉细弱。

本证进一步发展可为全身气血两虚证。血虚证无热象,与阴虚不同。

六、脾肺气虚证

脾肺气虚证是指脾肺两脏功能减退,脾失健运,肺失宣肃所出现的证候。

多因久病咳喘,耗伤肺气,累及于脾(子病及母);或饮食不节,脾胃受损,累及于肺所致(母病及子)。多见于疾病后期,或慢性疾病中。

(1)临床表现:久咳不止,气短而喘,吐痰清稀而多,声低懒言;食欲不振,腹胀便溏;或见面浮肢肿;神疲乏力,少气懒言,自汗,舌淡白,苔白滑,脉细弱。

(2)辨证要点:本证以脾气虚(纳呆便溏)和肺气虚(咳嗽气短)症状并见为辨证要点。

(3)讨论:在五行生克中"土生金"所以,脾(土)为肺(金)之母,肺为脾之子。生理条件下,脾主运化正常,肺气宣肃润通,呼吸畅达。病理状态下,脾、肺的病变相互影响,如脾失健运则水湿潴留,化为痰湿,气道受阻,致肺气宣肃失职则咳嗽痰多,谓"母病及子",亦有"脾为生痰之源,肺为贮痰之器"之说。久咳耗气,气失布津,影响脾的运化,致脾失健运,谓"子盗母气"。脾气虚则食欲不振,腹胀便溏;肺气虚,则咳嗽不止,气短而喘,吐痰清稀;脾肺气虚,运化水气无力,通调水道失常则面浮肢肿;神疲乏力,少气懒言,自汗,舌质淡,脉细弱均为气虚征象。

肺主一身之气,脾主运化水谷精微,化生气血,两脏并虚可引起全身虚弱证,或并发他脏的气虚之证;气虚日久,伤及阳气,则可出现阳气虚衰之证;肺脾气虚,血行迟缓,可导致气虚血瘀之证。

七、肺肾阴虚证

肺肾阴虚证是指肺肾之阴液亏损,虚火内扰,肺失清肃,肾失滋养所出现的证候。本证可由外邪化热伤阴,或内伤喘咳日久,阴液受损;或房劳过度,情志不遂,阴液暗伤等均可导致。

(1)临床表现:咳嗽痰少,或干咳无痰,或痰中带血或声音嘶哑;腰膝酸软,男子遗精,女子月经不调;口燥咽干,形体消瘦,盗汗颧红,骨蒸潮热,舌红少苔,脉细数。

(2)辨证要点:本证以肺阴虚证(干咳咽干)、肾阴虚证(腰膝酸软)并见为辨证要点。

（3）讨论：肺肾阴液互相滋生，有"金水相生"之称。肾阴不足，虚热上扰，肺之清肃失司，故咳嗽痰少；虚热灼伤肺络则痰中带血；阴虚肺失濡润，声音嘶哑为"金破不鸣"；肾阴不足，筋骨失于濡养而腰膝酸软；津不上呈故口燥咽干，虚火内灼则咽喉干痛；阴液亏乏，虚火蒸腾，骨蒸潮热；阴虚内热，虚火上炎则颧红，内逼营阴为盗汗；火扰精室则遗精；阴血亏虚则经少，虚火损及阴络则崩漏。舌红少苔，脉细数为阴虚内热之征象。

肺肾阴虚可以发展为肾阴不足；迁延日久，阴损及阳，可以转变为全身阴阳两虚。

肺肾阴虚出现痰血，大多是痰中带血，由咳而出，量少色鲜，或兼虚热征象；肝火上炎之吐血兼面红目赤，头胀痛等实火征象，吐血或咯血量多，色鲜；若热邪壅肺证候则出现高热、咳嗽、胸痛，痰稠黄带血，血色多锈红色，后期可出现脓血痰。

八、肝火犯肺证

肝火犯肺证是指肝火上逆犯肺，肺失清肃之令所出现的证候。

本证多因郁怒伤肝，气郁化火；或邪热蕴结肝经，上犯于肺所致。

（1）临床表现：咳嗽阵作，咳则连声、气逆，痰少稠黏色黄，甚则咳血；胸胁灼痛，急躁易怒，头胀头痛，面红目赤，烦热口苦；舌红苔黄，脉弦数。

（2）辨证要点：本证以肺失清肃（阵咳痰少）、肝火上炎（头痛胁痛）的症状共见为辨证要点。

（3）讨论：肝火犯肺又称"木火刑金"由于肝气郁盛化火，肺金无以制木（肝火），而受肝火反侮所致，因此，发病往往与情志有关。若郁怒化火，肝火犯肺，肺受火灼，清肃失司，气机上逆则阵咳；津为火灼，炼液为痰，则痰少色黄质黏；火伤肺络而血溢咳血。气火郁滞肝经，经气失宣则胸胁灼痛；急躁易怒，肝火上炎则头痛口苦目赤，舌红苔黄脉弦数为肝火的征象。

本证由肝火上灼肺津，容易转为肺阴虚；肝火内炽，引动肝风，则成肝风内动证。

本证与热邪壅肺证都有咳嗽、痰黄或咳血等症，但本证多因情志变化而诱发，属内因诱发，病在肝、肺；而热邪壅肺，是由感受外邪而发，与季节变化有关，属外感热病，病位在肺系。

九、肝胃不和证

肝胃不和证是指肝气郁滞，横逆犯胃，胃失和降出现的证候。

本证多因情志不舒，肝气郁结或肝阳上亢，使肝脏疏泄无能，胃的受纳、和降失职所致。

303

（1）临床表现：呕吐酸苦、或吐涎沫；脘胁胀痛或窜痛，纳少；头晕、头痛、目赤。情志抑郁或烦躁易怒，善太息，呃逆嗳气，舌苔薄黄或白，脉弦。

（2）辨证要点：本证以肝气郁结、胃脘气滞、胃失和降的症状（脘胁胀痛、呃逆）并见为辨证要点。

（3）讨论：情志抑郁，或烦躁易怒，致肝气郁结则胸闷善太息；横逆犯胃，肝胃气逆致呕吐酸苦，或吐涎沫；肝郁气滞则胁肋胀痛，或为窜痛；胃脘气滞则胃脘胀满疼痛；胃失受纳、和降则食纳减少，呃逆嗳气；弦为肝病之脉。

本证可以向胃虚寒方面发展，出现纳少，胃寒痛，呕吐涎沫，消瘦形寒等症；又可肝郁化火犯胃，出现呕吐酸苦，胃脘灼痛，头痛目赤等实火证；还可由肝阳冲逆胃腑，出现突然眩晕、头痛，伴恶心、呕吐。甚至手足麻木，肢体震颤等症。面部升火或苍白。如不及时控制，则会迅速出现肝风内动，痰蒙窍闭等严重证候。

十、肝郁脾虚证

肝郁脾虚证是指肝失疏泄，脾失健运所出现的证候。

本证多因情志不遂，郁怒伤肝，肝失条达而横乘脾土；或饮食、劳倦伤脾，脾失健运而反侮于肝，肝失疏泄而成。

（1）临床表现：腹痛欲泻，泻后痛减，呈发作性；或大便溏结不调大多由情绪变动诱发。情志多忧郁，思虑、激怒，紧张之变；大便多水泻，往往夹有大量黏液，肠鸣，嗳气，纳少。舌苔薄白，脉弦。

（2）辨证要点：本证以肝气郁结、脾失健运的症状（与情志有关的发作性痛泻）并见为辨证要点。

（3）讨论：肝失疏泄则情志抑郁，或烦躁易怒，善太息；肝经气滞则胁肋胀痛，或为窜痛；脾失健运则纳呆，腹胀，便溏；情志变动，腹痛欲泻，泻后痛减为肝气犯脾，脾运失常（木旺侮土）所致；肝脾失调则大便溏结不调，肝亢则脉弦。

肝脾（胃）同病是临床常见的病症。正常的生理情况是肝脾协同进行食物消化和代谢，肝的疏泄能促进脾的运化。所以在五行学说中，只有"木克土"的意义不是木对土有制约作用，反而是木对土有促进的作用，所谓"土得木则达"意思是脾得到肝的疏泄可使运化功能更健旺。在病理状态下，由于脾气虚弱，肝气相对亢盛而侵犯脾脏，称为"土虚木贼"；脾湿困阻，影响肝主疏泄，称为"土壅木郁"；或因肝气郁结，发展为肝气横逆，脾虽无虚亦受亢盛肝气所侮，称为"木旺侮土"。以上三种情况均造成肝脾失调的病态，其虚实之变大多与体质有关。脾病多虚寒，肝病多实热。

肝气犯脾，脾脏的各种功能均受影响，其中最容易受影响的是消化功能，病情加重时可以影响水液代谢（水肿）和脾统血（出血）的功能。

属肝与脾胃关系不和的证候，除本证外还有脾湿肝郁证和肝气犯胃证。肝气犯胃证的病位在胃,主症是恶心呕吐;脾湿肝郁证是由湿困脾胃引起的肝气郁结,病位由脾移到肝,主症为胸胁脘腹痞胀,情绪抑郁,虽可见腹痛腹泻,但症情较轻,不是主症。

十一、肝肾阴虚证

肝肾阴虚证是指肝肾阴液亏虚,阴不制阳,虚热内扰所产生的证候。

本证多因久病失调,阴液亏虚;或因情志内伤,阳亢耗阴;或因房事不节,肾脏阴精耗损;或温热病日久,肝肾阴液被劫,皆可导致肝肾阴虚。

(1)临床表现:头晕目眩,两目干涩,胁痛;耳鸣耳聋,腰膝酸软;或男子遗精,或女子月经失调;口燥咽干,形体消瘦,失寐多梦,两颧潮红,潮热盗汗,五心烦热,舌红少苔,脉细数。

(2)辨证要点:本证以肝阴虚(目涩胁痛)、肾阴虚(耳鸣腰酸)的症状并见为辨证要点。

(3)讨论:肝肾阴虚,肝阳上亢则头晕目眩,两目干涩;肝阴虚损,筋脉失养,则肝经所布胁部灼痛;肾阴虚则耳鸣,腰膝酸软;肾藏精,主生殖,女子以肝为先,冲任隶于肝肾。肝肾阴虚则男子遗精,女子月经失调;肝肾阴虚,心火偏亢则失寐多梦;阴虚火旺则口燥咽干,形体消瘦,两颧潮红,潮热盗汗,五心烦热。舌红少苔,脉细数为阴虚火旺的征象。

肝肾同源,亦谓"精血同源",同盛同衰,肝肾阴虚最易影响全身脏腑的阴液精血亏损,出现虚热内扰或肝阳上亢之象。阴血严重受损,筋脉失于濡养,可导致阴虚动风证;若虚火亢甚即转变为阴虚火旺证。若阴虚不能制阳,肝阳亢逆无制则转化为肝风内动证。若病久加深,阴损及阳则可转变为肾阴肾阳两虚证。

本证与肝阳上亢证虽同有肝肾阴虚的征象,但多见肝阳亢逆头胀头痛,面红目赤,急躁易怒等症状,所以肝阳上亢证偏实(虚实夹杂证)本证属虚。本证与肝阴血虚证同属虚证,肝阴血虚以目涩、目糊,筋脉拘急,胁肋灼痛等症为主,无肾阴虚出现的耳鸣、腰膝酸软等征象。

十二、脾肾阳虚证

脾肾阳虚证是指由脾肾阳气亏虚,温运失职,水湿停滞,阴寒内盛的证候。本证多因脾、肾久病耗气伤阳;或久泄久痢,或水邪久踞,以致肾阳虚衰不能温养脾阳;或脾阳久虚不能充养肾阳,久则脾肾阳气俱伤而成。是以虚为主夹有实证的证候。

(1)临床表现:下利清谷,完谷不化,或久泄滑脱,或五更泄泻,小腹冷痛;腰膝酸软;面浮身肿,小便不利,甚则腹胀如鼓;面色㿠白,形寒肢冷,舌淡胖苔白滑,脉迟弱、或沉细。

305

（2）辨证要点：本证以脾阳虚（水泻）、肾阳虚（形寒、水肿）的症状并见为辨证要点。

（3）讨论：脾肾阳虚不能腐熟水谷而完谷不化；甚则脾气下陷则滑脱不禁，肾主二便，肾阳虚故五更泄泻，下焦虚寒则少腹冷痛；肾虚则腰膝酸软无力。肾阳虚亏则气化不利而水无所主，又脾阳虚水无所制，故小便不利而肢体浮肿，甚则水聚腹中则腹胀如鼓。肾为先天之本，脾为后天之本，脾肾阳虚则全身脏腑无以温养充实，气血无以滋生，故形寒肢冷、面色苍白。舌淡胖、苔白，脉沉微滑，均为阳虚阴盛的表现。

本证发展可致水湿泛滥，阳气衰竭，或全身脏腑功能严重紊乱，气机停滞而死亡。或水气凌心出现危重征象。如得阳气渐复亦可转为单纯的脾阳虚、肾阳虚证或一般阳气虚证。

本证与单纯的脾阳虚或肾阳虚证之不同，在于本证两者兼有，且水肿之症尤为突出。本证与阳虚水泛证之不同在于本证脾虚症状为明显；本证与心肾阳虚证比较，二者均有肾阳虚，但一则以心悸短气等心阳虚症状为突出，本证以脾虚泄泻症状为突出。

以上所述，主要是说明五脏六腑本身的病变及其相互之间的一般影响关系。脏腑之间，有表里和相生相克的关系，有病时可以互相影响，因此，其出现的证候也往往不是孤立的。例如脾胃大小肠的关系，因四者对于消化水谷，都有共同作用，所以患病更易影响。脾不运化，每每引起胃纳不佳，肠鸣泄泻，导致脾胃大小肠同病。又如肺病证候，可因脾胃中气不足而致，也可因肾阴不足或心肝火盛引起，其间相互转移，是值得注意。我们如果应用《黄帝内经》藏象学说的理论来推求脏腑各种复杂病变，便能得到"识病探源"和"治病求本"的要领。也就是说，学者如能从"藏象"、"病机"等方面所得的知识应用于临床辨证，即可得心应手。同时，我们也要明白，这种从脏腑分证的证候分类诊法，还是以四诊八纲的方法为辨证基础的，而其作用，除通常运用于内、妇、儿、外等病的辨证外，也同样可联系于外感诸病，因为任何病症的产生，都是离不开脏腑的。

经络辨证是以经络及其所联系的脏腑生理病理为基础,分析表现在经络及其相关脏腑的病症,从而明确其证候的性质,是一种运用比较广泛的辨证方法。病变在不同经络,就表现为不同经脉循行部位或者不同经脉所属脏腑功能的障碍。此外,体表病邪可通过经络逐渐内传到脏腑,而内脏的病变也可循着经络反映于体表,因此,根据经络的病变情况,可以预测疾病的传变趋势。

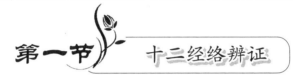

第一节 十二经络辨证

经络辨证包括十二经络证候和奇经八脉证候二部分。由于经络病症中所属脏腑证候已在脏腑辨证中详细介绍,本章主要根据《灵枢·经脉》所载十二经络的病变加以概括。

一、手少阴心经病症

临床表现:舌不能言,咽干,心烦热,心痛,胸胁满痛,臑臂内后廉痛或厥冷,掌中热痛等。

二、手太阳小肠经病症

临床表现:耳聋,目黄,咽喉肿痛,颊肿而不能掉头回顾,颈、肩、臑、肘、臂外后廉痛,甚则肩似拔,臑似折。

三、手太阴肺经病症

临床表现:肺部胀而气喘作咳,胸部满闷,或汗出恶风,缺盆中痛,臑、臂前廉痛,也可表现为本经所循行部位的疼痛。

四、手阳明大肠经病症

临床表现:鼻衄,流清涕,齿痛,喉痹,颈肿,目黄,口干,咽中如梗,肩前与臑部作痛,手大指、次指痛,麻木,活动受限。

五、足太阴脾经病症

临床表现:舌本强痛(脾脉连舌本,散舌下),身重乏力不能动摇,不能安睡,股膝内肿厥冷,足大指不用。

六、足阳明胃经病症

临床表现:发热以身前较甚,鼻痛,鼽衄,齿痛,口眼㖞斜,咽痹,颈肿,膝膑肿痛,循乳部、气街、股、伏兔、胫外廉、足面皆痛,足中趾不用。

七、足厥阴肝经病症

临床表现:头痛,目赤,嗌干,耳闭,颊肿,胁痛,卵缩,男子㿗疝,女子少腹肿痛。

八、足少阳胆经病症

临床表现:往来寒热,经络循行之处可出现胸肋痛,缺盆中痛,腋下痛,头额痛,目锐眦痛,耳痛,耳鸣,耳聋,瘰疬,足小趾、次趾不用。

九、足少阴肾经病症

临床表现:口热,舌躁,嗌干,咽肿痛,咳唾有血,烦心,脊股内后廉痛,足下热痛。

十、足太阳膀胱经病症

临床表现:寒热鼻塞,或头痛,目痛,出现目似脱,项似拔,腰似折,髀不可以曲,腘如结,腨如裂,足小趾不用。

十一、手少阳三焦经病症

临床表现:耳鸣,耳聋,嗌干,喉痹,目锐眦痛,颊痛,耳前耳后痛、肩、臑、肘、臂外皆痛,小指、次指不用。

十二、手厥阴心包经病症

临床表现:手心发热,臂肘部拘挛,腋下肿,胸满,心中痛,心中烦扰,面色赤,喜笑不休。

以上,仅是对经络病症初浅的了解。一方面必须学习《黄帝内经》中所讲的经络循行部位及所属脏腑,另一方面在学习针灸学时再作深入探讨,才能全面掌握。

第二节 奇经八脉病症

奇经八脉是督脉、任脉、冲脉、带脉,阴维脉、阳维脉、阴跷脉、阳跷脉之总称。奇经八脉贯穿于十二经脉之间,具有加强经脉之间联系,调节十二经气血的作用。十二经脉气血满溢时,可流入奇经八脉,蓄以备用,不足之时,则由奇经八脉流出补充。奇经八脉与肝肾关系十分密切,有"八脉隶于肝肾"之说。

奇经八脉与许多疾病有关,特别是由冲、任、督、带四脉功能异常所致的疾患十分常见,与妇科疾病关系更为密切。冲、任、督同起胞中,冲为血海,任为阴脉之海,督为阳脉之海。带脉环腰一周,使冲、任、督三脉相互沟通而共同调节气血,主管生殖。若冲、任、督、带诸脉产生病变则多表现为气血失调,生殖功能障碍。

引起奇经八脉病症的原因,由外邪侵犯经脉,或房事不节,损伤奇经;或因情志内伤,气血失调进而影响奇经,或脏腑功能失常,伤及奇经八脉所致。因而,奇经八脉之病变既有实证,又有虚证。临床上大多由肝肾之病日久累及奇经八脉所致,故病程都比较长。以虚证为多见。临床必须注意调治。辨证主要在于辨清病位在何经?在气在血?性质属虚属实?属寒属热?

一、冲脉虚衰证

主要表现为冲脉促进生殖的功能衰减所出现的证候。

多因素体肾气不足,冲脉失于充盛;或脾胃虚弱,气血生化乏源;或因孕产过多,精血耗损;或因外伤损及冲脉所致。多属虚证。

1. 临床表现 女子月经量少,色淡甚则经闭,不孕,或初潮经迟,小腹疼痛,头晕目眩,心悸失眠,面色萎黄;或绝经过早。男子阴器伤损或发育不良,胡须不生,阴毛稀少,不能生育。舌质多淡,脉多细弱。

2. 辨证要点 女子经少不孕,男子阴器伤损或发育不良,伴体质虚弱者。

3. 讨论 《奇经八脉考》曰"冲脉为病,女子不孕。"女子阴血衰少,血海不充,故经来量少,色淡,甚则渐至经闭不行;冲脉血亏,不能摄精成孕,则为孕;冲脉虚衰,血海枯竭,则过早绝经;血虚胞脉失养,则初潮经迟,经事不能按时下;胞宫虚寒则小腹痛;血虚不能上荣则头晕目眩,面色萎黄;血不养心则心悸失寐。男子前阴外伤受损,伤及冲任而失用,或禀赋不足冲任失充,发育不良,胡须不生,阴毛稀少,生育能力失却。舌质淡脉细弱均为血海不足之征。

冲为血海,为总领诸经气血之要冲,故冲脉虚衰进而可致全身性血虚之证;

冲脉与肾密切相关,故本证可致肾虚不足;冲与任督同出胞中,一源而三歧,故冲脉虚衰常影响任督两脉亦虚。

二、冲脉气逆证

冲脉气机升降失常,气逆向上所出现的证候。

本证多由情志不遂,受到精神刺激,或由阴寒气凝,致冲脉气机郁滞所致。

1. 临床表现　呕吐恶心,咳唾吐血,气从少腹上冲,腹内拘急疼痛,脘、膈、胸部攻窜疼痛。或妊娠恶阻,恶心呕吐。

2. 辨证要点　气从少腹上冲,呕恶为主症,并与情绪变动有关。多属实证,或虚实夹杂证。

3. 讨论　冲气与足阳明之气相并上逆则呕吐,恶心;冲气上冲咽喉则咳唾。气逆血升为吐血;冲脉起于胞中,则见气从少腹上冲,脘、膈、胸部攻冲疼痛。

冲气上逆每致胃气亦上逆而吐血,吐血量多本证由实转虚。

冲脉气机异常初期,出现冲脉气结证,主要表现为月经失调,小腹胀痛。本证可由冲脉气结发展而来,以气逆上冲,少腹急痛为特点。本证与胃气上逆证相似,但本证气从少腹上冲为特征,即胃气上逆病在胃,因胃失和降,气机上逆引起呕吐,恶心,嗳气等症。临床上冲气上逆证多兼有胃气上逆的表现,而胃气上逆证并不一定兼有冲气上逆之证候。

三、任脉不通证

任脉调节气血和妊养胞胎的功能发生障碍而出现的证候。多因感受阴寒之邪,凝滞任脉或情志不舒,气机郁结所致。《难经》曰"任之为病,其内苦结,男子为七疝,女子为瘕聚"。本证属实证。

1. 临床表现　经闭,婚久不孕,睾丸胀痛,小腹积块,游走不定,胀满疼痛,带下色白。

2. 辨证要点　经闭不孕,小腹结块,伴有胀满疼痛。

3. 讨论　任脉阻滞不通,则经闭不行;任脉不通,气血失和,不能摄精成孕,故不孕;任脉气机郁滞,则聚为积块,胀满疼痛。气无定处,故积块游走不定。气结于下,则见睾丸胀痛。

本证与肝气郁结同属气机郁滞的病变,但本证病在任脉,故以经闭不孕,睾丸胀痛,瘕聚为主要特征;而肝气郁结证病在肝脏,影响到全身气机,病变范围较广。若肝气郁结证中见有经闭、不孕、瘕聚、疝气等症,则应属肝气郁结。

四、任脉虚衰证

任脉调节阴脉气血和妊养胞胎功能衰退所出现的证候。

多因先天肾气不足,任脉失充;或因脾胃虚弱,气血不足,任脉失养;或因久病任脉受损所致。病程长,属虚证。

1. 临床表现　妊娠期中胎动不安,阴道下血,小腹坠胀,甚则屡次滑胎。或婚久不孕,或月经衍期色淡,甚则闭经,或月经漏下不止,带下色白,头晕目花,面色萎黄,腰膝酸软,神疲乏力,舌淡,脉细弱无力。

2. 辨证要点　胎动不安,滑胎;不孕和全身气血不足症并见。

3. 讨论　任脉虚弱,胞胎失养则见胎动不安,阴道下血,小腹坠胀,甚则屡见滑胎。任脉虚弱,胞脉气血不足,不能摄精成孕则婚久不孕;阴血不足,任脉亏损,血海失充则月经衍期,量少色淡,甚则经闭;若因气血虚弱,任脉不固,又可见月经漏下不止。带下色白;头晕眼花,面色萎黄,神倦乏力,皆因气血虚弱所致。

任脉总任一身之阴经,为阴脉之海,故本证进一步发展可影响诸阴经气血虚衰而发生病变,因任脉出下焦与肝肾关系密切,故任脉虚衰易引起肝肾精血不足;任督冲同起胞中,故亦易致冲脉虚衰或督脉虚弱证。

冲为血海,任主胞胎,两者同起于胞中,所以都与月经和胎孕关系密切,病变时亦相互影响,并同时出现症状,称冲任虚衰证。但两者又各有侧重,冲脉虚衰证主要表现为月经量少,色淡,甚则经闭,而本证主要表现为胎动不安或滑胎或婚后不孕。

本证与任脉不通证有虚实之别。本证以妊养胞胎功能衰退为特征,属虚证;任脉不通以瘕聚、睾丸肿胀等为主要特征属实证。

五、邪犯督脉证

邪气侵袭督脉,气血不利,拘急成痉的证候。

多因外伤,风毒之邪侵袭机体,壅滞经脉所致。多属实证。

1. 临床表现　角弓反张,项背强直,牙关紧闭,四肢抽搐,头痛,甚或发热,神志昏迷,苔白或黄,脉弦或数。

2. 辨证要点　角弓反张,项脊强直,牙关紧闭为辨证要点,可以无热,亦有不同程度发热。

3. 讨论　风毒之邪侵袭,气血壅滞,或邪热灼伤津液,督脉失养,拘急成痉,故见弓角反张,项背强直,牙关紧闭,四肢抽搐。督脉经上行入脑,外邪入侵轻者邪阻经脉,影响及脑而头痛,甚者外邪外侵大脑,而见发热、神志昏迷。督脉属脑络肾,故本证进一步发展可影响脑的思维功能而致精神错乱。亦可影响及肾而致肾之病变;若严重耗伤气血津液,则可致督脉空虚证或督脉阳虚证。

本证与热极生风证同以拘急动风为主要表现,如角弓反张,项背强直,手足

311

抽搐等症。但本证为邪毒内侵,阻于督脉所致,故一般发热不高或无发热,而热极生风证为邪热蒸腾,燔灼肝经,引动肝风所致,故以高热灼手,神志昏迷不清伴动风为特征。本证多有外伤致风毒侵袭之病史。

六、督脉空虚证

督脉精气亏虚和脑髓不足所出现的证候。

多因禀赋不足,督脉失充,或久病损及督脉,或因髓海不足,影响督脉所致。病程较长,属虚证。

1. 临床表现　头昏重胀,眩晕,健忘恍惚,耳鸣耳聋。腰脊酸痛,佝偻形俯,舌淡,脉沉弱。

2. 辨证要点　头重耳鸣,腰脊酸痛,佝偻形俯及髓海不足的表现。病程长病情重。

3. 讨论　督脉上行属脑,督脉空虚则不能上荣充脑,髓海不足则见头重昏胀,眩晕,健忘,两耳通于脑,脑髓空虚则耳鸣、耳聋。督脉循脊上行,气血亏损,督脉失养,则腰背脊部酸重疼痛。脊骨失于督脉之充养则见佝偻形俯。

督脉与脑相联,所以,督脉空虚常与髓海不足症并见;又督脉络肾,本证进一步发展可致肾之精气阴阳亏损而产生种种病症。督脉与冲任关系密切,故可致冲任虚损而病。

督脉络肾,若由全身阳虚或高龄、久病、伤损督脉可致督脉阳气虚衰,使督脉主司生殖功能的衰退。表现为脊微畏寒,阳痿精冷,宫寒不孕等症状。该证称为督脉阳虚证。其重点在阳虚(作强无能);本证重点在精亏(脑髓失充)。

本证与上气不足皆可见头晕耳鸣,健忘等症。但本证的病理变化为督脉空虚,髓海不足,故以头重,耳鸣,腰脊酸痛,佝偻形俯为主要特征,病情较重;而上气不足证的病理变化是气虚清阳不升,头目诸窍失养,故以头晕、健忘,眼花伴气虚证候为特征。病情较轻。

七、带脉不固证

带脉虚损,失于约束所出现的证候。

带脉状如束带,围腰一周,有约束诸脉,固护胎儿,主司妇女带下的功能。带脉不固证多因劳倦伤脾,中气虚弱,或房劳多产,肾气不足,或因久病体虚,或因素体禀赋不足所致。

1. 临床表现　带下色白,绵绵不断,腰弱无力,子宫脱垂,滑胎,腰部沉重,绕脐、腰脊隐痛,舌淡苔白,脉缓弱。

2. 辨证要点　白带绵绵,或子宫脱垂,或滑胎等生殖系统病变为主。

3. 讨论　带脉虚损失于约束,则带下绵绵,无湿热之浊故色白;带脉围腰而

312

行,失固则腰软无力,绕脐、腰脊隐痛;带脉失约,系胞无力,则子宫脱垂;不足以固护胎儿,可见滑胎;带脉气虚则腹部沉重。

带脉固束纵行之经脉,故带脉与诸经脉在生理和病理上相互影响。脾肾亏虚可致本证;本证亦可累及脾致脾气虚弱,久病及肾,则致肾亦亏损。

本证的主症在中气下陷证中亦可见到,但本证病在带脉,带脉失于固束而出现带下,子宫脱垂等症,但不一定有全身气虚脾虚气陷症状;而中气下陷病在脾,因脾虚升举无力所致,故以脘腹坠胀,脱肛等内脏下垂症为特征,不一定见妇科方面症状。

八、跷脉空虚证

跷脉气血不和而出现证候。

多由素体禀赋不足,跷脉失充,或脾虚气血不足,跷脉失养,或久病损伤跷脉所致,属虚证。

1. 临床表现　腿胫肌削,痿痹无力,行走欹斜,或两足瘈疭,嗜睡或失眠,两目开合失常,大多出现眼睑下垂。舌淡,苔白,脉虚弱。

2. 辨证要点　足痿,两目开合失常。

3. 讨论　阴阳跷脉循行于下肢的内外侧,保持下肢运动的跷捷。若气血不足,跷脉失养则腿胫肌肉瘦削,痿痹无力,行走欹斜,甚或两足瘈疭。跷脉上行至目内眦,阴跷、阳跷之阴阳失去平衡,或失眠,或嗜睡。跷脉空虚则其司眼睑开合的功能失常,眼睑下垂,舌淡,苔白,脉虚弱均为虚证的征象。

跷脉气血不足,进一步发展可影响其他经脉的气血亦不足。气虚失运,血液凝滞,所以进一步可致奇经瘀痹。跷脉又主一身左右之阴阳,故本证进一步发展可影响全身阴阳而出现虚衰之证。

本证与血虚动风证均可见瘈疭之症。但本证为跷脉空虚所致,故瘈疭局限在两足,伴有足痿,两目开合失常为特征;而血虚生风证为血虚筋脉失养所致,故瘈疭表现为手足,伴有全身性血虚表现。

九、维脉虚衰证

阴维阳维不能自相维系,致阳气耗散,阴液耗损所出现的证候。多因劳倦内伤,或久病累及维脉,维脉失养,阴阳失调所致。属虚证。

1. 临床表现　心胸时有隐痛,心神不宁,怅然失志,精神疲倦。胁痛、腰痛,或肢体萎弱无力,不能自收持。长期发热不退,发热无定时,热型不规则。

2. 辨证要点　心胸隐痛或发热不规则,时起伏。

3. 讨论　阴维阳维之脉,共同维持诸阴阳之脉。若阴维脉不足,心失所养则心痛隐隐,心神不宁;阳维脉失养,阳经失调,可见长期发热不退。阴维阳维均不足,可致恍然失志,精神疲倦。胁痛腰痛,肢体萎软无力,不能自收持。

本证临床为少见,因阴阳维脉维系着诸脉之阴阳,故维脉虚衰可影响其他经脉阴阳失调,而出现其他经脉的病症。

本证与心气不足证均可见有心胸疼痛之症,但本证为维脉虚衰,心失所养而致,故心痛程度较轻,兼有心神不宁,恍然失志等症;而心气不足证病在心脏,以心气不足,心失所养所致,故心痛程度一般较重,兼有心悸,气短,自汗等症。

十、奇经瘀痹证

奇经瘀血内阻,气血不通所出现的证候。

多因七情内伤,气郁血滞,或因经期产后,寒邪侵袭,凝滞血脉,或因劳倦伤气,行血无力而使奇经瘀阻不通,一般为实证,或虚实夹杂证。

1. 临床表现　腹部癥积坚硬,固定不移,月经量少色黯有瘀块,经行疼痛,甚或闭经。若产后可见恶露难下,色紫黑,或崩漏淋漓不断,小腹疼痛拒按,疝气痛久不移,舌有紫斑,质黯,脉沉涩。

2. 辨证要点　癥积、痛经而经行有瘀块,甚或闭经等主症;疼痛固定、持续、拒按。病程较长。

3. 讨论　血瘀不行,积结成癥,则腹部积块坚硬,固定不移;瘀血痹阻,经脉不畅,故月经后期,量少色黯,有瘀块;恶露为寒所凝,则内结难下,色呈紫黑。瘀阻经脉,恶血不去,新血不得归经则崩漏淋漓不断,瘀阻血脉不通,不通则痛,则见小腹疼痛拒按,疝气痛久,由气入络,则疼痛不移,舌紫有瘀斑,脉象沉涩,均为瘀血内阻之征。

本证奇脉瘀痹,必然耗伤气血,故可兼见奇脉气血虚弱之病变。亦可致奇脉调节气血功能失常,而出现全身气血运行紊乱,血不归经而出血。奇脉痹阻,所主生殖功能异常,而出现不孕,不育等病变。"八脉隶于肝肾",故本证日久不愈必伤肝肾,而产生肝肾虚亏证。

本证与冲脉气结证均有月经后期,量少色黯,小腹疼痛等症,但本证病在血,以奇脉血瘀不通为基本病变,故小腹疼痛持续、固定拒按,月经色黯有瘀块,舌紫黯有瘀斑,病程长,病情较重;而冲脉气结证病在气,以冲脉气滞失畅为基本病变,故小腹疼痛而胀,时轻时重,痛无定处,经行不畅。舌质变化不大。病情较轻。

本证与任脉不通证均见有小腹积块,疝气等症状,但本证病在血,为血瘀奇脉所主,故小腹积块坚硬。固定不移,腹痛拒按。而任脉不通证病在气,为气机郁阻任脉所致,故小腹积块不坚,游走不定,疝气时轻时重,腹胀疼痛。

十一、八脉虚衰证

主要由奇经八脉之气血阴阳俱亏,奇经的各种生理功能衰退所出现的证候。

多由久病损伤八脉,或因房劳过度,孕育过多,或先天禀赋不足,后天调养失宜所致,均见于疾病后期或久病体虚的患者,病程一般较长,属虚证。

1. 临床表现 未老先衰,男子阳痿不举,久遗滑精,女子经少甚或闭经。带下淋漓,不孕或滑胎。形体消瘦虚弱,足痿无力,腰脊隐痛,精神萎靡,头晕耳鸣,舌淡,脉虚弱无力。

2. 辨证要点 未老先衰,阳痿自遗,经闭不孕,形弱足痿。病程长,病情严重。

3. 讨论 八脉虚衰,精血亏损则未老而衰愈显著。奇脉虚亏则生殖功能衰减,而见男子阳痿不举,久遗滑泄;精血不足则不能成孕。奇脉虚损,不能系胞养胎,则滑胎;精血亏虚则消瘦而虚弱,下肢筋骨不充则下肢痿软,腰脊隐痛。脑髓不足则精神萎靡,头晕耳鸣。

本证精血亏损证候之严重者,多由其他精血不足证演变而来。八脉有调节十二经脉气血的功能,八脉虚衰,必致十二经脉气血失于调节,而产生全身性气血失调的病变。

本证与肾精不足证均可见有生殖功能的衰退,且常互相影响转化,临床多二者同时并见。但本证病在八脉,以奇经精血虚亏为基本病理变化,主要表现为生殖功能的衰退;而肾精不足证,病主在肾,以肾藏之精气亏损为基本病变。故除生殖功能衰减外,尚可有发育迟缓及全身性精亏的表现。

315

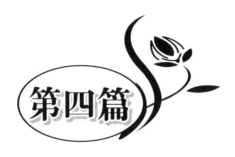

第四篇

分部诊断法

为了能够让学生学以致用,尽量缩短书本知识和临诊运用的距离,本篇从实际出发,根据病人就诊时"某某部位不舒服是什么病?"的发问习惯,将体表分为头颅(脑)、颜面(五官)、颈项、胸肋、腰背、腹部(脘腹、大腹、小腹、少腹)、阴部(前后阴、生殖器)、四肢、皮毛(皮肤、毛发)部位。编写了以发病部位为纲、四诊合参诊断法。并将各部出现的临床征象,归纳为感觉异常、形态异常、功能异常三方面,为主要纲领进行阐述。感觉异常往往发生在病变早期,不论痛痒麻重,或痞满胀闷等等,主要从患者的主诉才能得知,主诉可以作为诊察病情的切入点;对医生来说更主动的诊察方法是望诊、闻诊,因为反映在体表的异常征象,在远离患者时已可察觉,这可作为询问病史的线索,并选择相应的切诊方法;功能异常一般在望闻问切诊察之后才能判断。当然三者是难以截然分开的。正如外科中红肿和热痛一样,在叙述中可能有交叉重复,或有主次之分。

全篇按分部编写成九章,每一章分为五节,第一节某部主要结构和基本生理功能。在复习解剖学、中医学等知识基础上,熟悉局部组织的正常功能,与全身气血、脏腑的关系。第二节某部常见病理变化。①形态异常:色泽、形状、动态异常的主要原因、性质和分类;②感觉异常:结合局部和相应脏腑的功能和兼症,进行辨证分型。③功能异常。第三节常见征象的归纳表。将形态、感觉、功能异常中出现的病理征象,列表归纳为虚证类、实证类、虚实夹杂类,并作出小结或提示,帮助学生复习思考。纵横联系,拓宽思路。第四节医案举例。第五节原文选录。以供教学参考。

通过上述内容的学习,有利于掌握诊法的综合运用,学会抓住重点和联系一般的思路和方法,便于临床诊疗的实用,提高诊疗效果。通过教学,学生可以更好地掌握中医诊断学的基础知识和方法,学习联系实际,灵活运用为进入临床课打好基础。

319

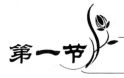

第一章 头颅(脑)

第一节 头部(脑)的主要结构和功能

头颅为骨性组织,由左右顶骨、颞骨和部分额骨、枕骨等构成。脑深藏于颅内,其下端与脊椎相通,脑髓延续为脊髓。手足三阳经行经于头,督、任、冲脉,及维脉、蹻脉入络于脑。故谓"头为诸阳之会"。《灵枢·大惑论》:"五脏六腑之精气……上属于脑,后出于项中。"脑赖以脏腑精气充养,主宰机体的生命活动,故又谓头为"五体之尊,百骸之长"。

中医对脑的认识可追溯到两千多年前,《素问·脉要精微论》中明确记载:"头为精明之府。"那时已认识到精神、情志活动与大脑有关。自明代李时珍《本草纲目》明确提出"脑为元神之府",论及脑与心主神明的功能相通以来,对脑功能的认识更加深入,故将心对内脏功能的主宰和情志调节方面的功能均纳入头脑章阐述。明·金正希著《尚志堂文稿》有"人之记性,皆在脑中"的记载,王清任在前人认识的基础上,对脑的功能作了较为详细的论述,他在《医林改错》中说"灵机记性在脑者,因饮食生气血,长肌肉,精汁之清者,化而为髓,由脊髓上行入脑,名曰脑髓。两耳通脑,所听之声归脑;两目系如线长于脑,所见之物归脑;鼻通于脑,所闻香臭归于脑;小儿周岁脑渐生,舌能言一二字。"把记忆、视、听、嗅、言等感官功能皆归于脑。脑通过感觉器官,接受外界刺激而产生的精神活动,体现在智力、识辨力、记忆力和情感、思维、意识等方面的表现。

一、主持和协调肢体活动

头部是诸多经络交汇于脑而通达全身,故肢体活动和功能受经络气血的协调和精神魂魄的影响。

二、成育智能

"脑为元神之府","人之记忆皆在脑中"。元神充沛者多见思维活跃、情感丰富、记忆清晰。如肾虚精亏髓海不足,可出现脑转耳鸣,目无所见(目光暗淡昏花),怠惰嗜卧等症状。

三、充养感官

"耳、目、口、鼻、聚于首,最高、最显、便于接物。耳目口鼻之所以导入,最近于脑,必先受其象,而寄之,而存之也。"可见感官是在脑的功能主持下,接受外界刺激,并在脑部形成听觉、视觉、味觉、嗅觉等各种感觉。

四、调节内脏功能

心为五脏六腑之大主;五脏功能不尽以气血津液为物质基础并受精神情志的调控。七情五志是心主神明功能的反映。心主喜、肝主怒、脾主忧思、肺主悲、肾主恐、惊。心神安宁则内脏功能和谐、有序。如七情五志急剧变化,可以引起内脏功能失常,同样内脏病变时亦会影响精神情志的宁静。

第二节　头部病理变化

一、头部形态异常

(一)头颅畸形

头颅形态变化多见于婴幼儿,颅骨发育未完成的时期。头颅均匀增大,头缝开解,称"解颅"。常伴有颜面相对缩小,眼珠下垂,神情呆滞,智能低下,多由肾精不足,水液停聚所致。头颅较正常狭小,头顶部尖圆,颅缝闭合过早,常伴智能低下,多由先天肾精不足,颅脑发育不良所致。亦可由产程过长,颅脑损伤所致。额部前凸,颞部向两侧凸出,头顶部扁平而呈方形,称为方头畸形;亦因头颅骨不坚,按之如有弹性感,长期仰卧者,可致扁头畸形;长期向一侧卧者,头颅可呈不对称,亦称偏头畸形。以上三种头颅畸形大多由于先天肾精不足,或后天脾胃失调导致的颅骨发育不良。

(二)囟门异常

足月分娩的新生儿,前囟的斜径约2.5cm。正常小儿的颅骨缝,大都在出生后六个月时开始骨化,后囟在二至四个月闭合,前囟在一岁至一岁半时闭合。

囟门延迟闭合,称囟门不合。临床以前囟的变化为多见。囟门异常常与头颅畸形并见,均由肾虚骨弱所致。如囟门早闭多见于小头畸形。囟门迟闭多见于解颅,或颅骨生长发育迟缓的患儿(如佝偻病),两者多因先天不足,后天失养,精血亏损,颅骨失于充养所致,亦有与病邪侵犯头颅有关。

正常婴幼儿在囟门未闭时,囟门与颅骨相平,按之稍有紧张感,用手触摸时,还可感觉到与脉搏一致的搏动。当哭吵时囟门可稍有突起。

囟门肿起,突出显著者,称"囟填",突出不显著者称"囟肿";囟门肿起,由寒气冲上而肿者,则牢韧坚硬,多见于婴幼儿感受时邪病毒疾病;由火毒上攻而致囟门突起者,都出现囟门高凸焮热。兼见面赤,唇红头痛口干,喘逆等里热证。此外,颅内水停、血瘀亦是导致囟填的主要原因。

小儿出生六个月以上,尚见前囟下陷低于颅骨者称为囟陷。如枕部同时下陷则谓之枕陷。多见于形羸色萎,神少气短,纳少便溏等脾肾阳虚的患儿。亦可出现于高热汗出,暴痢久泻等气液耗损的患儿。

此外,头部动态异常可出现"头摇","头倾"等症状,这些症状均与颈项有关,故在本篇第二章讲述。

二、头部感觉异常

(一)头痛

"头为清阳之府""诸阳之会",六淫之邪最易上犯,或因内生风火、痰湿、瘀血上扰经脉,经气失于宣通所致,此类头痛均属实证。亦有因气虚清阳不升,血虚经脉失养,肾虚肝阳上亢所引起的头痛,多属虚证。

外感头痛多为新患,其病程较短,兼有表证。病势较剧而无休止,可有风寒、风热、风湿之别。内伤头痛多为久痛,病程较长,痛势较缓而时作时止,可结合全身症状辨别虚实。肝火、痰、瘀等邪引起的头痛多为实证;中气、阴血虚弱引起头痛为虚证。

1. 实证头痛　头痛发病急,病程短,部位固定不移,疼痛剧烈如刀割,或如针刺,或伴血管搏动感,或胀痛如裂;按之疼痛不减或拒按。舌苔较厚,脉弦有力,多为实证头痛,其临床类型可概括为以下七种。

恶寒发热,或不发热,头身痛,鼻塞咳嗽涕痰稀白,苔白,脉浮紧。为风寒表证(风寒头痛)。

恶风发热,或不发热,头痛、咽痛口干,易汗出,舌苔黄,脉数为风热表证。(风热头痛)。

恶风低热,汗出不解,头重且胀,胸闷、四肢沉重。舌苔黏腻,脉濡滑,为湿邪头痛。

高热烦躁,或嗜睡,头痛剧烈,或颈项强,呕吐如注,皮疹色红。舌绛苔黄,脉洪滑数。为温热头痛。

偏头疼痛伴灼热感,目赤视糊,按之不减,舌暗红苔干薄黄,脉弦为肝火头痛。

头痛有重压感,或头胀如裹,肤胀足肿,小便短少。舌胖苔滑腻,脉濡滑为水湿头痛。

头痛有定处,痛如针刺,持续不休,或反复发作。舌色暗红或有瘀斑,苔薄白,脉细弦或涩。为瘀血头痛。

2. **虚证头痛** 虚证头痛多发病缓慢,病程长,痛势较缓,缠绵不止,或头痛有间歇性,时痛时休,按之痛缓或喜按。病位较固定。舌苔薄,脉无力,虚证头痛临床可概括为以下五种类型。

头痛隐隐,劳累后加重,兼全身气虚症状。舌嫩苔少脉濡。为气虚头痛。

面色淡白,精神萎靡,头痛不定时发,月经过后尤甚。舌淡嫩或中裂苔薄,脉细无力。为血虚头痛。

两侧颞部交替作痛,两目干涩,繁忙或少寐时多发,或与情绪有关。舌淡红苔少而干,脉细弦。阴虚(肝)阳亢头痛。

后枕部及巅顶部经常作痛,寐后改善,腰酸乏力,耳鸣健忘。舌嫩苔薄,脉沉细。为肾虚头痛。

一时性头痛:如睡眠不足、空气混浊等引起,舌苔脉象尚正常,多为清阳不升、清窍受蒙;或经脉失养所致。

3. **头痛部位与经络关系** 头痛的部位与经络在头部的分布有关。前额部连眉棱骨痛,属阳明头痛;一侧或两侧太阳穴附近疼痛,为少阳头痛;后头部连项背痛,为太阳头痛;巅顶痛,为厥阴头痛,或因督脉为病。头痛连齿者,为少阴头痛。

4. **头痛与五官关系** 头痛常与头面五官疾病有关,如鼻渊可引起前额或颞面部胀痛,低头时胀痛更甚;屈光不正者,阅读时间过长可引起头痛且胀等;一侧耳或牙齿疾病,常会引起同侧偏头痛。此外,如睡眠不足,过度用目、焦虑、紧张或空气混浊等原因也可引起头痛,为一时性偶然发作,一般可自行缓解。

(二)眩晕

眩晕亦称头晕,是指视物昏花旋转,如坐车舟之状,严重者张目即觉天旋地转,不能站立,胸中上泛呕恶,甚或昏倒。

眩晕的发病机制,由"诸风掉眩""髓海不足""清气不升""血虚失养""痰蒙清窍""瘀血阻络"等,与肝脾肾三脏功能密切有关。

1. **实证类眩晕** 发病急,症状严重,常伴头痛、呕吐,卧床不能改善。伴全身实、热证。舌苔厚,脉弦或弦滑有力。

(1)眩晕欲仆,耳鸣如雷,目赤羞明,心烦口苦。舌红苔黄腻,脉弦数为风痰(肝风痰火)眩晕。

(2)眩晕如旋,呕吐痰涎,步履不稳,舌苔滑腻,脉弦滑为痰湿眩晕。

2. **虚证类眩晕** 发病慢,病程长,反复出现,或间隙性发作。多因劳累引发,休息后可以改善。舌苔薄,脉细无力。

(1)眩晕阵作,耳鸣如蝉,神疲嗜睡,腰酸带下或遗泄。舌嫩苔少,脉细弱为肾虚眩晕。

(2)面色淡白,眩晕闭目可缓,蹲起两目昏暗,经血或痔血量多。舌淡苔薄,脉细软为血虚眩晕。

(三)头重

头重是头部沉重的一种自觉症状。湿邪外袭或痰湿内阻引起的头重为实证,或中气不足所致头重为虚证。

1. 头重而痛,如有物裹,阴雨转甚,鼻塞恶风,身重肢困,胸闷脘痞,舌苔薄腻,脉浮缓或濡。为风湿上蒙头重。

2. 头部沉重兼有胀痛,午时加剧,伴面赤身热,心烦胸闷,不欲饮食,小便深黄,舌苔黄腻,脉滑数或濡数,为湿热上蒸头重。

3. 头重头晕,耳鸣嗜睡,晨起较甚、伴胸脘痞闷,恶心吐涎,精神不爽,舌苔白腻,脉象濡滑,为痰湿内阻头重。

4. 头部沉重,悠悠忽忽,病程较长。或有空痛而晕,伴全身气虚表现,舌胖淡,脉濡缓,为中气不足头重。

(四)头胀

头胀亦称脑胀。自觉头脑发胀如裂。多由肝火或湿阻引起。

头胀头痛,恼怒,或昏沉闷热,头部青筋突起,口干苦,甚则两耳失聪,舌苔薄黄,脉象弦或数,为肝火头胀。

头胀沉重,如物裹头,胸闷脘满,腹胀泛呕,不欲饮食,肢体困重,舌苔白腻,脉濡或滑,为湿阻头胀。

(五)脑鸣

自觉头脑中有音声鸣响的症状。常与耳鸣并见,但又有区别。脑中生肿物而作鸣者,为脑鸣之重证。肝气郁滞、湿热上壅引起的脑鸣为实证;髓海空虚、心脾两虚引起的脑鸣为虚证。

1. 脑鸣每遇恼怒为甚,两胁胀痛,心烦急躁,胸闷不舒,时作太息,口苦咽干,舌尖红,苔薄黄或薄白,脉弦。为肝气郁滞脑鸣。

2. 脑鸣头痛,头重如裹,眩晕呕恶纳呆,或头生肿物,舌红苔黄腻,脉滑数。为湿热上壅脑鸣。

3. 脑鸣,腰酸腿软,遗精头晕,目眩耳鸣,舌淡少苔,脉沉细弱。为髓海空虚脑鸣。

4. 脑鸣眩晕,少寐多梦,气短乏力,心悸健忘,纳呆食少,舌淡苔薄白,脉濡细。为心脾两虚脑鸣。

三、头部功能异常

脑为元神之府,神明汇聚之所,有支配精神意识,进行思维活动的功能。头脑功能异常可出现健忘,神昏,晕厥,癫痫狂,痴呆,语言错乱、情志异常、睡眠失常等症状。脑主宰内脏功能和肢体活动方面的功能异常,分别在胸腹和四肢等篇章介绍,在此不再复赘。

(一)健忘

健忘指记忆力衰退。表现为对往事容易忘记,严重者言谈不知首尾,事过转瞬即忘。

多由气血不足,脑髓空虚或者痰湿瘀阻经络所致。

1. **实证类健忘证(邪实类健忘)** 健忘多由有痰、瘀、湿火等邪壅阻经脉脑络所致。

举止迟缓,反应表情呆钝,为事有始无终,言语不知首尾,舌苔黏腻,脉弦缓为痰瘀壅阻脑络,经气失于通宣所致健忘证。

外伤性颅内出血,脑络损伤,近期记忆消失,为瘀血内阻所致。舌暗红苔白,脉弦缓为血瘀健忘证。

2. **虚证类健忘证(正虚类的健忘)** 多由精血虚亏,上气不足,脑髓失养所致。与心、脾、肾三脏功能有关。

(1)健忘伴精神疲惫四肢乏力,食欲不振,语音低微,舌淡苔少,脉濡为心脾两虚健忘证。

(2)健忘耳鸣,目眩,腰酸遗精,心烦不寐,升火,舌红苔薄,脉细数为心肾不交健忘证。

(3)眩晕健忘,精神衰弱,气短乏力,腰腿酸软,嗜睡、尿频。舌淡苔薄,脉弱为肾虚健忘证。

(二)神昏

神昏即神志昏乱,不省人事,甚则对外界刺激毫无反应,时间较长,不易复苏。亦称昏迷。神昏一症虽病机复杂,表现多端,临床首先分辨"闭","脱"。闭的征象属实,脱的征象属虚。

神昏伴牙关紧闭,肢强拳握,面赤气粗,痰涎壅盛,舌苔腻,脉洪、滑带数,为闭。多由热毒攻心,湿热蒙蔽,风痰内闭和瘀血乘心所致。

昏迷伴目合口张,手撒遗尿,鼻鼾息微,汗出肢冷舌淡苔白,脉微欲绝或虚细无根等征象为脱,由阴竭阳脱所致。

神志昏乱,身热蒸手,呼吸气粗,鼾声大作,目闭口开,手撒遗尿,汗出面白,四肢厥冷,舌红或淡红,脉沉伏,或虚数无力,为内闭外脱的征象。因热、痰、瘀之邪气盛,内蒙清窍,并兼正气耗散,神不守舍所致,为虚实相兼的特征。

(三)晕厥

晕厥是以突然昏倒,不省人事,四肢厥冷,移时方苏为特征的症状;醒后无失语、口眼㖞斜、半身不遂等后遗症。

1. 形体壮实,气壅息粗,口噤握拳,脉沉实或沉伏者,大凡气盛有余,气逆上冲,血随气升,或气逆夹痰或暑邪郁冒,致使清窍闭塞,发生晕厥,属实。

2. 体虚羸弱,目陷无光,面白息微,汗出肢冷,舌淡,脉微细或细数无力。多因气血不足,清阳不展,血不上承,精明失养所致,属虚。

(四)癫、狂

癫狂同为神志失常之症。癫症始发时表现为情绪长期不乐,久则哭笑无常,语无伦次。俗称"文痴"。狂是指神志失常,狂乱不安,妄作妄动,詈骂歌笑,喧扰不宁的症状。俗称"武痴"。

1. 癫 神志异常,哭笑无常,或精神抑郁,表情淡漠,举止无常语无伦次,或喃喃自语妄闻妄见,兼有心烦易怒,寐不安宁,饮食少思,舌苔薄腻,脉弦滑者为痰气郁结所致癫。

神思恍惚,反应迟钝,呆若木鸡,心悸易惊,善悲欲哭,纳食减少,肢体困乏,秽洁不知,舌质淡,脉细弱者为心脾两虚发癫。

2. 狂 狂躁易怒,妄作妄动,语言失常,毁物殴人等症,主要是因"火"所致,但发病的部位不同,故伴见不同兼症。若伴惊悸不安,胸胁胀痛,舌红苔黄,脉弦者为肝胆郁火上扰神明所致发狂;

若面红不热,腹满不得卧,不欲食,便秘,舌红苔黄糙,脉沉数有力者为邪热内传,热结阳明所致的狂症。

若头痛失眠,面红目赤,大便秘结,舌红苔黄腻,脉弦滑数者,为心胃火盛,灼津为痰,痰火搏结,上蒙心窍所致狂症。

胸中憋闷,精神不宁,时而言语不休,时而沉默寡言,甚则终日骂詈,狂扰不安,少腹胀满坚硬,疼痛拒按,舌质红紫或见瘀斑,脉沉实有力,为瘀血内阻发狂。由邪热入里,血热互结,上扰神明所致。

(五)痫

痫,俗称"羊痫风"。大发作时的特征为猝然昏倒,不省人事,手足抽搐,口吐涎沫,两目上视,喉中发出如猪、羊等叫声,醒后疲乏无力,饮食起居一如常人,时发时止,发无定时;小发作则表现为瞬间的神志模糊,可出现目睛直视,一时性失神,或口角牵动,吮嘴等动作。

1. 患者情志抑郁,胁肋胀痛,心烦失眠,头痛目赤,情绪容易波动,一触即发。发作时口吐黏涎,舌红苔黄腻,脉弦滑数有力,痰火蒙窍所致。

2. 发作前有短时头晕、胸闷、泛恶等先兆。发作时口吐白沫或清涎。疲劳时发作更频,感寒或饮食后易多发,脉多带滑,舌苔白腻。多因脾虚痰盛,痰聚而气逆不顺痰蒙清窍所致。

3. 发作时有头痛头晕,旋即尖叫一声,肢体抽搐,口吐涎沫,脸面口唇青紫,有脑外伤史,舌紫有瘀点,脉弦或带涩。为瘀血夹痰上扰神明所致。

4. 痫疾屡发,发前有头晕心悸,平时伴有心悸怔忡,双目干涩等症。女子在月经期前后发作频繁,唇甲淡白,舌淡苔薄脉细,为血虚动风所致。

5. 痫症反复发作已久,精气日衰,兼有腰膝酸痛,智力迟钝,或遗尿、遗泄等症状。此为肾气虚衰所致。

痫症与子痫、中风,小儿"急惊"、"慢惊"等病症相似,临床均有猝然昏倒,不省人事,抽搐,角弓反张等症状,但痫症的主要特征是:仆地作声,口吐白沫,醒后如常,有发作不已的病史,可与上述病症相区别。

(六)痴呆

痴呆是指神情呆滞,智能低下。是智能活动发生严重障碍的表现。临床以智力低下和精神症状为主要表现。

智力低下:记忆力减低,理解力减退,判别力降低,计算力减退,定向力减退,衣、食、便、行等生活不能自理。上述症状主要与痰湿阻窍、痰热灼伤脑络、瘀血内阻以及肾藏精养髓等功能衰退有关。

精神症状:心情淡漠,沉默寡言,健忘,迟钝;或自言自语,哭笑无常;或呆坐独居;或心神不定等。

1. 邪实类痴呆

(1)体态丰盛,饮食自倍,反应迟钝,智力下降,舌体肿大苔白腻,脉沉弦。为痰湿阻窍痴呆症。

(2)高热神昏数日,热退不省人事,日久肢体偏废且神态痴呆,舌红苔黄,脉弦滑为痰热灼伤脑络痴呆症。

中风后肢体偏废,言语謇涩,反应迟钝,表情减少,知力低下,失去自我保护能力。舌暗红,舌脉粗大。为瘀血内阻痴呆症。

2. 肾虚类痴呆

(1)自幼型:大多自幼儿期出现,头颅畸形,目裂细小,语言不清,理解力、思考力、记忆力均差。由先天肾精不足所致。肾虚痴呆症(先天性)。

(2)成人型:反应迟钝,表情减少,知力低下,失去自我保护能力。舌淡红苔薄白,脉细弦,为肾精亏损,脑髓空虚所致,属肾虚痴呆症。

(七)情志异常

喜、怒、思、忧、恐是情志活动的主要表现,合称五志。无故出现惊恐、喜笑、悲伤、恐惧、发怒、忧思等情志变化,且不能自控。则与心(脑)藏神功能异常有关。

1. 善惊 《类证治裁》"惊者,神气失守,由见闻夺气,而骇出斩时也"。善惊是指遇事容易惊吓,或经常无故自觉惊慌,心中惕惕然不安的症状。与惊悸、怔忡相似,但惊悸是阵发性心悸不宁;怔忡尤为严重。

心胆气虚善惊:多伴见气短乏力,语言低微,胆怯怕事少眠多梦,舌淡苔薄,脉弱等症状。

阴血不足善惊:伴见虚烦失眠,潮热盗汗,手足心热,面色少华,舌红少苔,脉细等症状。

痰火扰心善惊:伴见心烦意乱,夜寐易惊,口干口苦,舌红,苔黄腻,脉滑数等症状。

心火旺盛善惊者:伴面红目赤,口舌生疮,烦躁易怒,舌红脉数等症状。

肝郁血虚善惊:伴胸胁胀痛,情怀不舒、烦躁易怒,面色、爪甲苍白,舌淡、暗,苔薄,脉细弱等症状。

2. 善喜　是指未遇喜乐之事,或非高兴之时,而经常无故喜笑不休的症状。

心火炽盛善笑:兼见心烦躁动,甚或狂言乱语,口渴喜饮,口舌生疮,面赤舌红,脉数。

水火不济善笑:兼见腰膝酸软,失眠多梦,五心烦热,遗精耳鸣,舌红少苔,脉细数。

痰火扰心善笑:狂笑不休,烦躁不宁,心悸健忘,夜寐易惊,舌苔黄腻,脉数。

肝郁火旺善笑:兼喜怒无常,胸胁胀痛,性急暴躁,恶梦纷纭,舌红、脉细数。

3. 善恐　指未遇恐惧之事而产生恐惧之感,终日神志不安,如人将捕的症状。

肾精不足善恐:伴见腰膝酸软,精神不振,心慌善恐,遗精盗汗,失眠虚烦,苔少舌红,脉细弱。

气血虚弱善恐:伴身倦乏力,自汗气短,心慌心悸,触事易恐,面色无华,舌淡苔薄,脉细弱。

肝胆不足善恐:伴两胁不舒,遇事忧虑寡断,虚怯善恐,苔薄质淡,脉弱。

4. 善怒　是指无故性情急躁,易于发怒,不能自控的症状。

肝郁气滞善怒:伴胸胁胀痛或窜痛,善太息,心情不舒,脉弦有力。

肝胆火旺:胸胁满闷,口苦口渴,夜寐梦多,舌红,脉弦数有力。

脾虚肝乘善怒:身倦乏力,食少飧泄,腹胀腹痛,两胁胀满,心烦易怒,脉弦无力。

肝肾阴虚善怒:伴见腰膝酸软,潮热盗汗,五心烦热,少寐多梦,胸胁不舒,舌红苔少,脉细数。

5. 善忧思　是指未遇忧愁之事,而经常反复思虑绵绵,忧郁不解,闷闷不乐的症状。

心脾气结善忧思:伴见情怀不舒,胃脘胀闷,不欲饮食,夜难入眠,苔白质暗,脉弦。

肺气不足善忧思:伴见胸闷气短,精神不振,忧虑寡言,舌淡苔薄,脉弱。

此外,心主神明的功能障碍尚能出现以下症状:肢体运动障碍(参见本篇九章),睡眠异常(参见"问诊"章"问睡眠"),语言失常(见"闻诊"章)。在此不再赘述。

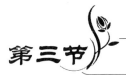

第三节　头部常见征象归纳表

表 4-1-1　头部常见征象归纳

	征象	属虚	属实	夹杂
形态变化	头颅畸形			
	解颅	肾精不足	肿瘤	肾虚积水
	小头	肾精不足		
	方头	肾精不足		
	扁头	肾精不足		
	囟门异常			
	囟门迟合	肾精不足		
	囟门早合	肾精不足		
	陷囟	津液耗损、血虚		
	囟填		热、痰热、水积聚	
感觉异常	头痛	气虚、血虚、肾虚，屈光不正	风寒、风热、湿邪、温热、肝火、水湿、鼻炎	血虚肝亢
	眩晕	肾虚、血虚、气虚	肝风痰火、痰湿	
	头重	中气不足	风湿上蒙、湿热上蒸、痰湿内阻	
	头胀		肝火、湿阻	
	脑鸣	髓海空虚、心脾两虚	肝气郁滞、湿热上壅	
功能异常	健忘	心脾两虚、肾虚	痰瘀阻络、瘀血内阻	心肾不交
	神昏	阴竭阳脱	风痰内闭、瘀血乘心	邪盛蒙心、正气耗损
	晕厥	清阳不展，血不上承	气逆上冲、血随气升、或夹痰、夹暑	
	癫狂	心脾二虚	肝胆郁火，痰火搏结	
	痫	气虚	痰火蒙窍，痰血夹痰	
	痴呆	肾虚脑髓不足（先天、老年）	痰湿阻窍、痰热灼伤脑络、瘀血内阻	
	情不自禁			
	善惊	心胆气怯、阴血不足	痰火扰心	肝郁血虚
	善乐		心火炽甚、肝胆火旺	水火不济
	善恐	肾精不足、气血虚弱、肝胆不足		
	善怒	肝肾阴虚	肝郁气滞，肝胆火旺	脾虚肝乘
	善忧	肺气不足	心脾气结	

329

讨论:头颅病症可归纳为头颅形态改变、囟门异常、头部感觉异常、神志异常等多个方面。(见表4-1-1)包括了头痛、眩晕、头重、头胀、脑鸣、健忘神昏、晕厥、狂、痫证、七情病症等10个病症(不包括外科病症)。

根据头部病症的病因、病性不同,每个病症分实证、虚证和虚实夹杂三类证型。头颅形态改变和囟门病症多属儿科病症,囟填为实证,其发生与颅脑水肿、肿块、或温热、火热之邪上攻;囟陷、解颅为虚证,多为肾精亏虚,精血、津液不足有关。头痛病症中实证以感受外邪为多,虚证以内伤正气为主,其中虚实夹杂证以脏腑功能失调多见。眩晕、健忘、脑鸣和痴呆四虚证均与肾精亏虚、心血不足,颅脑失于精血荣养有关,而眩晕实证与肝火炽盛、痰湿内阻有关;健忘实证与痰瘀内阻脑络或颅脑外伤关系密切;痴呆实证与痰湿、痰瘀、痰热瘀阻脑络有关,脑鸣实证由肝气郁滞、湿热上壅所致。头重与中气不足、风湿、痰湿上蒙,湿热上蒸有关。头胀均为实证与肝火上炎,湿阻有关。神昏和晕厥病症类同,轻则为神昏,重则为晕厥,神昏多为风痰内闭、瘀血乘心、阴竭阳脱、邪盛蒙心、正气耗损,而晕厥多因清阳不展,血不上承气逆上冲、血随气升、或夹痰、夹暑所致。癫、狂、痫三证为神志错乱病症,其实证发生均与痰浊、瘀血蒙蔽心神、或痰火扰神有关,虚证与脏腑气虚、情志忧郁,以及血虚动风有关。情志病症常与心肾气虚、心血不足,肝气郁结有关,是多种疾病发生的重要原因,在疾病发生过程中,往往形成"因郁而致病,因病而致郁"的恶性循环。以上病症的防治应注意劳逸结合,预防六淫之邪侵袭,保持心情愉悦,一旦有以上病症要及时、合理用药,延缓大脑衰老。

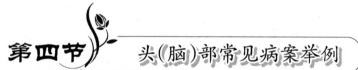

第四节 头(脑)部常见病案举例

病案一:风热头痛

隆工某,患冬温,初微恶风,四肢窜痛,头痛而晕,口渴,发热微汗,医者与表散药,益剧。延诊,身大热,大渴,心烦,口苦,汗出如浴,头痛如劈,咳嗽欲呕,舌鲜红有刺,苔薄而白,脉洪大而促。即与大剂白虎加黄连、黄芩,三帖,诸症悉退,改用清润养阴而瘳。

(摘自《邃园医案》)

病案二:气虚头痛

曾君履初,患头痛,医者以疏散风寒方与之,不应。易医作风热治,益剧。延诊时,口味淡,舌苔白滑,脉浮大而缓,与补中益气汤加川芎、蔓荆、细辛,一服知,三服已。

(摘自《邃园医案》)

病案三:肾虚头晕

男,年未详,头晕目眩,猝然仆倒,昏不知人,每隔数日一发。其脉浮数而软,面色苍白,血不华色,神倦形焦,眉蹙声低,夜睡梦多,腰部发胀,间或遗精。中西医咸以痼症论治,服药良久,终鲜疗效。余则认作心肾不交,乃清阳不升,胃津不布,肝肾热迫而相离,水火不得互济,故病晕眩。总由手淫过度,肾水亏竭,不能养木,治以滋肾调肝。

（摘自《医学经验录·医案》）

病案四:痫证

汤某,男,38 岁。初诊日期:1972 年 9 月 10 日。因患血吸虫病,今春口服锑剂疑中毒,经中西医多次治疗。半年以来,多次发作,每次发作约两、三分钟,痉挛咬牙,口吐白沫。患者体格瘦长,面容忧郁,六脉沉细,舌苔白腻,舌尖红。胸胁苦满,腹肌拘挛悸动,头痛甚剧,心慌,睡眠不安,二便如常。曾经神经科检查诊为癫痫。服多种西药,虽能昏睡,但醒后头痛更甚,近一个月来连续发作四次,发病前头痛更剧,患者焦急惊怖。柴胡 10g,白芍 10g,黄芩 5g,制半夏 5g,党参 8g,桂枝 6g,甘草 6g,龙骨 9g,生牡蛎 9g,钩藤 9g,怀小麦 30g,大枣 6 枚,生姜 3 片,11 月 23 日:服药 14 剂后,头痛大减,癫痫未发,略有心慌,夜梦纷扰,原方再服 14 剂。12 月 10 日症状均消失,原方略事加减,随访四年,未闻复发。

（摘自《近现代名医验案类编》）

病案五:癫狂

黄某,男,42 岁。因家庭夫妻不和睦,情志受挫,发生精神分裂症。数日来目不交睫,精神亢奋,躁动不安,胡言乱语,睁目握拳,作击人之状。口味秽臭,少腹硬满,大便一周未行。舌苔黄厚而干,脉来滑大有力。辨为火郁三焦,心胃积热之发狂,方用:

大黄 8g,黄连 10g,黄芩 10g。

服药三剂,虽有泻下,但躁狂亢奋之势仍不减轻。病重药轻,须增大其服,原方大黄剂量增至 12g,泻下块状物与结屎甚多,随之便神疲乏力,倒身便睡,醒后精神变静,与前判若两人,约一周方恢复正常。

按:本案为阳亢火动之实证,《黄帝内经》所谓"阳狂"是也。火盛阳亢,心胃积热,三焦不利,六腑不通,故见精神亢奋,烦躁不安等症,从其苔黄,脉滑有力,则必以泻心胃之火而下其大便为主,方用三黄泻心汤苦寒直折,泻火坚阴。若兼有腹胀疼痛,改用大承气汤其效更捷。 （摘自《刘渡舟临证验案精选》）

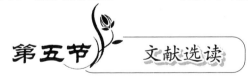

第五节 文献选读

《黄帝内经》曰:"头为精明之府。"

《本草纲目》曰:"脑为元神之府。"

《寓意草·卷一》曰:"头为一身之元首……其所主之脏,则以头之外壳包藏

331

脑髓。"

《医学入门·天地人物气候相应图》曰:"脑者髓之海,诸髓皆属于脑,故上至脑,下至尾骶,髓则肾主之。"

《素问·五脏生成》曰:"诸髓者,皆属于脑。"

《本草备要》曰:"人之记性,皆在脑中。"

《医学衷中参西录·人身神明诠》曰:"脑中为元神,心中为识神。元神者,藏于脑,无思无虑,自然虚灵也。识神者,发于心,有思有虑,灵而不虚也。"

《医林改错》曰:"灵机记性在脑者,因饮食生气血,长肌肉,精汁之清者,化而为髓,由脊髓上行入脑,名曰脑髓。两耳通脑,所听之声归脑;两目系如线长于脑,所见之物归脑;鼻通于脑,所闻香臭归于脑;小儿周岁脑渐生,舌能言一二字。"

《医学原始》曰:"五官居于身上,为知觉之具,耳目口鼻聚于首,最显最高,便于接物。耳目口鼻之所导人,最近于脑,必以脑先受其象而觉之,而寄之,而存之也。"

《灵枢·癫狂》曰:"癫疾始生,先不乐,头重痛,视举目赤,甚作极,已而烦心。"

《丹溪心法·健忘》曰:"血气衰少,精神昏愦?故志动乱而多忘也。小儿无记性者脑髓未充,高年无记性者脑髓渐空。上气不足,下气有余……故善忘也。"

《灵枢·大惑论》曰:"上气不足,下气有余,肠胃实而心肺虚,虚则营卫留于下,久之小以时上,故善忘也。"

《类证治裁·健忘》曰:"小儿善忘者,脑未满也,老人健忘者,脑渐空也。"

《圣济总录·心脏门·心健忘》曰:"健忘之病,本于心虚,血气衰少,精神昏愦,故志动乱而多忘也。"

第二章
颜面、五官

　　颜面是指包括五官在内的脸面部。位于最高的正前方。面容、神色、表情和官窍无时不呈现出机体的健康状况。《灵枢·邪气脏腑病形》曰:"首面与身形也,属骨连筋,同血合于气耳。""其气之津液皆上熏于面,而皮又厚,其肉坚,故天气甚寒不能胜之也。""其面不衣",显而易见,是观察人体心态、体态的最佳部位。"十二经脉三百六十五络,其血气皆上于面而走空窍,其精阳气上走于目而为睛,其别气走于耳而为听,其宗气上出于鼻而为臭,其浊气出于胃,走唇舌而为味"。眼、耳、鼻、咽、口为五脏之窍,口鼻是气体交换的通道,摄入食物的门户;眼、耳、鼻之经气通于脑,接受外界刺激,产生灵感和知觉。通过官窍与外界交流信息,对维护机体与外界的协调、统一起重要作用。

第一节　　颜　　面

　　头面为五体之尊,精明之府,人体诸阳经皆上行于头。脏腑通过经脉与头面相联系,气血皆上注于头面。颜面是望神色的重要部位。

一、颜面部的主要结构和功能

　　头面五官的分部与脏腑功能有相应的关系。《医学真传》篇曰:"两颧属肾",《素问·刺热论》云:"色荣颧骨,其热内连肾也。两目为肝之窍,而五脏精华,皆注于目,故瞳神属肾,黑眼属肝,白眼属肺,内外眦肉属心,眼包属脾。两鼻为肺窍,而位居中央,又属乎脾。鼻内口鼻交通之处,则为颃颡,又为畜门,乃肝肺相交之部也。口为脾窍,内外唇肉,脾所主也。舌为心苗。齿为骨余,而齿龈则为牙床,又属乎胃。舌之下,腮之内,为廉泉、玉英,乃水液之上源也。耳为肾窍,又心亦开窍于耳。此头面之部位各有所属也。"

　　面部五官和内脏的关系主要是通过经络的循行联系起来的。督脉自背中上头至鼻,任脉自腹中上颐循面,冲脉上行荣于口唇,跷脉则会于睛明。听宫颧髎属手太阴经;眉冲五处,属足太阳经;迎香禾髎,属手阳明经;颊车巨髎,属足阳明经;耳门和髎,属手少阴经;上关听会属足少阳经。五官的主要功能是:目受血而能视,所以能视万物、辨五色。耳者宗脉之所聚,耳得诸脉之精气而为听,故能闻五音。鼻为气体出入之孔窍,又为一身血脉之所经,司嗅觉,知香臭,并协助肺而行呼吸。咽喉是经脉循行交会之要冲,水谷之道。咽喉得胃输布之精微而司饮食,行呼吸,发声音。此头面官窍各有所主,发挥其生理功能。

二、颜面部的病理变化

(一)面部的色泽异常

正常面色红黄隐隐,明润含蓄。提示气血充盈,运行流畅,精神充沛。面色异常多为病色。病色是主要表现在颜色和光泽两方面的变化,颜色主要反映血气的盈亏和运行畅滞;光泽反映精气的盛衰。病情严重时大多出现的面色特征是:晦黯枯槁或鲜艳暴露;缺少血色;或某一色独见于面部的某一局部;或面色变化与时令不符等。

历来惯用五色诊作为辨色的依据,但临床上的病色并不是单一出现的,所以参考《灵枢·五色》"青黑为痛,黄赤为热,白为寒"的论述,将常见病色分为三类:青黑、黄赤、淡白。

1. 青黑色类 以青黑色为基础色调,可出现面色发绀、紫黑、灰黑等色。主要在肝主疏泄,肺主呼吸,心主血脉,肾藏精的功能失职时出现。

青紫:疼痛、惊恐、郁怒等因素导致血脉收引,气机失常,气血阻滞,气不养血,血色不荣时,青赤相兼为色绀。唇、舌、甲、面部容易显现青紫色;甚则色深而现紫黑,为气滞血瘀的征象。

紫黑色:肺失宣降,呼吸困难;或心脉瘀阻,心胸窒塞疼痛时,病情加重而致绀色加深,甚至出现紫黑色,为气血凝滞的征象。

黧黑色:脾肾久虚,精血衰少,肤色萎黄兼黑,晦暗无泽称为黧黑,为精血衰少的征象。如面色灰黑,伴肌肤甲错者,多见于瘀血内阻所致。

此外,肾精亏虚,冲任失养时,亦可出现肤色晦暗、灰黑,或出现黑斑,多见于肾精亏虚的征象。

2. 黄赤色类 正常肤色为红黄隐隐、黄赤相兼(黄色人种)。当血虚血色减少时,面色偏黄或变淡黄色;血气旺盛,血色增加,或发热时血流增快面色均可变红;湿热熏蒸,胆汁外溢时,面色变黄,同时两目黄染。

淡黄,多见于脾胃虚弱,气血化源不足,或慢性出血造成血虚所致。为血虚的征象。

萎黄:面色淡黄而枯萎无泽,称萎黄,提示脏腑功能减退,肌肤失于濡养,为气血两虚的征象。

黄胖:面色淡黄兼有水肿,多为脾虚血少,运化失职,水湿潴留而致。见于脾虚水湿困阻所致。

黄疸:面目一身尽黄为黄疸。肤色黄而明润如油咖喱,伴巩膜黄染,或全身皮肤瘙痒,是由中焦湿热蒸熏,胆汁外溢所致,称为阳黄;如黄疸,肤色晦黄无泽,伴脾虚腹泻,证由寒湿困阻,脾肾阳虚所致,称为阴黄。

满面通红:血热气盛,血流薄疾,脉道充盈,伴全身发热,或进食辛热之品后,面部及全身通红,多见于实热证。

颧红:颧红,伴唇、舌红、口干,五心烦热,潮热,盗汗为阴虚内热,多见于虚热证。

颧红如妆,面色苍白、息微、肢冷,见于危重病人,为回光返照的假神。亦称阴盛格阳证。

3. **白色类** 为气血不荣之候。血虚气少,血脉不充;或阳气虚衰,无力温运;或外寒侵袭,络脉收引,均可出现黏膜或肤色白。眼睑,口唇,舌,爪甲等部位尤为明显。

淡白:禀赋皮肤偏白的人,血虚时肤色淡白,与色淡黄意义相同。常见于血虚、阳虚证。

㿠白:面色白而光亮,阳虚伴有水湿潴留者称为㿠白,多见于阳虚水湿上泛证。

苍白:多见于风寒外袭,或惊恐失神。由血脉收引,气血阻滞时面肤失荣。

异常的面色还反映在面部的不同部位。颜面分别与脏腑肢体相应。《望诊遵经》指出:"欲观气色,先识明堂,欲察明堂,先知部位。"颜面各部的名称是:鼻－明堂;眉间－厥;额－庭(颜);颊侧－藩;耳门－蔽;两目内眦之间的鼻根部－下极(山根);鼻尖与鼻根(下极)之间－下极之下(年寿);鼻尖－准头(面王);鼻唇沟－人中沟(水沟);鼻尖两侧鼻翼部－方上;眼的外下方,面部隆起部分－颧;颧下－中央;下颏的外上方,口角外下方,腮部的前下方－颐;口角两侧大纹－巨分;颊下屈骨处－巨屈;颊部之外－绳;下颌骨角当颊车穴处－牙车。根据《灵枢·五色》记载,颜面各部与脏腑肢体分属关系是"庭者,首面也;阙上者,咽喉也;阙中者,肺也;下极者,心也;直下者,肝也;肝左者,胆也;下者,脾也;方上者,胃也;中央者,大肠也;挟大肠者,肾也;当肾者,脐也;面王以上者,小肠也;面王以下者膀胱子处也;颧者,肩也;颧后者,臂也;臂下者,手也;目内眦上者,膺乳也;挟绳而上者,背也;循牙车以下者,股也;中央者,膝也;膝以下者,胫也;当胫以下者,足也;巨分者,股里也;巨屈者,膝膑也,此五脏六腑肢节之部也"。从不同部位的皮色变化,可以推测相应脏腑组织的病变。

关于脏腑病变出现在面部不同部位的色象,《黄帝内经》尚有颇多论述,如《灵枢·五阅五使》说:"肺病者,喘息鼻张;肝病者,眦青;脾病者,唇黄;心病者,舌卷短、颧赤;肾病者,颧与颜黑";《素问·风论》说:"肺风……诊在眉上,其色白;心风……诊在口,其色赤;肝风……诊在目下,其色青;脾风……诊在鼻上,其色黄;肾风……诊在肌上,其色黑"。《素问·刺热》则提出"肝热病者,左颊先

335

赤;心热病者,颜先赤;脾热病者,鼻先赤;肺热病者,右颊先赤;肾热病者,颐先赤"。宋·钱乙《小儿药证直诀》根据上述论述,结合临床经验,提出:"左腮为肝,右腮为肺,额上为心,鼻为脾,颏为肾"的分属关系。临床较多参考。

综上所述,在进行面部望色时,不仅观察色、泽的变化,还应注意比较面部上下,左右,内外的色泽差异,并进一步可从色泽变化的动态进行分析比较,病色由周围向中央聚集,称为"抟",是病情加重的征兆;如病色由中央向周边消散,称为"散",为病情减轻,病有转机的佳兆。面部中央主要与脏腑相应,四周主要与肢体相应,病色在上,多为上部病变,如印堂、额部色泽改变,大多与心肺疾病有关;鼻以下的人中、颏部色泽改变,大多与肾、膀胱、子宫的病变有关。临床上如见小儿山根青筋暴露,面色无华,多为气虚体弱,易感冒咳嗽,肺气不宣或高热惊厥。妇女人中色泽黯滞,多由气滞血瘀之证,常见于经闭、痛经;人中形态异常与生殖泌尿有关,人中短缩或扁平往往提示子宫发育不良、受孕比较困难;唇四周色萎黄,多见于食积,脾胃气虚;眼圈发黑多见肾亏和长期失眠者。《灵枢·五色》还指出了危重病情的特殊病色:如赤色出两颧,大如拇指,病虽小愈,"必卒死",为危候;黑色出于庭,大如拇指,亦为凶候。虽然不一定会暴死,但总为难愈之证。

面部色泽变化的诊察中,还要注意排除非致病的干扰因素。如长期接触煤焦油、沥青、化妆油彩等物品面色晦滞带灰;或长期服用含砷剂的药物,或患某些慢性皮肤病,造成的色斑、瘢痕、不均匀变白;误食大量含硝酸盐或亚硝酸盐的食物或药物,或生活环境缺氧等均可出现面色青紫或深红;面部皮肤过敏,紫外线照射时间过多及饮食因素等,亦可以使面色变红,多食胡萝卜皮肤出现金黄色等。都应通过四诊合参进行分析观察,并结合相应的专科检查加以鉴别。

(二)面部形态异常

1. 面肿 面部有无浮肿,主要以望诊和按诊为主。可观察眼睑部,或按压颧额部有无压之凹陷或压痕。同时还须了解病程长短、浮肿部位的感觉,精神状况、饮食、小便数量、诱发因素和伴有症状。

颜面浮肿而不红,多为水肿。水肿有阴水、阳水之分。

面部眼睑浮肿,目下如卧蚕状,伴发热、恶寒、脉浮,为风水证,属阳水。阳水多因肺气失宣,三焦壅滞,不能通调水道所致。

面目一身悉肿,肿势由下半身先起而上行,发展较慢,舌胖,脉沉,属阴水。多由肺脾肾阳气虚弱,水湿上泛所致。

面部浮肿属虚寒者多表现为:面部浮肿渐渐出现,眼睑增厚下垂,晨起最为明显,颧、额部压之凹陷,手指发胀不能紧握,日久不易消退,蔓延全身。劳累后肿势加剧,伴神疲倦怠,畏寒肢冷,多由脾肾阳虚所致。喘咳、面目浮肿,多见于痰饮恋肺,肺失肃降,水道失于通调;浮肿而伴有心悸怔忡,口唇青紫,多为心肾阳虚,水气凌心;面黄而虚肿多因脾运不健,气血两虚,营养不良,或某些寄生虫病所致。

妇女月经前一、二日出现一时性面目浮肿,于月经来潮后能自行消退,伴乳房胀痛,烦躁易怒,脉弦等为经行水肿证,多属肝气不舒,冲任失调。

妊娠七、八个月后,面目四肢浮肿,小便短少者,称为子肿,由脾肾阳虚所致。

面部浮肿属实热者多表现为:面部红肿、肿势急骤、发热、疼痛等症,属实热,常由风、热、湿、毒侵犯头面所致皮肤疾病。五官疾病也能导致面部浮肿。

头面皮肤焮红肿胀,色如涂丹而痛,是"抱头火丹",多由风火热毒上攻头面所致,若处置不当常导致邪毒内陷。

腮部突然肿起兼发热,面赤咽痛,或咽不肿痛称痄腮,多发生于颐颌之间,面部双侧罹患,多见于儿童,有传染性,属温毒上犯所致。生于颐颌之间,单侧面部发病,日久化脓名发颐,热毒结聚少阳、阳明之络,气滞血壅而成。

此外,禀性不耐邪,易对某些刺激产生过敏,可出现突然面目浮肿,无不适感,或伴有皮肤麻木或灼热、疼痛、瘙痒感觉;蜂螫、毒虫叮咬可致局部浮肿、疼痛或瘙痒。

2. 面削颧耸　亦称面脱。即面部肌肉瘦削,颧骨耸立,目眶颊部深陷,面色晦暗枯槁。多见于各种慢性病危重阶段,是体内精血极度消耗的征象。属元气耗竭,久病危殆之症。

3. 口眼㖞斜　患者口眼㖞斜,面部患侧肌肤不仁,弛缓不收,健侧紧急牵引,使患侧目不能合,额纹消失,不能抬眉。鼻唇沟变线,口角下垂,鼓腮时口角漏气,饮食语言不利。口、眼、人中向健侧歪斜。多为外风中络,或络脉空虚,风痰闭阻所致。(面神经瘫痪)口眼㖞斜伴见半身不遂者,则为郁怒伤肝或肝阳化风,肝风夹痰上窜阳明脉络所致。为中风后遗症。(中枢性瘫痪)

4. 特殊面容

惊恐貌:即面部表情惊愕,眼球异常突出,为瘿病;惊恐貌,遇外界声响、或光线刺激时症状加剧者,多见于小儿惊风或狂犬病患者。

苦笑貌:古称撮口风,面部肌肉痉挛,牙关紧急,口撮难开,状若苦笑,故称苦笑貌,见于破伤风患者,在新生儿又称为脐风。

癞病:狮子颜即瘤型麻风,其特征为面部潮红,前额及眼睛周围凹凸不平的结节,其形肿胀发亮,边缘不清,数目较多。略似风团,皮损处感觉障碍。并见头发与眉毛脱落,面部皮肤肥厚,鼻唇肿厚,正常表情消失等特殊面形。其病机为感受风毒热邪(麻风杆菌),其气恶浊,故使鼻柱坏而色败。

先天愚型面容:表现为眼距增宽,目外眦微上翘,鼻根低平,口常微开,弄舌流涎,智能低下。

皮痹(硬皮病):面部皮肤顽厚,毛发脱落,硬如皮革,光亮,鼻尖高耸如蜡像。发病有体表局部或全身,甚则累及脏腑。此由阴寒之邪凝于肌腠,阻滞经络,气血瘀滞所致。

(三)面部异常感觉

面部麻木,或如虫蚁爬行,多因风邪阻络,或肝风内动,或络脉血虚皮肤失养所致。

头面抽掣疼痛,伴青筋显露,为肝火上炎,血随气壅而致。

面部皮肤发痒,搔后皮肤发红,发出细小丘疹,时发时隐,为风热稽留肌肤所致。

面部知觉迟钝,肌肉弛缓不收,甚则眼睑下垂,咀嚼无力,表情丧失,症为脾虚,清阳不升所致。

面部肌肉抽搐,多因血虚受风或肝风内动所致。

面部肤痒或灼热感,皮损呈蝴蝶状。初为红色,或淡红色、边缘清楚,发生于鼻梁或面颊呈蝶状。为风淫血热所致。

三、颜面部常见征象归纳表(表4-2-1)

表4-2-1 颜面部常见征象归纳

	征象	属虚	属实	虚实夹杂
面色异常	青黑色类			
	绀(青红)		气滞血瘀	
	紫黑		气血凝滞	
	黧黑	精血亏虚	瘀血内阻(甲错)	
	灰黑或黑斑、眼圈发黑	肾精不足		
	黄赤色类			
	淡黄	血虚		
	萎黄	气血两虚		
	黄胖			脾虚湿阻
	黄疸		湿热熏蒸,胆汁外溢;寒湿困阻,郁久化热	
	通红		实热(风热、血热、腑热)	
	颧红			阴虚火旺
	颧红如妆	阴盛格阳		
	白色类			
	淡白	血虚、阳虚、		
	㿠白			阳虚水泛
	苍白		表寒、惊恐、剧痛	
	山根青筋			肺气虚,易感外邪
	人中黯滞			下元虚寒、或瘀血
	唇周萎黄			脾虚食积
	眼圈黑	肾虚、睡眠不足		

	征象	属虚	属实	虚实夹杂
面容异常	面肿			
	眼睑浮肿		风邪束肺,水道不通	
	面浮胕肿	气虚浮肿脾肾二虚		阳虚水泛、水气凌心
	经行水肿			肝气不舒,冲任失调
	妊娠水肿	脾肾阳虚		
	面部红肿(丹毒)		风火热毒上攻头面	
	颐颌间肿(痄腮,发颐)		温毒;热毒结聚,气血壅滞	
	面削颧耸	元气耗竭		
	口眼㖞斜		外风中络;风痰上窜阳明经	
	惊恐貌(瘿、狂犬病)		痰火郁结;狂犬毒	
	苦笑脸(撮口风)		破伤风	
	狮子颜(癞)		麻风病毒	
	愚型貌	脑髓不充		
异常感觉	麻木	血虚,经络失养		
	面肌抽痛		肝火上炎,灼伤经络	
	面部肌肤瘙痒		风热浸淫肌肤	
	知觉迟钝,面肌无力	气虚,清阳不升		
	面肌抽动			血虚肝风入络

339

首面位于人体最高点,始终暴露,显而易见,是望诊最重要的部位。"望而知之为之神",有经验的医生大多一望就知其大半。主要是由于头面部最易受邪致病,病邪在表,表证出现鼻、咽喉等外感病症状;或触邪引起皮肤病变亦最容易出现在面部。五官感受的各种外界刺激,通过脑的整合,瞬时显露在面容、面色和神态;同时内脏及全身气血的病变亦及时反映在颜面色、容或官窍。所以面部的信息是非常丰富的,是诊察病情的重要部位。其中面容的异常变化尤具特色,除七情所致的面部表情引人注目外,面目浮肿、口眼㖞斜,面目黄染,苦笑貌,惊恐貌等均为重要疾病的特殊面容,有似少阳病中"但见一症即可"的意义。面部颜色的观察中,局部出现的异常颜色,对辨证更有意义,如山根色青、目眶黑、两颧赤色、额头色黑、唇四白色青黄等均为相关内脏病变的征象;在面部色泽的观察中,色与泽二者可分而不可离,色为血气所充,泽为元气所养、在无急性失血的情况下,光泽变化比较灵敏,如成夜不寐,次晨面色无泽,与神疲乏力的感觉相应。补上一觉精神恢复了,面部光泽又显现。但因化妆等干扰因素多,常难以面色为准。通过面色的动态观察对病情变化的趋向和预后有一定意义。

四、病案举例

病案一：

林氏曾治一 5 岁男性幼儿，从周岁开始，每年春季即患湿疹，入冬则哮喘频发，病延四载，未得根治。诊见头面四肢皮肤湿疹稠密，瘙痒滋水，舌苔黄腻，脉象濡数，此湿蕴化热，药用：防风 8g，苍术 10g，苦参 10g，土茯苓 20g，白鲜皮 10g，黄芪 10g，鱼腥草 30g，土贝母 10g，蚤休 10g，生甘草 5g，野菊花 10g。水煎服。5 剂后，瘙痒大减，滋水已敛。继服 10 剂，湿疹消退。续用玉屏风散合六君子汤连服一月，两调脾肺，以治其本。是年冬季哮喘未发，随访二年余，情况良好。林氏认为湿疹如见皮损滋水糜烂者，可用青黛 5g，飞硼砂 10g，飞滑石 15g，共研细粉，扑于局部，效果亦佳。

病案二：

患者龚某，女性，21 岁。1982 年两颊部出现散在小红斑，1984 年初又增浮肿及闭经，经化验小便有蛋白尿、管型尿，作皮肤病理检查确诊为红斑狼疮。病者皮损日渐明显，日晒后皮损更重，头发稀疏脱落，时有关节酸痛，伴有心悸胸闷。1984 年底全身浮肿，有胸腹水，并伴有恶心呕吐，脉沉微细，病情危笃，诊断为系统性红斑狼疮、狼疮性肾炎、尿毒症。即予以生晒参（另炖）扶正和阳，配合六味地黄之意以益其肾，再佐以对症治疗，投代赭石、黄连以止其呕；制军、泽兰以撤其毒；大腹皮、茯苓以利其水。药后尿毒症症状缓解，即撤生晒参、代赭石等，加土茯苓、红花、葫芦瓢以清营凉血利水。嗣后随着浮肿的消退，又先后加用玄参、升麻、蚤休、水牛角、丹皮、赤芍等清营凉血之品，并始终用地黄为伍，配以黑料豆、桑寄生等滋肾之品，经治半年，浮肿消退，精神转振，红斑泛淡，经事来潮，黑发再生，尿检已无管型，尿蛋白尚存（＋＋）。治已显效，仍宗滋肾凉血、和营解毒调治。

病案三：

张志礼治疗王氏患者，女，45 岁。就诊前 3 周因与人争吵，心情不畅，出现胸闷、气短、心烦、失眠等症。继而洗澡后受风，面部起白斑，如钱币大小，曾在某医院诊断为白癜风，口服中药汤剂，症状不见好转，白斑扩大，胸闷、气急诸症加重，并伴停经。检查：面部大部分皮肤色素脱失，中心有数个绿豆大小的色素岛，边界清楚，周围有色素沉着晕环，头颈部皮肤正常。舌质暗红，苔薄白，脉沉滑。中医辨证属于气滞血瘀，风袭腠理。治疗以疏肝理脾，活血祛风。处方为：柴胡 10g，枳壳 10g，白芍 15g，白术 10g，茯苓 15g，白附子 6g，防风 10g，当归 10g，香附 10g，郁金 10g，川芎 10g，丹参 10g，红花各 10g，坤草 10g。外用复方补骨脂酊。服药 14 剂后，胸闷气短，心烦失眠症状基本消退，月经来潮，面部色素岛面积扩大，数量增多。于前方加女贞子 30g，菟丝子 10g，枸杞子 10g。经治疗 1 月余临床治愈。

五、文献选读

1.《灵枢·论勇》:"黄色薄皮弱肉者,不胜春之虚风;白色薄皮弱肉者,不胜夏之虚风;青色薄皮弱肉,不胜秋之虚风;赤色薄皮弱肉者,不胜冬之虚风也。……黑色而皮厚肉坚,固不伤于四时之风。其皮薄而肉不坚,色不一者,长夏至而有虚风者,病矣。"

2.《形色外诊简摩·面部脏腑肢节分位图说篇》:"面部之内应脏腑也,有以筋所结,有以脉所过,有以气化所通,有以神明所发。如上文五色篇及刺热论所叙,盖气化之事也;若内眦膀胱,外眦小肠,上唇人中大肠,下唇环口胃,耳前后、耳中三焦胆,则脉络之事也;目上纲太阳,下纲阳明,鼻足太阳,耳中手太阳,头右角足少阳,左角手阳明,则筋络之事也;舌心,耳肾,鼻肺,唇脾,目肝,眉胆,则神明之事也。病在筋者,视筋络之部;病在脉者,视脉络之部;病在气化者,视气化之部;病在神明者,视神明之部。知此则分部之法虽各不同,而皆各适其用矣。"

3.《脉经·扁鹊华佗察声色要诀第四》:"肝病皮白,肺之日庚辛死。心病目黑,肾之日壬癸死。脾病唇青,肝之日甲乙死。肝病颊赤目肿,心之日丙丁死。肾病面肿唇黄,脾之日戊己死。"

341

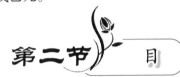

第二节　目

目为肝之窍,为脏腑精气之所聚。《灵枢·大惑论》曰:"五脏六腑之精气,皆上注于目而为之精。"目系通于脑,营卫魂魄之所常营,神气之所生,故目的神态与精神情志密切相关,又称目为"心之使"。诊察两目不仅了解目的局部病变,更重要的可以觉察机体的生理和心理状况。是中医望神的重要内容之一。亦是临床医师观察病情,推测病情轻重、预后的重要依据。《重订通俗伤寒论》云:"凡病至危,必察两目,视其目色,以知病之存亡也,故观目为诊法之首要。"

一、目的主要结构和功能

目的外形有目窠、眼带、眼睑、睫毛、泪窍、白睛、黑睛、瞳神及位于眼内的晶状体、视网膜以及视神经、络脉等组织构成。赖神水(房水)的濡养。《灵枢·大惑》对目的主要形成及功能已有记载:精之窠为眼,骨之精为瞳子,筋之精为黑眼,血之精为络,其窠气之精为白眼,肌肉之精为约束。裹撷筋骨血气之精,而与脉并为系,上属于脑,后出于项中。故邪中于项,可引起脑转、目系急而致目眩;邪中其精则精散,可引发视歧。后世医家在此基础上形成的"五轮"学说,进一步阐明目与脏腑的关系:内眦及外眦的血络属"心",称为"血轮";黑珠属肝,称为"风轮";白睛属肺,称为"气轮";瞳仁属水,称为"水轮";眼胞属脾,称为"肉轮"。根据五轮学说,从目的不同部位的形态色泽变化,可以推测相应脏腑的病变。

《灵枢·邪气脏腑病形》:"十二经脉,三百六十五络,其血气皆上于面而走空窍。其精阳气,上走于目而为睛。"《素问·五脏生成篇》曰:"诸脉者皆属于目"。《形色外诊简摩》具体指出经络与目的连络:足少阳之筋结于目眦;足太阳之筋,为目上纲;足阳明之筋,为目下纲;手太阳之筋,属目外眦;手少阳之筋,属目外眦;手少阴之脉,系目系;手太阳之脉,至目锐眦;其支者至目内眦;足左阳之脉,起于目内眦;手少阳之脉,至目锐眦。足少阳之脉,起于目锐眦,其支者复至目锐眦后;足厥阴之脉连目系,从目系下颊里;足阳明胃脉,上至目内眦;阴跷之脉合太阳阳跷而上行至于目内眦等。故经脉气血调和则目精灵动,可以视万物,别黑白,审短长;精衰气乱则以长为短,以白为黑。

综上所述,目聚五脏之精华,广络经脉,贯通阴阳,受全身气血津液的荣润,得视觉、通心灵而传神,是人体三宝"精、气、神"的象征,望神的首要标志。(参考望神篇)

二、目的病理变化

(一)目的形态异常

1. 眼神异常　正常眼神表现在目睛黑白分明,精彩内含,神光充沛,有眵有泪,视物清晰,称得神。提示正气存内虽病而易治。

异常眼神:白睛暗浊,黑睛色滞,失却精彩,浮光暴露,无眵无泪,视物模糊,称失神。预示正不胜邪,病属难治。

2. 目色异常　正常目色:眼睑结膜与目内外眦红润,白睛(巩膜)色白,黑睛(虹膜)褐色或棕色,角膜透明无色。

目眦赤多属心火,或为外感风热,阴虚火旺。目眦、睑淡白多属血亏。

白睛黄染多属湿热蕴结,往往是黄疸病在目部的征象;白睛溢血是指球结膜下小血管破裂引起的出血,其色鲜红,呈片点状,边缘清楚,退后不留痕迹。多由风热犯肺,燥热伤肺,阴虚火旺或外伤致血络受损所致。

目珠肿赤多属肝火;

目睑红肿,湿烂多属脾火或湿热;目睑色晦暗多属肾虚;

全目肿赤,羞明、流泪多属肝经风热;小儿目赤畏光,眼泪汪汪,发热数日不退,常是麻疹初期的表现。(还可检查耳后血管?口腔两颊黏膜库氏斑?结合疫病接触史和预防接种情况加以分析判断)

瞳孔内灰白色膜为白内障,一般多因肝肾阴亏或久病气血不足所致。

3. 目形异常

眼窠浮肿:如新卧起之状,常伴有面部浮肿,多为水肿病初起之征。下睑肿垂多见于老年人脾肾虚弱。眼睑红肿而起病急多为脾热。

目窠内陷：出现在疾病过程中，是五脏精气虚衰的表现，若轻度下陷，病尚可救，若内陷已深，视物不清，并出现真脏脉象，便是精气耗竭的危重证。此外，目窠内陷，还可见于严重的汗吐泻引起伤津脱液之重症。

眼球突出：双侧眼球突出多见于颈部瘿瘤肿大的患者，其特征是眼球向下时眼睑不能闭合。亦可见于久病喘咳的肺胀患者，多兼见面唇青紫，白睛满布血丝，下睑浮肿等症。单侧眼球突出可见于眼球后出血，或其他眼病。亦可有头颅肿瘤压迫所致，多属恶候。

目生翳膜：翳膜生于黑睛或白睛为外障眼病，多因六淫邪毒外侵，或湿热、痰热上犯。或由外伤所致。翳膜生于瞳孔为内障眼病，出现瞳仁变色、变形、视力障碍等。多由七情内伤，气血两亏，或肝肾不足，阴虚火旺或外邪引动积热而发。

总之外障多实证，内障多虚证。此外，还有绿风内障（青光眼），胬肉攀睛，针眼，眼丹等眼病将由眼科中介绍。

4. 目态异常　正常人眼球活动灵动随意。瞳孔呈圆形，直径约为 3～4mm，两侧对称，对光线的刺激有灵敏的反应（称对光反射）。光线明亮时瞳仁缩小，光线暗淡时瞳仁扩大。

瞳仁对光刺激的反应迟缓，是失神的表现，对光反射消失是濒死的危象。

瞳仁扩大（大于6mm）并对光反射消失，是肾精耗竭，为濒死危象。瞳孔扩大也可见于内障或药物中毒（如曼陀罗、阿托品等）。

瞳仁缩小（小于2mm）并对光反射消失，多属于肝胆火炽或劳损肝肾，虚火上扰，或为药物中毒（川乌、草乌、有机磷农药、吗啡等）。

两侧瞳孔不对称，提示颅内有瘀血，痰饮或肿块。

目翻上视又称戴眼，出现两目眼珠上翻，白睛显露，不能转动的现象；或瞪目直视出现目睛正圆，固定直视，神志不清为痰热内闭的险重征象。

戴眼反折为两目上视，不能转动兼颈项强直，角弓反张，由风邪入客经络（督脉受邪）的严重征象。

横目斜视或伴有眼球震颤（先天者例外）为肝风内动，牵引目系所致。

昏睡露睛多见于小儿熟睡时，眼睑闭合不全，目睛显露可见。由脾虚清阳不升，经脉失养，眼睑启闭失司所致。又称慢脾风。

目偏视，是指双眼平视前方，一眼或双眼球偏斜于一侧，甚则黑睛为该侧眼眶半掩或全部遮盖，外观只显白睛而言。多由外风或肝风上扰于目，筋脉偏缓，或由痰湿瘀血阻滞脉络，或由婴儿看光习惯不良造成目偏视，常与视力减弱并见。

睑废指眼睑下垂的症状，甚者影响视线。由先天不足所致双睑下垂。亦有因脾虚气弱，升举无力。或外伤后气血不和所致的单侧睑废。目瞤是眼睑振跳的症状。多因血虚肝风内动或心神劳累，气血不充，经络失养所致。

(二)目的感觉异常

目眩:目眩指视物昏花迷乱,或眼前有飞蝇感,俗称眼花。目眩常与头晕并见,习惯上眩晕并称,是临床常见症状之一。目眩兼有脑转耳鸣,腰膝酸软,多为肾精亏虚;目眩头晕,兼见面色淡白无华,脉细无力,多为血虚;目眩兼有头晕恶心,眼球震颤,不能睁眼、翻身和起坐。苔腻,脉弦滑,多因痰浊上扰所致;目眩阵作,每逢情绪激动而发作,伴急躁易怒,面红目赤,多与肝阳上亢,肝火上炎等原因有关;暑热过盛,汗出过多,目眩、短气者多为暑邪耗气伤津的表现;外感病发汗过多,目眩、心悸、身体颤动等症是由阳气大伤所致。目眩尚可出现在饥饿、疲劳、蹲坐突然起立时,均由气血不能上荣头目所致。

目痛:目痛多与目肿、目赤同见,可参考目形异常。如头痛、目胀痛、视物有阵发性的雾状模糊,虹视(在灯光周围出现有色彩圈)或伴有恶心呕吐等全身症状,属于内障病,称青光眼。多由肝郁化火,风火升扰清窍;或阴虚阳亢,目失濡养所致。

目干涩:指两目干燥少津,滞涩不爽,容易疲劳而言。多由血虚阴亏所致;小儿热甚或长期泄泻呕吐,出现啼哭无泪,为伤津脱液的征象。

目痒:两目奇痒多眵为风热外侵;两目红肿,痛痒难忍,甚则目赤羞明流泪,为天行赤眼。目红涩痒,流泪羞明,睑肿,常有倒睫,刺痛眼珠引起,由脾热肝风合邪上壅所致。

迎风流泪:单目或双目,当天气变冷或室外受冷风刺激后流泪,常伴有发痒感觉,称迎风流泪,多属肝肾内亏,兼夹外风之候;亦有不时淌泪,泪液清稀,不痛不痒者,都有肝肾阴虚,泪液不能制约所致。

漏睛:泪窍时时溢出脓汁或黏薄混浊泪液,又称眦漏。内眦部轻度胀痛,肤色稍红,压之有脓汁或黏液流出。多由风热邪毒上犯目窍,引动内火,合邪而致。

眼疲劳:两眼不耐久视,多用眼即头昏脑胀,两眼酸胀或疼痛,或畏光难睁,且常伴有神疲乏力,心悸耳鸣,睡眠不佳等全身症状。多由劳瞻竭视,肝肾亏损,精血暗耗,不能上荣于目所致。

(三)目的功能异常

1. 视力减退　近视力正常,远视力减退,称"能近怯远"症,即近视眼。见于儿童时期,容易纠正,多由禀赋不足或不良的阅读习惯所致;远看清楚,近看模糊为远视眼,称"能远怯近"症。多见于40岁以上中老年,又称"老视眼"。如视力减退,伴有视物疲劳感者多为散光。以上三者多由屈光不正引起。一般均需眼科检查才能确诊。

2. 青盲、暴盲　都是盲而不见,眼外观正常,瞳神内无翳障可寻。然青盲以视力渐渐下降,或因其他内障病而盲为特征,多见于虚证;暴盲是骤然一眼或双眼视力迅速下降,多由热入营血、肝火上逆或气血瘀阻浸淫目系,睛内络脉阻滞,清窍失养所致,多见于实证。

3. 云雾移睛,视物变形 两者均为眼目外观端好,而视觉异常的症状。前者自觉眼前似有云雾浮移或飞蚊蝇翅的症状;后者指视物歪斜,形态失真的症状,如视直为曲,视大为小等。多由肝肾阴虚,脾虚气弱或肝气郁结,气滞血瘀所致。

4. 雀盲 入暮时或在黑暗处不能视物,明亮处视力尚正常,又称夜盲。多由先天不足,肾阳亏损,精气不能上承所致,亦由后天饮食失调,内伤脾胃,导致肝虚血少,目失所养。

5. 色弱 缺乏辨色能力又称色盲,古称"视物易色"症。

三、目部常见征象归纳表(见表4-2-2)

表4-2-2 目部常见征象归纳

	症状	虚证类	实证类	虚实夹杂
	目神丧失	精气衰败		
	目色异常			
	白睛黄染(黄疸)		湿热蕴结	
	白睛溢血		风热,燥热伤肺,血络受伤	阴虚火旺
	全目肿赤(含目眦、目珠)		肝经风热;肝火、心火、外感风热	阴虚火旺
	目睑红肿湿烂		脾火或湿热	
	目眦、睑淡白	血虚		
	目睑晦暗	肾虚		
	目形异常			
	目窠内陷	精气耗竭,伤津脱液		
形态异常	眼窠浮肿	脾肾虚弱	风水	脾虚水肿
	眼球突出	咳喘日久	痰瘀交阻(瘿)	
	外障眼病(翳膜)		六淫邪毒外侵,或湿热、痰热上犯	
	内障(瞳仁变色变形、视障)	七情内伤,气血两亏,肝肾不足		阴虚火旺
	目态异常			
	目翻上视		痰热内闭	
	戴眼反折		风邪入客经络	
	横目斜视		肝风内动	
	偏视		外风、或肝风上扰,或痰湿瘀血阻滞脉络,恶习。	
	昏睡露睛	脾虚清阳不升		
	睑废	脾虚气弱		
	瞳仁扩大	肾精耗竭		
	瞳仁缩小		肝胆火炽,药物中毒	虚火上扰

345

续表

	症状	虚证类	实证类	虚实夹杂
感觉异常	目痒		风热外侵,脾热肝风合邪上壅	
	目干涩	血虚阴亏,伤津脱液目痒		
	目眩	肾精亏虚;血、气虚	痰浊上扰;肝阳上亢	暑热耗气伤阴
	漏睛		风热邪毒上犯目窍	
	目痛(青光眼)			肝郁化火或阴虚阳亢
	迎风流泪	气虚		肝肾内亏兼夹外风
	眼疲劳	劳瞻竭视,肝肾亏损		
功能异常	暴盲		热入营血,肝火上逆;气血瘀阻	
	青盲	肝肾两虚		
	雀盲	先天不足,肾精肝血亏损		
	云雾移睛,视物变形	肝肾阴虚,脾虚气弱	或肝气郁结	
	视力减退	禀赋不足,不良阅读习惯		
	弱视(视物易色)	先天性		

四、病案举例

病案一:

李某,男,27岁。一诊:天时不正,热邪感染,双目暴赤肿痛,白睛发赤瘀滞,眵多而结,舌赤苔黄,脉象浮数,头痛便秘。治以祛风散热,佐以导下:

羌活6g,薄荷3g(后),炒栀子9g,赤芍9g,黄芩9g,连翘9g,牛蒡子9g,川芎3g,归尾9g,甘草3g,防风4.5g,生大黄9g(后)。

外治:黄连西瓜霜眼药水滴眼。

二诊:前进祛风散热之剂,头痛消失,大便亦畅,由此目暴赤瘀滞减退。脉数,舌赤,口干。风除,热象尚显,当再予清热。

冬瓜20g,桃仁9g,生米仁4g,水芦根30g,黄芩9g,七剂。

(摘自《眼科名医家姚和清学术经验集》)

病案二:

赵某,女,65岁。主症:眼前黑影飞舞,形似蝇翅,扰乱视线,眼睛逐渐昏花,右眼已有半年,左眼一月余。检查:视力右眼0.1,左眼0.5,外眼正常,双晶珠混浊状如枣花,右眼已达瞳神中央,左眼小瞳下已可见混浊。

诊断:双圆翳内障,少阴里虚,肺金瘀滞。

治则:生水逐瘀,除热化积。

方药:陈氏金水丸15g,1日1次。同时间断服驻景丸加减方,以滋补肝肾。

半年后复查,视力右眼0.2,左眼1.0,晶珠混浊似无明显改变。

(摘自《陈达夫中医眼科临床经验》)

病案三:

牛某,女,38岁,教师。病史:不管冷热,终日流泪不止,神疲气少,动则气短,面色㿠白,至今逾5年之久,曾多方治疗不效。

检查:经冲洗泪窍始通畅,泪液清稀,舌质淡白,脉象虚弱。

辨证:肺气虚弱,治节失调。

治则:补肺益气,收涩止泪。

处方:阿胶(烊化)12g,炙马兜铃10g,五味子12g,炙冬花12g,炙杏仁12g,枸杞子15g,云苓15g,熟地15g,炙甘草3g。

二诊:用药15剂方见起效。酌加益智仁15g,五倍子10g,乌贼骨15g以收涩止泪。先后用药共60剂,神爽力增,流泪始止。

(摘自李纪源等著《眼病》)

五、文献选读

1.《灵枢·大惑论》:"五脏六腑之精气皆上注于目而为精,精之窠为眼,骨之精为瞳子,筋之精为黑睛,血之精为络,其窠气之精微白眼,肌肉之精为约束,裹撷筋骨血气之精而与脉并为系,上属于脑,后出于项中。"

2.《灵枢·决气》:"精脱者耳聋,气脱者目不明。"

3.《抄本眼科》:"落气眼不害疾,忽然眼目黑暗,不能视见,白日如夜,此症乃是元气下陷,阴气上升。"

4.《眼科金镜》:"视正如何却是斜,阴阳偏胜眼生花,元精衰败元阳损,不久盲临莫怨嗟。"

5.《证治准绳·青风内障证》:"视瞳神内有气色昏蒙,如青山笼淡烟也。然自视尚见,但比平时光华则昏蒙日进,急宜治之,免变绿色。变绿色则病甚而光没矣。阴虚血少之人及竭劳心思,忧郁,用意太过者,每有此患。然无头风痰气夹攻者,则无此患。病至此亦危矣,不知其危而不急救者,盲在旦夕耳。"

6.《外科正宗·卷之四》:"脾经有风,胃经多热,共结为肿。"

7.《证治准绳·杂病·七窍门》:"谓目脸不待人之开合而自牵拽振跳也,乃气分之病,属肝脾二经络牵振之患。人皆呼为风,殊不知血虚二气不顺,非纯风也。"

8.《诸病源候论·目病诸侯》:"风邪毒气客于睑肤之间,结聚成肿,肿而睑合不开……"

9.《银海精微·卷之上》:"脾胃热毒,脾受肝邪,多是七情郁结之人,或夜思寻,家筵无歇,或饮酒乐欲,致使三焦壅热,或肥壮之人,血滞于大眦。胬肉发端之时多痒,因乎擦摩,胬肉渐渐生侵黑睛。"

10.《证治准绳·杂病·七窍门》:"绿风内障症,瞳神气色浊而不清,其色如黄云之笼翠岫,似蓝靛之合藤黄……""虽曰头风所致,亦由痰湿所攻,火郁忧思,忿怒之过。"

11.《证治准绳·杂病·七窍门》:"平日素无他病,外不伤轮廓,内不损瞳神,倏然盲而不见也。"

12.《证治准绳·杂病·七窍门》:"目内别无证候,但自视昏渺朦昧不清也。""有神劳,有血少,有元气弱,有元精亏少而昏渺者,致害不一。""若目病愈,久而昏渺不醒者,必因六欲七情,五味四气,瞻视哭泣等故,有伤目中气血精液脉络也。"

13.《形色外诊简摩》:"五脏六腑之津液,尽上渗于目。"

14.《形色外诊简摩》:"跷脉气不荣,则目不合。"

15.《形色外诊简摩》:"视人之目窠上微痈,如新卧起状,其颈脉幼,时咳,按其手足上,窅?而不起者,风水肤胀也。"

附:瞳仁检查不能在强光下进行,强光可使瞳仁缩小。检查时以左手的食指和拇指扳开上下眼睑,右手持电筒,使光线由外方移向瞳仁,立刻移开,观察瞳仁有无缩小或放大的反应,以及反应是否灵敏,同时注意两侧瞳仁的大小是否对称,瞳仁边缘是否规正。

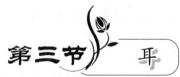

第三节　耳

耳位于头部两侧,耳通于脑,"两耳通窍,所听之声归于脑"(《医林改错》)。耳的听觉功能与肾精充养有关,所以又称耳为肾之官窍,足少阴经之所主,然心亦寄窍于耳,耳藏精于心。耳与经络关系密切:《灵枢·邪气脏腑病形》篇曰:"十二经脉,三百六十五络,其血气皆上于面而走空窍……其别气走于耳而为听。"《素问·缪刺论》曰:"手足少阴、太阴、足阳明之络,此五皆会于耳中。"说明十二经脉均直接或间接地与耳发生关系。故《灵枢·口问》曰:"耳者,宗脉之所聚也。"由此可见,近代临床上正在开拓耳穴探测诊断疾病的方法,是有一定理论基础的。

一、耳的主要结构和功能

耳由耳廓、耳窍、耳骨构成。耳门主要为软骨组织,"蔽者耳门也"(《灵枢·五色》)是耳廓的一部分,为耳窍之屏障,其中耳廓又分耳门、耳弦、耳折、耳垂、耳根。耳窍按部位不同,可分为耳孔、耳底、耳膜、皮膜、听户等。耳骨可分为耳门骨、玉梁骨、禁骨、完骨、扶颊骨等。

耳为肾之窍,耳司听觉,肾气通于耳,耳与心肾关系最为密切。因肾主藏精,开窍于耳,肾藏之精生髓汇于脑。肾精充沛,髓海盈满,则耳得滋养,以司其职。《严氏济生方》曰:"夫耳者,肾之所候。肾者,精之所藏,肾气实则精气上通,闻五音而聪矣。"《管子·心术上》曰:"心处其道,九窍循理……心而无与于视听之事,则官得守其分矣。夫心有欲物者,物过则目不见,声至而耳不闻也。"可见耳目之视听均受心主的影响。

耳为"宗脉之所聚"由经络与五脏六腑、四肢百骸都有密切的联系。手足少阳经之脉布于耳,手足太阳经和阳明经,亦行于耳之前后。耳与在耳廓上有全身脏器与肢体的反应点。因此,望耳廓色泽、形态以及分泌物的变化,配合点压诊,可以推测全身的病变。耳具有预报脏器生理、病理的全息作用。

二、耳的病理变化

(一)耳的外形变化

1. **耳廓的色泽异常** 正常人的耳廓红润,是气血充足的表现。

耳轮色白为暴受风寒,或气血暴脱者;耳轮青黑,可见于剧痛患者;

若耳轮干枯焦黑,多为肾精亏损,可见于温病后期,肾阴久耗及消瘅。

耳轮红肿而痛,多为肝胆湿热或外邪热毒之邪所致;冬令严寒,耳轮痒痛紫红或青紫湿烂,名曰"冻疮",为寒邪侵袭,气血凝滞。

若小儿耳背见有红络,伴耳根发凉多为麻疹先兆,若红络变为紫黑色,则其病重笃。

2. **耳形异常** 正常人耳轮肉厚而润泽,是先天肾精充足的表现。

耳薄而小属肾气亏虚。

耳瘦削多反映正气虚,常属肾精或肾阴不足。

耳肿痛,多见于耳疖或耳疮,由肝胆火盛或风热邪毒随血脉入于耳与血气相搏所致。

耳窍内长出小肉,形如樱桃或羊奶头,名为"耳痔"。若小肉头大蒂小,状如蘑菇,名为"耳蕈"。若小肉如枣核细长,瘀出耳外,触之痛,名为"耳挺"。

三者皆因肝经郁火、肾经相火、胃经积火、郁结而成。若耳窍内暗处生疔，色黑根深，状若"椒目"，痛引腮脑，甚则破流血水，名为"黑疔"，由肾经火毒熏蒸所致。

3. 耳道分泌物异常　正常外耳道有耵聍腺分泌耵聍液，还有皮脂腺分泌物，干后为白色碎屑。若长期呈油状液体分泌物，俗称"油耳"，属于正常生理现象。耵聍过多，结成硬块，可阻塞耳道，影响听力，可请专科医生清除。

耳内肿痛有堵塞感而流脓，名为"脓耳"。古代医家按脓色不同而分别命名之。若耳内流黄脓，名为"聤耳"，亦曰"耳湿"皆由足少阳、手少阳二经风热上壅、肝胆湿热或肾虚相火上攻所致。

（二）耳的感觉异常

1. 耳鸣　病人自觉耳内鸣响，如闻潮声、蝉鸣，或如风入耳，妨碍听觉。耳鸣有虚实之分。

耳鸣突发，音调高响，按之鸣声不减，多为肝火上扰、痰火郁结的实证。

耳鸣渐发，音调细弱，按之鸣声减轻或暂止，多为脾胃虚弱、肾精亏虚的虚证。检查时多见耳膜正常，亦可见潮红或浑浊。

2. 耳胀　以耳内胀闷堵塞感为主要症状。病初，耳内胀而兼痛，称为耳胀。久病者耳内如物阻隔，清窍闭塞，又称"耳闭"。总由风邪外袭，经气闭阻或正气不足、邪毒滞留、气血瘀阻所致。

3. 耳痛　耳痛是耳部疾病的常见症状，多与感受外邪有关。常与耳道流脓症兼见，并伴全身发热症状。外耳道局限性红肿疼痛，突起如椒目，多为耳疔；外耳道弥漫性红肿疼痛，多为耳疮。二者均由风热邪毒、肝胆湿热所致。耳内窍疼痛流脓，兼耳鸣、听力障碍，多为急性脓耳。

（三）耳的功能异常

耳聋：指不同程度的听力减退。发展较缓慢，轻者耳听失聪，听而不真，称为重听；重者全然不闻外音，则为全聋。耳暴聋与耳渐聋相对而言。以一耳或双耳骤然发生耳聋，或伴眩晕、耳鸣等，多因外感风邪、温毒循经或肝火上扰，蒙蔽耳窍所致，为实证；听力逐渐减退，伴耳鸣如蝉者，多因脏腑亏虚所致，为虚证。如：听力一时减退，兼鼻塞声重，恶风发热者，多由风寒阻塞耳窍；听力减退、耳鸣、胸胁胀闷，心烦易怒，面红目赤，多属肝阳上亢、肝火上炎；老年听力减退，或久病、劳倦过度而致听力减退，多为肾精不足，气血亏虚。耳膜损伤或溃破，或耳道堵塞也可影响听力，均需五官科检查后确诊。

幻听：患者自觉耳边有声音，或有人说话，实际上并不存在，称为幻听，是癫狂证的症状之一。多有痰火、瘀血扰乱神明所致。

三、耳部常见征象归纳表(见表4-2-3)

表4-2-3　耳部常见征象归纳表

	征象	虚证	实证	虚实夹杂证
形态异常	色泽异常			
	耳轮色白	气血暴脱	暴受风寒	
	耳轮青黑		剧痛(寒、瘀)	
	耳轮红肿而痛		湿热火毒上扰,少阳相火上攻	
	耳轮干枯焦黑	肾水亏极		
	耳道流脓		手足少阳风热上壅,肝胆湿热上攻	肾虚相火上扰
感觉异常	耳痛(耳疮、疖)		风热侵犯耳道;肝胆热毒炽盛	
	耳胀	正气不足,经气不宣	邪毒滞留、气血瘀阻	
	耳鸣	脾胃虚弱,肾精亏虚	肝火上扰,痰火郁结	
功能异常	重听	脏腑亏虚	风、热、湿邪壅塞耳窍	
	耳聋	肾精不足、气血亏损	外感风邪、温毒循经、肝火上扰	
	幻听		痰浊、瘀血、肝火扰乱神明	

四、病案举例

病案一:

因大声喊叫,至右耳失聪,外触惊气,内应肝胆,胆脉络耳,震动其火风之威,亦能郁而阻窍。治在少阳,忌食腥浊。青蒿叶、青菊叶、薄荷梗、连翘、鲜荷叶汁、苦丁茶。

《清代名医医案精华·叶天士医案·五窍》

病案二:

孙兆医案:孙兆殿丞治平中间有显官权府尹忘其名氏,一日坐堂决事,人吏环立,尹耳或闻风雨鼓角声,顾左右,曰:此何州郡也?吏对以天府,尹曰:若然,吾乃耳病。遂召孙公往焉。公诊之,乃留药治之,翌日尹如故。尹召孙问曰;吾所服药皆类四物饮。孙曰:是也。尹曰:始虑为大患,服此药立愈,其故何也?孙曰:心脉太盛,肾脉不能归耳,以药凉心经,则肾脉复归,乃无恙。孙之医出于众

351

人皆如是,众人难之,孙则易之,众人易之,孙则难之,真世之良医也。

《医说·卷二·耳闻风雨声》

病案三:

薛立斋医案:一妇人因怒发热,每行经即两耳出脓,两太阳作痛,以手按之,痛稍止。怒则胸胁乳房胀肿,或寒热往来,或小便数,或小腹胀闷,此皆属肝火血虚也。先用栀子清肝散二剂,又加味逍遥散数剂,诸症悉退;又以补中益气加五味而痊愈。

五、文献选读

1.《灵枢·邪气脏腑病形》:"夫十二经脉,三百六十五络,其血气皆上于面而走空窍……其别气走于耳而为听。"

2.《难经·四十难》:"耳者肾之候,而反闻声,其意何也?然……肾者北方水,水生于申,申者西方金也,金者肺,肺主声,故令耳闻声。"

3.《素问·生气通天论》:"故圣人传精神,服天气,而通神明,失之则内闭九窍,外壅肌肉,卫气解散,阳不胜其阴,则五脏气争,九窍不通。"

4.《三因极一病症方论·耳病症治》:"风寒暑湿,使人耳聩耳鸣,忧思喜怒,多生内塞。"

5.《景岳全书·耳证》:"耳聋者,……其证有五:曰火闭,曰气闭,曰邪闭,曰窍闭,曰虚闭。""火盛而耳鸣耳闭者,当察火之微甚及体质之强弱而清之降之。"

6.《诸病源候论·聤耳候》(卷29):"耳者宗脉之所聚,肾气之所通,足少阴肾之经也,劳伤气血,热乘虚而入于其经,邪随血气至耳,热气聚,则生脓汁,故谓之聤耳。"

7.《医宗金鉴·外科心法要诀·耳疳》:"此证耳内闷肿出脓,因脓色不一,而名亦各殊。如出黑色臭脓者,名耳疳;出青脓者,名震耳;出白脓者,名缠耳;耳黄脓者,名聤耳,俱由胃湿与肝火相兼而成……"

8.《外科大成·耳部》(卷3):"耳疳者,为耳内流出脓水臭秽也。"

9.《灵枢·海论》:"髓海不足,则脑转耳鸣……"

10.《左传》:"耳不闻五声为聋。"

11.《沈氏尊生书·杂病源流犀烛》:"耳聋者,音声闭隔,竟一无所闻也。亦有不至无闻,但闻之不真者,名为重听。"

12.《医贯·耳论》:"肾者,宗脉所聚,耳为之窍。血气不足,宗脉乃虚,风邪乘虚,随脉入耳,气与之搏,故为耳鸣。"

13.《明医杂者》:"痰火以上升,郁于耳中为鸣,郁甚则壅闭矣。"

14.《左传·僖公二十四年》:"耳不听五声之和为聋。"

15.《素问玄机原病式》:"水衰火实,热郁于上,而使听户玄府壅塞,神气不得通泄也。"

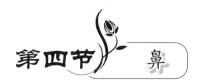

第四节　鼻

鼻为肺之窍,上通外界,后经颅颡通于肺,呼吸之气出入于鼻,为气体交换的通道。足阳明经起于鼻旁,交山根之上,与足太阳、督脉经相连,入通于脑,鼻有嗅觉功能。故谓鼻能司呼吸,闻五臭,助发音,为肺系的要冲。鼻位居面中为阳中之阳,是清阳交会之处。鼻又为一身血脉所经,故《黄帝内经》中有"明堂"之称。外象属土,故又为脾所主。五气入鼻,藏于心肺,心肺有病而鼻为之不利。《灵枢·五色》篇曰:"五色决于明堂,明堂者鼻也。"《金匮要略·脏腑经络先后病脉证》篇,也总结了明堂五色诊的经验,其原理与面部五色诊一致。所以,诊察鼻部应注意鼻的色泽,外形变化,鼻的通气情况以及嗅觉功能等。

一、鼻的主要结构和功能

鼻由明堂、鼻窍、鼻窦、鼻骨等四个方面组成。明堂即为外鼻,如《灵枢·五色》曰:"明堂者,鼻也。"明堂按部位不同,有山根、鼻尖、鼻梁、鼻翼、鼻孔之分。

鼻为肺窍而属脾经,与足阳明胃经亦有联系。《灵枢·五色》篇说:"五色决于明堂,明堂者鼻也。"《金匮要略·脏腑经络篇》中也提到观鼻五色以诊断疾病。

鼻的生理功能有四。其一,通天气而司呼吸。《仁斋直指方》曰:"鼻者,清气出入之道路也。阴阳升降,气血平和,则一呼一吸,荣卫行焉。"

其二,司嗅觉而知香臭。鼻的这一功能与心肺关系最为密切。《灵枢·脉度》:"肺气通于鼻,肺和则鼻能知臭香矣。"

其三,职司清化,外御邪毒。《三因方》:"肺为五脏之华盖,鼻为肺之闾阖,吸引五臭,卫养五脏,升降阴阳,故鼻为清气之道。"

其四,助发音。鼻为肺之窍,若肺气旺盛,鼻窍通利,则鼻窍具有共鸣作用,能使发音和谐而清脆。

《灵枢·邪气脏腑病形》曰:"十二经脉,三百六十五络,其血气皆上于面而走空窍……其宗气上出于鼻而为臭"。鼻位于头面中央,为阳中之阳,是清阳交会之所,血脉多聚之处。诸阳经多循行于鼻或鼻旁。在十二经脉中,手足阳明经、手足太阳经均直接循行于鼻,手足少阳经则循行于鼻旁。奇经八脉中,督脉、任脉直接循行于鼻部,阳跷脉循行于鼻外侧。

综上所述,鼻与脏腑经络的关系极为密切。脏腑经络气血充盛,则鼻息顺畅,嗅觉灵敏。正如《医贯内经十二官行景图说》所言:鼻"乃清浊之交运,人身之橐籥"。

二、鼻的病理变化

(一)鼻的形态异常

1. **鼻色异常**　正常人鼻色红黄隐隐,含蓄明润,是胃气充足的表现。鼻色明润显示无病或病将愈之征。

鼻端色白多属气血大亏或亡血;鼻端色青多见于阴寒腹痛;鼻端色黄常见内有湿热。鼻端色赤可见脾肺蕴热;鼻端色微黑属肾虚水寒之象。

若鼻头黄黑枯槁多为脾火津涸,亦属恶候。

鼻孔干燥为阳明热证;若干燥而色黑如烟煤状提示阳毒热深;冷滑而色黑多为阴毒冷极。

2. **鼻形态异常**　鼻肿起为邪气盛。鼻红肿生疮属血热。鼻中肿胀窒塞为"鼻窒",由热客阳明所致。

鼻内息肉,结如榴子,渐大下垂,闭塞孔窍称"鼻痔"。由风热湿浊郁滞日久而成。

鼻头红肿生粉刺,先红后紫,久则变黑,名为酒渣鼻,多因肺胃蕴热所致。鼻柱溃陷可见于晚期梅毒病人;若鼻柱崩塌,眉毛脱落则属麻风恶候。

鼻翼煽动,即鼻翼煽张,为呼吸困难之征象,见于喘症。初病往往属于痰热壅肺或风寒束肺,肺气不利;若兼气喘鼻干则属肺热伤津,病势较重,多见于小儿。久病鼻煽,喘而汗出,多为肺绝之征。

(二)鼻部感觉异常

1. **鼻干**　鼻内干燥,鼻黏膜萎缩,鼻气腥臭,嗅觉不灵,不闻香臭,古代医家称为"鼻槁"。常为肺经燥热,肺肾阴虚而又感受外邪所致。

2. **鼻痒**　阵发性反复发作的鼻痒、喷嚏、流清涕、鼻塞,称为鼻鼽。多为肺气虚弱,感受风寒;肺脾气虚,水湿上犯所致。

3. **鼻塞**　自觉鼻腔窒塞,通气不畅。常见于鼻渊、鼻息肉或鼻鼽。

(三)鼻的功能异常

1. **鼻塞**　鼻塞流涕者,多为外感表证或鼻渊。若鼻流清涕,多为外感风寒或老人阳虚;鼻流浊涕多为外感风热;鼻流脓涕气味腥臭者则为鼻渊,常伴有鼻塞头痛不闻香臭等,为外感风热或胆经蕴热上攻于鼻所致。

2. **鼻衄**　指鼻腔出血,因其出血轻重不同,古代又称鼻洪、红汗、大衄等。单侧鼻衄者,常发于青壮年,鼻后部出血,多见于老年人。双侧衄血者多因全身疾病。常见病机为肺胃蕴热,灼伤鼻络或脾不统血,气血亏虚。有行经期经血上逆,只吐血、衄血或眼耳出血者,称为"倒经"。

3. **嗅觉不灵**　甚则不闻香臭,多伴头痛鼻塞流涕,或涕浊腥臭,前者为外邪恋肺,肺窍失宣,后者为肝脾湿热上熏鼻窍所致。久病重病出现嗅觉减退,提示脏腑功能衰败。

三、鼻部常见征象归纳表(见表4-2-4)

表4-2-4 鼻部常见征象归纳

	症状	虚证	实证	虚实夹杂证
形态异常	鼻端色黄		湿热	
	鼻端色赤		脾肺蕴热	
	鼻端色白	气血大亏或亡血		
	鼻端色青		阴寒腹痛	
	鼻端色微黑	肾虚水寒		
	鼻头黄黑枯槁			脾热津涸
	山根色青	体虚、脾失健运	肝经郁热	
	鼻孔干燥而色黑		阳毒热深	
	鼻孔冷滑色黑		阴毒冷极	
	鼻红肿		血热	
	鼻窒		热客阳明	
	鼻痔		风热湿浊郁滞	
	鼻头色红生粉刺		肺胃蕴热	
	鼻翼煽动	肺绝、肺热伤津	风寒束肺、痰热壅肺	
	鼻柱溃陷		梅毒	
	鼻柱崩塌、脱毛		麻风恶候	
感觉异常	鼻痒	肺气虚弱		肺脾气虚,水湿上犯
	鼻孔干燥(鼻槁)		阳明热证,肺经燥热	肺肾阴虚又感外邪
	鼻塞		风寒束肺、鼻渊、息肉、鼻衄	
	鼻痛(鼻疮、鼻疔)		肺胃蕴热、风热外受	
功能异常	鼻流浊涕		肺胃蕴热、外感风热	
	鼻流清涕	老人阳虚	外感风寒	
	鼻渊		外感风热、胆经蕴热上攻于鼻	
	鼻衄	脾不统血、气血亏虚	肺胃蕴热,灼伤鼻络	

四、病案举例

病案一:

名医薛己治验案:治一儒者,素勤苦,恶风寒,鼻流清涕,寒噤喷嚏。余曰:此脾肺气虚,不能实腠理,彼不信,服祛风之药,肢体麻倦,痰涎自出,殊类中风。余曰:此因风剂耗散元气,阴火乘其土位,遂以补中益气加麦冬、五味治之而愈。

《医部全录·鼻门·医案》

病案二:

尤在泾医案:风热蓄于脑髓,发为鼻渊。五年不愈,此壅疾也。壅则宜通,不通则不治。

犀角　苍耳子　黄芩　郁金　杏仁　芦根

治按:既欲其通,则辛夷,白芷,似不可少。

《柳选四家医案》

病案三:

许辛木部曹之室人,自幼患鼻衄,于归后,无岁不发,甚者耳目口鼻俱渗出,至淡黄色始止。凡外治,内治之法无不历试。每发必先额上发热,鼻中气亦甚热。近二十年来每觉鼻热,辛木以喻嘉言清燥救肺汤投之,二三剂后,即觉鼻中热退不衄,或投之少迟,亦不过略见微红。盖此方最清肺胃之热,惟人参改用西洋参或加鲜生地,势已定则用干生地。喻氏此方,自言不用一苦药,恐苦从火化也。此制方妙处,医者不可妄加也。　　　　　　　　　　《冷庐医话》

五、文献选读

1.《灵枢·邪气脏腑病形》:"十二经脉,三百六十五络,其血气皆上于面而走空窍,其宗气上出于鼻而为嗅。"

2.《严氏济生方》:"夫鼻者,肺之所主,职司清化。"

3.《仁斋直指方论》:"鼻者,清气出入之道路也,阴阳升降,气血和平,则一呼一吸,荣卫行焉。"

4.《灵枢·脉度第十七》:"五脏常内阅于上七窍也,故肺气通于鼻,肺和则鼻能知臭香。"

5.《灵枢·口问第二十八》:"口鼻者,气之门户也。"

6.《素问·五脏别论》:"五气入鼻,藏于心肺,心肺有病,而鼻为之不利。"

7.《灵枢·口问》:"黄帝曰:人之嚏者,何气使然?岐伯曰:阳气和利,满于心,处于鼻,故为嚏,补足太阳荣眉本,一曰眉上也。"

8.《诸病源候论》:"肺气通于鼻,其脏又冷,冷气乘于鼻,故使津液不能自收。"

9.《素问玄机原病式·六气为病》:"鼽者,鼻中清涕也,嚏者,鼻中因痒而气喷作于声也。"

10.《脾胃论》:"肺者肾之母,皮毛之元阳本虚弱,更以冬月助其令,故病者善嚏,鼻流清涕,塞甚者出浊涕,嚏不止。"

11.《济生方·鼻门》:"夫鼻者,肺之所至,职司清也,调适得宜,则肺脏宣畅,清道自利。"

12.《素问·金匮真言论》:"西方白色,入通于肺,开窍于鼻。"

13.《素问·气厥论》:"胆移热于脑,则辛頞鼻渊,鼻渊者,浊涕下不止也。"

14.《素问·至真要大论》:"赤气后化,流水不冰,热气大行,介虫不复,……甚则入肺,咳而鼻渊"。

15.《景岳全书·杂证谟·鼻论》:"时流浊涕,而成为臭气者,谓之鼻渊"。

16.《外科正宗·鼻痔第五十二》:"鼻痔者,由肺气不清,风湿郁滞而成。"

17.《灵枢·百病始生》:"阳络伤则血外溢,血外溢则衄血。"

18.《诸病源候论·鼻病诸候》:"脏腑有热,热乘血气,血性得热即流溢妄行,发于鼻者,为鼻衄。"

19.《外台秘要·伤寒衄血》:"衄者,鼻中出血也。"

20.《诸病源候论·鼻衄候》:"凡血与气,内荣脏腑,外循经络,相随可行于身,周而复始,血性得寒则凝涩,热则流散;而气,肺之所生也,肺开窍于鼻,热乘于血,则气亦热也,血气俱热,血随气发于鼻,为鼻衄。"

21.《望诊遵经·诊鼻望法提纲》曰:"分其部位,则脏腑六部之提纲是已;辨其气色,则阴阳十法之提纲是已。其相乘之理,合之部位可推也;其相应之理,合之气色可推也。"

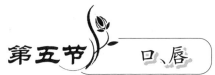

第五节　口、唇

脾开窍于口,其华在唇。足阳明胃经之脉环口唇,手阳明经脉还出挟口复交人中。《望诊遵经·诊唇望法提纲》"唇也者,齿之垣也,脾之官也,肌肉之本也"。观察口唇的色泽、形态,可以了解脾的功能和全身气血情况。

一、口唇的主要结构和功能

口唇为齿之垣,脾之官。"胃之清气,上出于口。"(《灵枢·阴阳清浊》)。又称为飞门。口唇开合有度,声音从其出,饮食从其入,与咽喉相连,内通脏腑,为心之外户。《素问·六节藏象论》曰:"脾胃大肠小肠三焦膀胱者,仓廪之本,营之居也,名曰器,……其华在唇与四白。"故曰:口唇又为声音之扇;脏腑之要冲,不可不辨。

以经络言,足阳明胃之经络挟口环唇,足阳明之筋上挟口,手阳明大肠之脉挟口交人中,足厥阴肝之脉,环唇内,冲脉络唇口,任脉至承浆,督脉上颐环唇。故望口唇可诊断全身肌肉组织和气血情况。

二、口唇的病理变化

(一)口唇的外形变化

1. 唇色异常　口唇色诊与面部五色诊基本相同。因唇黏膜薄而透明,其色泽变化更为明显,望诊更为方便。正常人的唇色红润,为胃气充足,气血调匀的表现。

唇色淡白多为血虚或失血,因血少不能上荣于唇所致。

唇色深红主热证。深红而干,是热盛伤津之象。若赤肿而干为热极。煤气中毒时,唇色可呈樱桃红色。唇色暗红为气血不畅。

唇色青紫为气滞血瘀重证,常见于各种原因所致的心脉瘀阻证或肺气郁滞证。

唇色青黑为寒盛、痛极,因寒凝血脉或血络郁闭所致。

唇色干焦紫黑,多见于久病气血壅滞,津液亏耗、病多危重。

2. 口唇形态异常

口唇干裂:为津液损伤。见于外感燥热,邪热伤津。亦见于脾热,或为阴虚津液不足。

新生儿撮口:不能吸吮为小儿脐风。撮口色青,抽搐不止,是肝风侮脾。

口噤:为上下口唇紧聚,兼牙关紧闭,多与项强、抽搐、神昏、不语兼见,可见于痉病、卒中风、疫毒痢、子痫等。

唇眴:口唇颤动而不能控制为唇眴,多由血虚风燥,唇失濡养所致。

人中短缩,唇青卷缩,不能覆齿表示脾阴已绝;久病、重症病人人中满而唇翻为脾阳已绝,寿夭之征。

鹅口疮:婴幼儿口内白膜满布如雪片,系胎中伏热蕴结心脾或湿热秽浊之气上蒸于口所致。

唇风:口唇发痒,色红而肿,日久溃破流出滋水,痛如火灼,为脾胃积热所致。

口唇水肿:无疼痛、发热,或稍有痒,发病迅速,多有感触风邪所致(过敏性)。

(二)口唇感觉异常

口疮:为口腔黏膜出现灰白色如豆大的溃疡,周围红晕,多为心脾郁热。

局部灼痛,又称"口破""口疳"。实证多因过食辛辣厚味或嗜烟酒,致心脾积热,复感风热邪火,循经上攻于口所致。虚证每易反复发作,连年不愈,多为真阴亏耗,虚火上炎而成。若疮面凹陷不红,屡发屡治不愈,劳累时加甚者为气虚风毒。

口糜:表现为满口糜烂,口腔黏膜红肿溃烂、痛如火燎,多由阴虚火旺或心脾两经湿热熏蒸而成。

茧唇:口唇肿起如豆,逐渐增大如蚕茧,坚硬疼痛,妨碍饮食,称为茧唇,多与胃中积热,痰火交结等因素有关,为肿疡之恶候,必须及时确诊,早期治疗。

口唇发麻:素为风阳上亢或肝火上炎者,出现口唇发麻为肝亢动风先兆,应引起注意。

(三)口唇功能异常

正常人口唇可随意开合,动作协调,其主要的动态变化,《望诊遵经》归纳为"口形六态",即"张为虚,噤为实,撮为邪气交争,正气衰而邪气盛,僻是经筋相引,急为正而缓为邪,振乃阳明之虚,动缘胃气之绝。"

张口:口开不闭,主病虚。口开如鱼口,不能合者为脾绝;口开而气短,但出不还者是肺绝。

口噤:见形态异常。

口僻:口歪,口角向一侧歪斜,多为风痰阻络。可见于面瘫或中风病人。

口振:战栗鼓颔,口唇抽搐,多为阳衰阴盛或邪正剧争所致。可见于伤寒欲作战汗或疟疾发作时。(同唇眴)

若口开频繁,不能自禁,为胃气虚弱之象。

若口角掣动不止,则属热极生风或脾虚生风之象。

口角流涎多属脾虚湿盛,或胃中有热,常见于小儿或成人睡中流涎。也可见于成人因中风口歪,不能收摄所致者。

三、口唇部常见征象归纳表(见表4-2-5)

表4-2-5 口唇部常见征象归纳

	症状	虚证	实证	虚实夹杂证
形态异常	色泽变化			
	深红而干,鲜红、樱桃红		热证伤津,煤气中毒	阴虚火旺
	淡白	血虚或失血		
	青紫、暗红		气滞血瘀	
	青黑		寒凝血脉,痛极血络郁闭	
	形态变化			
	鹅口疮		伏热蕴结心脾或湿热秽浊之气上蒸于口	
	蚕唇		胃中积热,痰火互结	
	唇眴(颤动)	血虚风躁,唇失濡养		
	人中短缩唇青卷缩;人中满而唇翻	脾阴已绝;脾阳已绝		
	口唇干裂	阴虚少津	外感燥热,邪热伤津。脾热	
	口角流涎			脾虚湿盛或胃中有热
	口唇疮疹		外感风邪,热入肺胃	
	口噤		肝风内动,经脉拘急	
	撮口		肝风侮脾	
	口唇水肿		感受风毒	

359

续表

	症状	虚证	实证	虚实夹杂证
感觉异常	灼痛反复发作（口疳口疮）	气阴不足	心脾积热，风热邪火	真阴亏耗，虚火上炎；气虚风毒
	痛如火燎（口糜）		心脾两经湿热	阴虚火旺
	麻木		风痰入络、风阳上亢	
	肿痒、灼痛（唇风）		脾胃积热	
功能异常	口张不闭（如鱼口）	病虚，脾绝，肺绝		
	口闭不开（噤）		肝风内动，筋脉拘急	
	口歪（僻）		风痰阻络	
	口振（战栗鼓颔）			阳衰阴盛或邪正剧争
	口开频繁不能自禁	胃气虚弱		
	口角𫝈动不止	脾虚生风	热极生风	
	流涎	脾虚、气虚	风邪入络	

360

四、病案举例

病案一：

端右　旧有便血，屡次举发，唇肿不消。胃火上升，湿热入营，拟清胃汤加减。

小生地、熟石膏、川升麻、生甘草、薄荷叶、天花粉、生赤芍、大贝母、甘菊花、活芦根、杜赤豆、苦桔梗。

病案二：

邵小　口疮碎痛，妨于咽饮。阴虚胃火循经上升，风热之邪外乘。今拟导赤汤加味，引火下行。

鲜生地、京玄参、薄荷叶、冬桑叶、白通草、木通、甘中黄、川雅连、金银花、连翘壳、川象贝、竹叶、活芦根。

《丁甘仁临证医集》

五、文献选读

1.《仁斋直指方·唇肿唇疮》："唇舌焦躁，口破生疮，盖心脾受热所致也。"

2.《丹溪心法·口齿七十八》:"口舌生疮,皆上焦热壅所致……"

3.《医宗金鉴·卷五十》:"噤口舌上如黍米,吮乳不得啼渐难,清肝龙胆汤极妙,腹硬便秘紫霜丸。吐涎牙紧擦牙效,次用辰砂全蝎煎,病势稍安勿过剂,调和脾胃匀气先"。龙胆汤:柴胡、黄芩、甘草、钩藤、赤芍、大黄、龙胆草、蜣螂、桔梗、赤苓,引用枣肉,水煎。""撮如囊只吮乳难,舌强唇青吐沫痰,面色赤黄胎热极,四肢厥冷命难全,痰盛宜用僵蚕散,便秘须进紫霜丸,惊热龙胆汤极妙,抽搐撮风散自安。""辰砂僵蚕散:辰砂五分、僵蚕一钱、蛇蜕皮一钱、麝香五分上为末,用蜜调敷唇。"

4.《医宗金鉴·卷五十》:"鹅口白屑满舌口,心脾蕴热本脏原,清热泻脾搽保命,少迟糜烂治难痊"。"清热泻脾散:山枝、石膏、黄连、生地、黄芩、赤苓。"

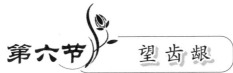

第六节　望齿龈

齿为骨之余,龈为齿的生着之床,齿与龈和肾、胃、大肠密切相关。《灵枢·五味论》曰:"齿者,胃之所终也。"足阳明胃经入上齿中,出挟口环唇;手大肠阳明经脉络于下齿龈;足太阴脾经,挟食管两旁连舌本散舌下;足少阴肾经,上行沿喉咙,挟舌根两侧;足厥阴肝经,其支脉下行颊里,环绕口唇;督脉下行至龈交;任脉、冲脉,经咽喉上行环绕口唇。温病学派,对辨舌验齿十分重视,在阳明气热或热伤肾阴的情况下,观察齿龈的润燥,可以了解胃津肾液的存亡,正如叶天士所说,"温热之病,看舌之后,亦须验齿,齿为肾之余,龈为胃之络,邪热不伤胃津,必耗肾液"。

一、齿龈的主要结构和功能

齿为口中之骨,为骨之余,赖肾精充养。儿童肾气日渐充盛,乳齿更换,真牙坚固,至女子"七七",男子"八八"之后,肾气始衰,齿摇而落。故从牙齿的生长、色泽可以推测肾脏精气的盛衰。故《杂病源流犀烛》曰:"齿者,肾之标,骨之本也"。龈为齿之床,齿植根于龈中,手、足阳明经由龈,齿之生长、更换、脱落与肾气之盛衰,气血盈亏密切相关。同时观察龈之色泽润燥,可以了解胃津、肾液的盈虚,邪热之轻重,在温热病的辨证中,尤为重要。诊察齿与龈应了解齿与龈的色泽形态变化,有无牙根松动,牙齿脱落,龋齿、齿上积牙垢及痛等症状。

二、齿龈的病理变化

（一）齿龈的外形变化

1. 色泽异常　齿的色泽异常：

牙齿洁白润泽，是津液充盛，肾气充足的表现或虽病而津未伤。其异常变化有：

牙齿色黄干燥是热盛伤津的表现。若齿燥如石为阳明热盛，津液大伤，多见于温热病极期。

若牙齿燥如枯骨为肾阴枯涸、精气内竭，可见于温热病的晚期。

龈的色泽异常：

正常人牙龈淡红润泽提示胃气充足、气血调和的表现。

牙龈淡白多属血虚。血少不能充养龈络所致。

齿龈红肿常为胃火上炎，熏灼齿龈所致。

齿龈之际，有蓝迹一线多为沾染铅毒所致。若误服水银、轻粉等物，亦致牙床臃肿而见此征。

2. 齿、龈形态异常　牙齿松动稀疏、龈肉萎缩而色淡，齿根外露则为肾之精气亏虚，或虚火上炎。

齿龈肿而青紫，多兼有瘀血。齿龈出血称为牙宣，若伴有胀痛者为胃火伤络；不痛是气虚或虚火伤络。

龈间生胬肉称为"齿壅"，多与外感湿热，胃热或虚火上炎，牙龈长期充血肿胀等原因有关。

牙床腐烂，牙齿脱落为"牙疳"之凶候。多由伤寒、痘疹、疫痢等余毒未清，蕴积毒火攻牙所致。

龋齿腐洞多因饮食余滓，积齿缝间，腐蚀淹渍所致。

（二）齿龈感觉与功能异常

牙齿的咀嚼功能，有赖于牙齿坚固和基实，与肾脏精气盛衰和阳明经络气血多少有关。牙齿不固，稀疏摇动或脆弱，或齿根浮露者多为肾虚。

小儿齿落长久不生，为肾之精气不足；

牙痛为多种牙齿疾病和牙周疾病常见症状之一。如：龋齿、牙痈、牙宣等。

牙尽龈中，红肿热痛，开口困难为牙龈痛（智齿冠周炎）；

咬牙啮齿由热极动风所致，将成痉病。

若睡中啮齿多为胃热或虫积。

牙关紧闭、难以启口者为风痰阻络或热极动风；

牙齿松动不能咀嚼，齿龈肿痛、伴便秘、尿赤、口臭口渴，为热积肠胃；

此外，尚有齿龈完好，或齿根稍露，无红肿松动，但遇冷、热、酸、甜等刺激即疼痛难忍,此为牙髓过敏,大多由刷牙方法不正确,损伤轴质所致,要注意刷牙保健。

三、齿龈部常见征象归纳表(见表4-2-6)

表4-2-6 齿龈部常见征象归纳表

	症状	虚证	实证	虚实夹杂证
形态异常	牙齿干燥		热盛伤津	
	牙齿燥如枯骨	肾阴枯涸、精气内竭		
	牙疳		邪毒留滞、积毒上攻	
	牙齿松动稀疏、齿根浮露	肾之精气亏虚或虚火上炎		
	小儿齿蕴长久不生	肾气亏		
	齿黄枯落	骨绝		
	齿龈青紫		瘀血内阻	
	齿龈淡白	血虚		
	龈肉萎缩而色淡	胃阴不足,肾气虚乏		
	齿龈红肿;齿壅;牙痈;龋齿		胃火上炎,熏灼齿龈食物浸渍	
感觉功能异常	牙痛	虚火灼烁,骨髓空虚,牙失荣养	风火郁阻经络	
	牙宣	气虚,虚火伤络	胃火伤络	
	龈肿齿动,咀嚼障碍	肾虚	热积胃肠	
	牙关紧闭		风痰阻络,热极动风	
	睡中龄齿		胃热、积滞	
	齿龈无损,遇冷热刺激痛极			牙髓过敏
	齿龈蓝迹线		沾染铅毒	

四、病案举例

病案一:

赵义之牙痛,缠绵月余不已,予诊其脉左关尺数,以六味地黄汤加升麻三分,柴胡五分与之,曰服后当更痛,然片刻即止矣。次日登门谢曰服药后果如君言。愿闻其理,余曰齿乃骨之余,而肾主骨,是下焦肾水大亏,肾火上浮。而为此痛。故用六味补之,然其已浮齿牙之火,不能下归于肾。不若用升柴以透之,升透之时,未免较痛,唯滋补之力较大,阴能潜阳,火降则不复作痛矣。嗣后余以此方治肾虚牙痛者。无不定效。

病案二:

其芸员下牙床作痒,至不能受,不寝者,累日矣,予诊之曰,此大肠风热也,上齿床属足阳明胃,下牙床属手阳明大肠,大肠有积热,热生风,风生痒,问大便结否,曰结甚。乃以调胃承气,小其剂。加生地槐花荆芥防风与之,一服得大解畅行而愈。

《清代名医医话精华》

五、文献选读

《评琴书屋医略·卷二》:"上齿脉络属足阳明胃,下齿脉络属手阳明大肠,有风痛热痛虫痛寒痛痰毒痛,瘀血痛之分,备载本门可考,惟风热痛为尤,多因订一清络热方法。金银花三钱 双钩藤四钱 粉丹皮一钱 丝瓜络三钱 连翘壳二钱 生甘草八分 加生柏叶三钱引(上齿痛或加石膏知母,下齿痛或加生地秦艽)

风痛加荆芥防风,水亏火亢加生地天冬麦冬元参(去丝瓜络连翘钩藤)食饭后倍痛,胃火旺,也必须君以石膏知母,大便结者加生地七八钱,风化硝二三钱(亦去丝瓜络三味)

外治法芒硝五味牛膝荆芥银花各三钱煎水含漱,又法牙皂五分,梅片一分,麝香五釐点入牙缝,其痛立止,虫痛寒痛加川椒四五分痰火痛加芒硝一钱共研末。"

第七节 咽 喉

《素问·太阴阳明论》曰:"喉主天气,咽主地气。"喉以纳气,故通于天;咽以纳食,故通于地。咽喉为肺、胃之门户,是呼吸、进食之要冲,与足少阴、阳明和厥阴经脉联络。故诊察咽喉不仅能觉察感受外邪所引起的呼吸道病变,许多脏腑的病变可从咽喉的异常变化反映出来,尤其是对肺、胃、肾的病变,故为诊察疾病的重要部位。诊察咽喉应注意咽喉色泽形态变化、咽喉部的感觉与吞咽、发音的情况。

正常的咽喉,色泽淡红润泽,不肿不痛,呼吸、发声、吞咽,皆通畅无阻。

一、咽喉的主要结构和功能

咽喉位置深居。咽,上通于口,下接食管入于胃,属胃系。喉,上通口与鼻,下连气道通于肺,属肺系。《张氏医通·卷八》曰:"咽喉二窍同出一脘,异途施化。喉在前主出,咽在后主吞;喉系坚空,连接肺本,为气息之路,主出而不纳;咽系柔空,接胃本,为饮食之路,主纳而不出。"

古人将咽喉分为四部分。即咽门、喉咙、颃颡、喉关。咽门为水谷的通道属咽;喉咙与颃颡为气息的通道属喉;喉关为食管与气道交会之处。《灵枢·忧恚无言》曰:"颃颡者,分气之所泄也。"颃颡下续喉关,喉关位于口腔后方,下连咽门与喉咙。咽门位于喉咙后方。咽门下接食管。喉关下接气管。

咽喉的功能主要有四。①咽主吞咽,为饮食水谷输入之道。如《灵枢·胀论》曰:"咽喉、小肠者,传送也。"咽喉的吞咽功能主要与脾胃有关。胃气主降,脾气升清。气机顺畅,咽的吞咽功能则正常。②喉司开阖,为气息出入之道。《太平圣惠方·卷三十五》曰:"喉咙者,空虚也,言其中空虚,可以通于气息,呼吸出入,主肺气之流通,故为肺之系。"喉系坚空,连接肺本,开合有度,为气息进出之要冲。③喉主发音。正如《灵枢·忧恚无言》曰:会厌者,音声之户也;口唇者,音声之扇也;舌者,音声之机也;悬雍垂者,音声之关也。喉主发音的功能与五脏均有关。《仁斋直指》曰:"心为声音之主,肺为声音之门,肾为声音之根。"说明声音的变异和心、肺、肾都有关系。④咽喉为抗御外邪之关隘。六淫、疫疠之邪入侵人体,往往循口鼻而入,咽喉则为抗御邪毒的第一道关隘。咽喉不利,则与五脏功能的阴阳平衡失调有关。

咽喉并与足少阴、阳明和厥阴等经联络。故诊察咽喉可以测知肺、肾、胃等脏腑的功能情况。诊察咽喉应注意咽喉色泽形态变化、咽喉部的感觉与吞咽发音的情况。

二、咽喉的病理变化

(一)咽喉的外形变化

1. 红肿溃烂　咽部两侧喉核处,一侧或两侧喉核红肿凸起,疼痛明显,甚则溃烂或有黄白色脓点,脓汁易拭去为乳蛾,又称喉蛾。单侧肿为单乳蛾,甚则可以堵塞咽喉影响进食和呼吸;二侧同时发病称双乳蛾,症虽严重,但无完全阻塞之忧;满咽红肿为缠喉风,发病较急者,多因肺胃热毒壅盛所致。

若咽峡长期干、红不肿,疼痛不甚,或喉痒干咳,反复发作,多为气阴两亏,或阴虚火旺所致;若咽喉腐烂分散于浅表者,为肺胃之热尚轻或虚火上炎;溃烂成片或洼陷者为火毒壅盛;咽喉溃腐日久,周围淡红或苍白者多属虚证。

咽喉及其周围的痈肿,又称骑关痈。以咽喉部红肿明显、疼痛剧烈,并引起吞咽困难,咽喉有堵塞感、发声不扬。其发病迅速,常伴壮热、恶寒,3~5日内局部逐渐高突、成脓或溃破为主要特点,称喉痈。以热毒内蕴,肺胃热盛为主要病机。

2. 辨伪膜　咽部溃烂处上覆黄白色或灰白色膜,此为伪膜或称假膜。

若伪膜松厚,容易拭去,去后不复生,此乃乳蛾的黄白色脓性分泌物,属肺胃热毒聚于咽喉所致。

若咽部伪膜坚韧,不易剥离,重剥出血,旋即复生,此乃白喉(又称"疫喉")。假膜,为邪热熏蒸,疫毒攻喉所致,症情险重。常伴有声音嘶哑或失音,咳声如犬吠,憎寒发热,喘鸣,呼吸困难等症状。

(二)感觉与功能异常

1. 咽痒或痛　咽喉干痛为邪热伤津或为肺肾阴虚、喉失濡润的表现;喉痒咳嗽多为风邪犯肺,气道失于清肃。

2. 喉间梗阻感觉

咽部有异物感:如炙脔梗阻,吐之不出,咽之不下,时发时止,饮食无妨,多与情绪有关称梅核气。为肝郁气滞,痰气相搏所致。

吞咽困难:初起进食粗杂干糙,或吞咽过快,颈胸部梗痛,食物持久难下或立即呕出为快,多为痰热阻隔,和降失司,或由嗜食辛热,食管灼伤,或为先天食管憩室。如吞咽困难进行性加剧,伴声音嘶哑者,须防恶性病变可借助医学影像技术明确诊断。若伴泛吐酸苦,嗳气呃逆者,为肝胃气逆所致。

3. 音哑、失音　语声嘶哑者称为音哑。语而无声者称为失音。古人称"喑""声嘶"。若新病声音嘶哑或失音多为风寒、风热或痰湿犯肺致肺失清肃,声门开合不利,即所谓的"金实不鸣";若久病声音嘶哑或失音,常为肺肾阴虚津不上承,或气阴不足喉咽失于清养,故多言加重,静养改善,即所谓的"金破不鸣"。又有音哑失音发展较快,全身精神疲惫者,多有虚火灼津生痰,痰瘀阻络所致,必须进行喉科检查,及早明确诊断。妊娠后期出现声音嘶哑,重浊不扬甚至语而无声者,称"子喑",古人又称"哑胎"或"胎喑"。多为胞胎阻碍经络,肾精不能上荣所致,分娩后即愈,一般不必妄投杂药而误损胎元。

盛怒嚎叫或持续高声喧讲,往往耗气伤津,声道燥涩,亦可导致音哑或失音,可休养自愈。

三、咽喉部常见征象归纳表(见表4-2-7)

表4-2-7　咽喉部常见征象归纳表

	症状	虚证	实证	虚实夹杂证
形态异常	红肿溃烂			
	双乳蛾、缠喉风(单侧)		肺胃热毒壅盛	
	咽喉腐烂	虚火上炎	肺胃有热,火毒壅盛	
	伪膜松厚易去(轻症)		胃热	
	似膜坚韧,不易剥落,去而复生,出血(疫喉重症)			肺胃热毒伤阴
	喉痛		热毒壅盛	

续表

症状		虚证	实证	虚实夹杂证
感觉功能异常	咽喉痛痒	肺肾阴虚	风邪犯肺,气道不清(兼咳)	燥热伤津
	喉间梗阻感(梅核气)		肝气郁结,痰气阻滞	
	吞咽困难		痰热交阻,浊气上泛,胃失和降	
	声音嘶哑	肺肾阴虚	风寒、风热、痰湿犯肺,肺失宣发	气阴不足,痰瘀交阻
	妊娠失音(子暗)			胞胎阻碍经络,肾精不能上荣

四、病案举例

张聿青医案:孙左,向有咳嗽,去冬感受风温,以致热与痰合,蒸腾损肺,咽喉作痛,音暗声嘶,内热连绵,痰稠如胶,而色带青绿,脉象细数,气火尽从上凌,太阴肺津悉为痰热所耗,金水不能相生,肾藏之水,日行亏乏,虚劳喉痹,恐非草木可以为功。处方:玄参 花粉 桔梗 川贝母 白莱菔(绞汁半杯,温冲)杏仁 郁金 茯苓 海浮石 青果(打汁冲,五枚)玉泉散 陈海蜇(漂,一两五钱)大荸荠(打汁冲,五枚)。

五、文献选读

1.《太平圣惠方·卷三十五》:"喉咙者,空虚也,言其中空虚,可以通于气息,呼吸出入,主肺气之流通,故为肺之系。"

2.《医贯·内经十二官》:"喉系坚空,连接肺本,为气息之道,呼吸出入,下通心肝之窍,以激诸脉之行,气之要道也……"

3.《三因极一病证方论》:"夫喉以候气,咽以咽物,咽接三脘以通胃,喉通五脏以系肺。"

4.《素问·阴阳类论》:"咽喉干燥,病在脾土。"

5.《喉科心法》:"由其人肾阳本虚,寒邪乘虚,直中其经,逼其微阳上浮而为咽痛。"

6.《咽喉脉证通论·乳蛾第四》:"此证因嗜酒肉热物过多,热毒炽于血分,兼之房事太过,肾水亏竭,致有此发。其状或左或右,或红或白,形如乳头,故名如蛾。一边肿曰单蛾,两边肿曰双蛾,或前后皆肿,白腐作烂,曰烂头乳蛾。"

7.《灵枢·忧恚无言第六十九》:"咽喉者,水谷之道也。喉咙者,气之所以

367

上下者也。"

8.《三因极一病证方论》:"诸脏热则肿,寒则缩,皆使喉闭,风燥亦然。五脏久嗽则声嘶,嘶者喉破也,非咽门病。咽肿则不能吞,干则不能咽,多因饮啖辛热,或复呕吐所伤,致咽系干枯之所为也,与喉门自别。"

9.《诸病源候论·风病诸侯下》:"中冷声嘶者,风冷伤于肺之所为也。肺主气,五脏同受气于肺,而五脏有五声,皆禀气而通之。气为阳,若温暖则阳气和宣,其声通畅。风冷为阴,阴邪搏于阳气,使气道不周流,所以声嘶也。"

10.《景岳全书》:"喑哑之病,当知虚实。实者,其病在标,因窍闭而喑也;虚者,其病在本,因内夺而喑也。"

11.《素问·咳论》:"心咳之状,咳则心痛,喉中介介如梗状。"

五官位于首面中部,两面对称,是机体与外界联系的主要途径,五官的病变着重在功能异常,如目的视觉,鼻的嗅觉,耳的听觉,舌的味觉,咽喉的发音等都是人体接纳信息,交流信息的重要窗口,七情变化、思维、精神意志变化都反映在面容和眼神的表现;脏腑功能状态和异常变化往往亦反映在相应的官窍;五官的部分异常感觉亦常是功能异常的早期症状,所以辨识五官功能异常,不尽可以诊断五官疾病,更能发现内脏和全身病变,以及精神情志,心态的变化。如经常耳鸣,久则听觉减退,腰酸胫弱,眩晕健忘为肾精不足的征象;经常鼻塞嚏涕,咽痛咳嗽为肺气虚弱,卫表不固,风邪恋肺失于清肃所致;小儿高热,二目时上视,为高热痉厥的先兆,提示热甚动风所致,急以清热平肝可缓解。所以,面部望诊是望神的主要内容。至于五官的外形异常变化,与一般外科病变的发病规律相似,如红肿热痛者为实热证等,不一定影响功能,但发展到一定程度亦可损害功能。如耳道炎,肿痛流脓,甚则耳膜穿孔,听力减退等。因此,必须重视患者的异常感觉,及时处理外形病变,慎防感觉器官功能障碍。

第三章
颈 项

颈项位于人体头胸之间,是头部和胸背相连的部分,前面称颈,后面称项。颈项在上支撑头颅的正常体位和灵活的运动,下连躯体。是神明之心与血肉之心,即为心(脑)与脏腑、肢体间传送信息的宽带,同时颈部又是传输气血津液和饮食营养的枢纽。由于颈项部包藏着气、血、髓、食四条重要的生命线,因此,成为机体不可忽视的一部分。

例:颈椎压迫症:可出现严重的眩晕、呕吐;胸闷、心前区疼痛,心悸;呼吸障碍等症状。若颈部受外力拔伸或挤压,可以在极短时间内因呼吸、循环阻断,生命中枢损害而丧生。亦有颈椎受暴力挤压,使脊神经受损而上位截瘫。

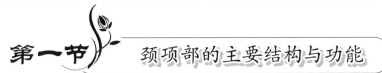

第一节 颈项部的主要结构与功能

颈项部由七节颈椎组成。正常人颈部直立,伸屈、转动自如。两侧对称,气管居中,矮胖者较粗短,瘦长者较细长,男性结喉(甲状软骨)较突出,女性则平坦不显著。

颈前中部有甲状软骨,其后依次为气管、食管、颈椎,两侧有神经、血管通过。其中气管上连咽喉、与自然界相通,下接肺门,与肺相连为人体呼吸空气"吐故纳新"之要道;食管上连咽,下接贲门,与胃相连,是食物、水液入胃的通道;颈椎上连颅底咽喉、头面;下接胸椎,胸腔,脊髓经颈椎与脑髓接续。《医林改错》:指出:"饮食生气血、长肌肉,精汁之清者,化而为髓,由脊骨上行入脑,名曰脑髓,盛脑髓者,名曰髓海。"颈椎是脏腑精微充养颅脑的通道。任脉经和手足阳明经行于颈前,督脉经和手足太阳经行于项后,足少阳胆经和足厥阴肝经行于颈侧面,均经由颈项部,传递全身生理信息,指使肢体运动。此外,在甲状软骨下方和两侧有甲状腺。颈二侧尚有静脉和动脉。正常人在静坐时甲状腺、颈部血管不显露。可按到颈动脉搏动,中医称人迎脉。头稍后仰,更易观察颈部有无肿块。正常人的颈项可做俯仰转侧运动,其活动范围左右侧屈约45度,左右旋转约30度,前俯后仰约30度。

颈项的主要生理功能主要有:

1. 支柱头颅的正常体态,保持头部活动灵便,配合官窍,联动肢体(接受外界信息,产生条件反射),维护人与自然的密切联系。

2. 包藏气、血、髓、水谷、四大生命通道。为人体呼吸清气,摄入水谷精微,流通脊髓、气血、津液之要道;经络循行之路径,脑髓之门户。

3. 连接头颅和躯干的枢纽,心脑功能合一,维护内脏动能,协调肢体运动,是维持生命活动的重要部位。

很多疾病由此发生而影响全身,亦有全身性疾病反映在颈项部组织,因此,诊察颈项部除诊断局部病变外,更有助于全身性疾病的诊断。

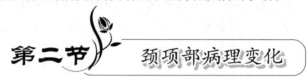

第二节　颈项部病理变化

一、颈项部形态异常

(一)斜颈

头部向一侧偏斜,不能自行纠正,称为斜颈。多见于颈肌外伤,瘢痕收缩、先天性颈肌挛缩等。亦由婴儿期卧位不当而导致,应注意及时纠正。检查可发现病侧胸锁乳突肌的胸骨隆起,或一侧胸锁乳突肌粗短。此为常见的颈部病症。

(二)头摇

是头部不自觉地摇动或摆动症状。

1. 头部不自主摇摆,同时出现肢体震颤,眩晕,面红目赤,口苦咽干,舌红苔黄,脉象弦数。为肝阳上扰,肝风入络所致。

2. 热病后期,时头摇,烦热盗汗,失眠,神疲乏力,舌红少苔,脉象细数。为虚风内动证。

(三)颈粗

颈部粗胀,大多有肿块引起。

1. 颈前喉结(甲状软骨)两侧或一侧明显肿大,或有结节状肿块,可随吞咽而上下移动者称为瘿瘤多发于青年人,常伴有明显的全身症状,如胸闷、心悸、汗出、易饥、消瘦,胁胀易怒,日久两眼球突出等症,多由痰气交阻而致;亦有颈前部弥漫性肿,质软,全身乏力,怕冷,四肢肿胀等症状,为脾肾阳虚,痰气交阻所致。亦有地区性发作,颈部肿块明显,大如瓜囊,而无明显全身症状,与地区性水土有关(缺碘)。

2. 颈部、颌下、颔下或耳后部肿大,摸到质地较硬,累累相连如串珠状,小者为瘰,大者为疬,一般统称"瘰疬"(淋巴结)多由肺肾阴虚,虚火灼津成痰,阻滞经络为结。感受风火时毒伴痰凝致颈部结块,急性发作,甚者红肿热痛、热腐成脓者称痰毒。颈部肿块坚硬不痛,久治不愈,称失荣,多为恶性肿块。亦有肿块坚硬,固定不移,按之不痛,可与头面器官或胸腹内脏有关,必须作进一步相关检查。

（四）颈脉怒张

颈脉为颈静脉和颈动脉的统称。正常人在正坐位或半坐位（上身与水平面呈45度角）时，颈静脉不显露。如在坐位或半坐位时，颈静脉明显充盈、右侧颈脉（静）显露，伴面部浮肿，面色发绀，为心血瘀阻或肺气壅滞，或胸廓气机痹阻不畅；颈脉（静脉）怒张而搏动，多见于心肾阳虚，水气凌心导致的水肿病。《灵枢·水胀》曰"水始起也，目窠上微肿，为新卧起之状，其颈脉动"，即属此病。颈脉粗胀伴眼球突出，脉小数，多为纵隔肿瘤压迫，气血流通阻碍所致。

颈动脉和颈静脉都可能产生搏动，在水气病，心肺瘀阻，肺气壅滞，或心肾阳虚，水气凌心时出现颈静脉怒张。伴全身浮肿，面、唇青紫等症状。

颈部动静脉血管极度曲胀，伴颈部粗胀，二者部位相近，故应鉴别。一般静脉搏动柔和，可见范围弥散，触诊时无搏动感；动脉搏动比较强劲，触诊时指感洪大，搏动感明显。

（五）气管偏移

正常人气管位于颈前正中部。如用食指和环指分别置于两侧胸锁关节上，将中指置于气管上，观察中指是否在食指与环指中间。根据气管偏移的方向，可以判断病变部位。肺痿（肺不胀）气管移向患侧；肺胀（肺气肿）气胸、积液、纵隔肿瘤，单侧甲状腺肿大等，气管推向健侧。

二、颈项部感觉异常

（一）颈项痛

1. 项部疼痛上引头部（头项疼痛）下及肩背（项背强痛），常以项部肌肉筋脉牵强板滞不舒为主；颈部痛大多与肿块、或气管、食管功能障碍有关。

后项强痛，伴恶寒发热，头痛头重，一身尽痛，苔白脉浮。为风寒在表，经脉失宣所致，为表寒证。颈项疼痛伴肩重肢麻，甚则颈椎肥大，遇冷即发，阴雨加重，舌苔白腻质暗，脉弦偏沉，为风寒湿合邪为痹证。

2. 颈项部酸痛，僵硬，肩背牵伴，上肢痛麻不用，甚则四肢无力而萎废，或为眩晕、胸闷、心悸；或汗出、心烦等，均为"颈椎病"的主症。《张氏医通》："有肾气不循故道，气道挟脊而上，至肩背痛；或观书对弈久坐而致脊背痛者"与颈椎病的发病原因一致，经曰：久坐伤肉（脾），久视伤血（《素问·宣明五气》）。气血虚则筋肉少荣，精血亏则骨弱髓空，风寒湿邪乘虚而入，初起酸痛为甚，久则痛减而不仁不用。属虚实夹杂证。老年人颈椎病多有肾虚骨弱所致。

3. 落枕项痛　睡眠时体位不佳，使颈项部肌肉挛急，筋脉不舒；或风寒入络，经脉气血凝泣，引起颈项一侧或双侧颈肩疼痛，转动时疼痛加剧，疼痛可向背部放散。称落枕。

4. 头项牵强不舒，伴头晕头胀，面赤易怒，脉弦，多为肝阳上亢。（高血压）

（二）颈部痛，发热恶寒，咽喉肿痛，或齿龈肿胀，或鼻渊化脓胀痛等，颈部结核肿大疼痛，皮色不变，舌红苔黄，脉弦数。为风热夹痰壅阻经络所致。甚则热蕴成脓为痰毒。

（三）颈前堵阻感

1. 气道梗阻感　呼吸道不畅，憋气，多由痰浊阻滞、不易咯出，气道不清所致，可辨痰的色质分寒热。痰稠黄，舌质红苔薄黄或干为痰热证；痰液清稀为寒痰证。呼气不畅，喉头如堵，深呼吸时伴哮鸣音者，为寒饮恋肺所致。

2. 进食粗杂干糙，或吞咽过快，颈胸部梗痛（食管上1/3），食物持久难下或立即呕出为快，多为痰热阻隔，和降失司，或由嗜食辛热，食管灼伤，或为先天食管憩室，可借助医学影像技术明确诊断。若伴泛吐酸苦，嗳气呃逆者，为肝胃气逆所致。

三、颈项部功能异常

正常人坐位时颈部直立，俯仰、回旋自如。功能异常有：

（一）颈软头倾

颈软无力支撑头颅，称颈软。头倾是头倾斜低垂，因颈项无力抬举所致，是脏气虚弱的证候。

1. 头颈软弱无力，伴吞咽功能减退，眼睑下垂、面部表情呆板，劳累后症情加重，舌瘦薄少苔，脉细弱。多为中气不足，清阳不升，筋肉失养所致。（重症肌无力）

2. 久病、重病见颈项软弱，头重倚倾、目陷无光，是精气衰败，精神将夺的征兆。故云"头倾视深、精气将夺"为失神。

婴儿四个月以后，颈项软弱而不能抬头为五软症之一，多见于先天胎禀不足，骨骼软弱或脾胃失调，气血不足，或生产时产程过长，胎儿窘迫，颅脑损伤所致。为佝偻病的征象之一。

（二）项强

是指颈项部牵强，活动不利。颈项强痛以疼痛为主的病症已在"颈项感觉异常"中介绍，不再复赘。

1. 高热头痛，项强，仰卧时医生用手抬头有抵抗感，为外感热病，热毒攻心（脑）的重症，昏迷抽搐先兆。

2. 项强，肢体抽搐，口吐涎沫，喉间出声，为癫痫发作。身体壮实，发作持续时长，咬牙龂齿，痰涎壅盛，喉头出声，肢体强硬，便秘，缓解后状若平人，脉弦，舌苔白腻或白滑者为风痰扰神，督脉为病；若痫疾发作瞬息，色白屏气，失神丧志，肢体抽搐短暂，局限，或见小便失禁，醒来精神疲惫，或嗜寐少食，舌嫩少苔，脉软者，为上气不足清阳不升，脑失充养而致。

3. 项强，甚则角弓反张，手脚挛急，高热，烦躁，甚则神昏谵语，口噤龂齿，腹满，便秘，小便短赤，舌红，苔黄燥，脉弦数，为邪热伤津动风所致。

4. 项强拘急,发热头痛,牙关紧闭,甚则呈苦笑面容,四肢抽搐,角弓反张,脉象弦紧。有外伤病史。为金创风毒项强。

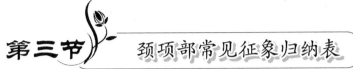

第三节 颈项部常见征象归纳表

表4－3－1 颈项部常见征象归纳表

病症		虚证	实证	虚实夹杂
形态异常	斜颈		颈肌挛缩	
	头摇	阴虚动风		肝风、肝阳上扰
	颈肿			
	瘿瘤	肝肾阴虚	痰气郁热、气血瘀结	
		脾肾阳虚		
	瘰疬、痰毒		风热夹痰;热盛肉腐成脓	阴虚痰火交结
	失荣		痰浊热毒夹瘀阻	
	发颐		痰热交阻	
	颈脉怒张		心脉瘀阻,肺气壅滞	心肾阳虚,水气凌心
	气管偏移	肺痿	肿胀、悬饮、肿瘤	
感觉异常	颈项疼痛	肾虚骨弱,筋骨失荣	风寒湿邪表证,痹证	肾亏劳伤(气血阻滞)
	颈部疼痛		风热肿疡	
			瘿瘤作胀	
			瘰疬、失荣等感受热毒痄腮、发颐	
	颈前区堵塞感(咽喉)		异物梗阻、肝郁气滞、痰气交阻	
功能异常	颈软头倾	中气虚衰		
		肾精亏损、精脱失神		
	项强		风热邪毒攻心(脑)	邪热伤津动风
	癫痫		风痰扰神,督脉为病	脑户气虚
	破伤风		金创风毒	
	颈椎压迫症(心脑血脉痹阻)			清阳不升,血脉痹阻

上表4－3－1根据各种病症的病位、病性等不同,可列出最常见的26个病症。颈项部证候以实证为多。头项为督脉,太阳经所布,容易感受外邪,发病时

颈项筋肉椎骨酸痛,板滞牵强,同时会影响头部的气血运行,而出现眩晕耳鸣、呕吐,或出现心悸胸闷等重要器官的病变。慢性颈椎病对头脑、五官以及呼吸,循环以及肢体功能亦带来影响。因此,要防治颈椎病,维持心脑血管的正常生理功能,必须注意颈部保暖,随时调正颈部的姿势,维持颈部的生理弯曲,防止颈椎肥大、变形而造成的椎管狭窄,神经血管受压迫,而造成的脑血管供血不足,心脏神经功能紊乱,上肢痿痹等严重后果。

第四节　病案举例

病案一:

陆某,男,65岁。主诉:脑晕头痛,肩臂四肢重着麻木2年,2月来症状加重。颈项板滞,肩臂肢体麻木,头痛眩晕已2年余。但2月来症状逐渐加重,其眩晕呈阵发性发作,时常跌倒,冷汗频频,二便正常。检查:颈椎压痛(+),颈椎活动受限,弹指征(±),闭目直立试验(±)。摄片提示:颈椎3~4、颈椎5~6椎间孔狭窄,颈椎生理弧度消失。经颅彩色多普勒检查提示:右颈椎动脉供血不足,脑CT检查(-)。苔白腻,质紫,脉细弦。辨证:气滞血瘀,痰瘀互结。治则:活血理气,逐瘀化痰。处方:软柴胡9g,全当归9g,赤白芍(各)12g,单桃仁9g,杜红花9g,大生地12g,大川芎12g,炒枳壳9g,玉桔梗9g,川牛膝12g,制南星9g,砂蔻仁(各)3壳,炙甘草5壳。……评析血腑逐瘀汤治疗气滞血瘀,痰瘀互结的椎动脉型颈椎病,临床效果相当好。

(选自《施杞谈颈椎病》)

病案二:瘰疬

赵某,女,成人。10个多月来,颈两侧大小不等的肿物8个,大者如桃核,小者如黄豆,不红不痛,但头向两侧扭转时有些拘急不适。前医先以抗痨药治疗2个多月,后又配合中药消瘰丸、猫爪草及一些软坚化结的方剂治疗4个多月仍无效。审其面色微青而有郁怒不伸之象,并时见心烦,时时叹气,失眠纳差,舌苔白。脉沉弦稍滑。综合脉证,诊为气滞血瘀,痰热凝结之证。乃拟:夏枯草30g,当归9g,赤芍10g,青皮10g,橘叶10g,蚤休10g,连翘9g,牡蛎9g,白芥子3g。服药3剂后诸证均减,肿块缩小,又进6剂肿块消减2成,为巩固效果,继服40剂而愈。

(选自《章次公医案》)

病案三:项疽

苏州章倚文夫人,体质本弱,平时饮食绝少,忽患项毒,平漫不肿,痛辄应心。医者谓大虚之证,投以峻补,毒伏神昏,奄奄一息,延余视之。余曰:毒无补理。疮口不高,则以围药束之,饮以清凉养血之品,托毒于外,兼服护心丸,痛定而疮根渐收。余暂归,转托一医代治。医者强作解事,曰围药不过金黄散之类,无益也,去之。用药亦意为改易,以炫己能。疮遂散大,血出不止,痛复甚而神疲。余再至大骇,询之,乃知其故。医者乃不复生议论,于是仍用前法,脓成食进,而后得安。盖外科病不治者绝少,皆由医之不得其道,所以动手辄误,病变日增,而药无一验,即束手无策矣。

（选自《洄溪医案》）

病案四：瘿瘤

陈某,66 岁。初诊:1986 年 2 月 1 日。

病史:患者颈前甲状腺部位出现肿块已半年。近一个月来突然增大,变硬,上下移动逐渐降低,继而固定不移。曾到中山医学院肿瘤医院活检,证实为"甲状腺未分化癌",而进行了放疗,患者希望配合中医治疗而来诊。

来诊时症见:颈部左侧单发肿物有鸽蛋大小,质硬如石,表面凹凸不平,皮色紫黯(电疗后所致),肿物随吞咽上下移动受限;舌暗有瘀斑,苔薄白,脉沉弦细。

辨证:肝郁气滞,痰瘀互结。

治法:疏肝理气,化痰散结。

处方:海藻玉壶汤合木香流气饮加减:

白芍 15g,海藻 20g,猫爪草 18g,木香 12g(后下),夏枯草 20g,黄药子 15g,郁金 15g,浙贝 12g,玄参 18g,草河车 18g,半夏 12g,生牡蛎 30g(先煎),水煎服。

嘱患者继续在肿瘤医院放疗,中西医结合治疗。

复诊:1986 年 2 月 12 日。服药 10 剂后胸闷气促有改善,石瘿质地稍软。唯随着放疗后又出现心悸易惊,声嘶,情绪波动,易于激动;舌淡红、少苔,脉沉细。病转为阴虚肝旺,心阴亏损,以育阳平肝、养心宁神之一贯煎加味。

处方:白芍 15g,麦冬 12g,酸枣仁 18g,首乌藤 30g,沙参 30g,生地 15g,茯神 18g,玄参 18g,猫爪草 18g,莲子心 10g,石菖蒲 12g,生牡蛎 30g(先煎),水煎服。

经以上方为基本方配合西医治疗,疗效稳定,2 年后随访,患者尚存活。

（选自黄永源编著《奇难杂症精选》）

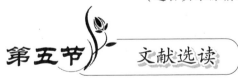

第五节 文献选读

1.《黄帝内经》曰:"发于颈者,名曰夭疽。其痈大而赤黑,不急治,则热气下入渊腋,前伤阴脉,内熏肝肺。熏肝肺,十余日而死矣。"

2.《外科启玄》曰:"颈左发为痈,右发为疽,皆由脏腑热毒,风气伏结风府之间,故毒发于颈之上下,但内近咽喉,饮食气道呼吸所矣。其见症也,寒热往来,喉咙疼痛,饮食妨碍,亦恶候也。胸前红肿,形势在外,防其内攻,甚则红肿出脓。"

3.《素问·脉要精微论》:"头倾视深,精神将夺矣。"

4.《灵枢·口问》:"上气不足,脑为之不满,耳为之苦鸣,头为之苦倾,目为之眩。"

5.《临证指南医案·虚劳》:"脉细促,三五欲易止,头垂欲俯,著忱即气冲不续,此肾脏无根,督脉不用,虚损至此,必无挽法。"

6.《金匮要略·痉湿暍病脉证》:"身热足寒,颈项强急,恶寒,时头热,面赤目赤,独头动摇卒口噤,脊反张,痉病也。"

7.《医学入门》:"伤寒阳脉不和,则头为之摇。有心脏绝者,亦头摇;痉病风盛,则头摇。皆凶证也。""有里痛而摇头者,亦重证也。"

8.《嵩崖尊生书·头分》:"头摇多属风,风主动摇,脉必弦或伏紧。……苦头振动摇,脉沉缓或带软无力,即是肝肾二经血亏之症。"

9.《医学准绳六要》:"头摇属风属火,年高病后辛苦人多属虚。"

10. 王清任:"脑髓中一时无气,不但无机灵,必死一时,一刻无气,必死一刻。试看痫症,俗名羊羔风,即是先气一时不能上转入脑髓,抽吐正是活人死脑袋:活人者,腹中有气,四肢抽搐;死脑袋者,脑髓无气,耳聋、眼天吊如死。有先喊一声而后抽者,因脑先无气,脑中气不知出入,暴向外出也……"

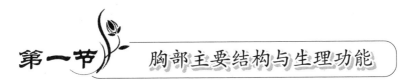

第四章
胸　部

第一节　胸部主要结构与生理功能

胸廓由胸骨、肋骨、脊椎骨连同肌肉、筋膜等组成,胸廓前面为胸,后为背。胸部是指颈部以下,腹部以上的部位。包括胸和膺胸。胸即颈部以下,两乳连线以上之部位;膺胸,清·陈修园《医学从众录·心痛续论》曰:"两乳之间,则为膺胸",即胸下两乳中间至鸠尾(剑突)之部位。通常将两者统称为胸。

胸部上方有柱骨(锁骨),又称锁子骨、巨骨、缺盆骨。锁骨上缘的凹陷处,名缺盆。胸骨上端的胸骨柄古称上横骨,其外侧连接锁骨的骨骼。胸部两侧肌肉隆起处(相当于胸大肌的部位),名膺,又名臆。胸骨最下端名鸠尾(剑突)。胸廓下方有膈膜,将胸腔与腹腔分开。古代医家认为此膜可以遮盖胃肠消化饮食所产生的浊气,不使其上熏心肺。(见图4-4-1)

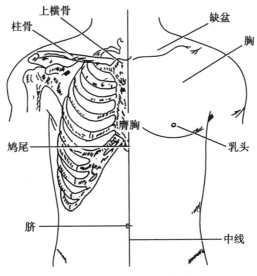

图4-4-1　胸部体表分区

正常胸廓近似圆锥形,上部窄而下部宽。其形状亦因年龄的不同而有差别。如儿童的胸廓呈桶状或圆柱形(前后径和左右径相等),成人则呈椭圆形(前后径比左右径短,其比例约为1:1.5),老年人则又近于桶状。一般胸廓左右对称,左右锁骨上下窝亦对称,两侧肋弓在剑突部夹角称腹上角,与体型有关,正常体型的腹上角接近直角;腹上角呈锐角多见于瘦弱型,呈钝角多见于矮壮型。

胸腔内藏心、肺、气道、食管等脏器,属于上焦,为宗气所聚。两乳正中间部位称为膻中,为"气之府"。心居于胸腔,膈膜之上,圆而尖长,形似倒垂未开的莲花,外有心包卫护。左乳下心尖搏动区(一般位于第五肋间隙左锁骨中线内侧),称"虚里",为诊察宗气盛衰的重要部位之一。心与脉构成了血液循环的相对独立、闭合的系统,主司血液正常运行。心包络,"实乃裹心之包膜也,包于心外"(《医学正传》),具有保护心脏的作用。《素问·灵兰秘典论》称心为"君主之官",高度概括心之主要生理功能是主血脉,主神志。心下部位,古称膏。心下膈上之部位,古称肓。古代医家认为若病入膏肓,针药均难达病所而为不治之症。

肺位于胸腔,左右各一,经气道上通咽喉,开窍于鼻,外合皮毛。其位于五脏最高,又称"华盖"。肺叶娇嫩,不耐寒热,易被邪侵,故又称"娇脏"。肺的主要生理功能是主气,司呼吸,主宣发肃降,通调水道,朝百脉,主治节。

宗气是积于胸中之气,宗气在胸中积聚之处,称作"气海",又称"膻中"。《灵枢·邪客》曰:"宗气积于胸中,出于喉咙,以贯心脉而行呼吸焉"。故宗气的主要作用是:走息道以行呼吸,贯心脉以行气血。又胸腔属于上焦,《灵枢·营卫生会》谓:"上焦出于胃上口,并咽以上,贯膈而布胸中",其有"开发,宣五谷味,熏肤、充身、泽毛,若雾露之溉"(《灵枢·决气》)的功能。

气道是联系肺与咽喉的组织,主要是呼吸的通道,行于食管正前方。

胸部与经络的联系:手三阴经起于胸腹,自胸前两侧上方浅出体表行至指端。手三阳经起于指端而行至头面,并均于颈部两侧下入缺盆后进入胸腹腔,分别与有关脏腑属络。足之三阳经由头经胸背走足。足之三阴从足走腹。足之三阴三阳经中,循行于胸的腹面经脉,自内向外的排列次序是:足少阴肾经、足阳明胃经、足太阴脾经、足厥阴肝经。其中足阳明胃经经过乳头而下行。另有足少阳胆经一分支入缺盆后进体腔,贯膈络肝属胆。此外,奇经八脉中的任脉、冲脉、阴跷脉及阳跷脉亦均循经胸部或贯穿胸腔。临床上真心痛发作时,其疼痛常向左手内臂尺侧放射,即与手少阴心经的循行部位有关。

胸侧部自腋下至第十二肋骨的区域统称胁肋,侧胸第十一、十二肋软骨部分又称为季胁。肝胆之经络布于两胁。所以诊察胁肋情况,可以了解肝胆的病变。

乳头位置约在锁骨中线第四肋间隙。正常情况下,儿童及成年男性乳房不明显。女性乳房在青春期逐渐长大呈半球形,乳头也逐渐长大呈圆柱形。孕妇及哺乳期妇女乳房增大,向前突出,乳晕扩大,色素加深,乳房浅表静脉可扩张。成年、老年妇女乳房多下垂呈袋状。

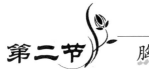

第二节 胸部常见病理变化

观察胸部的内容较多,如胸廓的外形、胸壁、乳房、呼吸运功,虚里搏动等。检查应在温暖的环境中进行,尽量暴露全胸部。病人最好采取坐位,如因病情和检查需要也可采取卧位或特殊体位。在检查时常需借助胸廓的一些自然标志和有关人工划定的界线,故了解这些自然标志和有关人工划定的界线非常重要。如骨骼标志:胸骨角、第七颈椎棘突,锁骨上窝;胸部体表标志线:前正中线、锁骨中线、腋前线、腋后线、腋中线等。

一、形态改变

(一)胸廓

1. 扁平胸　胸廓前后径小于左右径的一半,呈扁平状,颈部细长,锁骨突出,两肩向前,锁骨上、下窝凹陷,肩胛骨呈翼状翘起者,称为"扁平胸"。多见于肺肾两虚的病人,也见于体弱者。

2. 桶状胸　胸廓膨隆,前后径与左右径相差无几,形似圆桶,颈部变短,两肩高耸,锁骨上、下窝平展,肋间隙加宽,称为"桶状胸"。《灵枢·本脏》曰:"巨肩反膺陷喉者肺高",《灵枢·经脉》曰:"肺手太阴之脉,……是动则病肺胀满膨膨而喘咳",其中"巨肩"、"反膺"、"陷喉"、"膨膨"的特征,是肺胀的重要体征。多见于久病咳喘的肺胀病人。

3. 鸡胸　胸骨下部向前方突出,胸廓前后径变长,左右径缩小,形似鸡之胸骨隆突,称为"鸡胸"。沿胸廓肋骨与肋软骨交界处的骺部呈钝圆形隆起,似串珠突起,称为"肋骨串珠"。二者皆可见于肾气不足、发育不良的佝偻病患儿。

4. 漏斗胸　胸骨下端之剑突内陷,形似漏斗,称为"漏斗胸"。由先天肾精亏损,或胸骨下部长期受压,或因慢性肺部疾病,长期吸气受阻所致。

5. 胸廓两侧不对称　一侧胸廓塌陷,肋间隙变窄,多见于肺痿、悬饮后遗症或肺部手术后病人。一侧胸廓膨隆,肋间隙变宽或兼外凸,气管向健侧移位者,即《灵枢·本脏》"胁偏疏者肺偏倾"之谓,多见于悬饮、气胸等病人。

(二)胸壁

心前区隆起

正常人胸廓两侧对称,心前区与右侧相应部位也是对称的。心前区隆起是指胸骨下段与胸骨左缘第3~5肋骨及肋间隙的局部隆起。儿童时可见于某些先天性心脏病,成年人可见于心悸(心包积液)病人。

(三)乳房

一侧乳房明显增大时,可能为先天性异常、一侧哺乳,也可见于乳房炎症或有较大肿物。

1. 哺乳期妇女出现乳房红肿热痛,乳汁不畅,伴恶寒发热者,称为乳痈,多因肝气不舒,乳汁滞留,胃热蕴蒸,或乳头破碎,外感邪毒,壅积不散所致。

2. 妇女乳房有肿块形如豆粟,皮色不变,边缘清楚,活动度大,与皮肤不黏连,称为乳癖,多因肝郁脾虚,气滞痰凝;如胀痛与经期有关,多由冲任失调所致。

3. 乳房局部肿块呈不规则隆凸,初起坚硬不痛,后渐增大,疼痛较甚,患处表面皮肤皱缩或乳头凹陷,溃后形如菜花,为乳岩,多由郁怒忧思,肝脾气郁所致。

二、感觉异常

(一)胸闷

又称胸满、胸痞、胸中痞满,指胸部有满闷、堵塞之感。其中胸满、胸闷是指病人的自觉症状,而胸痞、胸中痞满是指疾病的病机。

临床上胸闷既可单独出现,又可与胸痛兼见。胸闷、胸痛常可见于同一疾病的不同阶段,病因病机大致相同,但病情程度则有轻重之别。一般认为,胸闷较轻,胸痛较重。多与胸部气机不畅有关,导致胸部气机不畅的原因主要又与心、肺、肝三脏有关。是因心肺同居胸部,肝之经脉循行于胸部。

1. 胸闷胸痛,伴有发热,咳嗽,痰色黄稠,甚则气喘,口干口渴,大便干,小便黄,舌红苔黄腻,脉滑数者,为痰热壅肺证;如胸闷,伴咳嗽气喘,痰多色白,兼有纳呆,口不渴,舌苔色白腻,脉滑者,为痰浊阻肺证。

2. 胸闷气短,夜间尤甚,或有胸部刺痛,面色青灰,口唇青紫,舌发绀,脉结代,或细涩者,为心血瘀阻证。

3. 胸闷,伴心悸,气短,自汗,动则加甚,疲乏无力,面色少华,舌淡苔白,脉细弱者,为心气亏虚证。

4. 胸闷不舒,喜叹息,情绪抑郁,伴两胁胀满,女子可有月经不调,舌苔薄白,脉弦者,为肝气郁滞证。

(二)胸痛

是指胸部有疼痛的感觉。胸部内藏心肺,食管、气管,所以胸痛多为心肺病变,或通道气机有关。临床上应当注意胸痛的部位、性质及伴随症状,以确定病位。

临床上胸痛所涉及的范围很广,可见于多种病症之中,如胸痹、真心痛、厥心痛、痰饮、肺痈等。中医学中又有心痛之概念,大致在心系病症中与胸痛是同义词,一般认为胸痛范围广,而心痛只局限于心前区。

另外,由于胃居胸下,有一些心痛和胃痛在症状上也较难区别,因此历代医籍中往往把胃痛与心痛混称为心痛、心口痛者,将在腹部辨证章讨论。

1. 左胸憋闷疼痛,痛引肩背内臂,并伴见心悸等症,与呼吸运动无关者,多因痰、瘀等邪阻滞心脉所致,可见于胸痹;若胸痛剧烈,面色青灰,手足青冷者,多因心脉急骤闭塞所致,可见于厥心痛(真心痛)。

2. 胸痛与呼吸、咳嗽有关的病在肺。壮热,咳吐脓血腥臭痰者,多因痰热阻肺,热壅血瘀所致,可见于肺痈;若胸痛喘促,高热鼻煽,面赤者,为热邪壅肺,可见于肺热证、热邪壅肺证;若胸痛咳痰,痰中带血,伴潮热盗汗者,多因肺阴亏虚所致,可见于肺痨;肺癌、胸部外伤等也可见胸痛。

(三)胁痛

是指胁的一侧或两侧有疼痛的感觉。《灵枢·五邪》曰:"邪在肝,则两胁中痛",《素问·缪刺论》曰:"邪客于足少阳之络,令人胁痛不得息"。

胁痛,伴往来寒热,胸胁苦满,口苦,咽干,目眩,脉弦者,为邪犯少阳所致,见于少阳病半表半里证。

胁部胀痛,痛无定处,随情绪变化而改变,苔薄脉弦者,为肝郁气滞所致,见于肝郁气滞证;若胁肋胀满,口苦心烦,胸闷纳呆,舌苔黄腻,脉滑数者,为肝胆湿热证;若胁肋灼痛,心烦易怒,目赤口苦,舌红苔黄,脉弦数者,为肝胆火盛所致,见于肝火炽盛证;若胁肋隐痛,两目干涩,视物不清,舌红少苔,脉细数者,为肝阴亏虚所致,见于肝阴亏虚证。

胸胁胀痛,气短息粗,咳唾、转侧引痛,舌苔白滑,脉沉弦者,为饮停胸胁所致,见于饮停胸胁证。伴咳嗽、呼吸引胸胁痛,则与邪热恋肺,痰气阻于肺络有关。

(四)心悸

俗称心跳、心慌,是指患者自觉心跳、心慌、悸动不安,不能自主的一种自觉症状。《伤寒明理论·悸》谓:"悸者心忪是也,筑筑惕惕然动,怔怔忪忪不能自安是也"。

心悸包括悸和怔忡。悸多因惊恐、恼怒而发,时发时止,病情轻,全身情况好;怔忡心跳剧烈,上至心胸,下至脐腹,不能自主,常由内因所致,劳累即发,持续时间较长,全身情况较差,病情较重。《素问·举痛论》谓:"惊则心无所倚,神无所归,虑无所定,故气乱矣"。《医宗金鉴·惊悸吐衄下血胸满瘀血病》谓:"惊自外至者也,惊则气乱,故脉动而不宁;悸自内惕者也,悸因中虚,故脉弱而无力"。《济生方》谓:"夫怔忡者,此心血不足也"。惊悸日久可致怔忡,怔忡也可因惊而加重。

导致心悸的原因较多,疾病性质也有虚实之别。如惊悸不安,恶梦纷纭,遇事善惊,舌苔薄白,脉动数者,为惊恐伤神所致,见于心胆气虚证;心悸,伴失眠多

381

梦,面色淡白,头晕眼花,舌淡苔白,脉细弱者,为心血虚证;心悸,伴心烦失眠,口咽干燥,潮热盗汗,舌红少苔,脉细数者,为阴虚火旺证;心悸,伴胸闷,气短,自汗,畏寒肢冷,乏力,舌淡偏暗苔白,脉沉迟无力者,为心阳虚证;心悸,伴畏寒肢冷,精神萎靡,面浮肢肿,腰膝酸冷,舌苔白滑,脉弦滑者,为水气凌心证;心悸,伴心胸憋闷疼痛,唇色青紫,舌色淡紫,脉细涩者,为心血瘀阻所致,见于心胸痹证。

(五)心中懊憹

是指病人自觉心中烦热,闷乱不安的症状。其病位在胸膈心窝间,故称心中懊憹。《素问·六元正纪大论》谓:"火郁之发,……甚则瞀闷懊憹",指出了心中懊憹与火热有关。至《伤寒论》称"心中懊憹",《证治准绳·伤寒》则列"懊憹"专篇论述。《景岳全书·嘈杂》中还记载,胃脘嘈杂之人可见懊憹者,曰:"其为病也,则腹中空空,若无一物,似饥非饥,似辣非辣,似痛非痛,而胸膈懊憹,莫可名状,或得食而暂止,或兼恶心,而渐见胃脘作痛",是因伤食、胃寒、胃热、阴血亏虚及肝胃不和等所致。

如胸中烦热、懊憹、躁扰不宁,口渴,咳嗽吐黄痰,舌红苔黄,脉数者,多为邪热扰于胸膈所致;心烦懊憹,身目发黄,鲜明如橘子色,汗出不彻,小便短赤,舌苔黄腻,为湿热郁蒸;心中懊憹,烦躁不安,腹满腹痛,便秘溲赤,舌红苔黄起刺,为阳明燥结;胸中烦热、懊憹,发热口渴,咳嗽气喘,便秘尿黄,舌红苔黄脉数者;为热邪阻结胸膈所致;低热不退,或夜热早凉,心烦懊憹,神疲体瘦,气短自汗,食欲不振,舌红苔薄黄,脉细数无力者,为正气亏虚而又有余热留滞所致;心烦懊憹,形体消瘦,低热或夜热早凉,颧红盗汗,皮肤干燥,咽干口渴,舌红苔薄黄,脉细数者,为阴液亏虚,余热未尽所致。

(六)心烦

是指心中烦躁的症状。心烦病位在心(神明之心),热邪扰乱心神可导致心烦。无论心脏(神明之心)本身之疾,抑或他脏之患,均可影响心神而导致心烦。热又有实热、虚热之别。如发热,口渴,心烦,失眠,甚或狂乱,便秘尿黄,面赤,舌红苔黄,脉滑数者,为心火炽盛所致,见于心火炽盛;心烦,心悸,失眠多梦,头晕健忘,舌红少苔,脉细数者,为心阴亏虚所致,见于心阴虚证;心烦,失眠,发热,口渴,小便短黄、灼热、涩痛,舌红苔黄,脉数者,为心热下移小肠所致,见于心火下移证;心悸,心烦,失眠,耳鸣,头晕,腰膝酸软,梦遗,便结尿黄,舌红少苔,脉细数者,为心肾不交所致,见于心肾不交证;心烦易怒,头晕头痛,耳鸣耳聋,口苦,面红目赤,大便干结,小便黄赤,舌红苔黄,脉弦数者,为肝火上炎所致,见于肝火上炎证;心悸烦躁,口舌生疮,头晕失眠,口干苦,苔黄腻脉弦数,为痰火扰心证。

另有"子烦"一症,又称"妊娠心烦",是指妇女在妊娠期间出现烦闷不安、郁郁不乐,或心惊胆怯、烦躁易怒为主要表现的妊娠疾病,多因阴虚、痰火、肝郁等所致。

(七) 短气、少气

短气:是指呼吸气短,不能接续的症状。

少气:又称"气少",是指气少不足以息,呼吸微弱表浅,言语无力,声音低怯的一种虚弱不足的症状。

少气与短气不完全一样。如《医宗金鉴·杂病心法要诀》谓:"短气者,气短不能续息也;少气者,气少而不能称形也。"《杂病广要》曰:"短气不足以息者体实,实则气盛,盛则气逆不通,故短气;又肺虚则气少不足,亦令短气。"而少气"此由脏气不足故也"。亦即短气有虚实之分,而少气皆为虚也。现多认为短气之虚者即少气。短气之实多见于痰浊壅肺证、痰热壅肺证等实证;短气之虚、少气多见于体质虚弱,或久病肺肾气虚,或久病虚证。

(八) 上气

即气逆,主要是指肺失宣肃,气机上逆。《灵枢·本脏》曰:"肺高则上气,肩息咳",《灵枢·五邪》篇曰:"邪在肺,则病皮肤痛,寒热,上气喘,汗出,喘动肩背"。《金匮要略·肺痿肺痈咳嗽上气病》曰:"咳而上气,喉中水鸡声"。痰浊、痰热蕴结于肺,或寒痰阻肺,均可导致肺失宣肃,气机上逆。

三、功能异常

(一) 呼吸异常

正常人呼吸均匀,节律整齐,每分钟约16~20次,胸廓起伏左右对称。妇女以胸式呼吸为主,男子和儿童以腹式呼吸为主。《素问·调经论》曰:"肺藏气,气有余则喘咳上气,不足则息不利",喘咳、上气等症状均为呼吸异常的表现。常见的呼吸异常有:

(1)呼吸形式改变:如胸式呼吸增强,腹式呼吸减弱,多为腹部有病,可见于鼓胀、腹内癥积、腹部剧痛等病人,亦可见于妊娠妇女;如胸式呼吸减弱,腹式呼吸增强,多为胸部有病,可见于肺痨、悬饮、胸部外伤等病。

(2)呼吸时间改变:若吸气时间延长,吸气时胸骨上窝、锁骨上窝及肋间凹陷,多因吸气困难所致,可见于急喉风、白喉等病人;若呼气时间延长,伴口张目突、端坐呼吸,多为呼气困难所致,可见于哮病、肺胀、尘肺等病人。《金匮要略·脏腑经络先后病脉证篇》记载有"息微数"、"吸远"。息微数是指呼吸频率较正常快,多见于中焦有病或腹部剧痛,或因鼓胀、横膈不能下降所致;如胸部病变,使呼吸困难,亦可导致呼吸浅促。吸远是指慢而深的呼吸,多见于神志昏迷或肾气不足时,故曰"病在下焦"。

(3)呼吸强度改变:如呼吸急促,胸部起伏显著,多为邪热、痰浊阻肺,肺失清肃,肺气不宣所致。如呼吸微弱,胸廓起伏不显,多为肺气亏虚,气虚体弱所致。

(4)呼吸节律改变:呼吸节律不整,表现为呼吸由浅渐深,再由深渐浅,以至暂停,往返重复,或呼吸与暂停相交替,皆为肺气虚衰之象,属病重。

(5)两侧呼吸比较:两侧胸部呼吸不对称,胸部一侧呼吸运动较另侧明显减弱,为呼吸运动减弱侧胸部有病,大多有水、气、痰、瘀之邪引起呼吸运动障碍,可见于悬饮、气胸、肺肿瘤等病人。

(二)咳嗽

是肺脏疾病的常见症状,其中有声无痰谓之咳,有痰无声谓之嗽,一般多为痰与声并见,故常咳嗽并称。《素问·宣明五气篇》曰:"五气所病,……肺为咳",《素问·咳论》曰:"五脏六腑皆令人咳,非独肺也"。说明多种因素,如外邪所犯,或脏腑功能失调,均能影响及肺,而发咳嗽,亦即"咳嗽不止于肺,而亦不离乎肺也"(《医学三字经·咳嗽》)。而对于导致咳嗽的原因,《景岳全书·咳嗽》曰:"咳嗽之要,止惟二证,何为二证?一曰外感,一曰内伤而尽之矣。"了解咳嗽的声音、时间及痰的量、色、质、气浊等变化,对于临床辨证均有意义。

如咳嗽声音紧闷,痰液清稀,色白量少,兼喉痒、鼻塞,流清涕者,多为外感风寒所致,见于风寒犯肺证;咳声重浊不扬,痰色白而黏,量多易咯者,多为痰湿咳嗽,见于痰湿蕴肺证;咳声清脆,干咳无痰,咽喉干燥者,多为燥热犯肺或阴虚肺燥咳嗽,见于燥热犯肺证或肺阴虚证;咳声低微,气短、少气,痰稀量少,多为肺气虚所致,见于肺气虚证。如咳嗽连声不绝,终止时有"鹭鸶"叫声,称为"顿咳",又名"百日咳",多见于小儿,多因风邪与伏痰搏结,郁而化热,阻遏气道所致。咳声如犬吠,吸气困难,喉部肿胀,并有白色伪膜,此为白喉,多属肺肾阴虚,热毒壅喉所致。

(三)咳血

是指血由肺、肺系而来,经咳嗽而出者,常痰中带有血丝,或痰血相间,或纯血鲜红,亦称为"嗽血",《症因脉治·嗽血论》曰:"咳血即嗽血",《丹溪心法·咳血》曰:"咳血者,嗽出痰内有血者"。咳血系肺络受损所致。如喉痒咳嗽,痰中带血,口干鼻燥,多为燥热伤肺所致;咳嗽阵作,痰中带血,胸胁胀痛,烦躁易怒者,多为肝火犯肺所致;咳嗽痰少,咳血鲜红,潮热盗汗者,多为阴虚肺热所致。

(四)喘

即气喘,是以呼吸困难,短促急迫为特征的临床症状,严重者可见张口抬肩,鼻翼煽动,不能平卧,可见于多种急慢性疾病过程中。《灵枢·五阅五使》篇曰:"故肺病者,喘息鼻张",《灵枢·本脏》篇曰:"肺高则上气,肩息咳",指出气喘的发生与肺关系密切。《金匮要略·脏腑经络先后病脉证篇》有"息摇肩"、"呼吸动摇振振"的记载。息摇肩是呼吸时肩胛亦随之动摇,俗称抬肩呼吸。严重者,可伴见张口呼吸。呼吸动摇振振是呼吸时头部上下点动,肩亦振动,是呼吸极度困难的表现,多在濒死前出现。《丹溪心法·喘》曰:"六淫七情之所感伤,饱食动作,脏气不和,呼吸之息,不得宣畅而为喘急。亦有脾肾俱虚,体弱之人,皆能发喘",《类证治裁·喘症》曰:"喘由外感者治肺,由内伤者治肾",认为喘的发生尚与脾肾等脏有关。

喘有虚实之分,《景岳全书·喘促》曰:"实喘者有邪,邪气实也;虚喘者无邪,元气虚也"。一般来说,实喘者发病急骤,呼吸气粗,声高息涌,仰首目突,惟以呼出为快,形体壮实,脉实有力,多因肺有实热壅滞,或痰饮内停,气道不畅所致。虚喘者发病徐缓,病程较长,喘声低微,息短不续,动则加剧,但以引长一息为快,形体虚弱,动则气喘汗出,脉虚无力,多因肺气虚或肺肾气虚所致。

若病人突然气喘加剧,不能平卧,张口抬肩,或有痰鸣,或心悸不安,烦躁不宁,面青唇紫,冷汗淋漓,四肢厥冷,脉浮大无根或脉微欲绝者,为肺气欲绝,心肾阳衰之喘脱危象。

(五)哮

是以呼吸急促,喉间哮鸣有音为特征的症状,严重者亦可见张口抬肩,鼻翼煽动,不能平卧表现。哮在古代文献中称为"喘鸣"、"喉中水鸡声"、"呷嗽"、"哮吼"等。如《素问·阴阳别论》曰:"……起则熏肺,使人喘鸣"。《金匮要略·肺痿肺痈咳嗽上气篇》曰:"咳而上气,喉中水鸡声,射干麻黄汤主之"。金元四大家朱丹溪明确称为哮。

哮与喘不同,《医学正传·哮喘》曰:"哮以声响言,喘以气息言,夫喘促喉间如水鸡声者谓之哮,气促而连续不能以息者谓之喘",可见哮必兼喘,而喘未必兼哮。

哮之发生,是因外感邪气,或饮食失当,或劳倦太过等引动了内伏之宿痰,痰随气升,气因痰阻,相互搏结所致。《证治汇补·哮病》曰:"哮即痰喘之久而常发者,因内有壅塞之气,外有非时之感,膈有胶固之痰,三者相合,闭拒气道,搏击有声,发为哮病。"如呼吸急促,哮鸣有音,咳痰不爽,舌苔白滑,脉弦紧或浮紧者,为寒痰阻肺所致,见于寒痰阻肺证;气粗息涌,哮鸣有音,咳痰不爽,舌苔黄滑,脉滑数者,为痰热壅肺所致,见于痰热壅肺证。如反复发作,兼自汗,怕风,易于感冒者,多为肺虚所致,见于肺虚证;兼纳食减少,疲乏无力,大便不实者,多为脾虚所致,见于脾虚证;兼短气息促,动则尤甚,腰膝酸软者,多为肾虚证。

(六)虚里搏动

虚里即心尖搏动处,位于左乳下第四、五肋间,乳头下稍内侧,为诸经脉气之所宗。当心脏收缩时,心尖向胸壁冲击而引起的局部胸壁的向外搏动,可用手指指尖触到。正常情况下,虚里按之应手,动而不紧,缓而不怠,动气聚而不散,节律清晰一致,一息4~5至,是心气充盛,宗气积于胸中的正常征象。《素问·平人气象论》曰:"胃之大络,名曰虚里,贯膈络肺,出于左乳下。其动应衣,脉宗气

385

也。盛喘数绝者,则病在中,结而横有积矣,绝不至曰死。"

临床诊虚里时,常以按诊为主。按诊内容包括有无搏动、搏动部位及范围、搏动强度和节律、频率、聚散等,以了解宗气之强弱、疾病之虚实、预后之吉凶,尤其当危急病症寸口脉不明显时,诊虚里更具重要的诊断价值。

病理情况下,虚里按之其动微弱者为不及,是宗气内虚,或为饮停心包之征;动而应衣为太过,是宗气外泄之象;按之弹手,洪大而搏,或绝而不应者,是心气衰绝,属于危候;孕妇胎前产后,虚里动高者为恶候;虚损劳瘵之病,虚里日渐动高者为病进;虚里搏动数急而时有一止,为宗气不守;虚里搏动迟弱,或久病体虚而动数者,皆为心阳不足;胸高而喘,虚里搏动散漫而数者,为心肺气绝之兆;虚里动高,聚而不散者,为热甚,多见于外感热邪、小儿食滞或痘疹将发之时。

因惊恐、大怒或剧烈运动后,虚里动高,片刻之后即能平复如常不属病态;肥胖之人因胸壁较厚,虚里搏动不明显,亦属生理现象。

(七)溢乳

产后乳汁不经婴儿吮吸而自然流出者,称为"溢乳",又称为"乳汁自出"、"漏乳"。《校注妇人良方》:曰:"产后乳汁自出,乃胃气虚"。多因气血虚弱,胃气不固,乳汁失约,或肝经郁热,疏泄失常,致乳汁外溢。若产妇体质健壮,乳房饱满而乳汁溢出者,乃气血旺盛,乳汁充沛,满而自溢,不属病态。

(八)少乳、缺乳

产后乳汁较少,称为"少乳";乳汁甚少,或全无者,称为"缺乳"。《三因极一病证方论》曰:"产妇有两种乳脉不行,有气血盛而壅闭不行者;有血虚气弱,涩而不行者。"少乳、缺乳,多因身体虚弱,气血生化乏源;或因肝郁气滞,乳汁运行受阻所致。

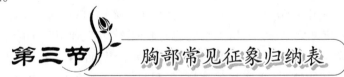

第三节　胸部常见征象归纳表

表4-4-1　胸部常见征象归纳表

分类	症状	实证类	虚证类	虚实夹杂
形态异常	扁平胸		肺肾两虚	
	桶状胸		久病咳喘	
	鸡胸		肾气不足、发育不良	
	漏斗胸	胸骨下部长期受压	先天肾精亏损	
			慢性肺部疾病,长期吸气受阻	久咳伤气

续表

分类	症状	实证类	虚证类	虚实夹杂
形态异常	胸廓两侧不对称	悬饮	肺痿	
		气胸	悬饮后遗症	
	心前区隆起	心悸(心包积液)		
	乳房肿痛	肝气不舒,乳汁滞留,胃热蕴蒸		
		乳头破碎,外感邪毒,壅积不散		
		肝郁脾虚,气滞痰凝	冲任失调	
	乳岩	郁怒忧思,肝脾气郁		
感觉异常	胸闷	痰热壅肺	心气虚	
		痰浊阻肺		
		心血瘀阻		
		肝郁气滞		
	胸痛		肺阴亏虚	
		瘀阻心脉		
		痰热蕴肺		
		热邪壅肺		
	胁痛	邪犯少阳	肝阴虚	
		肝郁气滞		
		肝胆湿热		
		肝火炽盛		
		饮停胸胁		
	心悸	惊恐伤神	心血虚	
		水饮凌心	阴虚火旺	
		心血瘀阻	心阳虚	
	心中懊侬	热扰胸膈		阴液亏虚,余热未尽
		阳明燥结		正气亏虚,余热留滞
		湿热郁蒸		
		阳明燥结		
	心烦	心火炽盛	心阴虚	
		心肾不交		
		肝火上炎		
		痰火扰心		
	短气、少气	痰热壅肺	肺肾气虚	
			久病虚	
	上气	痰热蕴肺		
		寒痰阻肺		

387

续表

分类	症状	实证类	虚证类	虚实夹杂
功能异常	咳嗽	风寒犯肺	阴虚肺燥	肺肾阴虚,热毒壅喉
		痰浊壅肺	肺气亏虚	
		燥热犯肺		
	咳血	燥热伤肺		阴虚肺热
		肝火犯肺		
	喘	肺热壅滞	肺气虚	
		痰饮内停	肺肾气虚	
			肺气欲绝,心肾阳衰	
	哮	寒痰阻肺	肺虚	
		痰热壅肺	脾虚	
		痰浊壅肺	肾虚	
	虚里搏动异常	饮停心包	宗气内虚	
			宗气外泄	
		外感热邪	心气衰绝	
			心阳不足	
			心肺气绝	
	溢乳	肝经郁热	气血虚弱	
	少乳、缺乳	气血壅闭	气血虚弱	
		肝郁气滞		

临床所见病症既有病情单纯者,亦有复杂者(见表4-4-1)。第二节中所述的胸部的相关症状如胸闷、心悸等症状,可见于多个单纯之证候之中,而这些证候间常可以互相兼夹、转化,使病情复杂、错综,临证应仔细判断。兹举例说明。

如胸痛一症,既可见于心系病症,又可见于肺系病症。如瘀阻心脉证、痰热蕴肺证、心血虚证、肺阴虚等证中;而见于心系病者,胸痛常以左胸为甚,并伴有心悸等症与呼吸运动无关;见于肺系病症者,以右胸痛或整个胸部疼痛为主,与呼吸运动有关,并伴咳嗽、咳痰等症。证候的转化上,实证日久,损耗正气可致虚实夹杂证或虚证;瘀阻心脉证日久,可转变为心气不足心脉痹阻证。又如胸闷之痰浊阻肺证,日久可以郁而化热,变生痰热壅肺证。日久痰热虽化而肺阴受伤,则可致肺阴虚证。

又胁痛一症,大多与肝有关,证候之间尚易转化。如:肝郁气滞证常伴情绪抑郁,胸胁胀痛,走窜不定等症状;经治不愈进而出现肝火炽盛证者,常伴胁肋灼痛,心烦易怒,目赤口苦,舌红苔黄,脉弦数等症状;病久出现肝阴虚证者,常伴胁肋隐痛,两目干涩,视物不清,舌红少苔,脉细数等症状。以上提示由于肝脏持有"阳常有余,阴常不足"的生理特征,临床上容易气郁化火,火炽伤阴。一则肝阴受损转为肝阴虚证,最为代表性的症状是目赤,目干涩;或为肾阴受伤则为肾虚肝亢(肝阳上亢证),阳亢无制(肝风内动证)的动风证,出现眩晕、昏仆、抽搐诸证。肝郁气滞(肝气),气郁化火(肝火),火炽伤阴(肝阴),阳亢无制(肝风)是肝脏系列病变的规律之一,熟悉这样的规律对病症的预后和治疗均有重要意义。

第四节 病案举例

病案一:

刘渡舟医案:宋先生与余同住一院,时常交谈中医学术。一日,宋忽病心悸,悸甚而神不宁,坐立不安,乃邀余诊。其脉弦缓,按之无力。其舌淡而苔白。余曰:病因夜作耗神,心气虚而神不敛之所致。乃书:桂枝9g,炙甘草9g,龙骨12g,牡蛎12g。凡3剂而病愈。　　　　　　　　　　　　　　(选自《新编伤寒论类方》)

病案二:

岳美中医案:一女性患者,生后7月,因感冒而留咳喘宿疾,每当气候变化,即诱发咳喘,缠绵难愈,发育不良。及至学龄后,一遇劳累,亦每致发病。平时常用小青龙汤、二陈汤等消息治之,10余年屡发屡治,屡治屡发,已15岁,未愈。根据病情,在其感冒或劳累发作咳喘时,暂投降气疏肺之剂,愈后即嘱不间断服用河车大造丸。半年后,体格见壮,发育迅速,随之宿疾亦即蠲除。又观察一年,只在一次流感时偶发咳嗽,并未带喘。　　　　　　　　　(选自《岳美中医案集》)

病案三:

周信有医案:张某,男,66岁,1987年9月14日初诊。患者自诉15年前不明原因心前区疼痛,经某医院诊断为冠心病心绞痛,服用多种药物(具体不详)效果欠佳。2005年年初以来,心绞痛发作频繁,甚则有濒死感。每次发作常持续数分钟,服硝酸甘油可缓解,但难以根除。证见胸部憋闷疼痛,牵及左肩臂,并感心悸、气短,疲乏无力,头晕自汗,面色苍白,舌暗淡,苔腻,脉结代。证属心气亏虚,痰瘀互结。治以补益心肾,活血化瘀,温经止痛。药用"心痹舒胶囊",每服4粒,日服3次,并辅以汤剂,以心痹1号加减。处方:黄芪30g,淫羊藿20g,瓜蒌9g,赤芍15g,半夏9g,丹参20g,延胡索20g,川芎5g,广地龙15g,桂枝9g,细辛4g,荜茇9g,三七粉5g(分冲)。10剂,日1剂,水煎服。9月25日二诊:自述胸部憋闷疼痛、气短乏力有所缓解,大便稍干,舌脉同前。继服"心痹舒胶囊",原方加麻子仁20g,继服20剂。10月15日三诊:诸症消失,心律正常,但活

389

动后仍有气短、胸闷感。以后单服"心痹舒胶囊",续服半年,未见复发。

(选自《中国百年百名中医临床家丛书—中医临床家周信有》)

病案四:

邓铁涛医案:陈某某,男,47岁,工人。心悸怔忡间歇发作已2年余。常感胸闷,气短,心前区窒闷,间有疼痛,痛彻肩臂,容易出汗,面红,夜寐不宁,食纳不甘,大便干结,两日一解。曾在本市某医院诊为冠心病,心律不整。服西药治疗效果不显。于1975年7月来我院门诊治疗。初诊时唇红,舌红嫩,舌苔白嫩黄,脉弦滑、时结。听诊:心律不齐,呈心房纤颤。心电图检查:心房纤颤,心动过速(心率110~150次/分),室性期前收缩。中医辨证:病由营卫不调,心气心阴不足,痰湿阻滞,致使心失所养,胸阳不宣,脉络瘀塞。宜从调和营卫,益气养阴,除痰通瘀为治,用温胆汤合生脉散加减。服药后自觉心悸减轻,睡眠好,但有时仍胸闷不适,口干,大便干结,舌嫩红,苔薄黄,脉缓,偶结。继续服以下方药:党参15g,麦冬9g,五味子6g,玉竹30g,天花粉12g,白芍12g,橘红4.5g,云苓12g,炙甘草4.5g,丹参12g。经4个月治疗,诸症好转,心电图复查正常,但仍间有胸痛阵阵,有时则在上方合用失笑散,现病者一般情况良好,能坚持半天或全天工作。

(选自《当代名医临证精华——冠心病专辑》)

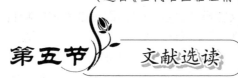

第五节 文献选读

1.《素问·痹论》:"心痹者,脉不通,烦则心下鼓,暴上气而喘。"

2.《灵枢·本神》:"肺气虚则鼻塞不利,少气。实则喘喝,胸盈仰息。"

3.《灵枢·经脉》:"肾足少阴之脉,是动则病……喝喝而喘。"

4.《难经·六十难》:"其五脏气相干,名厥心痛;其痛甚,但在心,手足青者,即名真心痛。其真心痛者,旦发夕死,夕发旦死。"

5.《金匮要略·胸痹心痛短气病脉证治》:"胸痹,心中痞气,气结在胸,胸满,胁下逆抢心,枳实薤白桂枝汤主之;人参汤亦主之";"心痛彻背,背痛彻心,乌头赤石脂丸主之";"胸痹之病,喘息咳唾,胸背痛,短气,寸口脉沉而迟,关上紧数,瓜蒌薤白白酒汤主之";"胸痹不得卧,心痛彻背者,瓜蒌薤白半夏汤主之。"

6.《金匮要略·惊悸吐衄下血胸满瘀血病脉证治》:"寸口脉动而弱,动则为惊,弱则为悸。"

7.《丹溪心法·喘》:"肺以清阳上升之气,居五脏之上,通荣卫,合阴阳,升降往来,无过不及,六淫七情之所感伤,饱食动作,脏气不和,呼吸之息,不得宣畅而为喘急。亦有脾肾俱虚,体弱之人,皆能发喘。又或调摄失宜,为风寒暑湿邪气相干,则肺气胀满,发而为喘。又因痰气皆能令人发喘。"

8.《丹溪心法·惊悸怔忡》:"惊悸者血虚,惊悸有时,以朱砂安神丸。痰迷心膈者,痰药皆可,定志丸加琥珀、郁金。怔忡者血虚,怔忡无时,血少者多。有思虑便动,属虚。时作时止者,痰因火动。瘦人多因是血少,肥人属痰。寻常者多是痰。自觉心跳者是血少,四物、朱砂安神之类。"

9.《景岳全书·喘促》:"实喘者,气长而有余;虚喘者,气短而不续。实喘者胸胀气粗,声高息涌,膨膨然若不能容,惟呼出为快也;虚喘者,慌张气怯,声低息短,惶惶然若气欲断,提之若不能升,吞之若不相及,劳动则甚,则惟急促似喘,但得引长一息为快也。"

10.《景岳全书·怔忡惊恐》:"怔忡之病,心胸筑筑振动,惶惶惕惕,无时得宁者也。……此证惟阴虚劳损之人乃有之,盖阴虚于下,则宗气无根,而气不归源,所以在上则浮撼于胸臆,在下则振动于脐旁,虚微者动亦微,虚甚者动亦甚。"

11.《证治准绳·胸痛》:"胸痛连胁,胁支满,膺背肩胛两臂内亦痛,……其脉若洪数,宜用降火凉剂;胸痛引背,两胁满且痛引少腹……是为金邪伤肝,宜用补肝之剂;胸中痛连大腹小腹亦痛者,为肾虚,宜先取其经少阴太阳穴,后用补肾之药;胸连胁肋髀膝外皆痛,为胆足少阳木所生病,详盛虚热寒陷下取之。"

12.《症因脉治·胸痛》:"内伤胸痛之因,七情六欲,动其心火,刑其肺金,或拂郁气逆,伤其肺道,则痰凝气结,或过饮辛热,伤其上焦,则血积于内,而闷闭胸痛矣。"

13.《活法机要·咳嗽》:"咳谓无痰而有声,肺气伤而不清也。嗽谓无声而有痰,脾湿动而为痰也。咳嗽是有痰而有声,盖因伤于肺气而咳,动于脾湿因咳而为嗽也。"

14.《医学入门·咳嗽》:"新咳有痰者外感,随时解散;无痰者便是火热,只宜清之。久咳有痰者燥脾化痰,无痰者清金降火。盖外感久则郁热,内伤久则火炎,俱宜开郁润燥。"

15.《医学统旨》:"大抵哮喘,未发以扶正为主,已发以攻邪气为主。亦有痰气壅盛壮实者,可用吐法。大便秘结,服定喘药不效,而用利导之药而安者。必须使薄滋味,不可纯用凉药,亦不可多服砒毒劫药,倘若受伤,追悔何及。"

16.《时方妙用·哮证》:"哮喘之病,寒邪伏于肺俞,痰窠结于肺膜,内外相应,一遇风寒暑湿燥火六气之伤即发,伤酒伤食亦发,动怒动气亦发,劳役房劳亦发。"

17.《医学入门·辨喘》:"呼吸急促者谓之喘,喉中有响声者谓之哮,虚者气乏身凉,冷痰如冰,实者气壮胸满,身热便鞕。"

18.《诸证提纲·喘证》:"凡喘至于汗出如油,则为肺喘,而汗出发润,则为肺绝,……气壅上逆而喘,兼之直视谵语,脉促或伏,手足厥逆乃阴阳相背,为死证。"

19.《证治汇补·惊悸怔忡》:"惊悸者,忽然若有所惊,惕惕然心中不宁,其动也有时。怔忡者,心中惕惕然,动摇不静,其作也无时。"

20.《类证治裁·胸痹》:"胸痹胸中阳微不运,久则阴乘阳位而为痹结也,其症胸满喘息,短气不利,痛引心背,由胸中阳气不舒,浊阴得以上逆,而阻其升降,甚则气结咳唾,胸痛彻背。夫诸阳受气于胸中,必胸次空旷,而后清气转运,布息展舒,胸痹之脉,阳微阴弦,阳微知在上焦,阴弦则为心痛。以《金匮要略》、《千金》均以通阳主治也。"

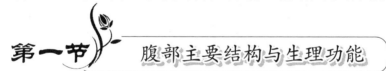

第五章

腹　部

腹部指躯干正面剑突下至耻骨联合以上的部位,由腹壁、腹腔和腹腔内脏腑等组成。《医学正传》:"胸膈之下,腹也。胸膈下侧,胁也。……大腹名为坤土,坤土,太阴之脾土也。大腹之上,下脘之间,名为中土,中土,阳明之胃土也。大肠名回肠,盘旋于腹之左右;小肠居大肠之前,脐乃小肠之总结,而贴近脐左右,乃冲脉所出。经云:冲脉于脐左右之动脉者是也。脐之下则为小腹,小腹两旁,名为少腹。小腹者,少阴水脏,膀胱水腑之所属也。少腹者,厥阴肝脏、胞中血海之所居也。"以上是清代高世栻讲述,对腹部表面与内脏的对应关系比较明确,大都切合临床实用。腹部循行的经络:腹中线为任脉,向两侧依次旁开有冲脉、足少阴肾经、足阳明胃经、足太阴脾经、足厥阴肝经和足少阳胆经。尚有八脉中阳跷、阴跷、阳维、阴维,随从正经上行,有辅助正经调和气血阴阳的作用。可见,体表部位是与体内脏腑和经脉密切相关。故内脏或经气变化,可以反映在体表相应的部位上。通过对体表的诊察,有利于对脏腑经络疾病的诊断和治疗。

第一节　腹部主要结构与生理功能

腹部主要有腹壁、腹腔和内脏组成。腹壁主要为肌肉,外覆皮肤,为机体气血阴阳的外候;腹壁构成的腹腔,为肝胆、脾胃肠等脏腑的城廓,腔内肓膜如"幕"悬帷脏腑之间,有营养,固着,卫护内脏的功能(膜原:膜,筋之膜也,原,肓之原也),王冰:"肓膜,谓五藏之间鬲中膜也"。腹腔内的五脏各就其位,各司其职,运作着维护生命的功能活动。

为了便于从腹部表面诊察脏腑功能状态,现将传统的腹部体表分部法,结合"腹部体表九区分法"做以下划分:(见图4－5－1)

过脐作线平行于两髂前上棘连线称脐平线,剑突至脐平线的中间部称为上腹部(古称大腹部),两侧为胁腹部,亦称胁下。再以双侧髂前上棘与腹中线连线的中点作两条垂直线,与脐平线四线相交部为中腹部(包括原脐腹部),中腹部以下至耻骨联合称下腹部。左右两侧为侧腹部,或称少腹部。上腹部的剑突下称心下;剑突下二寸为上脘(包括心下),剑突下三寸为中脘,剑突下五寸、脐上二寸为下脘,三部合称胃脘部。

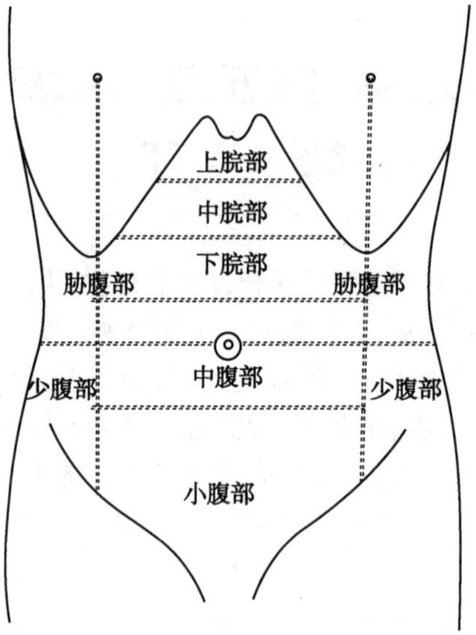

图 4-5-1　腹部体表分区图

综上所述：腹部分为上腹（心下、胃脘）、胁腹、中腹（脐腹）、下腹和少腹部。

腹腔内藏有多个系统的脏腑，其大致分布为脾胃于脘腹部；肝胆于胁腹部；小肠于脐腹部；大肠于脐腹、中腹部；肾于腰背部；与排尿、生殖有关的组织在少腹部；膀胱，胞宫于下腹部。

腹部的生理功能主要有消谷，运化、排泄、生殖等方面。

1. 脾胃的运化功能　上腹的胃脘部，主要反映胃的受纳、腐熟水谷和向下传导化物功能；中腹部以脐腹部为中心与上腹部，主要反映脾的运化水谷功能，包括小肠的分清泌浊、大肠传化糟粕等功能。

2. 肝胆的疏泄功能　胁腹部、是肝胆所居，少腹部是足厥阴肝经、足少阳胆经的循行之处，临床多反映肝主疏泄，胆汁分泌，参与消化，以及肝肾协同的生殖功能。

3. 大小肠的传化排泄功能　主要包括脐腹、中腹部的大小肠消化、吸收、传导和排泄，小腹部膀胱的贮存排尿功能。

4. 生殖孕育功能　小腹部还反映胞宫孕育生殖功能；冲、任二脉皆起于胞中，与经血、怀胎、孕育、分娩关系密切。（肾见腰背、二阴见于阴部）

此外，各脏腑相互之间的功能影响，所产生的病理现象亦可在腹部反映出来。

腹部的诊察方法有望腹部形态，腹壁、络脉等，最主要是运用切诊（按诊），切、闻结合的方法。按诊时，要注意观察患者的表情、神态，注意手下触及部位的性质与内脏的关系，掌握按诊"先轻后重，从远而近"的操作要领，按腹之软硬，压痛的轻重或肿块的形状、活动性；闻击拍声的清浊等特性，还要结合全身症状加以分析，才能取得比较满意的结果。具体按诊内容可参见切诊章节。

第二节 腹部的病理变化

腹部的病理变化,多反映在腹壁、腹部形态,异常感觉和内脏功能异常。内脏功能常反映在脏腑或经络的体表相应部位:心下以及脘腹部的异常征象,常提示胃的受纳腐熟或脾的运化功能变化;胁肋部的异常征象往往反映肝胆疏泄、气机通调的障碍,并与情志有关;脐腹部以及中腹部的异常征象提示脾、大小肠在运化、传导、分清泌浊的功能失司;小腹部异常征象主要与膀胱贮尿、直肠蓄便和胞宫孕育生殖功能等方面的病变有关;少腹部是足厥阴肝经的循行部位,又有肾与膀胱通道经过,因此,少腹部的异常可提示与肝肾有关的生殖、排泄功能的病变。可供临床诊断作参考。

一、腹部形态异常

(一)腹壁形态变化

腹壁可以反映机体的气血、阴阳。正常腹壁按之柔软富有弹性,皮肤光洁温润,无血脉显露等。如出现腹壁皮肤松弛、按之无弹性,肌肤甲错,血脉纵横,等征象,提示气血两虚,瘀血内阻;腹壁紧急,或按之似结节状增生,身热起伏缠绵,多由湿浊痰热客于募原;高热腹痛,腹壁紧急、拒按,甚或板硬,为邪毒内阻,邪正抗争的实热证。高热不退,四肢厥冷,面色苍白,而腹壁灼热为阳盛格阴的重证。

(二)腹部形态异常

正常人的腹部平坦,左右对称,即腹部与自胸骨下端到耻骨联合的连线相平,脐孔凹陷。直立时腹部可稍突出,仰卧时则稍凹陷。小儿及肥胖者可以腹部凸起,超过此线,称腹部饱满,身体消瘦者可稍见凹陷,低于此线,称腹部低平。

腹部形态变化一般是,腹部胀满、隆起,拒按、腹式呼吸减弱或消失,多为实证;腹部凹陷,腹壁松弛、无明显压痛,甚至喜按,多属虚证。

1. 腹胀满　腹部饱满,伴有胀气,称为腹胀满。

腹部胀满疼痛,嗳气厌食,腑气不通,按之腹痛加甚,腹壁紧绷,舌苔厚腻,脉弦。多由寒湿、湿热、实热困阻或食滞等有形之邪阻滞腑道,气机不利,运化失职所致,属满实证。

腹满气胀,午后加剧,脐腹隐痛,休息后可缓,大便不实,按诊腹部濡软,无压痛,揉腹舒适,舌苔薄白,脉弦细。为虚满证。多由脾胃气虚或脾胃虚寒、中阳不振,气机失常,运化无权所致。

2. 鼓胀　又称"臌胀""单腹胀",是以腹部胀大为主,皮色苍黄,甚则腹壁青筋暴露,伴四肢形体消瘦为特征。主要由气滞、血瘀、水液积于腹内所致,往往先由肝气郁滞、肝失疏泄,继之脾失健运,水湿内聚;或气滞血瘀,经脉阻塞,水道不通,逐渐发展而成。根据临床症状表现,往往又有气臌、水臌、血臌之分。

腹部胀大,按时感觉腹部柔软,随按随起,如按气囊,叩之如鼓,多由气滞所致,为气臌。

腹部胀满,按之如囊裹水,动有水声,叩之音浊,有波动感,平卧如蛙腹,多以水湿贮留为主,为水臌。

鼓胀伴腹壁青筋暴露,面颊、颈胸部出现红缕赤痕,则多以血瘀为主,为血臌。

小儿形瘦,腹大如鼓,青筋暴露,伴厌食、便泄诸症状,为疳积,由脾胃久虚,积滞内停所致。

3. 腹水肿胀 头面四肢先肿,继之周身水肿,腹部胀大,按之腹部胀满,有波动感,甚则脐疝突出。腹壁无青筋暴露为腹水肿胀。此由肺脾肾三脏气化失职,水湿泛溢,流于肌肤、内停腹腔所致。属水湿滞留证。

腹水肿胀与鼓胀不同:水肿病起于头面四肢,继发腹水之症;鼓胀则先见于腹胀,四肢不肿或继而微肿,久病则多见四肢消瘦。

4. 腹内肿块 腹内肿块或痞块,亦称"积聚"、"癥瘕",癥与积同,瘕与聚同,均表现为腹部局部膨隆,癥、积,是指腹部实质性肿块,按之有形,推之不移,痛有定处,多由气滞、血瘀、痰凝,日久而成。瘕、聚,是指腹部肿物按之无形,或有形时聚时散,或推之可移,随气移动,痛无定处,多由气滞所致。瘕、聚病程较短,病在气分,多属腑病,易治;癥、积病程较长,病入血分,多属脏病,难治。形状不规则,表面不光滑为病重;坚硬如石者为恶候。

右肋下触及肿块,质地较硬,表面不光滑,为肝脏癥积,多为肝脏气滞血瘀日久而成,病久出现腹水,为鼓胀之症。

腹痛阵阵加剧,腹壁凹陷松弛,脐腹部时见痞块起伏,按之聚散、移动不定,或触及条索状物,则为肠虫积块梗阻肠道。

久不大便,左下腹作痛,按之肿块累累者,多为肠中宿便。

小腹部触及肿物,排空尿液后肿物不消,肿块可能与胞宫或膀胱有关。

腹内痞块,历代医书记述名目繁多,《黄帝内经》、《难经》都有"五积"之称,《难经》将五脏之积具体描述为:肝之积名曰"肥气"、心之积名曰"伏梁"、脾之积名曰"痞气"、肺之积名曰"息贲"、肾之积名曰"奔豚"。从肿块的部位上来看,一般上腹部肿块多在脾胃、肝,脐腹部肿块多在小肠;小腹部肿块多在胞宫、大肠、膀胱,各种肿块的部位、性质等,临床还应运用超声波或影像术作进一步检查,争取及早作出诊断。

5. 疝气 疝气表现为直立时或用力后,腹壁有半球状膨隆,平卧后往往可缩回腹腔内的症状。一般有轻度胀痛感,严重时平卧不得回纳腹腔者可产生剧烈的绞痛,多发于脐孔,腹正中线,腹股沟及阴囊,发于脐部的称为脐疝,发于腹股沟的称为狐疝,发于阴囊的称㿉疝。疝气的发生常由于寒凝肝脉,瘀血阻络或气虚升提无力,气滞腑气不通所致。

此外,育龄女性,小腹出现饱满感且逐渐胀大,有停经史,应考虑妊娠,"身有病而无邪脉","妇人手少阴脉动甚者,妊子也",应结合实验检查确诊。

(三)腹部凹陷

腹部凹陷多属虚证。

久病形体消瘦,腹部凹陷,多属脾胃虚弱,精血虚衰。

暴病吐泻不止,脱水太过,补充不及,致腹部凹陷。伴指腹部皮肤皱褶,皮肤干燥等,多属津液耗损,气随津脱。

久病脾胃虚弱,见上腹部凹陷,而下部凸出,进食后似袋兜物状,有振水声者,常是胃下垂的表现。

若腹壁瘦薄,腹皮甲错,腹部深凹下呈舟状,称舟状腹。多见于严重消瘦,伤津脱液,为脏腑精气极度耗竭所致。

二、腹部感觉异常

腹部范围较大,因此,很多疾病的症状出现在腹部。如恶心、嘈杂、吞酸、痞满、胀闷、疼痛等(以上诸症状的形成机制和意义均在问诊章介绍,在此不再复赘)。这些症状反映了相关脏腑、经络功能的病变。汪广庵说:"腹大支满或上支两胁者属胃;胁下满而痛,引少腹者属肝;胁下胀痛,善太息,口苦者属胆;腹满引腰背为肾;小腹膜胀者小肠,少腹偏肿而痛者膀胱"。这是根据病痛部位,联系内脏分布,推测内脏病变的较好方法。

(一)上腹部不适

泛恶、疼痛多属胃病。

恶心是欲吐不吐,泛泛然,无物无声的一种的症状。干呕者,欲吐而呕,有声无物,多属胃气上逆所致。

口吐涎沫,喜按喜暖,饮食不温则痛甚,伴全身畏寒肢冷,舌苔白,脉细,为胃寒证;脘腹灼热、口臭,消谷善饥,纳后作胀,大便干结,舌苔黄根腻,脉弦滑,为胃热证。胃脘不适,时有隐痛,嘈杂,似饥欲食,食入即饱,舌红苔少脉细弦,证由胃阴不足,阴火内扰所致;胃脘胀满,嗳腐食臭,厌食,大便不畅多矢气,舌苔腐腻,脉弦为食积伤胃;上腹胀痛连胁,嗳气、反酸,时轻时重,遇怒痛甚,苔薄黄,脉细弦,为肝胃不和证。右胁下胀满累及脘中,食后加重,厌食油腻,脐腹隐痛,口苦乏味,大便溏下日数行。舌苔薄腻,脉弦细。为肝脾失调证。

女性妊娠初期,经事不至,亦可兼见恶心、胃纳欠佳等,属妊娠反应。

(二)中腹部不适

大多为大、小肠功能失常,并与肝主疏泄,脾主运化功能有关。此外,尚有腹腔筋膜病变等。

绕脐攻痛,按之坚满,口渴心烦,身热便秘,舌苔黄厚而干,脉弦滑带数,为阳明燥实证(胃肠实热证)。腹痛绵绵,时作时止,喜温喜按,神疲气短,形寒肢冷,胃纳欠佳,大便溏薄,舌淡,脉沉细无力,多属脾胃虚寒;腹部胀痛拒按,伴嗳吐酸腐,痛则欲泻,泻后痛减,舌苔厚腻,属食滞或伤食;腹部胀满窜痛,伴胁胀或痛,情志剧变即发痛泻,泻后痛减,平时大便不爽、溏结不调,多属肝郁脾虚、肝脾不调;腹部刺痛,痛势较剧,固定不移,或按诊可触及固定肿块,舌质发绀,脉涩,属瘀血阻滞,日久为癥积之变,应及时作进一步检查。

脐周及腹中阵痛,痛无定处,时有攻动感,时或扪及痞块,有便蛔史,为虫积腹痛。

(三)下腹部不适

主要与膀胱排尿、男子排精,女子胞宫、月经及妊娠、分娩等功能有关。

小腹胀痛,排尿不畅,或频急,尿痛,为膀胱湿热证;小便量少,排尿困难,而小腹胀痛,按之小腹饱满感,为癃闭。多有肿物压迫、或气滞血瘀水道不通、或肾虚膀胱气化失职所致;月经前或经期中,小腹疼痛称痛经。痛经得暖可缓,经血色暗,时伴血块,多为胞宫虚寒,经血凝滞或厥阴寒滞血瘀所致。女子产后小腹疼痛,恶露排出,为产后祛瘀止血胞宫恢复正常的现象。如恶露不净,色浊气秽,小腹疼痛且胀,为瘀血内阻,下焦湿热。

(四)少腹部不适

少腹不适主要与泌尿道、生殖系及足厥阴经脉有关。

少腹刺痛,或剧痛,伴排尿不畅,小便色深(血尿)或尿中有砂石,为石淋。少腹刺痛拘急或硬满,小便自利,心烦如狂,大便色黑,脉沉涩为蓄血证(瘀血邪热内结)。少腹冷痛拘急舌淡紫苔白,脉弦细为寒凝肝脉。少腹隐痛,带下黄褐气浊,为湿热下注。

少腹冷痛,阴部坠胀作痛,或睾丸冷痛,遇寒加重得温则减,畏寒肢冷,舌淡苔白,脉沉紧,属寒凝肝脉,肝气横逆所致。

转移性腹疼痛,终于右侧腹,伴发热,甚则呕吐,按之痛剧,腹壁紧急,为肠痈,由湿热壅阻肠道,积毒成痈。

(五)结胸

结胸,是心下至少腹按之满硬而痛的症状。《伤寒论》有:"若心下满硬而痛者,此为结胸也,……但满而不痛者,此为痞。"结胸,又有大结胸、小结胸之分。大结胸证的临床特点为:心下痛,按之石硬,脉沉而紧三大症状,疼痛部位可以从心下至少腹,手不可近,并见便秘、舌上燥渴,日晡潮热,心中懊憹,短气躁烦等症。为热与水饮结于胸腹,又称水结胸。小结胸证,痛在心下,按之则痛,舌苔淡黄,脉象浮滑,证由邪热与痰相结而成。若心下或脘腹硬满而痛,不大便,无热象为寒邪与痰水相结,称寒实结胸。胸腹胀满硬痛,身热嗽水不欲咽,喜忘或如狂,大便色黑,小便自利,舌质发绀,为血结胸,则为伤寒阳证,吐衄不尽,离经之血蓄于上焦所致。

(六)脐下悸动

脐下悸动是脐下惕惕然跳动的症状。本症首见于《伤寒论》"脐下有悸"。临床常见于水停下焦脐下悸动、肾不纳气脐下悸动。若脐下跳动,口吐涎沫,头眩,小便不利,舌质淡红,苔薄白滑润,脉沉弦,则为水停下焦;若脐下跳动,连及脐部,伴有气喘,时太息,或尿随咳出,声低自汗,舌质淡黯,苔薄润,脉细弱,则多属肾不纳气。

(七)少腹气逆上冲

少腹气逆上冲是指病人自觉有气从少腹上冲心胸为主症的证候。又称"奔豚气"。主要与心肝肾三脏有关。临床可分太阳阳虚水气上冲和肝气上逆奔豚二类,《难经·五十六难》有:"肾之积名曰贲豚,发于少腹,上至心下",指寒气从少腹上冲证;《金匮要略·奔豚气病脉证治》有:"奔豚病,从少腹起,上冲咽喉,发作欲死,复还止,皆从惊恐得之"。指肝气上逆,气从少腹上冲证。

肝气上逆气从少腹上冲:表现为惊恐或激怒后突发,自觉有气从少腹上冲心胸及咽喉,发作欲死,惊悸不宁,恶闻人声,或腹痛,喘逆,呕吐,烦渴,往来寒热,气还则止,常反复发作,舌苔薄白或薄黄,脉弦紧,发作后一如常人。

水寒气从少腹上冲:病人平素多有阳虚症状,发病时先有脐下悸动,旋即有逆气从少腹上冲,形寒肢冷,舌淡白,苔白腻,脉弦紧。

此外,《伤寒论》:"发汗后,其人脐下悸者,欲作奔豚",为发汗太过,损伤心脾之阳,心阳虚不能下镇肾水,脾阳虚运化无权,因此,下焦水寒之气有乘虚上冲之势,故曰"欲作奔豚"。而"脐下悸"只是奔豚发作的前驱症状,并非奔豚的典型症状。

(八)肠鸣

指肠动有声,又称"腹鸣",甚者称"腹中雷鸣"。肠鸣主要为气机不和,与脾、胃、肝、肾及大小肠关系密切,脾胃升降失和,肝失疏泄,肾气虚寒,均可导致肠道功能失调,气机紊乱而发生肠鸣。

若肠鸣泄泻,腹痛绵绵,喜温喜按,四肢不温,腰膝酸软,脉沉弱无力,为脾肾阳虚证;肠鸣泄泻,少腹坠胀,食少,体倦,或兼见脱肛,妇女见子宫脱垂,脉缓弱,属中气不足证;肠鸣漉漉,心下逆满,起则头眩,干呕欲吐,口黏乏味,肢体沉重,舌苔腻,属痰湿中阻证;肠鸣阵作,伴有腹痛,时而泄泻但腹痛不减,胸胁不舒,嗳气食少,脉弦,属肝脾不和证;肠鸣腹泻,泻下不爽,肛门灼热,大便异臭,伴有口苦口黏,小便短赤,舌红苔黄腻,多属肠胃湿热证。

另外,妇女前阴排气,簌簌有声,犹如矢气,称为阴吹,又称阴泣。常与大便秘结有关;若与粪水并见,有臭气,可能为直肠阴道漏。

三、腹部功能异常

腹腔内的脏腑赖中气的升举,筋膜的卫护、依托,各守其位,各司其职。若中气不足,气虚下陷,或气血两虚,失于充养使腹肌松软,筋膜弛缓,均可导致脏腑不能固守其位,实施其职。如上腹部胃可以下垂至中、下腹部,严重影响饮食和消化功能,由此更加重了全身虚弱。腰背部的肾脏(膜后)、下腹部(盆腔)的胞宫亦是容易下垂或游离原位的脏腑,直接影响泌尿和生育功能。

(一)运化功能异常(进食,消化、排泄)

胃失和降,首先影响受纳、腐熟水谷,并见气机上逆诸症状:嗳气、呃逆、呕吐,反胃、噎膈等;脾失健运,可出现纳谷不化,腹胀,大便溏薄,饮食不为肌肤;肝失疏泄,有碍胆汁分泌,气机升降(出入),以致气血运行不畅,脏腑功能失调,出现胁下胀满、疼痛、黄疸;痛泻随情志而作,或大便溏结不调等症;大小肠受承、传导失职,出现便秘或腹泻诸证(大便变形、便血)。

1. 饮食少进　又称"纳呆"、"食少"、"不欲食",是指患者食欲不振,食量减少,甚至出现厌食的临床表现。本症主要病在脾胃,亦受肝、肾等其他脏腑功能的影响,是脾胃后天之本运化无权的表现。临床常见于脾胃气虚、阳虚、阴虚、湿热,以及肝气犯胃、肝脾不调、伤食等证。

不思饮食,食后腹胀,或进食少许即泛泛欲吐,气短懒言,倦怠少力,舌淡苔白,脉缓弱,多属脾胃气虚证;饮食无味,或进食稍多则脘腹痞胀欲呕,脘腹隐痛或阵痛,喜暖畏寒,按之则舒,疲倦气短,四肢不温,大便溏薄,舌淡苔白,脉沉迟,多为脾虚寒证;饥不欲食,口渴喜饮,口唇干燥,大便干结,小便短少,舌红少苔,脉细数,胃阴虚证;不思饮食,嗳气吞酸,精神抑郁,胸胁胀闷或胀痛,脉弦,属肝气犯胃,若兼见腹胀、腹痛、大便溏结不调,则多属肝脾不调证;呕恶厌食,脘腹痞闷,渴不多饮,肢体困重,大便溏而不爽,舌红苔黄腻,多见脾胃湿热证;厌食,嗳腐吞酸,脘腹饱胀,大便臭秽或秘结不通,则为伤食证。

2. 嗳气、呃逆　嗳气,《素问》称"噫",《伤寒论》中称"噫气",是胃中气体上冲,出于咽喉而发出的声音,也是胃气上逆的一种表现。嗳气频频发作,嗳声响亮,随情绪变化而减轻或加剧者,属肝气犯胃;嗳气声低,无酸腐气味,食欲减退,多属脾胃气虚;嗳气酸腐,脘腹胀痛,是食滞胃肠的症状之一。嗳气频频而饮食如故,亦无酸腐食臭,往往与多饮碳酸饮料有关,提示胃失和降,日久必影响胃的消化功能。

呃逆,俗称"打嗝",是气从咽部冲出,发出一种短促的冲击声,是胃气上逆的表现之一。在疾病过程中发生呃逆,可根据呃声高低和间歇时间之不同,辨别虚实,判断疾病的预后。呃逆病程较短,连续有力,呃声高亢而短促,多见于实证。病程较长,呃声低微无力,良久一声,持续不绝,多见于虚证。久病而出现呃逆不止,是胃气将绝的表现之一。

此外,情志不悦亦可发生频繁呃逆,甚则持续数日或数周,但入睡后呃逆自行停止。

呃逆与嗳气虽同属胃气上逆,二者区别为,呃逆声音急而短促,发自喉间;嗳气声音沉而深长,是其从胃中上冲而发出的声音。

3. 呕吐、反胃、翻胃　呕吐是指食物或痰涎等吐出的现象由胃气上逆所致。呕吐是指有声有物;有声无物,又称干呕或"哕"。呕吐往往与恶心兼见,除了辨别呕吐物的形、色、质、量外,还应注意病人的呕吐声音、气味等,并结合兼症,进行辨证(详见问诊篇)。

呕吐物清稀无酸臭,兼腹痛,多属寒邪阻滞证;呕吐物夹杂不消化食物,有酸腐气,兼胀满者,多属食滞证;呕吐酸水,兼见胀痛,连于胁下者,多属肝气上逆;呕吐黄绿苦水,脘胁胀痛,为肝胆湿热,热迫胆汁上溢,胃失和降所致;呕吐痰涎或清水,兼头痛恶寒,发热、口渴者,为外感风寒所致;呕吐清涎,兼见畏寒、肢冷、倦怠乏力,喜热喜按者,属脾胃虚寒证;干呕恶心,或呕吐量少,伴口干咽燥,嘈杂,少食者属胃阴不足证。

呕吐鲜血或发绀色血伴有血块,夹有食物残渣,多属胃有积热,或肝火犯胃,或胃腑血瘀,血不归经。因热伤胃络,络破血溢所致。若见血色鲜红夹有血块,表示出血量较多;若呕吐物呈现咖啡渣样呈棕褐色,则表示出血量较少。

反胃主要表现为脘腹痞胀、宿食不化,朝食暮吐、暮食朝吐的症状。多由脾胃气虚,气滞、血瘀、痰凝所致。若伴全身虚寒,舌淡苔白,脉细弱者为脾胃虚寒证;若平素嗜酒,喜食厚味辛辣者,大多上症伴见舌苔黄腻,脉弦滑者为胃中积热或痰浊所致;久则气虚、气滞、痰热、食停而成瘀血积结。出现胀痛,饱满压痛等症状。

翻胃与反胃常常混淆,翻胃由痰热壅阻膈间所致,主症是食入即翻而出。非如反胃之早食必晚吐,晚食必早吐。(《杂病源流犀烛·噎塞反胃关格源流》)可见翻胃比较接近呕吐。但呕吐除食已即吐外,或不食亦吐,呕吐食物、痰涎、酸水等。

4. 消谷善饥　消谷善饥,是指饮食倍于平常,且有饥饿感的一种症状,也称"多食善饥"、"善食易饥",临床常伴有身体逐渐消瘦等症状。为消渴病中消的主要症状,为胃热肾虚所致。

多食易饥,兼有心烦口渴,口臭便秘,舌苔黄燥少津,舌质红,脉滑有力,属胃火炽盛;多食易饥,但大便溏泄,多属胃强脾弱,脾虚不化所致;善食易饥,发热不恶寒,口燥咽干,但欲嗽水不欲咽,善忘,少腹硬满,小便自利,大便色黑,虽硬而易解。面唇色暗,舌质红或见瘀斑,脉沉结而数,为阳明蓄血证。

(二)排泄异常

饮食物进入机体,经中焦脾胃腐熟、运化,取水谷精微化生气血,传化物于小肠,小肠继续消化,分清泌浊,将水液渗入膀胱,糟粕下送大肠,水液贮于膀胱,由前阴尿道排出,糟粕经大肠变化为粪,由后阴肛门排出。二阴司开阖及排泄功能,由肾气所使。受肾主二阴,以及肺主通调水道,肺与大肠相表里的气机影响,概括地说:消化功能由脾胃肠为主,肝肾协同完成;排泄功能以肾、大小肠、膀胱为主,肺肾协同完成。所以通过观察腹部的排泄功能,可以了解肺、脾、肾、胃、大小肠功能以及感受病邪的情况。

1. 便秘、大便难　便秘即大便闭塞,数日不通;大便难是指大便时艰涩不畅。

大便次数减少,经常三、四天或更久才得大便一次,粪便量少而干燥硬结,不能自行排便,称为便秘。便秘的直接原因是大肠传导功能失常,但感受外邪的特性和体内脾胃、肝胆及肺肾功能的关系甚为密切。《医学启源》说:"实秘者,秘物也,虚秘者,秘气也。"凡燥、热之邪内结,津液耗伤肠枯;气机郁滞,阴寒内结,气血阴阳亏耗等,均可导致大肠传导功能失常,引起便秘。

便秘,伴身热面赤口渴、腹满胀痛拒按,小便短赤、舌红苔黄燥,为实热内盛,热盛津亏;便秘,伴面白,畏寒肢冷,脉沉迟,口和不渴、小便清长、苔白润,为阴寒内结,肠道滞涩;便秘,数日一行,大便干结,或涩滞不爽,伴嗳气频作、胁腹痞满,甚则脘腹胀痛、纳减、脉弦等,为肝脾不和、气机闭塞之候;大便数日一行,并不干硬,虽有便意,临厕努挣乏力,挣则汗出短气,便后疲乏,常伴面白少气、神疲肢倦、腹不胀满、舌淡苔白、脉虚等,多为肺脾气虚之征。此外,年老、久病气血津液亏虚,肠道失于濡润,也常会导致大便秘结。

大便难即排便困难,可以自行排出,大便干燥如羊屎,或粪便黏浊垢腻,或先硬后溏,或便秘腹泻交替,伴口苦,腹胀,多矢气,临床症状比便秘轻。舌红苔黄,或厚腻,体形壮实者,多为热结大肠,或湿热蕴结,气机受碍所致。免食辛辣,多食蔬果、多喝水分可以改善。若舌苔薄白舌质淡嫩,腹无所苦,纳少倦怠或面浮喘促者,为脾虚运化无力,大肠传导迟缓;肺气不降则大肠推动无力,故糟粕留滞难行所致。

此外,大便不畅,便质不硬变扁,或变细,伴有黏液、脓血,应警惕肠道肿瘤,需及时作内镜等检查。

2. 泄泻　排便次数增多,粪便稀薄量多,甚至便泻如水样的,称为泄泻。

泄泻的发生,主要与脾胃、大小肠功能失常有关。脾主运化而升清,胃主受纳腐熟而降浊,小肠分清泌浊而大肠传导糟粕。根据泄泻时间、特点和粪便性状的不同,常可分为以下几种:溏泄,是指大便稀薄,便泄污积黏垢(黄白如糜,或带黏腻)的现象;五更泄,亦名晨泄、瀼泄、肾泄,是指每当黎明前腹痛,肠鸣即泻,泻后则安的现象;滑泄,是指泄泻不禁,日行十数次甚至数十次,泻下无度的现象;暴注,是指突然剧烈泄泻,如水倾注的现象。

感受湿邪(寒、热、暑),而致脾胃运化失职,多引起急性腹泻;脾胃肠功能减退,肾阳虚弱,脾肾两虚(火不生土)或肝气横逆(克土侮脾)肝脾失调等易造成慢性泄泻。慢性泄泻的机制为脏腑气机升降失司,清阳不升,浊阴不降,"清气在下则生飧泄,浊气在上则生膜胀"。清浊不分,混杂而下,并走大肠,而为泄泻。

急性腹泻:大便清稀,不甚臭秽,脘腹痞满,身肢困重,腹痛喜温喜按,舌苔白腻,脉濡缓,为寒湿腹泻;泻下如注,大便色黄褐而臭,如黄水样便或伴黏液,肛门灼热,脘腹痞闷,肠鸣作痛,头身重倦,小便黄赤,舌苔黄腻,脉滑数为湿热泄泻;发于夏季盛暑之时,烦渴面赤者,属暑湿泄泻。

慢性腹泻:腹泻反复已久,腹痛即泻,泻下痛减,粪便黏稠秽臭如败卵,胸脘痞胀,嗳腐吞酸,厌食,舌苔垢腻,脉弦滑为食积腹泻;脘腹胀痛欲便,每遇精神刺激或情绪紧张而诱发,舌苔薄,脉弦,为肝气犯脾;大便时稀溏,时水泻,每食生冷或油腻、难化之物腹泻加重,甚则完谷不化,或如鸭粪,腹部隐痛,喜热喜按,食欲不振,食后作胀,体倦神疲,舌淡胖,苔白,脉沉细,为脾虚腹泻;黎明之前,脐周作痛,肠鸣即泻,泻后痛缓,大便稀薄多有不化之物,畏寒肢冷,夜尿增多,舌质淡胖,有齿痕,脉沉细无力,为肾虚腹泻。滑泻失禁,久泻不愈,由肛门失约而致。若滑泄不禁,日夜无度,饮食减少,倦怠无力,形瘦畏冷,为脾阳虚衰,固摄无权;若滑泻不禁,伴面白肢冷,腰膝酸冷,多为命门火衰,脾肾阳虚。

3. **排尿异常**　小便不利指小便量少而排出困难的一种症状。又称少尿、无尿、小便难。小便不通是膀胱中有尿液但排出困难,近于癃闭。小便疼痛是指排尿过程中尿道疼痛。此三个症状发生在排尿系统的三个部位(肾、膀胱、尿道),亦可以是三个独立的病症,亦可三症并见。

小便不利

尿量减少,可因津液不足或输布受阻而致。如实热或汗吐下损伤津液,尿液源头生成不足;若肺脾肾三脏水液输布异常,则往往见水肿、少尿,肢体困重,四肢不温,舌淡胖或有齿痕,多属阳气虚衰,气化失司;若小便短赤不利,口苦黏腻,渴不欲饮,纳呆腹胀,舌红苔黄腻,多属湿热内阻。

小便不通

小便不通,排出困难,甚则点滴难出的症状。点滴而出又称"癃",点滴不出称为"闭",合称"癃闭"。

癃闭有虚实之分。虚证由中气不足小便不通:排尿困难,身疲气短,腹部坠胀,纳少便溏等症;肾气不足小便不通:排尿无力,尿意频频无尿痛,腰酸肢冷,舌淡有齿痕,脉沉细。实证:小便不通,胸闷,咳嗽气急,呼吸不畅,属肺气壅滞;小便不通,伴尿频、尿急、尿痛,小便有灼热感,兼见口苦,渴不欲饮,大便不畅,舌红苔黄腻,属下焦湿热。

4. **尿量增多**　尿多甚至倍于正常,主要由肾虚水气不化、开合失司所致。若尿量多,小便清长,伴畏寒喜暖,多属虚寒证;若小便清长,腰膝酸冷,夜尿尤多,则为肾阳虚;若多尿,兼见口渴多饮,多食,消瘦者,多属消渴病,是肾气亏虚,阴虚火旺而致。

5. **余沥不尽** 余沥不尽,即小便后仍有余尿点滴不净的症状。余沥不尽,虚证居多,多为肾气虚衰、肾阳虚衰,膀胱不固,开合失司所致,或中气不足,失于升举,尿后余沥;实证多见于湿热下注膀胱,气化失司,膀胱失约而致。若小便清长、余沥不尽,常与腰背酸软、夜尿增多并见,属肾气虚衰。畏寒肢冷,腰膝酸冷者,则多为肾阳虚衰,常多见于老年人;若余尿不尽,时发时止,伴面白神疲,纳差便溏,少腹坠胀,多为中气不足;若小便频数,色黄浊,尿后余沥点滴不尽,伴尿道灼热疼痛,舌红苔黄,多属膀胱湿热。

6. **遗尿** 夜间睡眠中发生排尿,称为遗尿,儿童较多见。本症多为虚证,肺、脾气虚,脾、肾阳虚,肾阴亏虚等原因致使膀胱虚寒,失于约束而成,儿童则常有先天禀赋不足的原因。若病人遗尿,伴困倦乏力,少食懒言,为脾气或脾阳虚,中气下陷而致;若病人遗尿,伴四肢不温,小便清长频数,多为肾阳虚;若遗尿,平素尿频量少、短黄,伴颧红唇赤,潮热盗汗,或多梦、梦遗,舌红少苔,脉细数,为肾阴虚,虚火内扰所致。

7. **小便失禁** 小便不受意识控制而自动遗出的症状称小便失禁。多因久病或年老体弱,命门火衰,气化无权,约束失司所致。若病人小便不禁,伴纳少,神疲乏力,咳喘急促,多属肺脾气虚,中气不足;若小便失禁,时时自遗,兼见面白肢冷,腰背酸楚,或滑精早泄,阳事不举,属肾阳虚衰。

404

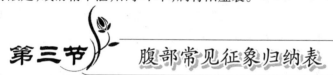

第三节 腹部常见征象归纳表

表 4 - 5 - 1   腹部常见征象归纳表

病状	症状	虚证类证候	实证类证候	虚实夹杂类证候
形态异常	腹满	脾胃气虚	湿热中阻	
		脾胃阳虚	食滞不化	
	鼓胀		气滞	脾虚肝郁
			血瘀	
			水停	
	水肿	肺失宣肃	水湿内停	
		脾虚		
		肾虚		
	腹内肿块		气滞	
			痰瘀交结	
			虫积	
	舟状腹	伤津脱液		
		精气耗竭		

病状	症状	虚证类证候	实证类证候	虚实夹杂类证候
感觉异常	恶心、泛恶		胃气上逆	
	嘈杂			胃阴不足,胃火内扰
	上腹痞胀	气虚运迟	食积伤胃	
			肝胃不和	
			实热内结	
	大腹疼痛	脾胃阳虚	寒邪中阻	肝郁脾虚
			胃火炽盛	
			肝郁气滞	
			肝胃不和	
			气滞血瘀	
			胃肠实热	
			食积	
	下腹胀痛	脾胃阳虚	寒邪内阻	肝郁脾虚
			经血瘀滞	
			湿热痹阻	
			寒凝肝脉	
	结胸		水湿内停	
			瘀血内结	
	肠鸣	中气不足	痰湿中阻	肝郁脾虚
			肠胃湿热	
			食滞气阻	
功能异常	纳少	脾胃气虚	脾胃湿热	肝郁脾虚
		胃阴虚	肝气犯胃	
			伤食	
	嗳气、呃逆	脾胃气虚	肝气犯胃	
			食滞中阻	
			寒湿内停	
	呕吐、反胃	脾胃气虚	寒邪犯胃	
		脾胃虚寒	热伤胃络	
			肝火犯胃	
			伤食	
			痰饮内停	
			肝胆湿热	
	消谷善饥		胃火炽盛	胃强脾弱
			阳明蓄血	

405

续表

病状	症状	虚证类证候	实证类证候	虚实夹杂类证候
功能异常	饥不欲食	胃阴虚		
	便秘	气虚	热结大肠	
		阳虚	寒邪内结	
		肠燥	气机闭塞	
	泄泻	脾胃阳虚	风寒邪直中	肝脾失调
			寒湿困脾	
			脾胃湿热	
			感受暑湿	
			食滞胃肠	
			痰饮内停	
	里急后重		肠道湿热	
			肠道气滞	
	癃闭	脾肾阳虚	肺气壅滞	
		中气不足	膀胱湿热	
			瘀血内阻	

腹部在疾病中表现的形态、功能、感觉方面的症状体征很多,在腹部形态异常上常见到的腹满、鼓胀、肿块积聚等,功能异常主要有消谷、运化、排泄、生殖等方面,感觉上还会出现闷胀、疼痛、烧灼、寒凉等。虽然症状表现是复杂多样的,但在证候分析上却有辨证规律可循。(见表4-5-1)

对腹部异常的辨证分析,主要从寒热虚实的定性规律和脏腑经络的定位规律相结合。首先,抓住主要症状体征进行病因、病机分析。主症是证候分析的核心和出发点,主症本身就具有一定的辨证规律。譬如,腹部疼痛。胀痛多见于气机郁滞,刺痛多见瘀血停滞,闷痛多痰湿内郁,冷痛多阴寒内结或阳气亏虚,灼痛多邪热炽盛或虚热内扰等。

进一步结合临床表现,包括局部和全身的症状进行分析。先从局部症状观察:腹痛伴寒凉感,喜热饮热,得温痛减,得寒痛甚,多为寒痛;腹痛伴烧灼感,喜冷食冷,得冷痛缓,得热痛甚,多为热痛。疼痛的虚实主要由"不通则痛"的实性疼痛和"不荣则痛"虚性疼痛两大类。实证腹痛多以有形之邪停于腹部阻滞气血,或见肿胀、结块、瘀血、水湿等,多触之可及,满痛拒按,苔厚脉实。虚性腹痛则多无明显有形之邪,疼痛亦徐缓隐约,迁延日久,喜按喜压,苔薄脉虚。寒热虚实属性相结合,再参合舌、脉,则腹痛属性实寒、虚寒,实热、虚热可辨。

再结合全身症状加以分析:腹痛伴有面色淡白、神疲乏力,甚则头晕,腹胀气坠、大便溏薄等全身性症状,为虚性腹痛;腹痛多见胀痛随情志波动而加重,或伴有腹水或水肿;或有呕吐痰涎;或疼痛固定,腑气不通,食入作吐,舌色发绀等为实性腹痛。以上说明辨证过程是先找出主症,观察分析与主症有关的症状进行辨析,再结合全身症状作辨证,大致可以作出比较合理的诊断,如局部征象与全身征象属性一致时,病情单纯;若局部与全身征象属性不一致时,病情夹杂而显得复杂。如腹部癥积日久,全身气血已虚,赢弱消瘦,则为本虚标实的虚实夹杂症。临床切勿忽视。

腹部体表的分区与脏腑、经络功能相应,掌握腹部切诊手法,进行分区的诊察,结合脏腑功能异常变化的症状,对判断病变部位有一定意义。如:上腹部胃脘闷胀、疼痛、恶呕不适等症状为主的多属胃腑病变,按之痛减为虚,按之痛甚为实;如果兼见中腹、下腹胀痛、肠鸣、泄泻等症状,多属脾运不健,大小肠传导失常,再可根据腹部按诊的喜恶,大便色、质和气浊,分辨寒热虚实;胁腹部的胀、痛、不适等,多属肝胆疏泄失常,伴随情志不畅而变化的病属气机受阻,若多由饮食油腻厚味引发,伴舌苔厚腻者多为肝胆湿热证,尚有肝胃、肝脾、脾胃等脏腑相兼的证候。少腹部不适多与肝肾有关(经络循行)。为冲任督带奇脉之源,腑道之末端,主司着二便排泄,以及生殖功能,均与肝之疏泄、主筋,肾主封藏、主二阴等功能有关。

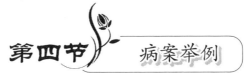

第四节 病案举例

病案一:

杨某,女,33 岁,已婚。1961 年 10 月 6 日。

患者述曾患两侧卵巢囊肿,剥除右侧囊肿(留下部分卵巢)。近 2 个月来,右侧卵巢又发现囊肿。经某某医院检查证明:右侧卵巢囊肿 3.5cm×3.5cm。因不愿再做手术,特来就诊。患者平素月经赶前错后不定,色量正常,惟觉体倦神疲。平日白带不多,近感右胁及脘腹有时疼痛,睡眠不好。脉弦弱兼滑,96 次/分,右寸力微,舌淡苔白,语声轻微,精神不振。根据脉症,此系气逆血留壅滞,结为癥瘕。但精神不振,语声低微,右寸脉无力,却属精气亏损之征;右胁脘腹时痛,睡眠不佳,又为肝胃失谐之象,此邪实正虚明显可知。拟攻补兼施之法。

方药:萹蓄草 12g,刘寄奴、茯苓各 9g,煅云母、军炭、丹皮、赤白芍、炙甘草各 6g,桂枝、桃仁泥、醋三棱各 4.5g,别直参 3g。连服 3 剂。

——马龙伯.卵巢囊肿医案三则.新医药学杂志,1975,10:43

病案二:

王某,女,50 岁。1976 年 6 月 15 日。

据述患有萎缩性慢性胃窦炎,脘中疼痛,时传至背部,腹鸣隐痛,两腿关节疼痛,小便频数,大便时溏,苔厚腻微黄,脉濡滑。脾胃气滞,湿浊内阻。治拟瓜蒌薤白半夏汤。

薤白头 9g,瓜蒌皮 9g,姜半夏 6g,陈皮 3g,九香虫 4.5g,杭白芍 18g,炙乌梅 4.5g,乌药 9g,炙甘草 3g,娑罗子 12g,白蔻仁 3g,杜仲 12g,炒白术 4.5g,绿萼梅 4.5g,4 贴。

另:①苏合香丸 1 粒,研末化服。②鲜菖蒲 9g,煎汤化服。

——《沈仲理临证医集》

病案三:

宋某,女,50 岁。1983 年 6 月 20 日。

主诉:近 40 天来,胸骨及胃脘部胀痛,胸骨后有灼热感,吞咽时有哽噎感,伴嗳气、恶心、反酸,时呕吐出食物,纳食差,大便秘结。进寒冷食物时疼痛加剧,周身疲乏无力,经用中西药治疗无明显效果。

诊查:现面色无华。舌质淡红、舌苔薄黄,脉弦滑略数,经钡餐透视检查诊为可复性食管裂孔疝,反流性食管炎。

辨证:肝胃不和,痰热互结。

治法:宽胸理气,涤痰开结。以小陷胸汤加味。

处方:炒川连 5g,清半夏 5g,全瓜蒌 20g,厚朴花 5g,制香附 10g,砂仁壳 5g,紫丹参 10g,台乌药 1g,大刀豆 10g。

——《何世英医案》

病案四:

诸某,男,76 岁。

原有胆汁反流之疾,经常脘嘈不适,近月来因连续参与宴会,频进膏粱厚味,突然上腹胀痛、呕吐、汗出肢冷,去医院检查,B 超示为胰腺肿大,伴有渗液。经胃肠减压后有所缓和,但腹肌有明显压痛。外科实行保守治疗。结果病情加重。CT 显示,胰头水肿,坏死出血。腹腔有渗液。腹部压痛明显。中医会诊:湿热壅阻,中焦气滞,毒邪凝结,大便五日未行,邪无出路,病即难解。苔黄垢焦腻,少津,唇燥,脉弦数。治宜清泄解毒、通腑导滞。

处方:生山栀、生大黄、广郁金各 20g,赤芍 15g,蒲公英、败酱草、茵陈各 30g,生苡仁 40g,炒枳壳 4g。2 剂,每剂煎取汁 200ml,点滴灌肠。上、下午各一次。

——《礵石集》第三辑之《简谈辨证与辨病相结合的重要性》

病案五:

陈某某,女,51 岁。1975 年 8 月 17 日。

阳虚便泄已有年余,腹冷痛,或溏黏,或水样,形寒头晕,脉沉细,苔腻边有齿印。脾阳不振,清气下陷。治拟益气健脾,温阳升清。

炒党参 12g,黄芪 9g,白术 12g,芍药 12g,升麻 6g,制附块 3g,炮姜炭 3g,炙甘草 4.5g,茯苓 12g,怀山药 15g,胡芦巴 12g,仙灵脾 14g,大枣 4 枚。

——《沈仲理临证医集》

病案六：

郑某,男,45 岁,1962 年 9 月 25 日来诊。

两月来,低烧,胃脘微痛,烧心嗳气,食纳欠佳,大便溏泄,日行三到四次,眠差多梦,时有头晕心慌,肩、胸部不适感。脉沉缓有力,舌正微有白腻苔。属脾胃不和,治疗宜调和脾胃。

处方:苏梗二钱,制香附一钱半,陈皮一钱半,厚朴两钱,法半夏两钱,鸡内金两钱,草蔻仁一钱,焦山楂两钱,木香七分,炙甘草五分,生姜三片。五剂,隔日一剂。

——《蒲辅周医疗经验》

病案七：

谢某,女,55 岁。1976 年 9 月 31 日。

胃病史 10 余年,1 月来未复发。中腹痛,拒按,三日来食后二小时呕吐食物、痰涎、酸水,大便艰秘,背恶寒,口干脉细,舌前红,苔根腻。

辨证;胃失和降,痰饮内停,肝热乘之,下关既湿,势必上涌。

治法;先拟清肝化饮通泄法。

方药:姜川连 2.4g,炒吴萸 1.5g,炒黄芩 4.5g,枳实 12g,制半夏 9g,防己 12g,椒目 6g,生大黄 4.5g,煅瓦楞 30g(先煎)。

——《张伯臾医案》

409

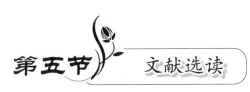

第五节 文献选读

1. 膜原:膜,筋之膜也,原,肓之原也,王冰:"肓膜,谓五藏之间鬲中膜也"。《素问·痹论》:"卫者……熏于肓膜,散于胸腹。"《类经·疾病七十一》:"凡筋膜所在之处,脉络必分,血气必聚,故又谓之膜原,亦谓之脂膜。""膜犹幕也,凡肉理脏腑之间,其成片联络薄筋皆谓之膜,所以屏障气血者也"《素问集注》:"膜原者,连于肠胃之脂膜,亦气分之腠理。"

2.《类经·疾病七十一》:"凡筋膜所在之处,脉络必分,血气必聚,故又谓之膜原,亦谓之脂膜。""膜犹幕也,凡肉理脏腑之间,其成片联络薄筋皆谓之膜,所以屏障气血者也。"

3.《素问集注》:"膜原者,连于肠胃之脂膜,亦气分之腠理。"

4.《景岳全书·痞满》:"痞者痞塞不开之谓,满者胀满不行之谓。盖满则近胀,而痞则必不胀也。所以痞满一证,大有疑,辨则在虚实二字。凡有邪有滞而痞者,实痞也;无物无滞而痞者,虚痞也。有胀有痛而满者,实满也;无胀无痛而满者,虚满也。实痞实满者,可散可消;虚痞虚满者,非大加温补不可。此而错用,多致误人。"

5.《景岳全书·杂证谟》:"虽曰恶心,而实胃口之病,非心病也。"

6.《景岳全书·杂证谟》:"此证之因,则有寒、有食、有痰饮、有秽气、有火邪、有阴湿伤胃、或伤寒疟痢诸邪之在胃口者,皆得有之。若欲察之,但当察其虚实寒热,则尽之矣。盖实邪恶心者,邪去则止,其来速其去亦速。虚邪恶心者,必得胃气大复,其病方愈。"

7.《类证治裁》:"嘈证属胃,俗云心嘈,非也。其状似饥非饥,似痛非痛,脘中懊憹不安。或兼嗳气痞闷,渐至吞酸停饮,胸前隐痛。"

8.《灵枢·五邪》:"阳气有余,阴气不足,则热中善饥。"

9.《杂病源流犀烛·诸疸源流》:"力役人劳苦受伤,亦成黄胖病,俗名脱力黄,好食易饥,怠惰无力,宜沈氏双砂丸。"

10.《寿世保元》:"胃脘痛者,多是纵恣口腹喜好辛酸,恣饮热酒煎煿,复食寒凉生冷,朝伤暮损,日积月深,自郁成积,自积成痰,痰火煎熬,血亦妄行,痰血相杂,妨碍升降,故胃脘疼痛,吞酸嗳气,嘈杂恶心,皆噎膈反胃之渐者也。"

11.《金匮要略·五脏风寒积聚病脉证并治》:"病有积、有聚,……积者脏病也,终不移;聚者腑病也,发作有时,展转痛移,为可治。"

12.《杂病源流犀烛·伤食不能食源流》:"不能食,脾胃俱虚病也,……惟审知脾胃中或有积滞,或有实火,或有寒痰,或有湿饮而元气未衰,邪气方甚者,方可稍用消导,而仍以补益为主。"

13.《景岳全书·杂证谟·秘结》:"阳结证,必因邪火有余,以致津液干燥,……凡因暴病,或以年壮气实之人,方有此证。……凡下焦阳虚,……不能传送而阴凝于下,此阳虚而阴结也;下焦阴虚,则精血枯燥,……此阴虚而阴结也。"

14.《丹溪心法·泄泻》:"寒泄,寒气在腹,攻刺作痛,洞下清水,腹内雷鸣,米饮不化。……热泻,粪色赤黄,肛门焦痛,……小便不利。"

15.《医述·泻》:"泻黄腹痛者,湿也;泻白腹痛者,寒也;痛一阵泻一阵,泻后涩滞者,火也;痛一阵泻一阵,泻后痛减者,食也;腹中胀痛,泻不减者,肝气也;腹中绞痛,暴泻烦渴者,霍乱也;腹中绞痛,下无休时,去如蟹渤者,气食交并也;腹中隐痛,下如稠饮者,痰也。"

16.《赤水玄珠·癃闭门》:"小便频而清白长者为虚寒,频而少,黄赤涩者为热。及脉洪数,有力、无力,或滑、或涩、参验之,始无差误。凡热天小便少,寒月小便多,寒热之理亦易见尔。"

17.《医宗金鉴·杂病心法要诀·小便闭癃遗尿不禁总括》:"膀胱热结,轻者为癃,重者为闭。膀胱虚寒,轻者为遗尿,重者为不禁。闭者,即小便闭无点滴下出,故少腹满胀痛也。癃者,即淋漓点滴而出,一日数十次,或勤出无度,故茎中涩痛也。不知而尿出,谓之遗尿。知而不能固,谓之小便不禁。"

18.《医宗必读·大便》:"胃实而秘者,善饮食,小便赤;胃虚而秘者,不能饮食,小便清利;热秘者,面赤身热,六脉数实,肠胃闷胀,时欲得冷;冷秘者,面白或黑,六脉沉迟,小便清白,喜热恶冷;气秘者,气不升降,故其不行,其人多噫;风秘者,风搏肺脏,传于大肠。"

411

第六章
背部、腰部

背腰相连,位于躯干的后面,脊柱直贯正中,上联颈项,下至骨盆。背腰是支撑躯体,维持体态,以及进行躯体活动的重要支柱和枢纽。背腰病变不但表现为疼痛,还可造成姿势或形态异常和活动受限,甚至累及四肢。背腰又是体腔(胸腔和腹腔)的后壁,背腰部之腧穴为五脏六腑所系。背主一身之阳气,由阳经所布,督脉夹脊抵腰行于背中,足太阳经夹脊上项,手少阳循肩背,带脉绕腰一周,总束阴阳诸经,故为阳经之海。综上所述,背腰部外联四肢,内络脏腑,所以,背腰部病变除局部肌肉,筋骨,经络的损伤外,不论由外邪侵入或内脏病变,多可在背腰部组织或腧穴反映出来,故在诊断和治疗方面有比较重要的意义。

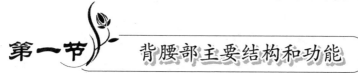

第一节　背腰部主要结构和功能

背以脊柱(8~20椎)、肋骨为支架,附有肌肉,前连胸骨,组成胸腔,为心肺所居。故曰背为:"胸中之府"。背部肌肉丰盛,二侧背肌略高于脊柱。背部与肩相连部位称肩背,与项相连的部位称项背。与腰相连的部位称腰背。与相邻组织的联系,亦造成功能的互相影响。如颈椎病除有颈项酸痛,肩背僵硬诸症外,常伴有手指麻木,甚至肢掌肌肉萎缩。胸椎损伤的病人,不仅影响呼吸、吞咽,还可造成高位瘫痪等。

腰部指十二肋骨以下至髂嵴以上的部位(21~25椎)。上连背脊,下至尾骶。腰为躯体运动的枢纽,与肾的功能密切相关,赖肾中精气的充养,故称:"腰为肾之府"。

项背大椎穴为手三阳经脉会聚之处,背腰部之腧穴为五脏六腑之所系,所以腰背部的形态、感觉、功能异常或出现压痛敏感点,往往反映脏腑与经络的病变,背部的变化,在脏多与心肺有关,在经络与阳经关系密切,腰部的病变,在脏多与肾有关,在经络多与足太阳、督带脉有关。肝胆和胃的病变最易在背部腧穴附近出现疼痛感。

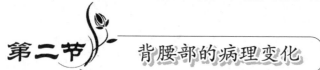

第二节　背腰部的病理变化

一、形态异常

正常人脊柱的形态从上到下有4个生理性弯曲,颈、腰向前弯曲,胸、骶稍向

后弯曲。背腰部以脊柱为中线两侧对称,无左右偏斜,俯仰转侧活动自如。如发生以下变化,则应考虑相关的病症:

(一)背曲肩垂

背部屈曲,无力挺直,双肩下垂,举肩费力,为脏腑精微不能营于肩背。心肺之气衰败,久病失于调养,元气匮乏之人。属于久病虚证。

(二)脊背后突

又称驼背。脊背过度后弯,使前胸塌陷,形似龟背,多见于先天禀赋不足,后天营养失调,肾之精气亏损,发育异常,或脊柱疾病,或曲背久坐,矫正失时所致,也可见于肾虚骨弱的老年人。

(三)脊骨如锯

形体消瘦,背部肌肉若脱,脊骨显露如锯齿状,谓之脊疳。见于疳证后期,因脾胃虚弱、气血化生乏源、脊背筋肉失养而致。

(四)脊柱侧弯

脊柱偏离正中线向左或向右弯曲,常由一侧肌肉萎缩或拘急所致,多伴有疼痛或步态异常。脊柱侧弯见于先天不足、肾精亏虚、发育不良或长期坐姿不良的患儿和一侧胸部有病的患者。

(五)背宽腰圆

腰背宽阔,腹大腰圆,肉肥脂厚,多为痰湿壅盛之人。

腰背变平,伴下肢浮肿为严重水肿病,为病重难治之证。

其他,有腰背部出现的局部组织肿胀、疼痛、皮色青紫,按之质软者,多由挫伤引起的血肿。背部局限性红肿热痛,血热肉腐成脓则为痈,多由热毒内蕴,称为搭背。局部肿胀无灼热,皮色不红,溃破后脓液清稀,称为流痰,常损及骨骼。

(六)角弓反张

项背强直,腰背反折,身体后仰如弓之状。隋·巢元方在《诸病源候论》中首先提出角弓反张一词,列"角弓反张"候,云:"风邪伤人,令腰背反折,不能俯仰,似角弓者,由阳入诸阳经故也"。其实在更早的《黄帝内经》一书中早有了角弓反张这一症状的描述。《灵枢·经脉》:"经脉之病,寒则反折筋急"。《灵枢·热病》:"热而痉者死,……腰折、瘛疭、齿噤齘"。角弓反张兼四肢抽搐,多见于急性热病、破伤风、急慢惊风等病人,多为肝风内动、筋脉拘急之象。但需要仔细辨别。角弓反张兼口噤不语,四肢抽搐,发热恶寒,头身疼痛,苔薄白,脉浮紧,为寒湿阻络之痉病;角弓反张兼口噤齘齿,手足挛急,面红目赤,高热,不恶寒反恶热,大汗出,口渴引饮,甚则谵妄,腹胀便结,舌红苔黄燥,脉弦数有力,为阳明热炽动风;角弓反张兼口噤抽搐,身热夜甚,口干但不甚渴饮,心烦不寐,甚至昏迷谵妄,或见斑疹透露,舌质红绛,脉细数等症,为血分热盛动风;角弓反张兼四肢抽搦,头晕目眩,神疲乏力,自汗盗汗,面白无华,舌质淡,脉弦细,为气血两虚动风;角弓反张兼恶寒发热,头痛,颜面肌肉痉挛,呈苦笑面容,牙关紧闭,舌强口噤,舌红苔黄,脉弦数为金疮风毒所致。

二、感觉异常

正常人当负重或长途跋涉或弯体运动后,产生背腰部酸痛,拘急等感觉,这种因劳累引起的、经休息后短期内可自行消失的异常感觉,尚属正常现象。如出现腰背酸痛、重胀、拘急或异常冷热感,并逐步加重,甚则影响正常功能者,必须结合病史和全身情况进行分析辨证。

(一) 背部异常感

1. **背痛** 背部疼痛,多为经气不利或经脉失养所致。背部强痛,牵连颈项,肩背板滞不舒,兼有恶寒,头痛头重,无汗,鼻塞声重,脉数或紧等表证,多为风寒侵袭太阳经脉;睡后背部酸痛,上肢麻木,起床活动后疼痛减轻,舌黯有瘀点,脉沉细或涩细者为气血瘀滞所致;背部酸痛不耐久坐,或俯身作业,伸背或平卧后舒适,多由脾肾两虚,经脉失养所致。

2. **背冷** 背部有怕冷喜暖的感觉,多见于寒证。背部恶寒,头身疼痛,无汗,鼻塞声重等症,多由风寒束表引起;久病背冷喜暖,兼有面色苍白,四肢不温,小便清长,大便稀溏,舌淡苔白润,脉沉细无力,为阳虚阴盛所致。背上局部寒冷如冰,兼咳喘痰多清稀,腹胀纳少,全身乏力,或四肢浮肿,舌苔白滑,脉沉滑者为痰饮内伏等。《丹溪心法》:"背心一片常为冰冷,……皆痰饮所致。"

3. **背热** 自觉背部发热。多因肺火或阴虚所致。背部发热,胸背胀痛,午后加重,咽干咳嗽,咯吐黄痰,便秘尿赤,苔黄脉数者为肺火背热;背有热感,晚间热增,腰背酸痛,兼有阴虚诸症者为阴虚背热。

(二) 腰部异常感

1. **腰痛** 腰部的一侧或两侧疼痛称腰痛。腰痛且重,局部拘急,转侧不舒,得暖缓解,遇天雨、潮湿加重,起病缓而缠绵,多为寒湿腰痛,由寒湿侵袭、经气不利所致;腰部疼痛较为明显,伴有局部叩击痛,多与小便黄赤短涩或尿频尿急症并见,苔黄腻,脉濡数,为湿热腰痛;腰痛伴两膝酸软,弯腰不便,兼伴有头晕目眩,耳鸣,阳痿遗精,牙齿松动、脱落等症,遇劳加剧者为肾虚腰痛;腰痛因负重、劳作而起或有外伤闪挫史,或局部肤色青紫、肿胀,明显压痛,多由劳伤气滞,血脉瘀阻所致,为瘀血腰痛。

2. **腰脊痛** 指腰部脊椎骨疼痛不适。腰脊痛与腰痛的区别是,腰痛在脊柱两侧(软组织),而脊柱痛以腰部正中脊椎部为主,或者在紧靠脊柱的两侧(用叩击法检查,痛点更为明确)。腰脊强痛拘急,起病突然,伴有恶寒发热,无汗,头痛,项强,周身关节疼痛等表证现象,为太阳伤寒所致;腰脊钝痛或隐痛,伴有尻尾及下肢疼痛,时轻时重,得暖则舒,遇天冷、潮湿加重,为风寒湿阻腰脊痛;腰脊疼痛绵绵不休,劳累后加重,伴有头晕眼花,耳鸣,脱发,牙齿松动脱落,足跟疼痛,两膝酸软无力等症状者,为肾虚所致;腰脊痛,起病突然,腰脊疼痛明显,部位固定,动则痛甚,俯仰转侧不能,有明显外伤史或者闪扭情况,或见局部血肿瘀斑者,为血瘀腰脊痛。

3. **腰酸** 腰部酸楚不适,绵绵不已,或有轻微的疼痛感觉。腰酸与腰痛在病机上有所不同,《张氏医通》曰:"腰痛尚有寒湿伤损之异,腰酸悉属房劳肾虚"。即腰痛的成因有虚有实,而腰酸悉为虚证。肾虚腰酸,轻者表现为腰部酸楚不适,绵绵不已,遇劳加重,休息后缓解,重者尚有腰膝酸软无力,头晕眼花,耳鸣,脱发,牙齿松动脱落,足跟疼痛,阳痿,遗精等症状;腰酸,反复发生,常固定于腰部某一部位,因劳累而加重,卧床休息后不能明显缓解,晨起症状较重,轻度活动后症状减轻,为劳损筋骨所致。

4. **腰重** 腰部有沉重感。常由寒湿外侵、水湿困阻或阳虚所致。腰及腰以下部位沉重发凉,腰冷如坐冷水中,并伴有腰痛,下腹部常感到沉重发胀,苔白润或白滑,脉沉细或缓,为寒湿外侵所致;腰部冷而重,如有冷风吹入,伴有腰酸或轻度疼痛,畏寒肢冷,膝软,足跟疼痛,脱发,牙齿松动,夜尿频多清长,男子阳痿遗精,女子宫寒不孕,月经不调,舌淡,脉沉细无力者,为肾(阳)虚腰重;腰冷腰重,一身尽重,腰以下肢体浮肿,按之凹陷,舌淡,苔白,脉濡为水湿困阻所致。

5. **腰膝无力** 又称"腰膝痿弱"。指腰与膝软弱无力,因腰与膝的症状往往同时出现,所以合称腰膝无力,严重者伴肌肉萎缩。肝肾虚弱或寒湿、湿热都可以导致腰膝无力。腰膝酸软无力或兼有腰痛、腰酸,绵绵不已,休息后略见减轻,劳累后症状加重,兼神疲乏力,头晕眼花,耳鸣耳聋,脱发,牙齿松动,或兼阳痿遗精,不孕不育,舌淡,脉沉细无力者,为肝肾虚弱;腰膝软弱无力,兼有腰、膝冷,或见腰膝酸困、沉重疼痛,遇到阴雨潮湿加重,得暖可以减轻,苔白,脉沉细或缓者,为寒湿所致。

6. **腰如绳束** 腰部如有绳子紧紧束缚的感觉。是带脉为病的临床表现之一。

腰如被绳束缚,并伴有腰痛,为带脉经气不利所致。

若腰如绳束,上有疱疹簇生,灼热疼痛明显,兼有胁痛,口苦,目赤,便秘,尿赤。舌红苔黄腻,脉弦数者,为肝经湿热所致。

7. **腰冷** 腰部感觉寒冷发凉。如被冷风吹,如坐冷水中,伴有腰酸膝软,畏寒肢冷,小便清长,大便溏薄,或阳痿遗精,带下清稀,舌淡苔白,脉沉弱者,为肾阳虚所致。腰背发冷腰膝软弱,不耐久立久行,或见膝足红肿疼痛,小便短赤,大便秘结,舌红苔黄腻,脉弦数者,为湿热所致。腰冷紧绷,伴有头痛,无汗,恶寒,浑身疼痛,苔薄白,脉浮紧者,为风寒外袭所致。腰部及腰以下部位如坐冷水中,伴有腰重腰痛,下肢麻木沉重,苔白,脉沉迟者,为寒湿外侵。

415

三、背腰部功能异常

腰背的功能是支撑躯体、负重和运动,腰背的正常运动可作前俯后仰、侧弯及左右旋转运动。病理情况下可出现腰背的运动受限。有些症状还是全身疾病在局部的反映,如脊强者病在太阳经,反折者病在督脉。腰背不举是骨痿;转摇不能为肾气将惫,以上病情反映了脊柱、背部肌肉和经络功能的病态。

(一)腰背偻俯

腰背伛偻屈曲下俯,活动不利,甚至附物而行的症状。

腰背屈曲下俯,并常与背曲肩垂一同出现,兼有胸闷气短、神疲乏力,动则汗出,语声低微,舌淡脉弱者,为宗气不足所致;腰背屈曲下俯,形体羸弱,动作迟缓,头晕眼花、健忘、脱发、失眠多梦,舌淡脉细弱者,为精血亏虚所致;腰背屈曲下俯,气喘吁吁,动则汗出,腰酸耳鸣,齿摇发落,舌淡脉弱者,为肾气亏虚所致。

(二)转动不利

指腰背的运动受到部分或全部的受限,不能进行前俯后仰、侧弯及左右旋转运动。腰痛腰酸,腰膝无力,腰部及腿脚活动不利,伴有头晕健忘,耳鸣,齿摇脱发者,为肾虚所致;腰痛腰重腰冷,腰部筋脉板滞拘急,活动不利,畏寒肢冷,口淡不渴,苔白脉迟者,为寒湿所致;腰部疼痛明显,不能转动俯仰,局部压痛或触痛明显,或有瘀斑血肿,有外伤闪挫等情况者,为瘀血所致。

(三)尻以代踵,脊以代头

见于《素问·痿论》。指足不能行,以尻代之,头俯不能仰,背驼甚,以致脊高于头。为骨痿日久,内舍于肾,肾中精气虚衰,骨失所养之征。

四、腰背部的检查方法

腰背部外形变化的检查方法:暴露脊柱,分别于立位、坐位和卧位观察之。临床上最常见的是胸椎后凸和腰椎前凸的幅度增加,严重畸形直接观察即显而易见,不明显者可平卧于板床,如见腹部前突而形成腰部与板床之间的空隙明显增加,为腰椎前凸过度的诊察依据。

对轻微脊柱侧凸患者的检查:病人取坐位,低头弯腰,二肘撑膝,使脊柱棘突暴露比较明显。然后观察脊柱有无侧弯;或用一手食指与中指,在棘突两侧自上而下按摩,一面利用手指滑行时的感觉来觉察脊柱是否侧弯,一面可参考棘突两侧皮肤,经按压摩擦而产生的充血带是否平直,可以判断。

腰背痛检查规范:最常用的有按诊和叩诊。腰背部按诊可以用拇指循脊柱自上而下按压,再循背旁1.5寸及3寸部位,用均匀的指力按压,可以发现明显的压痛点,再结合叩诊,可以明确疼痛的部位。纵轴压痛也是检查脊柱痛的方法之一,即嘱患者坐起或站立,医生用手重压头顶,或者将一手掌平置头顶,另一手握拳向手掌用中等力量捶之,如发生脊柱某一部位疼痛,说明该部位疾病可能性大。

脊柱简易定位法:项背部最突出的一个棘突为第七颈椎棘突,是颈椎和胸椎的分界标志,肩胛冈内侧端平第三胸椎棘突,肩胛骨下角平第七胸椎棘突,二季肋平第二腰椎,髂骨后上脊平第三、四腰椎棘突间隙。

穴位压痛反射检查:在人体的腰背部位,有许多穴位,除了督脉上的穴位,还有华佗夹脊,更有足太阳经的背俞穴,系脏腑之气注输于太阳经之部位,也是人体感受外邪之门户,故脏腑经络有病时,可以在背俞上出现异常感觉或触及特殊变化。所以对腰背部位的穴位尤其是背俞穴进行按压,找出压痛点或异常变化,就可以用来推测是何脏何腑的病症。《灵枢·背俞》:"黄帝问于岐伯曰:愿闻五脏之输,出于背者。岐伯曰:胸中大输在杼骨之端,肺输在三焦之间,心输在五焦之间,膈输在七焦之间,肝输在九焦之间,脾输在十一焦之间,肾输在十四肩之间,皆挟脊相去三寸所,则欲得而验之,按其处,应在中而痛解,乃其输也"。可知内脏疾病在相应的腧穴会出现一些变化,按压腧穴能推测相关脏腑的疾病,如发现第10~12胸椎靠左侧(相当于脾俞、胃俞)压痛明显,可能为胃(十二指肠)溃疡;第12肋骨上,肩胛线和肩胛内侧线间部位痛与胆囊疾病有关。而且根据《黄帝内经》理论以及临床实践都能证明通过按压或灸疗这些反应点能治疗相关内脏疾病。

背部运动检查法:可先从立位开始,嘱患者直立,两手抱项部,然后躯体作左右倾斜和旋转动作。再将手放下作躯干前屈及伸展动作,观察这些动作的幅度是否正常,有无疼痛。运动限制与疼痛、疾病的关系等。

417

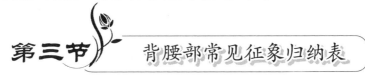

第三节 背腰部常见征象归纳表

表4-6-1 背腰部常见征象表

	症状	虚证	实证	虚实夹杂证
形态异常	背曲肩垂	心肺气衰,元气匮乏		
	脊背后突	肾精虚损		曲背久坐失矫
	脊骨如锯	脾胃虚弱,脊筋失养		
	脊椎侧弯	肾精亏虚,发育不良		坐姿不正
	背宽腰圆		痰湿壅盛	
	搭背(痈)		热毒内蕴	
	角弓反张	气血两虚	寒湿阻络;阳明热炽动风;血分热盛动风;金疮风毒	

续表

	症状	虚证	实证	虚实夹杂证
感觉异常	背痛	脾肾两虚	风寒表证;气血瘀滞	
	背冷	阳虚阴盛	风寒束表;痰饮内伏	
	背热	阴虚	肺火	
	腰痛	肾虚	寒湿;湿热;瘀血	
	腰脊痛	肾虚	太阳伤寒;风寒湿阻;血瘀	
	腰酸	肾虚精亏		劳损筋骨
	腰重	肾阳虚弱	寒湿外侵;水湿困阻	
	腰膝无力	肝肾虚弱	寒湿;湿热阻络	
	腰如绳束	带脉经气不利	肝经湿热	
	腰冷	肾阳虚	风寒外袭;寒湿外侵	
功能异常	转动不利	肾虚	寒湿阻络;外伤瘀血	
	腰背偻俯	宗气不足;肾气亏虚、精血亏虚(心肾二虚)		
	尻以代踵、脊以代头	肾精虚衰		

背腰是支撑躯体,维持体态,进行躯体活动的重要支柱,是人体内脏的后卫,与许多经脉尤其是督脉、带脉、足太阳经密切相关。所以腰背部的形态、感觉、功能异常不仅表现局部病变,更能反映出脏腑经络的功能状态与病理状况(见表4-6-1)。腰背部的证候有虚证,有实证,也有相兼、错杂等复杂证候,需要通过望闻问切以及一些特殊的检查方法收集病情资料进行详细辨别。正如《景岳全书》论述腰痛所言,"腰痛证凡悠悠戚戚,屡发不已者,肾之虚也;遇阴雨或久坐痛而重者,湿也;遇诸寒而痛,或喜暖而恶寒者,寒也;遇诸热而痛,及喜寒而恶热者,热也;郁怒而痛者,气之滞也;忧愁思虑而痛者,气之虚也;劳动即痛者,肝肾之衰也。当辨其所因而治之。"

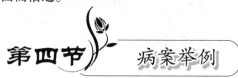

第四节 病案举例

病案一:腰部转动不利

孙四二　肾气攻背,颈强,溺频且多,督脉不摄,腰重头痛,难以转侧。先与通阳,宗许学士法。背痛

川椒炒出汗,三分　川桂枝　一钱　川附子　一钱　茯苓　一钱半

生白术　一钱　　生远志　一钱

凡冲气攻痛,从背而上者,系督脉主病,治在少阴;从腹而上者,治在厥阴,系冲任主病,或填补阳明,此治病之宗旨也。 （选自《临证指南医案》）

病案二:背弯不能直

祝茹穹治一人,患心重如千斤下坠。背弯不能直,每发时疼痛难忍,眼珠直出,社皆咬碎,无药可疗。祝曰:此必打铜铁生理,终日用力,伤于饥饱,间以欲事,或因偷情为人所惊,精不得泄,用槌则弯背,惊则心血走,不泄则肾气逆,以气裹血,渗留包络,遂成是证。究之果大铜匠也。乃以麻黄,羌活各一钱,茯神,香附,归尾,赤芍各八分,甘草四分,两剂发汗而心轻,再以熟大黄三钱,赤芍,槟榔,枳实,黄柏,黄芩各一钱,两剂便通而背直。服八味地黄丸一料,而用力生理如常矣。 （选自《古今医案按选》）

病案三:太少两感腰痛

王左肾阴本亏,寒邪外受,太阳少阴同病,发热微寒,遍体酸楚,腰痛如折,苔薄腻微黄,脉象尺弱,寸关浮紧而数。太阳主一身之表,腰为少阴之府,风寒乘隙而入,营卫不能流通,两感重症。姑拟阳旦疏达表邪,以冀速解为幸。

川桂枝(五分)苏梗叶(各一钱五分)北细辛(三分)浓杜仲(一钱五分)丝瓜络(一钱五分)葱头(三枚)酒炒黄芩(一钱)淡豆豉(三钱)炙甘草(五分)晚蚕沙(三钱)生姜(两片)

（选自《丁甘仁医案》）

419

病案四:肾盂结石并积水(石淋)

郭某,女,51岁,医院检验师,1987.8.5.初诊。

患者7天前夜晚突然腹部绞痛,放射小腹难以忍受,经用哌替啶疼痛缓解。本厂职工医院B超显示,肾盂结石并积水。刻诊:后腰酸困,但痛不明显,下肢沉重无力,小便频而不畅,查见舌质红,苔白腻,脉弦滑。病为肾石症之相对静止期。乃肾气亏虚,气化无力,水湿停聚,积久成石。治当益气温肾,利水排石。

方以五苓散为宗:生黄芪30g,桂枝9g,猪苓30g,泽泻15g,赤茯苓20g,萹蓄15g,车前子30g,海金沙15g,石韦30g,川牛膝15g,王不留9g,木贼草15g,滑石15g(先),金钱草30g,黑豆一把,核桃5个。

上方加减,续进20余剂,其间,尿液多次混如泥浆,似夹带泥沙样结石,继之,腰酸渐失,下肢有力,小便清利,B超多次复查,证实结石排尽。

（选自《乔保钧医案》）

病案五:肾虚腰痛

肾虚,脉细欲卧,头空耳鸣,腰痛骨楚。少阴精髓衰也。当补之。

鹿角胶(先煎)三钱,大熟地一两,菟丝子四钱,五味子一钱,川杜仲三钱,泽泻三钱,云苓三钱,麦冬三钱,怀山药三钱,炒谷芽三钱

（选自《曹颖甫先生医案》）入门王慎轩记

病案六:心肾不交肝旺痰热腰痛

朱左心者君主之官,神明出焉。肾者作强之官,伎巧出焉。心营与肾水交亏,神机不灵,作强无权,不能动作,不能思想,心悸跳跃,右耳响鸣,两目羞明,腰痛酸胀,健忘胆怯。舌质光,苔尖白中后黄腻,脉象弦小而滑,痰热乘势内生,弦乃肝旺,小属肾虚,滑则有痰之明证。经云:主不明则十二官危。心病则一身皆病矣。脉证参合,或则成损,或则为癫,欲求速愈,静养调摄,当居其半,草木扶助,尚在其次,姑宜复方图治,养心阴,益肾水,柔肝木,化痰热,参以调和脾胃之品。水足则木得涵养,脾健则痰热自化。

（选自《丁甘仁医案》）

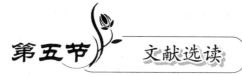

第五节 文献选读

1.《素问·脉要精微论》曰:"腰者,肾之府,转摇不能,肾将惫矣。"

2.《素问·五常政大论》曰:"太阴司天,湿气下临,肾气上从,黑志水变,埃冒云雨,胸中不利,阴痿,气大衰而不起不用,当其时,反腰椎痛,功能不便也,厥逆。"

3.《素问·脉解》曰:"少阴所谓腰痛者,少阴者,肾也,十月万物阳气皆伤故腰痛也。"

4.《灵枢·本神》曰:"肾盛怒而不止,则伤志,志伤则喜忘其前言,腰脊不可以俯仰屈伸。"

5.《素问·刺腰痛论》曰:"衡络之脉令人腰痛,不可以俯仰,仰则恐仆,得之举重伤腰,衡络绝,恶血归之。"

6.《金匮要略·五脏风寒积聚病脉证并治第十一》曰:"肾著之病,其人身体重,腰中冷,如坐水中,形如水状,反不渴,小便自利,饮食如故。病属下焦,身劳汗出,衣里冷湿,久久得之。腰以下冷痛,腹重如带五千钱。甘姜苓术汤主之。"

7.《金匮要略·血痹虚劳病脉证并治第六》曰:"虚劳腰痛,小腹拘急,小便不利者,八味肾气丸主之。"

8.《诸病源候论·腰痛候》曰:"肾主腰脚,肾经虚损,风冷乘之,故腰痛也。又邪克于足少阴之络,令人腰痛引少腹,不可以仰息。诊其尺脉沉,主腰背痛。"

"凡腰痛有五:一曰少阴,少阴中也,七月万物阳气伤,是以腰痛。二曰风痹,风寒著腰,是以痛。三曰肾虚,役用伤肾,是以痛。四曰腰,坠堕伤腰,是以痛。五曰寝卧湿地,是以痛。其汤熨针石别有正方,补养宣导,今附于后。"

"诊其尺脉沉,立腰背痛,寸口脉弱,腰背痛。尺寸俱浮,直上直下,此为督脉腰强痛。"

9.《诸病源候论·卒腰痛候》曰:"夫劳伤之人,肾气虚损,而肾主腰脚,经贯肾络脊。风邪乘虚卒入肾经,故猝然而患腰痛。""久腰痛候:夫腰痛,皆由伤肾气所为。肾虚受于风邪,风邪停积于肾经,与血气相击,久而不散,故久腰痛。"

10.《诸病源候论·腰痛不得俯仰候》曰:"肾主腰脚,而三阴三阳,十二经脉,八脉,有贯络于腰脊者,劳损于肾,动伤经络,又为风冷所侵,血气击搏,故腰痛也。"

11.《诸病源候论·风湿腰痛候》曰:"劳伤肾气,经络既虚,或因卧湿当风,而风湿乘虚搏于肾经,与血气相击而腰痛,故云风湿腰痛。"

12.《诸病源候论·久腰痛候》曰:"夫腰痛,皆由伤肾气所为。肾虚受于风邪,风邪停积于肾经,与血气相击,久而不散,故久腰痛。"

13.《诸病源候论·肾著腰痛候》曰:"肾主腰脚,肾经虚则受风冷,内有积水,风水相搏,浸积于肾,肾气内著,不能宣通,故令腰痛。其病状,身重腰冷,腹重如带五千钱,如坐于水,形状如水,不渴,小便自利,饮食如故。久久变为水病,肾湿故也。"

14.《诸病源候论·腰脚疼痛候》曰:"肾气不足,受风邪之所为也。劳伤则肾虚,虚则受于风冷,风冷与真气交争,故腰脚疼痛。"

15.《三因极一病证方论·腰痛病论》曰:"夫腰痛属肾虚,亦涉三因所致;在外则脏腑经络受邪,在内则忧思恐怒,以至房劳堕坠,皆能使痛。"

16.《三因极一病证方论·夫腰痛》曰:"虽属肾虚,亦涉三因所致。在外则脏腑经络受邪,在内则忧思恐怒,以至房劳坠堕,皆能致之。"

17.《三因极一病证方论·外因腰痛论》曰:"太阳腰痛,引项脊尻背如重状;阳明腰痛,不可以顾,顾则如有所见,善悲;少阳腰痛,如针刺其皮,循循然,不可俯仰,不可以顾;太阴腰痛,烦热,腰下如有横木居其中,甚则遗溲;少阴腰痛,痛引脊内;厥阴腰痛,腰中强急,如张弩弦状。"

18.《三因极一病证方论·内因腰痛论》曰:"失志伤肾,郁怒伤肝,忧思伤脾,皆致腰痛者,以肝肾同系,脾胃表裡,脾滞胃闭,最致腰痛。其证虚羸不足,面目黧黑,远行久立,力不能尽,失志所为也;腹急胁胀,所祈不得,意淫于外,宗筋弛纵,及为白淫,郁怒所为也;肌肉濡渍,痹而不仁,饮食不化,肠胃胀满,闪坠腰胁,忧思所为也。准此,从内所因调理施治。"

19.《三因极一病证方论·不内外因腰痛论》曰:"肾著腰痛,腰冷如冰,身重不渴,小便自利,食饮如故,腰以下冷重如带五千钱,因作劳汗出,衣里冷湿,久久得之。腰痛者,伛偻肿重,引季胁痛,因于坠堕,恶血流滞;及房劳疲力,耗竭精气,致腰疼痛,准此,从不内外因补泻施治。"

20.《医林绳墨·腰痛》曰:"大抵腰痛之症,因于劳损而肾虚者甚多,因于湿热痰积而伤肾者,因瘀血于外感闪朒等症者,虽有不多。在治者临症之时,当详审之。盖肾虚而受邪,则邪胜而阴愈消,不能荣养于腰者,故作痛也,宜以保养绝欲,使精实而髓满,血流而气通,自无腰痛之患。设若肾伤而不治,气虚而不补,致令精竭水枯,腰脚沉重而成骨痿者,此也,故内伤所治之法,然当补肾为先。清痰理气次之,行血清热又次之。至以负重伤损,瘀血蓄而不行,闪肭折挫,血气凝滞,着而成病者,又当以破血调气可也。"

21.《证治准绳·腰痛》曰:"有风、有湿、有寒、有热、有挫闪、有瘀血、有滞气、有痰积,皆标也,肾虚其本也。"

22.《仁斋直指方·腰痛》曰:"肾虚为腰痛之本,肾气有虚,凡中风、受湿、伤冷、蓄热、血沥、气滞、水积、坠伤,与夫失志、作劳,种种腰痛,递见而层出矣。"

23.《丹溪心法·腰痛》:"腰痛主湿热、肾虚、瘀血、挫闪,有痰积。"

24.《丹溪心法·腰痛》曰:"凡诸痛皆属火,寒凉药不可峻用,必用温散之药;诸痛不可用参,补气则疼痛愈甚。"

25.《景岳全书·腰痛》:"凡积而渐至者皆不足;暴痛甚者多有余;内伤禀弱者皆不足;外感邪实者多有余。"

26.《景岳全书·腰痛》曰:"腰痛证凡悠悠戚戚,屡发不已者,肾之虚也;遇阴雨或久坐痛而重者,湿也;遇诸寒而痛,或喜暖而恶寒者,寒也;遇诸热而痛,及喜寒而恶热者,热也;郁怒而痛者,气之滞也;忧愁思虑而痛者,气之虚也;劳动即痛者,肝肾之衰也。当辨其所因而治之。"

27.《医学入门·腰痛》曰:"腰新痛宜疏外邪,清湿热;久则补肾,兼理气血。"

28.《七松岩集·腰痛》曰:"然痛有虚实之分,所谓虚者,是两肾之精神气血虚也,凡言虚证,皆两肾自病耳。所谓实者,非肾家自实,是两腰经络血脉之中,为风寒湿之所侵,闪肭挫气之所碍,腰内空腔之中,为湿痰瘀血凝滞不通而为痛,当依据脉证辨悉而分治之。"

29.《证治汇补·腰痛》曰:"唯补肾为先,而后随邪之所见者以施治,标急则治标,本急则治本,初痛宜疏邪滞,理经隧,久痛宜补真元,养血气。"

30.《杂病源流犀烛·腰痛病源流》曰:"腰痛,精气虚而邪客病也。肾虚其本也,风寒湿热痰饮,气滞血瘀闪挫其标也,或从标,或从本,贵无失其宜而已。"

31.《临证医案指南·腰脚足痛》曰:"腰者,肾之府,肾与膀胱为表里,在外为太阳,在内属少阴,又为冲任督带之要会,则腰痛一症,不得不以肾为主病,然有内因外因不内外因之别,旧有五辨,一曰阳虚不足,少阴肾衰,二曰风痹风寒,湿着腰痛,三曰劳役伤肾,四曰坠堕损伤,五曰寝卧湿地,其说已详。"

第七章 二 阴

二阴即前阴与后阴,位于躯体的最下端。人体的排泄物二便经二阴排出体外,而前阴又是女子排出月经、娩出胎儿与男子排泄精液之通道,是性与生殖的器官,为宗筋之所聚。因此二阴的功能活动与脏腑经络有非常密切的关系,二阴的病症也多反映脏腑经络的病理变化,故在诊断方面有比较重要的意义。

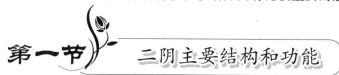

第一节 二阴主要结构和功能

一、结构与功能

前阴是男女外生殖器及尿窍的总称。在男性,前阴包括阴茎(龟头、阴茎体、阴茎根)、阴囊,阴茎是男性性交器官,又因精窍、尿窍开口于此,所以又是排尿、射精的通道。后世医家把男性外生殖器统称为"外肾",《黄帝内经》称其为"宗筋之所聚"。男性的前阴又是男子第二性征最明显的部位,阴毛密集。在女性,前阴包括阴阜、大阴唇、小阴唇、阴蒂、前庭大腺、尿道口、阴道口、处女膜。尿道口古称尿窍、廷孔,为排尿之口;阴道口部位古称阴户、子户,月经经此排出,胎儿从此娩出。后阴即肛门,又称魄门,其最主要的功能是排泄糟粕。因其为消化道的最下端,故又称为"下极"。

二、二阴与脏腑经络的联系

前阴中的尿窍通于膀胱,而肾的气化功能直接影响着膀胱的贮尿、排尿功能;精窍通于肾,阴户内通胞宫,与肾相关。肾藏精,主生殖,可知前阴的功能与肾密切相关,前阴为肾之窍。另外,尿的产生和排泄还与脾、肺、膀胱、三焦等脏腑有关。而精与经血的排泄以及生殖功能是否正常,不但与肾相关,而且还与心、肝、脾等脏腑功能协调有密切的关联。《证治汇补》说:"遗精之主宰在心,精之藏制在肾。"生殖功能是否正常与心肾功能是否协调关系密切。男女生殖功能也受肝的功能的影响,《格致余论·阳有余阴不足论》曰:"主闭藏者,肾也;主疏泄者,肝也"。肝主疏泄与肾主封藏的功能必须协调,才能维持前阴正常的生殖功能。而脾为后天之本,生殖之精藏于肾,肾精尚需后天之精源补充才不至过早耗竭,因此脾主运化、升清、统血的功能均在不同程度上影响着前阴的功能。

前阴与十二经脉中的许多经脉都有密切联系。《素问·厥论》说:"前阴者,宗筋之所聚,太阴阳明之所合也。"肝足厥阴之脉"入毛中,过阴器,抵少腹";足少阳之脉"入毛际,合于厥阴";足厥阴、足少阴之筋,皆"结于阴器";足太阴、足阳明之筋,皆"聚于阴器","与阳明合于宗筋"。前阴与奇经八脉中的督脉、任脉、冲脉关系也非常密切,如任脉出于会阴,过阴器,"以上毛际";督脉起于小腹之下骨中央,络阴器,女子入系廷孔,男子循阴茎;任脉起于中极以下,出会阴,过阴器,经前阴;冲脉起于胞中,下出于会阴部。

后阴肛门,为大肠下口,主排泄糟粕,后阴启闭是否适度必然受到大肠传导功能的影响。而事实上,后阴启闭与众多的脏腑有着生理联系:肺与大肠相表里,肺气的肃降有助于大肠的传导,促进粪便的排泄;肾主司前后二阴,魄门的启闭也有赖于肾气之调摄;在饮食物的消化吸收和糟粕的排泄过程中,脾胃的升降起着主导作用。大肠的传导作用,是胃的降浊功能的延伸和体现;后阴维持恒定位置而不致下垂,水谷精微正常吸收升散而不致清浊俱下,是脾的升清功能的具体反映。因此,《黄帝内经》指出"魄门亦为五脏使"(《素问·五脏别论》)。脏腑气机升降有常,后阴启闭方能正常。具体而言,后阴的正常启闭,有赖于肾气的固摄、大肠的传导、肺气的肃降、脾气的升提、胃气的降浊等。而后阴功能正常,又能协调脏腑气机升降出入运动。

循行于后阴的经脉主要有督脉、任脉、冲脉三奇经,三者"一源三歧",均下出会阴。另有足太阳经别"下尻五寸,别入于肛"。

可见,前后二阴与脏腑经络有密切的联系,二阴的症状常能反映出脏腑经络的病理变化。

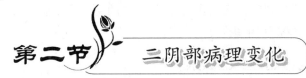

第二节　二阴部病理变化

一、形态异常

(一)前阴

外阴肿胀:男性阴囊或女性阴户肿胀,称为"阴肿"。阴肿而不痒不痛,可见于水肿病,多因脾肾阳虚,水湿浸淫所致。若女子阴户红肿痒痛,伴带下黄稠,男子龟头红肿潮湿,伴小腹胀痛,为肝经湿热下注。

外阴生疮:妇人阴户生疮,甚则溃疡,脓水淋漓,局部肿痛者,称为"阴疮",又称"阴蚀"。本病相当于西医学的非特异性外阴溃疡、前庭大腺炎脓肿破溃、外阴肿瘤继发感染等疾病。阴部生疮,红肿热痛,甚则溃烂流脓,黏稠臭秽,伴有头晕目眩,口苦咽干,身热心烦,大便干结。舌红,苔黄,脉滑数,多因湿热下注,蕴结成毒所致;阴疮坚硬,皮色不变,或有疼痛,溃后脓水淋漓,神疲倦怠,食少纳呆,舌淡,苔白腻,脉细弱,多因正气虚弱,寒湿凝结而成。

阴囊肿大(囊痈):阴囊肿大而透明,为水疝。阴囊肿大不透明,为小肠坠入阴囊或睾丸肿胀引起,称为"疝气"。多由肝气郁结、久立劳累,脾肾气虚或寒湿侵袭所致。肝气郁结者,伴有少腹胀痛,脉弦;脾肾气虚常在久立劳累后发生,阴部有坠胀感;寒湿侵袭者阴囊肿大而透明。

小儿阴囊松弛下坠,或色白者,为气血亏而体弱多病。阴囊松弛下垂亦可见于小儿发热时。

阴囊湿痒:表现为阴囊瘙痒,湿烂发红,浸淫黄水,焮热疼痛,又称"肾囊风",由湿热蕴结而发。若日久阴囊皮肤粗糙变厚,为阴虚血燥证。

睾丸异常:小儿睾丸过小或触不到,多属先天发育异常,亦可见于痄腮后遗症(睾丸萎缩)。睾丸肿大有触痛,质偏软者,多由感受热毒,或湿热蕴结为痈(子痈)。

睾丸肿痛(子痈):睾丸及附睾的急性感染性疾病。发热疼痛,甚则热腐溃脓。慢性子痈常有阴囊疼痛,发胀、下坠胀,疼痛可放射到下腹部及大腿根部。检查可触到附睾增大,变硬,有结节,伴轻度压痛,并可摸及麻绳状扭曲的附睾,为睾丸肿瘤。

阴茎肿块:阴茎中医称玉茎。中年男子会阴部下坠感,排尿时有微刺痛或排尿不畅,严重时造成性交障碍或阳痿,阴茎背部可触及硬块或索状斑块,轻度压痛。阴茎头部表面有丘疹、结节、疣状等坚硬物,溃后如翻花,称肾岩。

阴户有物突出:妇女阴户中有物突出如梨状,称为"阴挺",多由脾虚中气下陷,或产后劳伤,使胞宫下坠阴户之外所致。若阴挺伴有阴部湿烂,局部红肿痒痛,为感受湿热虫毒所致。

阴户白斑:阴户皮肤色素脱落而发白,甚至延伸至会阴、肛门、阴股,瘙痒难忍,或皮肤干枯、萎缩或增厚、粗糙。多与肾虚血热风燥、冲任督脉气血运行失常有关。

五不男与五不女:为生殖器官的畸形、缺如及生育障碍。五不男即天、漏、犍、怯、变。天又称天宦,是指阴茎短小如无,或睾丸缺如及第二性征不全;漏指经常遗精、滑泄,精液异常;犍,指男性阴茎被割掉,不能性交;怯,指男子阳痿,阴茎不能勃起;变,指两性畸形,即阴阳人。五不女即螺、纹、鼓、角、脉。螺,指外阴、阴道如螺蛳状,妨碍性交,不能孕育;纹,指外阴、阴道先天畸形,很小,只能通过经血,但不能性交,或阴道缺如;鼓,指女性外阴绷紧,无孔窍,实为处女膜闭锁,妨碍性交;角,又称角花,是阴蒂过大,状如阴中有角,每当性欲冲动时,角花勃起,类似男性阴茎,有人称角为阴阳人;脉,指女子无月经,或严重的月经失调

425

而不能孕育者。

(二)后阴

痔疮:肛门直肠底部及肛门黏膜的静脉丛发生曲张而形成的一个或多个柔软的静脉团的一种慢性疾病,包括内痔、外痔、混合痔。因饮食不节,起居失常,大便失调,妊娠多产及内伤七情等因素所致。若痔疮发作常伴有大便干结难解、肛门灼热刺痛,为热结血壅,筋脉横结而致;若痔疮发作,常在劳累以后,并有神疲乏力,气短懒言,排便无力,临厕努争,大便不实,为气虚血滞,经络阻滞所致。

脱肛:指直肠黏膜或直肠全层脱垂,少数可发生部分乙状结肠脱垂,又称直肠脱垂。多见于排便或努挣时,直肠黏膜脱出。肛内肿物脱出,色淡红,时伴肛门坠胀,神疲乏力,舌淡脉弱,为中气下陷;肛内肿物脱出,色发绀或深红,甚则表面部分溃破,糜烂,肛门潮湿并有灼热感。舌红黄腻,脉弦数,与湿热下注有关。

肛裂:指肛管皮肤出现裂口,局部常在排便时出现疼痛、便血。一般裂口新鲜,排便时肛门剧痛,便血新鲜,为燥火内结;若裂口溃疡有脓,肛缘湿痒,排便不爽,或有黏便,便血色黯,为湿热蕴结。老人便时疼痛,出血不多,大便干结如羊屎,口干头晕,多为血虚肠燥。

肛痈:即肛周痈肿。初起有肛门周围疼痛,出现硬块,之后硬块红肿突起如桃李大小,疼痛加剧,坐卧不宁,局部疼痛拒按,体温升高。脓肿部位浅的,局部红肿热痛明显,全身症状轻;脓肿部位深,全身症状重局部症状轻。多为热毒蕴积所致。

肛瘘:肛痈成脓溃破后,创口久不愈合,日久形成瘘管,脓水从瘘管口中流出,淋漓不尽。若瘘管外口高突,红肿疼痛明显,浓汁稠厚臭秽,便秘尿赤,为实热;若瘘管外口平塌,红肿疼痛不明显,浓汁清稀,腥臭,颧红潮热,为虚热。

肛门湿疹:指肛门周围皮肤渗出、糜烂,增厚粗糙,局部瘙痒。若急性发作,局部潮红,肿胀,糜烂,滋水浸淫成片,结痂,苔黄腻,脉滑数。为湿热下注所致;若慢性湿疹,常反复发作,病程较长,皮损肥厚,呈苔藓样变,色素沉着,结痂脱屑等,或伴头昏乏力,腰酸软。舌淡红,苔薄白,脉细无力。为血虚风燥。

二、感觉异常

(一)前阴

阴痒:指外阴部瘙痒或阴道瘙痒的症状。严重时瘙痒难忍,坐卧不宁,甚至影响睡眠、劳作。本病相当于西医学外阴瘙痒症、外阴炎、阴道炎及外阴营养不良。一般阴部干涩、灼热作痒,夜间加重,或皮肤变白、增厚或萎缩,甚则皲裂,夜间痒甚,五心烦热,头晕目眩,时有烘热汗出,腰酸腿软,舌红,苔少,脉弦细而数,为肝肾阴虚;若阴部奇痒难忍,黄带如脓,稠黏臭秽,胸胁苦闷,口苦咽干,便秘溲赤,舌红,苔黄腻,脉弦滑而数,为肝经湿热下注;阴部瘙痒,如虫行状,甚则奇痒难忍,灼热疼痛,伴有带下量多,色黄如泡沫状,或如豆渣状,臭秽,心烦少寐,口苦咽干,小便黄赤,舌红,苔黄腻,脉滑数,为湿虫滋生。

阴痛:指阴中或阴户作痛,或阴部时时抽掣疼痛,甚至连及小腹、两乳,或阴道干涩作痛。阴痛有干涩灼热感,腰酸头晕耳鸣,五心烦热或烘热汗出,口干咽燥,为肝肾阴虚;阴痛且有坠胀感,带下清稀,神疲乏力,脉细弱,为气虚下陷;阴痛连及少腹作胀,乳房胀痛,胸闷胁胀,情绪抑郁,脉弦,为肝郁气滞;阴痛不可忍,阴部拘急抽掣,畏寒肢冷,苔白,脉弦紧,为寒滞肝脉;阴痛,带下臭秽,色黄如脓,口苦,舌红苔黄腻,为湿热下注。

阴冷:自觉阴中寒冷,甚至冷及少腹、尻股之间。阴冷兼腰骶寒冷,少腹冷痛,形寒肢冷,舌淡脉沉,多为肾阳虚衰;阴冷伴关节冷痛,得温缓解,恶风怕冷,苔薄白,脉紧,为风寒外袭。阴冷兼汗出,阴部湿痒,臊臭,烦闷,口苦,尿赤,为肝经湿热。

阴吹:指妇人阴中时时有气排出,且气出有声,又称阴泣,如谷道转矢气状。阴吹若别无所苦,不作病论。若阴吹更兼便秘,腹痛,舌红苔黄燥,为阳明燥结,胃燥津亏;若阴吹声低,时断时续,头晕乏力,四肢倦怠,小腹坠胀,舌淡脉虚,为中气下陷。

(二)后阴

肛门瘙痒:痔疮、瘘管、肛裂、蛔虫、蛲虫、疣、疮肿等都可以继发性引起肛门瘙痒,这里指肛门周围皮肤顽固瘙痒、经久不愈的原发瘙痒症状。肛门瘙痒伴局部灼热,心烦失眠,焦躁易怒,为风热郁滞;肛门瘙痒伴肛门潮湿,舌苔厚腻,舌边红,脉濡滑,为风热夹湿;肛门瘙痒,皮肤干燥皲裂,口干舌燥,形体消瘦,舌红少苔,脉细数。为阴虚生风。

肛门疼痛:自觉肛门及其肛门周围疼痛。有虚实寒热不同。凡肛门隐隐作痛,伴有重坠感,为中气下陷。肛门持续疼痛,且疼痛明显,为实证,其中,灼热湿痒为湿热;冷痛为寒滞;胀痛无定处,为气滞;刺痛且固定,为血瘀。

肛门重坠:自觉肛门重坠或下坠感。肛门重坠,朝轻暮重,或兼脱肛,神疲乏力,为中气下陷;肛门重坠,下痢脓血,口苦尿黄,舌红苔黄腻,脉滑数,为湿热下注;肛门重坠,肛周痔疮,按之质硬,舌质紫黯有瘀点,脉弦或涩,为气滞血瘀;肛门重坠,排便不爽,胁肋胀痛,神情抑郁,悲忧善哭,或善太息,脉弦,为肝气郁结。

三、功能异常

(一)前阴

阳痿:男性未过八八,阴茎不能勃起,或者勃起不坚,或者坚而不能持久,以致不能进行性交者。阳痿兼有阴冷,腰酸耳鸣,畏寒肢冷,舌淡脉弱,为肾督阳虚；若兼有面色萎黄，神疲乏力，食少腹胀，心悸失眠，舌淡脉虚为心脾两虚；平时尚能勃起，而临房焦虑不安，多疑易惊，以致阳痿不举，为恐惧伤肾，心胆气虚；若阳痿而阴部潮湿或痒痛，小便短赤，舌苔黄腻，为肝经湿热下注。

阳强：指阴茎异常勃起，经过数小时、数日甚至逾月不衰。阳强伴有阴茎紫黯，胀痛，排尿困难且疼痛，便秘尿赤，舌红苔黄，脉弦数，为肝经实热；若阳强兼消瘦盗汗，口干，舌红脉细数，为阴虚火旺。

阴缩：男性阴囊阴茎，或女性阴户收缩，拘急疼痛，称"阴缩"，多因外感寒邪，侵袭肝经，凝滞气血，肝脉拘急收引所致。也有外感热病，热入厥阴，阴液大伤，宗筋失养者。

遗精：不性交而精频繁自出。有梦而出为梦遗，无梦而遗为滑精。遗精伴有心烦心悸，腰酸耳鸣，潮热盗汗，便秘尿赤，舌尖红，脉细数，为心肾不交；无梦自遗，劳累后更甚，神疲乏力，气短懒言，腰酸膝软，头晕耳鸣，为肾虚精关不固；阳事易举，口苦，尿赤，苔黄，脉弦劲，为相火妄动。

早泄：行房时，因过早射精，随后阴茎即软，不能进行正常性交。早泄兼有腰酸腰痛，头晕耳鸣，牙齿松动，头发脱落，形体衰老，为肾虚；兼有烦闷口苦，尿痛淋浊，阴部瘙痒，舌红苔黄，脉弦有力，为肝经湿热下注。早泄兼有面色萎黄，自汗乏力，心悸气短，肢体倦怠，食少便溏，舌淡脉细，为心脾两虚。

性冷：性欲低下冷淡，甚至对房事毫无兴趣。性冷兼形体肥胖，胸闷脘痞，倦怠嗜睡，肢体困倦，苔白腻，脉弦滑，为痰湿中阻。房事冷淡，勉强行房，事毕全身汗出，气短乏力，平时精神萎靡，便溏食少，舌淡脉弱，为脾胃气虚；性冷兼有畏寒肢冷，腰膝酸软，男子阳痿，女子带下，小便清长，大便溏薄，舌淡脉沉迟无力，为肾督阳虚。

精闭或泄精不畅：行房不能正常排出精液或排精不畅，多为情志所伤，肝郁不舒或血瘀痰阻所致。

月经不调：包括月经先期、月经后期、月经先后无定期，月经过少，月经过多，以及月经的色质异常等。引起月经不调的原因很多，有气虚、血虚、阴虚、阳虚、有气滞、血瘀、寒凝、痰阻、血热等。

崩漏：崩漏是指经血非时而下的一种病症。量多如注者为崩，量少淋漓不尽者为漏，两者常交替出现。崩漏的诊断依据是月经无周期性，与现代医学所说的"功能性子宫出血"相近似。多为血热、脾虚、血瘀、肝郁、肾虚等导致冲任损伤，不能约制经血所致。

闭经：闭经是指女子18周岁，月经尚未来潮，或月经来潮后又中断6个月以上，而并非妊娠或哺乳、绝经所致的病症。前者为原发性闭经，后者为继发性闭经。闭经的原因十分复杂，有精亏、血虚、阳虚、气弱、寒凝、痰阻、气滞、血瘀等因素所致。

带下:系带下量明显增多,色、质、气味异常为主要表现的病症。多见于阴道、宫颈、盆腔等炎症性疾病。带下色白或淡黄,量多如涕,无臭,绵绵不断。面色萎黄,四肢不温,精神疲倦,两足浮肿。舌淡胖,苔白,脉缓弱,为脾虚寒湿;带下色黄或兼赤,质黏无臭。阴户灼热,五心烦热,腰酸耳鸣,头晕心悸,舌红,苔少,脉细数,为肾阴亏虚;赤带应查明原因,40岁以上的尤其应警惕肿瘤引起的赤带。带下量多清稀如水,或透明如鸡蛋清,绵绵不绝,腰酸腹冷,夜尿频数清长。舌质淡,苔薄白,脉沉迟,属肾阳亏虚;带下量多色黄质黏腻,有臭气;或带下色白质黏为豆腐渣状,阴痒。胸闷口腻,纳食较差,或小便作痛,小便黄。舌苔黄腻或厚,脉濡数,为湿热下注。

滑胎:即现代医学之"习惯性流产"。是指坠胎或小产后,下次受孕仍如期而坠,或屡孕屡坠,达三次以上者。引起滑胎的因素,有肾虚、气血两虚、血热妄行、瘀阻胞宫等。妊娠期间,腰酸腹坠,阴道流血,平素头晕耳鸣,两腿酸软,小便频数甚至失禁。舌淡、苔薄白,脉沉细弱为肾虚;平素神疲肢倦,心悸气短,少气懒言,面色淡白,舌淡脉虚,妊娠期间胎动下坠,腰酸腹痛,阴道少量流血,色淡红,质稀薄。舌淡、苔薄白,脉细滑或沉弱,为气血虚弱;妊娠胎漏下血,色鲜红,胎动下坠,小腹作痛,心烦不安,手心烦热,口干咽燥,小便短黄,大便秘结。舌质红,苔黄而干,脉弦滑或滑数,为血热妄行;屡孕屡坠,受孕后小腹刺痛,腰酸,阴道少量流血,口干不欲饮,舌质黯紫,脉细涩。为瘀阻胞宫。

小儿遗尿或老人夜尿频多:小儿遗尿即小儿睡时小便不自主排出,多为肾气未充,固摄无力(三岁以下不属于病态);老人夜尿频多,尿意频数,小便清长,甚则小便失禁,为肾气亏虚或肾阳不足。

尿频尿急、尿道灼痛:是指小便次数多而量少,小便急迫,排尿时尿道口灼热疼痛的感觉,为膀胱受湿热侵犯所致。

(二)后阴

1. 肛门灼热　肛门灼热,是排便时肛门有火热感、烧灼感,多为内热蕴结,肠道热盛,熏灼肛门而致。若见腹痛、腹泻,痛泄时作,伴身热腹满,小便短赤,多为火热泄泻;若腹泻,伴肛门灼热,排便不爽,便下秽浊,口舌黏腻或渴,多为湿热泄泻,多发于夏秋之际。

2. 里急后重　里急后重,即病人腹痛窘迫,时时欲泻,肛门重坠,泻下不爽的症状,欲泻之势紧急而不可耐,故称"里急",排便时,便量极少,欲便又无,便出不爽,又觉肛门重坠,称"后重",合称里急后重,此症多见于痢疾病中,多由肠道湿热,或肠道气滞所致。

3. 肛门气坠　肛门气坠,即肛门时有重坠向下之感,甚则肛欲脱出的症状。多因脾气虚衰,中气下陷,气机郁滞,无力上举,故有坠下之感,常伴有倦怠少食,面白气短等气虚证候。若又见四肢不温,小便清长,脉沉迟者,则多为脾阳虚衰之证。

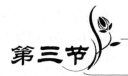

第三节 二阴部常见征象归纳表

表 4-7-1 二阴部常见征象表

	症状	虚证	实证	虚实夹杂证
形态异常	外阴肿胀		湿热下注	脾肾阳虚,水湿浸淫
	外阴生疮		湿热下注	正气虚弱,寒湿凝结
	阴囊肿大			
	水疝	脾肾气虚、运化无权	寒湿侵袭	阳虚水泛
	疝		肝气郁结;血瘀阻塞	
	阴囊湿痒	阴虚血燥	湿热蕴结	
	睾丸异常	先天不足,气血亏虚		
	急性子痈		热毒痰瘀	
	慢性子痈		湿热壅结	
	阴茎肿块			
	阴茎痰核		痰浊凝结,阴虚痰火	
	肾岩		虚火痰浊积聚,经络阻滞	
	阴户有物突出	中气下陷		中气下陷,感染湿热虫毒
	阴户白斑		气血运行失常	肾虚血热风燥
	五不男与五不女	先天不足的生殖器官畸形、缺如及生育障碍		
	痔疮		热结血壅,筋脉横结	气虚血滞,经络阻滞
	脱肛	中气下陷		中气下陷,湿热浸润
	肛裂		燥火内结;湿热蕴结	血虚肠燥
	肛痈		热毒蕴积	
	肛瘘	虚热	实热	
	肛门湿疹		湿热下注	血虚风燥

	症状	虚证	实证	虚实夹杂证
感觉异常	阴痒	肝肾阴亏	肝经湿热下注；湿虫滋生	
	阴痛	肝肾阴虚；气虚下陷	湿热下注；肝郁气滞	寒滞肝脉
	阴冷	肾阳虚衰	风寒外袭；肝经湿热	
	阴吹	中气下陷	阳明燥结；胃燥津亏	
	痛经	气血亏虚、阳虚	气滞、血瘀、寒凝	
	肛门瘙痒	阴虚生风	风热郁滞、风热夹湿	
	肛门疼痛	中气下陷	气滞；血瘀；寒滞；湿热	
	肛门重坠	中气下陷	湿热下注；气滞血瘀；肝气郁结	
功能异常	阳痿	肾督阳虚；心胆气虚；心脾两虚	湿热下注	
	阳强		肝经实热	阴虚火旺
	阴缩	宗筋失养	寒凝肝脉	
	遗精	肾虚精关不固		心肾不交；相火妄动
	早泄	肾虚；心脾两虚	湿热下注	
	性冷	脾胃气虚；肾督阳虚	痰湿中阻	
	精闭或泄精不畅		肝郁不舒；血瘀痰阻	
	月经不调	气虚；血虚；阴虚；阳虚	气滞；血瘀；寒凝；痰阻；血热	
	崩漏	脾虚；肾虚	血热；血瘀；肝郁	
	闭经	精亏；血虚；阳虚；气弱	寒凝；痰阻；气滞；血瘀	
	带下	肾阴亏虚；肾阳亏虚	寒湿；湿热	
	滑胎	肾虚；气血两虚	血热妄行；瘀阻胞宫	
	小儿遗尿或老人夜尿频多	肾气亏虚；肾阳不足		
	尿少	津液亏虚	水湿停留	
	癃闭	肾阳下竭，气化无权；脾气虚弱，失于升清降浊	湿热蕴结；败精瘀血砂石阻塞水道；肝强气逆，气实而闭	
	尿频尿急、尿道灼痛		膀胱湿热	

综上表，前后二阴与脏腑经络的功能关系非常密切。脏腑经络功能衰退、功能失调会累及前阴发病；感染邪毒、病虫，或受外伤，则可以直接导致外阴受邪而发病，从而出现二阴功能失常，或出现感觉异常，甚至形态变化。

第四节 病案举例

病案一:遗精

朱男。初婚早泄,阳痿之端倪已露。黄狗肾 10 条(炙),紫河车 1 具(焙),绵黄芪 120 克,甘枸杞 60 克,茧丝饼 60 克,仙灵脾 60 克,炙茧壳 30 只,甜苁蓉 60 克,炙远志 30 克,金樱子 60 克。共研细末,蜜丸如梧子大,每饭后服 6 克。远房帏。

(选自《章次公医案》)

按:《黄帝内经》说:"肾者主蛰,封藏之本,精之处也。"遗精之证,除责之于肾外,且与心肝脾有关。此证既非君相之火扰动精室,更非湿热内郁,乃系禀赋不足,下无亏虚,肾失封藏而精关不固。故以紫河车、黄狗肾之血肉有情之品,峻补先天;苁蓉、淫羊藿、茧丝、枸杞填补精血,以顾其本;合金樱、茧壳温涩精关,以节其流;更以黄芪益气,远志宁心。凡此等证,精神起居,俱当严格要求,远房事尤属重要,药饵犹在其次。

病案二:肾虚遗精

丁男。性神经与脑神经俱高度衰弱,经常遗泄,腰痛足软,十指麻木,行动则欲跌仆。金樱子 30 克,龙骨 30 克,金毛脊 60 克,杜仲 60 克,煅牡蛎 30 克,罂粟壳 60 克,黄狗肾 10 条(焙)。共研末,加猪脊髓 10 条,和蜜为丸,如梧子大,早晚各服 6 克。

按:腰为肾之府,经常遗泄,肾虚则腰痛,十指麻木,行动欲仆,为精血不足,体质虚弱。治以温肾固摄涩精,使肾得封藏,则病可向愈。

(选自《章次公医案》)

病案三:淋浊

王男。小便频数刺痛,有脓汁,外有热象,乃湿热之熏蒸。银花 30 克,白蔹 12 克,马鞭草、凤尾草各 18 克,萹蓄 12 克,冬葵子 12 克,黄柏 6 克,萆薢 12 克,熟大黄 9 克。二诊:脓汁变为血液,痛不可耐。猪苓 9 克,赤苓 12 克,泽泻 9 克,小生地 15 克,飞滑石 15 克,萹蓄 24 克,萆薢 12 克,生草梢 4.5 克,小蓟 18 克,瞿麦 18 克,黄柏 9 克,琥珀屑 3 克(分 2 次吞)。 (选自《章次公医案》)

病案四:痛经

郑女。经将行,腹必痛,痛甚剧,量多更痛。炮附块 4.5g,全当归 9g,川断肉 9g,全毛脊 9g,菟丝子 9g,生艾叶 9g,延胡索 9g,生麻黄 4.5g,全蝎 3g。共研细末,每服 3 克,日服 3 次。 (选自《章次公医案》)

病案五:阴囊流水

男,45 岁。鳏居 12 年,家事纷繁,夜不安寐,阴囊流水,自疗与延医,服药百余剂,未见改善。脉洪大,舌红少津,两目瞳孔放大,裤裆湿透。察其面貌,其眉际现有媚态,见人似有逢迎表情。问其服何药?示诸方,皆利湿、燥湿与温补之品。综合以上诸情,断为亢阳肾热,嘱用:

灶心土一块(打细)、煅龙骨末二两,和匀后装入布袋,以阴囊置袋上,俟水流布袋,湿透为度,再更换,直至囊干水净。

内服滋阴降火剂。

川柏二钱,知母二钱,女贞子二钱,地骨皮、生地、连翘、莲子心、丹皮各二钱,薏苡仁三钱,栀子五个。

服两包,阴囊流水减少,夜睡不安。越日来换方,我以亢阳二字告之。盖亢阳与纵欲同,非湿热,乃肾热也。此因鳏居,未得女性,而激动肝火,致肝肾不同源,遂成此症。乃令服知柏地黄丸,从而获得奇效。 （选自《医学经验录》)

病案六:滑精

55 岁,患流精,腰酸而胀,嗜睡,阳事无故勃举,延医多次无效。诊其脉,关滑无力,寸沉滑,尺细无力。问及病因,云惯于夜间看书,且不能独宿,但阳举不坚,虽勉强行房,随即泄精,迄今阴茎作痛,尿精滑精。余以其色欲过度,耗泄太甚,肾精不能收摄,似此虚候,焉得速效?姑以:

鱼鳔四钱,龙骨三钱,牡蛎二钱,故纸子二钱,覆盆子二钱,菟丝子二钱,冬葵子三钱,荔枝八粒,夏枯草三钱,益智仁三钱,熟地四钱,海金沙二钱,肉苁蓉三钱,酒炒丝瓜络四钱,夜交藤二钱。

服四剂尿精滑精减少。续服四剂,阴茎不痛,但阳事难举。令购金锁固精丸常服,并注意节欲,日久渐愈。 （选自《医学经验录》)

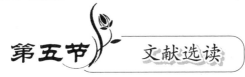

第五节 文献选读

1.《灵枢·五音五味》:"宦者,去其宗筋,伤其冲脉,血写不复,皮肤内结,唇口不荣,故须不生。"

2.《灵枢·五音五味》:"其有天宦者,此天之所不足也,其任冲不盛,宗筋不成,有气无血,唇口不荣,故须不生。"

3.《素问·骨空论》:"任脉为病,男子内结七疝,女子带下瘕聚。"

4.《素问·六节藏象论》:"肾者主蛰,封藏之本,精之处也。"

5.《金匮要略·妇人杂病脉证并治》:"少阴脉滑而数者,阴中即生疮,阴中蚀疮烂者,狼牙汤主之。"

6.《诸病源候论》云:"胞络伤损,子脏虚冷,气下冲则令阴挺出,谓之下脱。"

7.《诸病源候论》卷四十:"阴挺出下脱候:胞络伤损,子脏虚冷、气下冲则令阴挺出,谓之下脱。亦有因产而用力偃气,而阴下脱者。"

8.《妇人大全良方》亦云:"妇人阴挺下脱,或因胞络伤损,或因子脏虚冷,或因分娩用力所致。"

9.《景岳全书·遗精》指出:"遗精之始,无不病由乎心,正以心为君火,肾为相火,心有所动,肾必应之。"

10.《景岳全书》:"妇人阴中突出如菌如芝,或挺出数寸,谓之阴挺。"

11.《证治汇补》:"遗精之主宰在心,精之藏制在肾。"

12.《医经精义·脏腑之官》:"大肠之所以能传导者,以其为肺之腑。肺气下达,故能传导。"

13.《外科真诠》:"玉茎(阴茎)属肝;马口(尿道)属小肠;阴囊属肝;肾子(睾丸)眉肾;子之系(精索)属肝。"

14.《医宗金鉴·妇科心法要诀》:"胃气下泄阴吹喧,《金匮要略》方用膏发煎,猪膏乱发同煎服,导从溺去法通元,气虚下陷大补治,升提下陷升柴添。"

15.《医宗金鉴·妇科心法要诀》:"阴中痛名小户嫁,痛极手足不能舒,内服加味逍遥散,四物乳香捣饼敷。"

16.《医宗金鉴·妇科心法要诀》:"湿热生虫阴户痒,内服逍遥龙胆方,桃仁膏合雄黄末,鸡肝切片纳中央。"

17.《医宗金鉴·妇科心法要诀》:"蚀成疮浓水淋,时疼时痒若虫行,少腹胀闷溺赤涩,食少体倦晡热蒸,四物柴栀龙胆草,溃腐逍遥坠补中。"

18.《医宗金鉴·妇科心法要诀》:"阴中突肉名阴痔,或名茄子疾俗称,黄水易治白难治,乌头存性醋熬熏,内服逍遥与龙胆,补中归脾酌量行。"

19.《医宗金鉴·妇科心法要诀》:"阴冷风寒客子脏,桂附地黄丸最宜,远志干姜蛇床子,吴萸为末裹纳之。"

20.《医宗金鉴·妇科心法要诀》曰:"妇人阴挺,或因胞络伤损,或因分娩用力太过,或因气虚下陷,湿热下注。"

21.《济阴纲目》之论阴户肿痛:"良方论曰:妇人疣疬,一名便痈,一名便毒,俗名痀子,或肝经湿热下注,或郁怒伤损脾肝,其外证,或两拗小腹肿痛,或玉门焮肿作痛,或寒热往来,憎寒壮热;其内证,或小便涩滞,或腹内急痛,或小腹痞闷,或上攻两胁,或晡热重坠。(肝经之脉环阴器,故见证如是,而治法亦如是也)若两拗小腹肿痛,肝经湿热壅滞也,用龙胆泻肝汤。玉门肿脉,肝火血虚也,用加味逍遥散及龙胆泻肝汤加木香,若概投散血攻毒之剂,则误甚矣。又曰:妇人阴肿,因胞络素虚,风邪客之,乘于阴部,血气相搏故也。薛氏曰:妇人阴肿,若气血虚弱,用补中益气汤,举而补之;肝经湿热,用龙胆泻肝汤,渗而清之。李氏曰:阴户两傍肿痛,手足不能舒伸者,用四物汤入乳香末同捣成饼,安阴中立效。阴肿痛极,便秘欲死者,枳橘熨,但肿痛者,四物汤加柴胡山栀牡丹皮龙胆草,如时常阴肿者,四物汤加藁本防风。（以不闭属虚,故宜补以肿痛属实,故宜凉）阴户肿痛不闭者,逍遥散十全大补汤。肿消不闭者,补中益气汤,肿痛者,加山栀,牡丹皮。湿痒出水又痛者,忧思过也,归脾汤加柴胡山栀牡丹皮芍药生甘草。溃烂者,逍遥散。阴户肿痛不闭,寒热溺涩,体倦少食者,补中益气汤加升麻柴胡至一钱,量入茯苓,山栀。阴户不闭,小便淋沥,腹中一物攻动胀痛者,逍遥散加柴胡,山栀,车前子。"

《济阴纲目》之论阴户生疮:"大全云:妇人少阴脉数而滑者,阴中有疮,名曰:匶,或痛或痒,如虫行状,脓水淋沥,亦有阴蚀几尽者,皆由心神烦郁,脾胃虚弱,致血气流滞耳。故经"诸痛痒疮皆属于心"又云:"阳明主肌肉"治之当补心养胃,外以熏洗坐导药治之乃可。（若论诸痛痒疮当从手少阴,若以疮在下部,当从足少阴）薛氏曰:妇人阴中生疮,乃七情郁火,伤损肝脾,湿热下注。（俱属肝腹之火少分虚实求治）其外证,有阴中舒出如蛇,俗呼阴挺,有翻突如饼,俗呼阴菌,亦有如鸡冠花,亦有生诸虫,亦有肿痛湿痒,溃烂出水,胀闷脱坠者。其内证,口干内热,体倦,经候不调,或饮食无味,晡热发热,胸膈不利,胁肋不调,小腹痞胀,赤白带下,小水淋涩。其治法,肿痛者,宜用四物汤加柴胡山栀牡丹皮龙胆草。湿痒者,宜用归脾汤如山栀牡丹皮柴胡。淋涩者,宜用龙胆泻肝汤加白术牡丹皮。溃腐者,宜用加味逍遥散。肿闷脱坠者,宜用补中益气汤加山栀牡丹皮,佐以外治之法。"（以肿痛属血虚肝热,湿痒为脾虚肝热,淋涩属肝肾有热,腐溃属肝脾肿脱为不足有火,故其立方如此）

《济阴纲目》之论阴冷良方云:"妇人阴冷,因劳伤子脏,风冷客之也。薛氏曰:阴冷属肝经有湿热,外乘风冷所致。若小便涩滞,或小腹痞痛,用龙胆泻肝汤。若内热寒热,或经候不调,用加味逍遥散。若寒热体倦,饮食少思,用加味四君子汤。若郁怒发热,少寐懒食,用加味归脾汤。"

《济阴纲目》之论伤丈夫头痛　薛氏曰:"女人交接,伤丈夫头痛,当用补中益气汤六味地黄丸,以滋化源为主。补遗局方来复丹,治妇人与男子交接相伤,因而四肢沉重,头痛昏晕,米饮吞下五十丸。"

《济阴纲目》之论阴痒生虫大全云:"妇人阴痒者,是虫蚀所为,三虫在于肠胃之间,因脏虚,三虫动作,蚀于阴内,其虫作热,微则为痒,重者乃痛也。（阴痒生虫,当与肠胃求食之虫不同,仲景曰:风三虫,此当从风木所化,故治法悉以清肝为主）薛氏曰:前证属肝经所化,当用龙胆泻肝汤逍遥散以主其内,外以桃仁研膏,和雄黄末或鸡肝纳阴中,以制其虫。"

《济阴纲目》之论阴挺下脱　大全云:"妇人阴挺下脱,或因胞络伤损,或因子脏虚冷,或因分娩用力所致。（此即阴癫,有谓藁本一味能治妇人癫疝,以其升举太阳之气也,但与虚而下坠者非宜）薛氏曰:阴挺下脱,当升补元气为主。若肝脾郁结,气虚下陷,用补中益气汤:若肝火湿热,小便涩滞,用龙胆泻肝汤。"

435

第八章

四　肢

四肢，即两上肢和两下肢的总称。上肢包括肩、臑、肘、臂、掌、指，下肢包括胯、髀、膝、胫、跗、趾。四肢由皮、肉、筋、骨、脉等组织组合而成，四肢的形态和功能与脾主肌肉、肾主骨、肝主筋和心主神明、肺藏魄的功能有关。四肢是人体活动和运动的主要器官。人体依靠四肢进行随意活动。

第一节　四肢主要结构与生理功能

四肢运动以肌肉筋骨组织正常生理为基础，肝主筋，脾主肉，肾主骨与形成健全的肢体有直接关系。四肢运动的关键在关节。关节主要由为筋、骨构成，赖肝肾脏气的充实，阳明气血濡养。如《素问·五脏生成篇》指出："诸筋者皆属于节"；《素问·痿论》："阳明者，五藏六府之海，主润宗筋，宗筋主束骨而利机关也"；《灵枢·本脏》："经脉者，所以行气血而营阴阳，濡筋骨，利关节者也"。故脏腑功能健旺，则肌肉丰实，骨骼坚固，筋腱柔韧。但是，以上还只是形成四肢的组织结构，而四肢的功能活动更需有神、魂、魄的主宰，经络的传感、联络，和协调。手足三阴经、手足三阳经行布于四肢，手三阴经行于手臂内侧；手三阳经行于手臂外侧；足三阴经行于足之内侧；足三阳经行于足之外侧是传递信息的主要通道。《灵枢·九针十二原》："所言节者，神气之所游行出入也，非皮肉筋骨也。"《素问·脉要精微论》："膝者筋之府。"《素问·六节藏象论》："肝者，罢极之本，魂之居也，其华在爪，其充在筋"。以上所述，节为"神气之所"、"魂之居"进一步明示四肢随意活动与五藏的"神""志"有关，包括躯体关节功能亦如此，总之，五脏所主"五体"、经络是构建四肢基本组织，"五志"主宰四肢功能，气血充盈，脏腑健旺，则四肢运动灵敏、协调，反之，则产生各种病理现象。

此外，爪甲生于指（趾）的末端，爪为筋之余，为肝之外荣，十二经脉皆在指（趾）端交接，《灵枢·动输》："夫四末阴阳之会者，此气之大络也"，因此，通过经络的联系，脏腑气血的生理病理变化，可以反映在爪甲。对四肢的诊察应该注意四肢形态、运动、感觉及爪甲的变化。

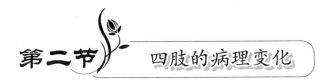

第二节　四肢的病理变化

四肢与五脏、经络有密切的联系,因而四肢的病理变化可以反映四肢的组织病变和五脏的病变以及循行于四肢的经脉的病变。

一、形态异常

(一)形状异常

1. 粗细长短　察四肢的粗细长短,可判断四肢肌肉丰欠与肌力大小,有无左右粗细、长短不均或畸形。一般新病肌肉不削,肌力不减;久病重病或温邪阻滞,则肌力可明显减退;中风偏瘫者,病侧肌力减退或消失。关节僵直活动受阻,可使该处肌肉萎缩而肌力减退。左右肢体长短不一,可通过测量了解。一般多由外伤骨折,或关节畸形等原因引起。

诊察肌力大小,可以令病人作握手、屈肘、举物、屈膝、屈胯、蹬脚等动作进行检查。

2. 瘦削　指上、下肢的肌肉萎缩,枯骨如柴的症状。古代文献有"脱肉"、"肌肉削"、"肌肉萎"、"破䐃脱肉"、"大肉陷下"等记载,多由先天禀赋不足或后天失养及病后重伤阳气、阴血等,肢体失养所致,常见脾胃虚弱、肾精不足、肝肾阴虚、肺阴不足、气血两虚等证候。若四肢瘦削以肩臀部明显,上肢无力,下肢行走如鸭步,伴有食欲不振,食后腹胀,倦怠乏力,舌淡苔白,脉虚弱等,属脾胃虚弱证;若四肢瘦削,伴有头晕目眩,心悸失眠,面色萎黄,舌淡苔白,脉细弱等,属气血亏虚证;若四肢形体瘦削,伴有干咳少痰,痰中带血,口燥咽干,潮热盗汗,舌红少津,脉细数等,属肺阴不足证;若素体虚弱或久病之后,四肢枯瘦无力颤抖,腰膝酸软,五心烦热等,属肝肾阴虚证。

3. 浮肿　指四肢或某一肢体肌肤肿起,按之凹陷的症状。浮肿有水肿和气肿之分。

肌肤肿胀有水色,按之凹陷不易起或不起者,为水肿。水肿多由风水泛滥,或水湿浸渍,或湿热下注,或寒湿下阻,或脾阳不振,或肾阳虚衰所致。若肢肿出现于头面或眼睑浮肿之后,来势迅速,脉浮,为风水泛滥证。若四肢浮肿,伴见肢体困重,为水湿浸渍证。若两足浮肿,皮色光亮,多为湿热下注。若足胫浮肿,下肢重着无力,多因寒湿下阻。若下肢浮肿,伴纳差便溏,神倦肢冷,舌淡苔白滑,为脾阳不振,属脾阳虚证。若下肢浮肿,伴腰部冷痛酸重,心悸气促,舌淡苔白滑,为肾阳衰微,属肾阳虚证。若妇女妊娠晚期出现足部浮肿,渐及下肢,延至周身头面,皮色光亮,为子肿,多因脾肾阳虚,水湿泛滥所致,属脾肾阳虚证。若产后四肢浮肿,可因气虚血亏,或气滞血瘀,或脾肾阳虚,或湿热下注所致。

若四肢肿胀,按之难起,手足清冷,或麻木不仁、举动无力,甚至可见半身不遂;或见双下肢肿胀,皮肤有紫色瘀斑,舌淡白,脉弦涩,为气虚血瘀证。

肤肿而郁胀,按之即起,皮色不变者,为气肿。气肿多因气滞湿郁而成。表现为四肢或全身肿而郁胀,按之觉皮厚,随按随起。若下肢肿胀,皮肤粗厚如象皮者,多见于丝虫病。

4. 关节肿大　指四肢关节部位肿大,甚至变形的症状。

手指关节疼痛,肿大,多由风寒湿邪久留不去,筋络痹阻不通所致。日久关节肿大僵硬变形,多因痹证日久,气血或肝肾亏损,邪聚所致。若膝部肿大,骨胫消瘦,形如鹤膝,称为"鹤膝风",多因气血亏虚,寒湿痹阻所致。若膝部红肿热痛,屈伸不利,多见于热痹,为风湿蕴久化热所致。若膝部发绀漫肿疼痛,多为外伤膝骨关节受损。若关节肿大,焮红热痛,溃破流脓,为关节痈证,多因邪热结聚,营卫不和,气血壅滞所致。

痛风反复发作,多见跖趾关节,掌指关节,耳廓等处形成痛风结石,若皮肤溃破后,可排出白色粉粒状结晶。病久还可出现关节畸形强硬。

5. 下肢青筋　指小腿内侧或后侧青筋暴露,呈青紫色树枝状或带状弯曲,形似蚯蚓。多因寒湿或湿热瘀滞,或气虚血瘀所致。

下肢青筋,若伴下肢红肿,灼热疼痛,肢体酸困,属湿热瘀滞证;若伴下肢肿重,麻木冷痛,阴寒天气加重,属寒湿瘀滞证;若伴下肢重胀,劳累后加重,属气虚血瘀证。

6. 下肢畸形　主要见于膝内翻、膝外翻、足内翻、足外翻等异常表现,皆属先天不足,肾气不充,或后天失养,发育不良。亦有脑病后遗症,属痿躄类。若直立时患者双股骨内髁间距增大,小腿向内偏斜,膝关节向内形成角度(膝内翻),双下肢形成"O"状,称O型腿;若直立时双腿并拢,二股骨内髁并拢,二胫骨内踝距离增宽,小腿向外偏斜,膝关节向外形成角度(膝外翻),双下肢呈"X"状,称X型腿;若踝关节呈固定型内收位,为足内翻;若踝关节呈固定外展位,为足外翻。

7. 指端青紫　初起遇冷指端发白,麻木,继之青紫疼痛,得温可以缓解,日久病情加重,指尖变细,手指关节呈梭状畸形,活动受限。多由风湿久蕴,痰瘀结聚气血不荣所致(雷诺氏病)。亦见于皮痹重症。若指头干裂坏死则疼痛难忍。

8. 杵状指　手指末节膨大如杵,常兼气喘唇暗。多由久病心肺气虚,血瘀痰阻而成。

9. 指头螺瘪　指头干瘪,螺纹显露。多因吐泻太过,津液暴脱所致。常见于干霍乱。

10. 趾节溃脱(脱疽)　脚趾皮肤紫黑、溃烂,趾节脱落,肉色不鲜,气臭痛剧,常称脱疽。因正虚阴火燔灼,外感寒湿之邪,阻滞脉络,气血痹阻,脚趾局部骨肉腐烂所致。

11. 小儿指纹(食指络脉) "透关射甲",是邪气深入脏腑,损害气血,病情凶险,预后不佳。

(二)动态异常

1. 四肢抽搐 指四肢不自主地频频伸缩、抽动不已的症状。古代医籍中有"瘈疭"、"搐搦"的记载,俗称"抽风",常见于"痉病"、"痫病"、"破伤风"、"惊风"等病症中。《医碥·四诊》有"瘈疭者,虚而有风也"、"搐搦者,肝邪也"的论述,说明抽搐多为动风之象,外风、内风皆可致之。多因肝风内动,筋脉拘急所致。

若四肢抽搐,伴发热恶寒,项背强急,肢体酸痛或疼痛,舌苔白腻或微黄,脉弦紧或数等,多由风邪闭阻经脉,气血运行不利,或因创伤,风毒入侵,营卫不宣而致,属风邪阻络证。

四肢抽搐,伴壮热烦渴,神昏谵语,角弓反张,舌红苔黄,脉数有力,为因阳热偏亢,灼伤阴液,筋脉失养所致,属热极生风证。

四肢抽搐,伴眩晕欲扑,头痛如掣,为肝阳化风证。

四肢抽搐,伴腰膝酸软,五心烦热,颧红盗汗,舌红苔少,脉弦细,为阴虚生风证。

妇女行经期四肢抽搐,舌淡苔白,脉细弱,经后即愈者,属血虚不能养筋,为血虚生风证。

突然昏倒,四肢抽搐,两目上视,牙关紧闭,醒后如常,称之为"痫病",多因惊恐或情志失调,饮食不节,劳累过度,伤及肝脾肾,风痰随气上逆所致,为风痰阻络证。

小儿四肢抽搐有力,为"急惊风"。多因感受邪热,化火生风;或痰热内盛,引动肝风;或卒受惊恐,神志不宁。四肢抽搐缓慢无力,为"慢惊风",常由于热病伤阴,肝肾不足,阴亏风动;或脾胃虚弱,肝木侮土,脾虚生风。

2. 手足颤动 指手或足颤抖或振摇不定,不能自主。多由血虚生风,筋脉失养或饮酒过度,湿热内生,阻滞筋脉所致。

3. 手足蠕动 指手足时时掣动,动作迟缓无力,似虫之蠕行。常为脾胃气虚,筋脉失养,或阴虚动风所致。

4. 四肢拘急 指四肢筋脉拘紧挛急,屈伸不利。多因风寒外袭,或湿热浸淫,或寒湿蕴结,而致经气不利;或热盛伤阴,或肝血亏虚,筋脉失养而成。若四肢拘急,伴发热恶寒,项背强几几,脉浮紧,为风寒外袭;若四肢拘急,伴身热肢困,脘闷纳呆,为湿热浸淫;若四肢拘急,伴肢冷困重,首如裹物,为寒湿蕴结;若四肢拘急,伴壮热神昏,为热盛伤阴;若四肢拘急伴目视昏花,头晕耳鸣,肌肤麻木,为肝血亏虚。

5. **肢体强直** 指四肢筋肉强硬,肢体伸直不能屈曲;或四肢关节僵硬,不能屈伸。多见于热病、风病或痹痛日久者。若痹痛日久,四肢关节强直,不能屈伸,关节固定,关节、肌肉痛者,为风寒湿痹证。若四肢强直,头项强硬,骨节疼痛,甚则角弓反张、口噤不开,伴恶寒发热者,为风邪入侵;若伴高热,舌红苔黄,脉数者,为风热或风邪化热。亦可见于痉病、痫病、肝阳化风的中风等。

6. **扬手掷足** 热病患者,神志昏迷,手足躁动不宁,为内热亢盛,热扰心神所致。

7. **手舞足蹈** 指手足抽搐,动作增多,变化多端,不能自制,状似舞蹈。伴有噘嘴、眨眼、伸舌等动作或半身舞动。多见外感风邪、肝肾阴虚、气血亏虚、肝瘀血虚、肾精亏虚等。若多见儿童或成人素体亏虚,手足舞动突然发生,发热恶寒,四肢及躯干扭动,辗转反侧,抽动不宁者,属外感风寒证。若手足舞动,头颈扭转,挤眉弄眼,伴眩晕耳鸣,手足心热,腰酸腿软者,属肝肾阴虚证。若先由局部抽动,逐渐致手舞足蹈,伴健忘,如癫如痴,足胫无力,步履艰难者,属肾精亏虚证。若神疲倦怠,少气懒言,声低语怯,唇舌爪甲淡白,渐有手舞足蹈,逐渐加重者,属气血亏虚证。若见于妇女,平素多愁伤感,易于激动流泪,或心烦易怒,精神抑郁,胸闷不舒,善太息。遇忧思恼怒则喜笑不休或痛哭不止,手舞足蹈,乍作乍止者,属肝郁血虚证。

8. **循衣摸床,撮空理线** 指重病神志不清,病人不自主地伸手抚摸衣被、床沿,或伸手向空,手指时分时合。为病重失神之象。

二、感觉异常

(一)麻木

指四肢肌肤知觉消失,不知痛痒。多由于各种原因导致经络阻滞或筋脉失养所致。若四肢麻木,伴恶风畏寒肢冷,属风寒入络证。若四肢麻木,伴目眩呕恶,肩背沉重,属风痰阻络证。若下肢麻木,伴有灼热感,肢困乏力,属湿热郁阻证。若四肢麻木而震颤,伴头晕目眩,烦躁易怒,属肝风内动证。若一侧肢体麻木,或麻木由手指传及臂部,为中风先兆。若四肢麻木,无力抬举,属气血亏虚证。若四肢麻木,伴有郁胀感,按之则舒,属气滞血瘀证。

(二)疼痛

指上、下肢或上下肢某一部位筋脉、肌肉、关节疼痛的症状。四肢部位的关节痛多见于痹证,多由风寒湿热邪杂合侵袭四肢阻碍气血运行所致。若四肢关节走窜疼痛,部位游走不定,以腕、肘、膝、踝等处为多见,关节屈伸不利,或可兼见寒热表证,舌苔薄白,脉多浮,多以感受风邪为主,为风邪阻络证,属"行痹";若四肢关节酸痛重着,或肌肤麻木不仁,肢体活动沉重,苔白腻,脉濡缓,多以感受湿邪为主,为湿邪阻络证,属"着痹";若四肢关节疼痛较剧,痛处不移,遇寒加重,得温痛减,形寒肢冷,局部皮肤不红,舌苔白,脉弦紧,多以感受寒邪为主,为寒邪阻络证,属"痛痹"。若四肢关节疼痛剧烈难忍,局部红肿灼热,日久失治则肌肉发硬,骨节变形,致成残疾,兼有发热、恶风、口渴烦躁、舌红苔黄燥,脉数,多以感受热邪为主,为热邪阻络证,属"热痹"。若四肢关节酸痛,劳累后加重,肌肉消瘦,神疲倦怠,唇甲淡白,舌淡苔白等,为气血亏虚证。若四肢关节热痛喜凉,骨痛夜甚,筋脉拘急,舌红少苔,脉弦细数,为肝肾阴虚证。若肢节疼痛剧烈,如同虎啮,历节走注不定,为"痛风",风寒痹阻关节,气血不畅所致。若独见足跟疼痛,不红不肿,不能久立多走,脉沉弱,属肾精不足证。另外,上肢臂部疼痛还可见到外伤血瘀和心脉痹阻等病变,若因跌仆损伤,出现臂痛肿胀或青紫,或肌肉、关节损伤等,为外伤血瘀证;若心痹者,两臂内侧放射性疼痛,口唇、舌色青紫,脉细涩或结代,为心脉瘀阻证。

(三)乏力

指四肢懈怠、疲乏无力。多由气血两虚,或脾虚湿困,或暑热伤气所致。若四肢倦怠乏力,伴头晕心悸,少气懒言,舌淡苔白,脉弱,属气血两虚证。若四肢疲乏困重,舌淡胖苔白滑,属脾虚湿困证。若于盛夏酷暑之际,出现四肢懈怠,疲乏不堪,伴身热汗出,少气懒言,舌红,脉濡数,属暑热伤气证。

(四)酸楚

指肌肉酸楚不适,绵绵不已。多由风湿侵袭,或湿热阻络,或寒湿蕴结,或气血亏虚,或肾气亏虚,或肝肾阴虚,或劳损所致。若四肢酸楚,游走不定,为风湿侵袭。若四肢酸楚郁胀,身热肢困,为湿热阻络。若四肢酸楚冷重,阴雨天加重,为寒湿蕴结。若四肢酸楚,劳累后加重,头晕心悸,少气懒言,为气血亏虚。若胫膝酸楚,有风吹样凉感,为肾气亏虚。若胫膝酸软无力,有热感,为肝肾阴虚。若肢体某一部位酸楚不适,劳累后加重,休息后可明显减轻,无其他不适感,为劳损所致。

(五)瞤动(筋惕肉瞤)

指筋肉不由自主地跳动。多见于大汗亡阳、阳虚水泛或营血不足。若误治发汗太过,手足厥冷,而后出现筋惕肉瞤,为汗出亡阳之证。若筋惕肉瞤,站立不稳,摇摇欲倒,目眩,心下悸动,为阳虚水泛。如《伤寒论》所述"头眩身瞤动,振振欲僻地……"。若四肢筋肉瞤动,手足麻木,为营血亏虚,筋脉失养。

(六)四肢冷热

四肢肌肤、手足的冷热感觉,可以判断内外伤的疾病以及疾病寒热性质。

1. 手足热 若手足俱热,为阳热炽盛。若手足背较热,或额上热甚于手心热者,为外感发热。若手足心较热,或手足心热甚于额上热者,为内伤发热。若手足心热,伴有潮热盗汗,口燥咽干等,为阴虚内热。若小儿手指中指独热,为外感风寒;足心热主搦;手足心俱热,为疳积、脾虚或血虚阴亏。

2. 肢冷　若手足不温,属阳虚寒盛。若手足俱凉,而身热面赤,烦躁便秘,为"热厥",因邪热内结,阳气不达于四末所致。若四肢厥冷,面色苍白,脉微欲绝,为阳气暴脱之证。若小儿手指指尖冷,为惊厥;若手指中指梢尖独冷,为麻疹将发之兆。

(七)郁胀

四肢肌肤自觉郁滞,胀满不舒。多由气滞湿阻,或气虚血瘀,或风痰阻络,或湿热蕴结,或寒湿凝滞所致。若四肢郁胀,皮厚色苍,属气滞湿郁证;若四肢郁胀,劳累后加重,或下肢青筋突起,属气虚血瘀证;若四肢郁胀,麻木或震颤,属风痰阻络证;若四肢郁胀肿痛,肌肤灼热,皮色发红发亮,属湿热蕴结证;若四肢郁胀冷痛,浮肿困重,属寒湿凝滞证。

(八)困重

四肢困重,嗜卧少气,懒言,倦怠乏力,舌淡苔白,脉虚,为脾虚清阳不升,四肢失养,属脾气虚证。四肢困重兼胸闷苔腻,纳呆便溏,舌淡苔白腻,为湿邪困阻阳气所致,属脾虚湿困证。

三、功能异常

(一)肢体痿废(瘫痪、半身不遂、痿证)

四肢痿软无力,肌肉萎缩,筋脉弛缓,痿废不用。《黄帝内经》称"痿躄",痿指肢体痿弱不用,躄指下肢软弱无力。多见于痿证、中风病人半身不遂者或截瘫病人。

(二)肩不举

指肩关节活动障碍,上肢不能抬举的症状,常伴有肩痛。见于"痹证"、"肩凝"、"胸痹"及外伤等。

肩痛日久不除,继之出现上肢不能抬举,常觉肩部寒凉,畏寒喜暖,得温暂缓,甚则肌肉萎缩,筋腱僵硬,此为痹证肩不举。若见于老年人,尤其是中老年妇女,不明原因忽然肩部疼痛及肩关节活动障碍,疼痛昼轻夜重,肩部发凉,手心常自汗出。此为肩凝肩不举,又称"冻结肩"、"老年肩"、"漏肩风"等。若伴胸部刺痛,心悸气短,为胸痹肩不举。若外伤后,突然出现肩不举,为外伤肩不举。

四、爪甲色形异常

爪为筋之余,肝之华,胆之外候,内应肝胆。诊爪甲不仅可以测知肝胆的情况,而且可以诊察全身气血之盛衰,及邪气的性质与深浅。正常爪甲色泽淡红、平滑光润,质地坚硬,轻压指甲,放开后红润快速恢复,说明气血充足,运行通畅,脏腑调和。

(一)爪甲色泽异常

1. 爪甲色白　爪甲软萎,压之白而无华,多为元气亏虚,肝血不荣。若色淡白,多为血虚或气血两虚;色苍白,为脾肾阳虚。

2. 爪甲色红　爪甲红赤多主热,一般为气分有热;若色鲜红,多为血分有热;若色绛或红紫,为风热毒盛,或痹证、历节风等。

3. 爪甲色黄　爪甲色黄者,多见于黄疸,为湿热熏蒸所致。色黄鲜明属热为顺,色黄黯滞多为凶。

4. 爪甲色黑　爪甲乌黑,主瘀血而痛、死血内凝;色黑枯槁,或色黑而肢厥,干呕面青,多为凶候;久病爪甲色黑,为肾气绝;小儿爪甲青黑,忽作雅声,为肝气绝;因外伤而见爪甲色黑,为瘀血。

5. 爪甲色青　爪甲色青,多为寒证或瘀血。若青色近乎蓝或青紫,属实证者多为瘀血、心血瘀阻、肝经受刑;属虚证者多属恶候。若甲色青紫,多为邪热重笃,气血郁滞。

(二)爪甲形态异常

1. 干枯　爪甲干枯,多属肝热。若甲枯如鱼之鳞(鱼鳞甲),多为肾气衰竭,或脾失健运,水液滞留,阴精不布。

2. 萎缩　爪甲萎缩,状若初生虫翅,多为心阴虚损,血行障碍,或疠风大毒。

3. 剥离脱落　爪甲剥离,甚至脱落,多为气血不足、肝经血燥,或见于疠风、脱疽、蛇疗等。若初起手指先肿,热痛,而后指甲边缘结脓,甚则爪甲脱落,为"代指"、"糟指",由热毒壅盛、气滞不通所致。

4. 脆裂　指甲脆裂,多由气血亏虚、精血不布所致。可见于疠风、甲癣、久痹者。

5. 粗厚　指(趾)甲远端或侧缘日渐增厚,甲体表面失去光泽,呈灰白色,表面高低不平,质粗增厚,变脆枯槁等表现,为"甲癣",多因气虚血燥而受风,爪甲失荣,或水湿浸渍、湿毒外侵,阻遏气血所致。

6. 钩状　甲板向指端屈曲,中间隆起山尖状,甚至形如鹰爪,又称"鹰爪甲"或"鹰爪风"。甲面粗糙不平,呈黑色、灰黑色或黑绿色,不透明,无光泽。多因外伤、先天禀赋、气滞血瘀所致。

7. 匙状　甲板变薄发软,周边卷起,中央凹下,如匙状,又称"反甲",多发于手指。多因气血亏虚,或肝血不足,或脾失健运所致。常见大病之后,或脾胃素虚,身体羸弱,或患癥瘕积聚及久痹者。

8. 扁平　甲板逐渐变为扁平,表面不平,有交叉纹理,呈网球拍状,远端宽而扁,肢节变短,甲沟肿胀。多见于婴幼儿,因吸吮或咬指甲等不良习惯,致气血不能循行畅达,指甲失养而变扁平。

9. 崎棱　由甲根向远端起纵行崎棱,数目多少不等,往往平行,形成纵沟,表面凹凸不平。多因肾阴不足,肝阳上亢,或气血双亏,或甲床损伤,以致阴阳失调,气血失和所致。

443

10. 横沟　甲板出现凹陷横沟,多少不等,表面凹凸不平。多因邪热肺燥,气津不布,或肝气郁结,或气虚血瘀,以致爪甲失养。

11. 球形　指甲增宽,并向指间弯曲,呈球面形,指端粗大如蒜头,多称"蒜头甲",多为气虚血瘀所致。若压之孙络如细丝涌沸,多为气机郁滞,血行瘀阻。常见咳喘、痰饮、肺痿、劳瘵、心阳虚衰之胸痹及肝郁之癥瘕积聚。

12. 斑点条纹　甲下见各形斑点,白色属气虚,黄赤属热,青色为痛,紫绛为心血瘀阻,若见条状斑纹,杂以稀疏斑点,多为疳积、虫积。

第三节　四肢常见征象归纳表

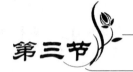

表4-8-1　四肢常见征象归纳表

	症状	虚证	实证	虚实夹杂证
外形异常	长短粗细不一	气血不足	风痰阻络、温邪伤络、外伤筋骨	
	瘦削	脾肾两虚、肾精不足,肝肾阴虚、肺阴不足,气血两虚		
	肿胀			
	水肿	脾肾两虚	风水、湿热、寒湿	阳虚水泛
	子肿			胎气受阻
	气肿		气滞湿郁、丝虫病后遗	
	关节肿胀			肝肾亏虚邪聚所致
	鹤膝风		寒湿痹阻	
	热痹		风温蕴久化热	
	关节痛		邪热结聚、气血壅滞	
	下肢青筋		寒湿、温热郁滞血络	气虚血瘀
	下肢畸形 X、O形腿、足内外翻	先天肾气不足,后天发育不良		温热耗伤肺阴
	指端青紫		风湿久蕴,痰瘀结聚	
	指脉"透关射甲"			邪入脏腑,气血受损,病情危重
	杵状指			心肺气虚,血瘀痰阻
	指头螺瘪	津液暴脱		
	趾节溃脱		寒湿阻络,气血瘀阻	正虚阴火燔灼

444

	症状	虚证	实证	虚实夹杂证
动态异常	四肢抽搐		风邪闭阻,风毒入侵	肝阳化风、阴虚生风、血虚生风
	小儿急惊		邪热化火生风、痰热动风	
	小儿慢惊	肝肾不足阴虚动风、		肝木侮生,脾虚生风
	手足颤动	血虚生风	酒湿生风	
	手足蠕动	气血不足阴虚动风		
	四肢拘急	肝血虚,筋脉失养	风寒、湿热、风热痹阻	
	四肢强直		风寒、风热瘀阻,	肝阳化风
	扬手掷足		内热亢盛,热扰心神	
	手舞足蹈		外感风邪	肝郁血虚动风,阴虚动风
	循衣摸床	失神(精气绝)		
感觉异常	四肢麻木		风寒入络、风痰阻络,	肝风内动
	疼痛		风寒湿热杂至为痹	
	行痹		风邪入络	
	着痹		湿邪入络	
	寒痹		寒邪入络	
	热痹		热邪入络	
	历节痛风		风寒痹阻	
	劳伤	肝肾不足,气血亏损		
	足跟痛	肾精不足		
	臂内侧掣痛		心脉瘀阻	
	酸楚	肝肾阴虚、气血两虚、劳损	风湿、寒湿、湿热阻络	
	瞤动	大汗亡阳,气血两虚		阳虚水泛、血虚肝亢
	四肢冷热感			
	手足心热	血虚阴亏		阴虚内热脾虚疳积
	手足热		阳热灼盛	
	手足冷	阳虚内寒	受惊气厥	
	郁胀		风痰阻络、湿热蕴结、寒湿凝滞、气滞湿阻	气虚血瘀
	困重	脾气虚		脾虚湿困
功能异常	肢体痿废	阳明气血不足	风病阻络,肺热伤阴	
	截瘫			督脉受损
	偏瘫		风痰阻络	肺热伤阴
	肩痛不举		风邪入络,气血凝滞	
	脱骱		外伤所致	

445

四肢为机体主要的运动器官,组成四肢的筋骨肌肉等组织赖五脏精气的充养,所以,肢体的形态反映了五脏的气血盛衰。四肢运动又赖经络和五志的主司和协调,故从四肢动作的灵动性又可观察五脏五志,尤其心神的健旺,肾精的盈余。《灵枢·海论》:"髓海有余,则轻劲有力",可见四肢病变主要与脏腑气血相关,而四肢局部病变只在外伤、感受外邪时发生,严重者亦可累及全身气血和脏腑。另一方面从归纳的表格(表4-8-1)提示,四肢病变以实证为多,多由外邪侵袭经络,阻滞气血而为病,正气充实者,在实证阶段就可祛邪外出,而使营卫调和,气血畅通,脏腑无损;若气血阴阳不足者,病邪留而入里,可使病变转为夹杂,病症变幻多端,病情迁延日久,就难以康复;四肢虚证都为脏腑、气血病变在体表的反映。临床应特别注意。如老年人突然昏仆,即刻神志苏醒,但出现单侧手或足麻木,或无力,就应警惕脑髓血络受损否? 应及时对症处理。

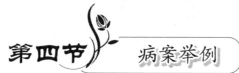

第四节　病案举例

病案一:

陈某,男,52 岁。躯体肥胖,常感眩晕。近忽口眼㖞斜,舌强语涩,眼角流泪,口角流涎,手足麻木无力。脉弦滑,苔白腻。据了解因情绪抑郁而发。东垣有言:"凡人年逾四十气衰之际,或因忧思忿怒伤其气者多有此疾,若肥盛则间有之,亦是形盛气衰而如此"。今患者形体既盛,又值忧伤其气,肝郁生风,脾虚困湿,风痰内动,首中经络。东垣主气,丹溪主痰,互有因果。法当达郁调气,郁舒则风熄,气和则痰消。朱茯神 10g、制半夏 10g、瓜蒌仁(炒)10g、姜竹茹 10g、双钩藤 10g、旋覆花(布包)7g、川郁金 7g、秦艽 9g、胆南星 5g、明天麻 7g、远志肉(水炙)5g、九节蒲 3g、炒枳实 3g。复诊:连服 4 剂,呕吐痰涎如丝,遂能语言,但不甚清晰,自诉头侧掣痛,面肌痉挛,手足麻木,极感不适。法当濡血熄风,"血行风自灭"。按上方去九节蒲、枳实,加当归身 10g、豨莶草 10g。三诊:口眼牵正,语言清晰,但仍头晕,虚风夹湿,上扰清空,再拟涤痰定风法。按复诊方改远志肉 3g,去瓜蒌仁、郁金,加枸杞 10g、滁菊花 7g。四诊:眩晕平定,舌能辨味,胃气渐复。三诊方去胆南星,加酸枣仁 10g,服至数十剂而安。

(选自《李聪甫医案》)

按:体肥多痰,忧郁伤中,肝风内动、脾湿生痰,经络阻塞,营卫滞留,患者虽见口眼㖞斜、手足麻木,尚未见半身不遂。此为风痰中络,未入于经,治宜涤痰开郁,佐以养血活络,则风证自熄。

病案二:

高某,男,56 岁,门诊号 76/34981。初诊日期:1976 年 4 月 22 日。患类风湿关节炎 3 年余,手指足趾肿痛变形,畏寒乏力,脉沉细,苔薄白。辨证:风寒湿久阻脉络,夹瘀凝结。治法:宜大乌头煎参入化瘀搜络之品。方药:制川草乌各 9g(先煎),生黄芪 15g,净麻黄 6g,全当归 9g,细辛 3g,生甘草 9g,川桂枝 9g,炒赤白芍各 9g,桃仁 9g,红花 6g,蕲蛇 9g,全蝎粉 1.2g(分吞),纯蜜 15g(冲)稍有加减,服 30 余剂。5 月 28 日(二诊):足趾肿痛大减,手指肿痛亦轻,畏寒依故,脉沉细,苔薄白,阳虚之体,风寒湿瘀已有化机,仍守前法增损。制川草乌各 9g(先煎),生黄芪 18g,净麻黄 6g,川桂枝 9g,北细辛 3g,炒赤白芍各 9g,熟附片 9g(先煎),生甘草 9g,全当归 15g,露蜂房 9g,全蝎粉 1.2g(分吞),蕲蛇 9g,纯蜜 15g。6 月 22 日(三诊):足趾肿消痛止,手指痛止,畸形好转,脉细,苔白。风寒湿瘀渐化,病久气血亏耗,前方参入益气养血之品。制川草乌各 9g(先煎),熟附片 9g(先煎),全当归 15g,川桂枝 9g,北细辛 3g,大熟地 15g,炙黄芪 15g,炒赤白芍各 9g,炒川芎 6g,鹿角片 9g,全蝎粉 1.2g(分吞),蕲蛇 9g,纯蜜 15g(冲)14 剂。

(选自《张伯臾医案》)

按:诊为类风湿关节炎,系因风寒湿邪久阻脉络,夹瘀凝结不易外攘,使用一般风药、温药,犹如隔靴瘙痒,须用大辛大热,温经逐寒通络之大乌头煎,再加透骨搜络之虫类药,方能奏效。本例初用大乌头煎加当归四逆汤及桃仁、红花温经散寒,活血通络,并用全蝎、蕲蛇搜剔络脉之虫类药,后更进扶正温阳之附子、鹿角片,遂获良效。

病案三:

封某,女,温病后,阴液已伤,虚火灼金,肺热叶焦则生痿躄,两足不能任地,咳呛不爽,谷食减少,咽喉干燥,脉濡滑而数,舌质红,苔黄,延经数月,恙根已深,姑拟养肺阴、清阳明,下病治上,乃古之成法。南沙参 9g,川石斛 9g,天花粉 9g,生甘草 1.5g,川贝母 9g,肥知母 4.5g,瓜蒌皮 9g,甜光杏 9g,络石藤 9g,怀牛膝 6g,嫩桑枝 9g,冬瓜子 9g,活芦根 1 尺(去节)。二诊:前进养肺阴清阳明之剂,已服 10 剂,咳呛内热,均见减轻,两足痿软不能任地,痿者萎也,如草木之萎,无雨露以灌溉,欲草木之荣茂,必得雨露之濡润,欲两足之不萎,必赖肺液以输布,能下荫于肝肾,肝得血则筋舒,肾得养则骨强,阴血充足,络热自清,治痿独取阳明,清阳明之热,滋肺金之阴以阳明能主润宗筋而流利机关也。大麦冬 6g,北沙参 9g,抱茯神 9g,怀山药 9g,细生地 12g,肥知母 4.5g,川贝母 6g,天花粉 9g,络石藤 6g,怀牛膝 6g,嫩桑枝 9g。三诊,五脏之热,皆能成痿,书有五痿之称,不独肺热叶焦也,然而虽有五,实则有二,热痿也,湿痿也。如草木久无雨露则萎,草木久被湿遏亦萎,两足痿躄,亦犹是也,今脉濡数,舌质红绛,此热痿也,叠进清阳明、滋肺阴以来,两足虽不能步履,已能自行举起之象,药病尚觉合宜,仍守原法,加入益精血之品,徐图功效。北沙参 9g,大麦冬 6g,茯神 9g,怀山药 9g,川石斛

9g,小生地9g,肥知母4.5g,怀牛膝6g,络石藤9g,茺蔚子9g,嫩桑枝9g,猪脊髓两条(酒洗,入煎),虎潜丸9g,清晨淡盐汤送服。　　　　　(选自《丁甘仁医案》)

按:证属阴液已伤,虚火灼金,肺热叶焦而致痿躄,遂取养肺阴、清阳明,下病治上之法,见效后,加入益精养血之品,此即张介宾所谓:"善补阴者,必于阳中求阴,则阴得阳升而源泉不竭"之义。丁氏将痿证分为热痿与湿痿,在临床上较易掌握。

病案四:

李某,男,43岁。初诊日期:1980年1月11日。于1978年10月,无明显诱因而自觉双下肢发凉,厂医诊为肾阳虚证,曾用金匮肾气丸,虎骨酒、青娥丸等大量温补药,而病情未能控制,仍逐渐发展。冷感向上至腰部,向下则冷至足心,如赤脚立冰上,寒冷彻骨。同时伴有下肢麻,痒如虫行,小便余沥与阳痿等症。曾先后在某等医院检查,均未见异常,而建议中医治疗。虽服补肾壮阳,益气和血等中药二百余剂,未能见效。就诊时:患者素体健康,面部丰腴,面目有神,舌质色绛,少苔,脉弦而略数。问其饮食如故,大便不爽,小便短少而发黄。初投四逆散,按阳厥之证治之,药进三剂,厥冷依然,乃又反复追询其病情,患者才说出睡眠不佳,且多乱梦,而心时烦,容易汗出。视其舌尖红如杨梅,脉来又数。证属阴虚于下而心火独旺于上。其证与黄连阿胶汤颇为合拍,乃疏下方治疗。黄连9g,黄芩3g,白芍6g,阿胶9g(烊化),鸡子黄2枚(自加),以上五味,用水三碗,先煮三物,取一碗;去滓,纳胶烊尽,小冷,纳鸡子黄,搅合相得,分两次服下。服药3剂后,患者即觉下肢寒冷麻木之感逐渐消退,心烦、汗出、失眠多梦等证,均有明显好转,小便余沥和阳痿亦有所改善。察其舌,仍红赤而少苔,脉弦而微数,继宗原法治之。方药:黄连9g,阿胶10g(烊化),黄芩3g,白芍9g,鸡子黄2枚(自加),丹皮6g,6剂,煎服法同前。1月30日,适值降雪,寒风凛冽,但患者并无异常寒冷之痛苦,腰以下厥冷基本告愈。一个月后,据患者言,未再复发。(刘渡舟主述,尉敏廷整理.下肢厥冷治验.中医杂志,1980,12:19)

按:肢厥又称四肢厥冷或手足逆冷,或称"四逆";系指四肢发凉至膝肘以上的病症。有寒热之分。寒证由阴寒内盛,阳气衰微不能达于四末;热证系由热盛伤津,热邪阻遏,阳气不能外达四肢所致。肢厥逆冷为病之假象,虽屡用温肾助阳而厥冷如故,经详询病情,始得真相。证属阴阳上下阻绝不通,水火不相既济。心火亢盛则心烦、汗出,失眠多梦,舌红少苔,脉数,在下则厥冷,小便余沥、阳痿。投以黄连阿胶汤,泻南补北,交通心肾,使之水火既济,心火得以下行,肾水得以上滋,心肾得交,阴阳调和则诸证自愈。由此可知临证详审病情的重要性。

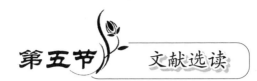

第五节 文献选读

1.《素问·解精微论》："厥则目无所见。夫人厥则阳气并于上,阴气并于下,阳并于上,则火独光也;阴并于下则足寒,足寒则胀也。"

2.《素问·厥论》："阳气衰于下则为阳厥,阴气衰于下则为热厥。""帝曰:热厥之为热也,必起于足下者,何也? 岐伯曰:阳气起于足五指之表,阴脉者集于足下而聚于足心,故阳气胜则足下热也。""帝曰:寒厥之为寒也,必从五指而上于膝者,何也? 曰:阴气起于五指之里,集于膝下而聚于膝上,故阴气盛则从五指至膝上寒,其寒也,不从外皆从内也。"

3.《灵枢·决气》："精脱者耳聋;气脱者目不明;津脱者,腠理开汗大泄;液脱者,骨属屈伸不利,色夭,脑髓消,胫酸,耳数鸣;血脱者,色白,夭然不泽,其脉空虚,此其候也。"

4.《灵枢·邪气脏腑病形》："身之中于风也,不必动脏,故邪入于阴经,则其脏气实,邪气入而不能客,故还之于腑。故中阳则溜于经,中阴则溜于腑。"

5.《灵枢·热病》："偏枯,身偏不用而痛,言不变,志不乱,病在分腠之间……益其不足,损其有余,乃可复也。"

6.《素问·逆调论》："荣气虚则不仁,卫气虚则不用,荣卫俱虚则不仁且不用。"

7.《丹溪心法》："手足麻者属气虚。手足木者有湿痰死血。十指麻木,是胃中有湿痰死血。"

8.《丹溪心法·痛风》："肢节肿痛,脉涩数者,此是瘀血。"

9.《诸病源候论·四肢病诸候·四肢痛无常处候》："四肢痛无常处者,手足支节皆猝然而痛,不在一处。其痛处不肿,色亦不异,但肉里掣痛,如锥刀所刺,由体虚受于风邪,风邪随气而行,气虚之时,邪气则盛,与正气交争相击,痛随虚而生,故无常处也。"

10.《医碥·抽搐》："抽搐者,手足频频伸缩也。或言抽搐㨼者,谓食指频频开合,两拳紧捏也,证属风火。风火为阳邪,主动而不宁,其不为躁扰而为抽㨼者,血枯筋急也。"

11.《医学心悟·痿》："痿,大症也。诸痿生于肺热。《经》云:五脏因肺热叶焦,发为痿躄。肺气热,则皮毛先痿而为肺鸣。心气热,则脉痿胫纵,不任地。肝气热,则筋痿,口苦而筋挛。脾气热,则肉痿,肌肤不仁。肾气热,则骨痿,腰脊不举。"

12.《医学心悟·痹》："痹者,痛也。风寒湿三气杂至,合而为痹也。其风气胜者为行痹,游走不定也。寒气胜者为痛痹,筋骨挛痛也。湿气胜者为着痹,浮肿重坠也。然即曰胜,则受病有偏重矣。"

13.《证治准绳·颤振》:"颤,摇也;振,动也。筋脉约束不住,而莫能任持,风之象也。《黄帝内经》云:诸风掉眩,皆属肝木。肝主风,风为阳气,阳主动,此木气太过而克脾土,脾主四肢,四肢者诸阳之末,木气鼓之,故动。经谓风淫末疾者,此也。亦有头动而手足不动者,盖头乃诸阳之首,木气上冲故头独动而手足不动;散于四末,则手足动而头不动也,皆木气太过而兼火之化也。"

第九章
皮肤、毛发

皮肤是人体之藩篱,由腠理、毫毛等组织构成,有保护机体的功能。皮肤的生长和功能与脏腑盛衰、气血津液的盈亏密切相关。皮肤直接接触外界,最易感受外邪而致病,体内的病变亦容易反映在皮表。所以,皮肤是观察机体健康状况,诊察病情变化的重要部位。

毛发在体表的分布部位不同,名称各异,长于头部称发,生于周身皮肤,细软色淡称为毫毛,其中密集于目眶之上的毫毛称为眉,在口唇之上称为髭,口下及两颐称为须,两颊部称为髯,在腋部的称腋毛,腹部及阴部的称下毛,膝下外廉为胫毛。十二经脉又分属于皮肤各部,称为十二皮部。

在人的生命过程中,随着脏腑气血的盛衰变化,有生、长、壮、老的生理过程。头发是反映这一过程的明显标志。如《素问·上古天真论》记载:"女子七岁,肾气盛,齿更发长;……四七、筋骨坚,发长极,身体盛壮;五七,阳明脉衰、面始焦,发始堕;六七,三阳衰于上,面皆焦,发始白……"。提示头发的变化与肾精、气血的盛衰有关,亦可谓是健康的标志之一。当然,头发的生长过程,还受精神情志、外邪侵袭等因素的影响。

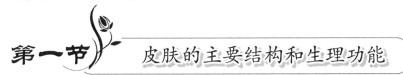

第一节　皮肤的主要结构和生理功能

皮肤在机体最外层,有毛发及汗孔附着于上。皮肤的纹理称为腠理。《素问·五脏生成篇》:"肺之合皮也,其荣毛也",肺为娇脏,不耐风寒,易受邪侵,皮肤能防御外邪,保护肺脏。而皮肤又赖卫气的供养。《灵枢·本脏》:"卫气者,所以温分肉,充皮肤,肥腠理,司开合者也。……卫气和则分肉解利,皮肤调柔,腠理致密矣;……"。卫气充实则皮肤腠理开合有度,抗御外邪,调节体温,排泄汗液等功能正常,提高机体适应外界的能力。脾胃化生气血津液,为水谷精微之海,上输于肺,肺气宣发,水津输布,上焦如雾露之溉,皮毛受承而荣润光泽。发为血之余,肾之华。毛发的生长与气血盛衰有关。《灵枢·阴阳二十五人》曰:血气盛则髯、须、眉、胫毛、下毛等美长,气血皆少则稀少。隋·《诸病源候论·毛发病诸候》指出:"足少阴肾之经也,肾主骨髓,其华在发。若血气盛,则肾气强,肾气强则骨髓充满,故发润而黑;若血气虚,则肾气弱,肾气弱则骨髓枯竭,故发变白。……足少阴之经血,外养于发,血气盛,发则润黑;虚竭者,不能荣发,故令发黄。"说明毛发的生长或色泽的改变,又与肾的精血有关。综上所述:皮腠毛发与三焦功能相应,上焦宣发润泽,中焦生化输布,下焦精血滋养。三焦的功能均可在毛发上反映出来。《灵枢·本脏》:"肾合三焦膀胱,三焦膀胱者,腠理毫毛其应……皮急而无毫毛者三焦膀胱急,毫毛美而粗者,三焦膀胱直,稀毫毛者,三焦膀胱结也。"

第二节 皮肤病理变化

皮肤的病理变化主要表现于皮肤色泽、形态、感觉、功能等方面的异常,涉及许多外感、内伤及皮肤外科的常见疾病。通过对皮肤特征及皮毛病理改变的观察,可以了解疾病的性质、病变程度、病情的变化趋势,以及内在脏腑精气的盛衰,气血津液盈亏。

一、皮肤色泽形态异常

(一)色泽异常

正常人皮肤红黄隐隐,荣润有光泽,是精气旺盛,津液充足的表现。皮肤色泽异常可反映疾病表里寒热虚实的变化。本节主要论述除面色以外的全身或局部皮肤色泽改变的病症。

1. 皮肤赤 皮肤突然变红,色如涂丹,伴有恶寒发热等症者称为"丹毒"。可发于全身各部位,初起先有突然恶寒发热,头痛骨楚等症,随之出现皮肤片状红斑,稍高出皮肤,边界清楚,压之红退,放手即复,灼热、疼痛。因部位、色泽、原因不同而有多种名称,发于头面者称为"抱头火丹",发于躯干者称为"丹毒",发于小腿足部者称"流火"。一般而言,发于上部者,多为热毒;发于下部者,多为湿热化火;若小儿出生后遍体若丹涂,称为"胎赤",多为胎中热毒蕴结。高热恶寒,咽痛溃腐,颜面全身红若涂丹,环口苍白,舌红绛起刺为丹痧的特征;颈胸或头面出现红缕赤痕,状如蜘蛛,称蜘蛛痣(为扩张的细小动脉),压迫中心点,周围红缕消失,为血瘀肝络气机郁阻所致。两掌大小鱼际红赤如丹,压之褪色称为"朱砂掌",为肝血瘀阻,肝肾阴亏的体表特征之一。此外,因冻伤、轻度水火烫伤或日晒,初起均有局部皮肤发红,应通过追溯病史作出诊断。

2. 皮肤白 皮肤淡黄或白,多见大失血或血虚。若面色苍白,四肢发凉,多为受寒所致,或脾肾阳虚,四末及皮肤失于温煦,日久气血凝滞,可见青紫色。若初起下肢发凉,皮肤苍白,伴间歇性跛行,日久皮肤发绀,甚则指端焦黑坏死脱落者,为"脱疽",多因脾肾两虚,气血不充,外受寒湿,或蕴积热毒下注,气滞血凝所致。若四肢、面部等处出现白斑,大小不等,界限清楚,斑内毛发亦白,无痒痛,病程缓慢者,为"白驳风"或称"白癜风"多因风湿侵袭,气血失和,血不荣肤所致。若见于小儿面部,白或灰白色,大小不等的圆形或椭圆形,边缘不明显,表面干燥,有少量灰白色鳞屑,时有瘙痒者称为"虫积白斑",多因内生虫积,气血暗耗,肌肤失养所致。若发于夏季,在颈、腋、胸、背、四肢伸侧,白色或灰白色斑点,表面微亮,微痒,搔后有细屑如糠,为"汗斑"或称"花斑癣",多因湿热交蒸,郁积肌腠所致。

3. 皮肤黄　若面目、皮肤、爪甲俱黄者,为"黄疸",多因外感湿热、疫毒,内伤酒食,或脾虚湿困,血瘀气滞等所致。其黄色鲜明如橘皮色者,属"阳黄",伴汗、尿色黄,尿黄如黄柏汁,舌苔黄腻,因湿热蕴蒸,肝失疏泄,胆汁外溢肌肤而成。黄色晦暗如烟熏色者,属"阴黄",伴畏寒、口淡、舌苔白腻,因寒湿阻遏,肝郁胆泄所致。若小儿出生后遍体面目皆黄,为"胎黄",多因胎中湿热、热毒内蕴所致。若肌肤浮肿而皮色㿠白带黄,目无黄染,少神乏力,为"黄胖",多因脾虚湿盛所致。

4. 皮肤青　皮肤青紫,局部肿痛,压之不褪色者多属皮下出血所引起的血肿,初期色青紫,日后转为紫红、紫黑、如色转黄褐,肿痛消退,提示瘀血正被吸收中,血肿即将痊愈。

5. 皮肤黑　皮肤黄中显黑,黑而晦暗,为"黑疸",多发于面、手、乳晕、腋窝、外生殖器、口腔黏膜等处,由劳损伤肾所致;周身皮肤发黑亦可见于肾阳虚衰的病人。皮肤出现点、片状的褐色斑,不高出表皮,抚之不碍手者称"黧黑斑"。伴头晕耳鸣,腰腿酸软,五心烦热,舌红少苔者为阴虚火旺;兼有两胁胀痛,烦躁易怒,纳少嗳气者为肝郁气滞,亦可见于湿热内蕴的病人。(皮肤色泽变化的更多内容可参考"望色章")

(二)形态异常

皮肤形态异常大致可分为两大类:一为全身性疾病引起的体表皮毛异常变化,二为皮肤局部的病变。但皮肤与内脏之间亦可相互影响而内外合病。

1. 皮肤润燥　皮肤光泽而柔韧是营血津液充盈,脾肺功能正常的表现。皮肤干枯或萎缩为脾气虚弱,肺气不足,气血生化和输布无能,皮肤失于濡养而致。局部或全身皮肤干燥粗糙,形如松树之皮,触之棘手,称为"肌肤甲错"。可由血虚、津亏、血热或瘀血内阻所致。皮肤之厚薄和纹理之疏密可推测卫气之强弱,与抗御外邪的能力有关。《灵枢·论勇》指出,薄皮肉弱者易感四时之虚风。《灵枢·五变》说:"粗理而肉不坚者,善病痹","肉不坚,腠理疏"则"善病风",说明皮肤薄而纹理疏者卫气弱,抵御外邪的能力差,容易感受外邪而致病。

皮肤湿度在临床的意义,如恶寒发热而皮肤湿润为营卫不和,汗自出,多属风热表证或湿邪恋表;如皮肤干燥发热,恶寒甚于发热者为外感风寒。皮肤汗多,发热不恶寒,为热甚于里或阴虚火旺逼津外泄;皮肤湿而冷伴神昏脉微细者,多见于亡阳病人。皮肤干燥,皱缩无弹性,多见于吐泻伤津,或热甚脱液的病人。

2. 皮肤肿胀,临床可见以下几种情况

(1)水肿:皮肤高突肿起,皮薄色泽光亮,按之凹陷不易起者,为水肿。

(2)皮肤高突肿起,按之凹陷,举手即起者,多为痰浊阻滞,气血瘀阻所致。

(3)下肢肿胀,甚则阴囊、阴唇、上肢等部位皮肤粗厚变硬如象皮者,多由感染丝虫之毒而致,见于丝虫病。

(4)皮肤肿厚,色苍不泽,无压痕。多因气滞营卫不和所致,属气肿。

(5)局部皮肤肿胀高突,皮色青紫或发绀,或初为暗褐色后转青紫色,逐步消退,伴局部固定疼痛,多由于局部外伤史,外伤而致血瘀不行,阻滞皮下所致,属血肿。

(6)局部皮肤红肿高突,伴痒痛难忍,见于虫咬伤之后,虫毒伤于肌肤居于皮下而发,属虫毒。

3. 皮肤萎缩　皮肤变薄干燥,纹理消失,表面光滑,局部柔软或变硬,可为原发性或继发于外伤或炎症之后,多为气血不足所致。如皮肤萎缩呈线条状,干燥脱屑,色灰褐或红褐,伴头晕目眩,耳鸣耳聋,腰酸等,多因肝肾阴亏,精血不充,肌肤失润所致,属肝肾阴虚证,多见于老年人。如一侧皮肤萎缩,而累及肌肉或骨,局部皮肤变薄、塌陷,皮色发淡,纹理失常,伴神疲乏力,面色萎黄,纳呆便溏,舌淡苔白等,多因脾胃虚弱,气血化生不足,肌肤失养所致,属脾胃虚弱证。全身或局部皮肤硬化,光亮如蜡,色素沉着,纹理消失,无汗泄,毫毛不长,甚则影响肢体活动,多由风湿夹瘀血痹阻而致,亦称皮痹。

4. 常见皮肤病症

(1)斑疹:历代医家对斑疹的认识不全一致,故常斑疹统称。余师愚《疫病篇》认为:"大者为斑,小者为疹"。《医林绳墨》则认为:"重则为斑,轻则为疹"。其实,斑和疹在形成机制、形态特征及临床意义等方面都是不同的。必须注意区别。在外感热病中,发斑或出疹常是推则疾病轻重、预后凶吉和确定治疗方针的重要佐证。

斑是指皮肤黏膜出现深红色或青紫色片状斑块,平铺于皮肤,抚之不碍手,压之不褪色。《丹溪心法》指出斑的特征是"有色点而无头粒"。斑的颜色有淡红、鲜红、紫红、紫黑、青蕴色等多种。可由外感温热邪毒,内迫营血,或因脾虚血失统摄,或阳衰寒凝气血,或因外伤血络,血溢皮下所致。由于病机不同,大致分为阳斑和阴斑两种。

阳斑:色红或紫,斑如锦纹,多为温病气血两燔所致,属外感热入营血证。在内伤杂病中,也可见到阳斑。若多发于春秋季,起于躯干或上肢,逐渐增多,色如玫瑰红,有白屑细碎如糠,大小不一,对称分布,伴瘙痒为风热疮,现称"玫瑰糠疹",多因血热,复感风邪,郁于肌肤而发,属风邪外束证。

紫斑:若骤然发病,发无定处,多见于小腿,为针尖至钱币大小的瘀点、瘀斑或斑丘疹,压之不褪色,分批出现,常可复发,伴关节痛或腹痛或尿血等症,称紫癜,多因血热壅盛,复感风邪,风热相搏,迫血妄行,溢于络外,瘀而成斑,属血热证。

阴斑:色多淡红或发绀,大小不一,或如钱如环,或小点,隐隐稀少,发无定处,出没无常,多由气血阴阳亏损,或脾不统血,或阴虚火旺,或寒凝、气滞、血瘀所致,一般多见于内伤之虚证。若斑色淡红,针尖至榆钱大小,或斑色发绀,经久不愈,反复发作,伴食少乏力,舌淡苔白,脉细弱者,多由脾气虚弱,统摄无权,血不归经而外溢所致,属脾不统血证;若斑色鲜红如妆,时发时止,病程较长,或发于头面,呈对称分布,为钱币形或蝶形,伴五心烦热,咽干口燥,舌红少苔,脉细数者,多因热病耗液或久病伤阴,或五志化火,或热毒入里耗灼营血,致阴络不和,瘀阻血络所致,属阴虚火旺证;若斑色淡红或淡紫,反复发作,伴精神萎靡,四肢不温,腰膝酸软,舌淡胖苔白滑,脉沉迟无力者,多因脾肾阳衰,脾失统摄,肾失温固,血溢而凝所致,属脾肾阳虚证;若斑色发绀,伴有疼痛,天寒加重者,多因阳虚又感寒邪,血凝所致,属寒凝血瘀证。

疹:指皮肤出现红色或紫红色、粟粒状疹点,高出皮肤,抚之碍手,压之褪色的症状。常见有麻疹、风疹、瘾疹等病,亦可见于温热病中。多因外感风热时邪或过敏,或热入气营所致。

麻疹是儿童常见的传染病,初起恶寒发热,咳嗽喷嚏,鼻流清涕,眼泪汪汪,继之发疹,疹色桃红,形似麻粒,尖而稀疏,抚之触手,逐渐稠密,先从头面到胸腹四肢,遍及全身,伴有耳根发凉,耳后红筋等症状。多由感受时毒邪气所致。

瘾疹发病突然瘙痒,抓后皮肤发红,或如云片,隆起大小不等的风团,色淡红,或鲜红,或粉红,或中央白色周边有红晕,疹块随搔抓而增大,融合成片,数目、形状、部位不定,消退后可复发。多因气血失调,营卫失和,偶感风、寒、湿、热等,血为风动,发于皮肤而成。

风疹的疹形细小如沙,常由头面、躯干遍及四肢。多为外感风热之邪,与气血相搏,发于皮肤所致。若疹色淡红,细小稀疏,常于出疹前伴有咳嗽、流涕、发热等症状,属卫分证。若疹色鲜红,疹点较密,瘙痒较甚,伴有壮热口渴,烦躁易惊,舌红苔黄,脉数有力等症状,邪在气分,属气分证。

(2)痘疮:皮肤起疱,形似豆粒,伴有外感症状,又称"痘疮",包括水痘、天花等病。

水痘:儿科常见传染病,初见肺卫症状,轻度恶寒发热,1~2日后皮肤出现粉红色斑丘疹,大小不等,分批出现,很快变成椭圆形的小水疱,顶满无脐,晶莹明亮,浆液稀薄,皮薄易破,结痂,痂脱不留瘢痕。一般头面、发际、躯干较多,四肢较少。多因外感时邪,内蕴湿热所致,多属卫、气分轻证。

天花:古称"正痘"。由疫毒传染所致强烈传染病,证候凶险。其特征是:皮肤出现圆形小疱,根红而深,顶白凹陷如脐,大小齐等,同时出现,浆色混浊,浆液如浓,愈时结痂,痂脱留有瘢痕,形成麻脸。

455

热气疮：又称"热疮"，皮肤出现针头到绿豆大小的水疱，成群成片，有痒和灼热感觉，好发于口角唇边缘、眼睑、外阴、包皮等处。可见于正常人和高热病人，多由于风热之毒，阻于肺胃二经，湿热熏蒸皮肤所致。

漆疮：初起时接触过漆或新漆之器物的皮肤，突然红肿作痒，继之出现细小丘疹或水疱，搔破后可发生糜烂。严重者闻及漆味而发，病及全身。多由于先天畏漆、感受漆毒所致。

痤疮：俗称"粉刺"，颜面及胸背等处出现大小不一的圆锥形红色丘疹，或黑头粉刺，可挤出白色粉汁样物质，易继发脓疱、结节、囊肿等，多发于青年男女。此症由恣食辛辣肥甘，肺热脾湿，或风热毒邪搏于肌肤所致。若发于鼻周、口周或发于面部，以口鼻眉间居多，伴口干口渴，喜冷饮，舌红脉数者，属肺经热盛证。若面及背部出现米粒大小丘疹，或带有脓疱，脓疱此起彼伏，伴见大便干结，小便短赤者，属热毒炽盛证。若颜面及背部皮肤呈油腻状，皮损为脓疱、疱状丘疹或结节、囊肿、瘢痕等，局部红肿疼痛，伴身热、舌暗红苔黄腻者，属湿邪壅阻证。

湿疹：又称"粟疮"。初起多为红斑，迅速形成肿胀、丘疹或水疱，其形如粟，瘙痒较甚，继之水疱破裂、渗液，出现红色湿润之糜烂，以后干燥结痂，痂脱后有痕迹，日久自行消退。多由风、湿、热留郁肌肤，或久病耗血，血虚生风化燥所致。

蛇串疮：又名"缠腰火丹"、"火带疮"、"蜘蛛疮"。多发于胸腹腰部，初起皮肤灼痛或刺痛，继之皮肤出现红斑，渐见粟米至绿豆大小水疱，簇集成群，呈带状排列，疱壁紧张，含液清澈，渐渐变浊，最后干燥结痂。水疱多者溃破后呈溃烂面，易感染。多因情志所伤，肝气郁结、郁久化火，肝火妄动所致，或脾失健运，湿邪阻滞化热，湿热蕴结肌肤所致。故多见于肝郁气滞证或脾经湿热证。

(3)疮疡：指发于皮肉筋骨之间的疮疡类疾患。主要有痈、疽、疔、疖等。

痈：指患部红肿高大，根盘紧束，焮热疼痛，并能形成脓疡的疾病。具有未脓易消，已脓易溃，疮口易敛的特点。属阳证，多为湿热火毒蕴结，气血壅滞所致。

疽：指患部漫肿无头，皮色不变，疼痛不已的疾病。具有难消、难溃、难敛，溃后易伤筋骨的特点。一般指无头疽。属阴证，多为气血亏虚，阴寒凝滞而发。

疔：指患部形小如粟，根深如钉，漫肿灼热，麻木疼痛的疾病。多发于颜面和手足。因竹木刺伤，或感受疫毒、疠毒、火毒等邪所致。

疖：指患部形小而圆，红肿热痛不甚，根浅、脓出即愈的疾病。因外感火热毒邪或湿热蕴结所致。

初起为粟豆大，毛囊性炎性丘疹，数日后逐渐形成浅在毛囊性小脓疱，成批出现，互不融合，自觉刺痒或灼痛，脓疱溃后，溢出少量脓血，后干燥结痂，不留瘢痕。多发生于头部、四肢、腋部、会阴等处，发于颈后发际处，称为"发际疮；发于须部，称为"须疮"；发于臀部，称为"坐板疮"。多由于湿热内蕴，外受暑湿热毒侵袭，湿热毒邪相搏壅滞皮肤所致；或因身体素弱，卫气不固，感受邪毒而发。若毛囊性丘疹鲜红坚硬结节,灼痛或刺痒,伴发热、淋巴结肿大,舌红脉数,多属热毒壅盛证。

此外,还有常见的皮肤疣:生于体表皮肤的一类针头至绿豆大小的赘生物。多由于血虚血燥或肝火,使气血失和,又因腠理不密,复感外邪,致使气血凝滞,瘀聚皮肤所致。其有许多种类及表现。"寻常疣"好发于青少年的手背、头面部皮肤,如米粒或豌豆大半圆形,边界清楚,表面粗糙,质略硬灰褐色,顶端乳头状或刺状增生,无自觉症状,日久可自行脱落。"扁平疣"多发于青年人面部、手背、前臂,一般为骤然发生,呈针顶、芝麻、大米粒样,淡褐色或灰褐色,呈多个散在或密集,可自愈,易复发。"传染性软疣"为痘疮病毒所致,有轻度传染性,多发于儿童和青年的躯干和四肢。初起绿豆或黄豆半圆形丘疹,表面有蜡样光泽,呈灰白色或乳白色,中心凹陷有脐窝,可挤出白色物质,多个散在分布。

痱子:皮肤发生密集的针状红色小粒,瘙痒刺痛,继则干燥成细小鳞屑,多因湿热郁于皮肤所致,属湿热证。多发于夏季,小儿及肥胖之人,好发于多汗部位。

二、感觉异常

通过了解患者皮肤感觉异常,可以判断病症的虚实寒热性质及预后。

(一)瘙痒

是皮肤病最多见的自觉症状。多由风、湿、热、虫之邪客于皮肤肌表,导致气血不和,或血虚风燥,肌肤失养所致。因其病因不同,常见于以下几种表现:

皮肤瘙痒常在头面、前胸、颈周、双手等暴露的部位,遇寒则甚,得温或汗出则减,舌淡苔白,脉浮缓或浮紧。多发于冬季,多因体内阳气不足,又感受风寒之邪所致,属风寒证。

皮肤瘙痒,搔抓后皮损区常有丘疹、水疱、流水或皮肤湿烂,越腐越痒,舌苔白腻或黄腻,脉滑数。多见于青壮年,发于夏秋季节,常因恣食肥甘厚味,体内蕴湿,复感风邪,风湿相搏为患。属风湿证。

皮肤瘙痒,搔破成条状血痕,夏重冬轻或遇热尤甚,得寒则减,伴口干心烦,舌绛或舌尖红,苔薄黄,脉弦数或滑数。常发生于青壮年,多因情志变化或过食辛辣之品,血热生风所致,属血热证。

若皮肤干燥,遍布抓痕,脱屑,作痒,痒感常日轻夜重,伴面色无华,心悸失眠,头晕眼花,舌淡苔白,脉弦细。多见老年人,秋冬尤剧,多为血虚生风化燥,肌肤失于滋养而引起,属血虚风燥证。

若疔疮外疡初起时,常有痒感,偶有麻木,此为毒热未聚的征兆。若外疡溃后疡面新肉红活如珠,伴有痒感,一为气血充盈,助肉生长,将要收口的佳象。

(二)肌肤麻木

麻是非痛非痒,肌肤内如有虫行,按之不止,搔之愈甚;木是不痛不痒,按之不知,掐之不觉,如木厚之感。二者常伴随出现,并称为麻木。《灵枢》"虚邪之中人也,洒晰动形,起毫毛而发腠理。其入深,……搏于肉,与卫气相搏,……其气外发,腠理开,毫毛摇,气往来行,则为痒。留而不去,则痹。卫气不行,则为不仁。"麻木多由气血俱虚经脉失于荣养,或气血凝滞;或寒湿痰瘀流于脉络;或毒邪壅塞,经脉不通,肌肤失荣而致。麻多属气病,气虚为本,风痰为标;木则多属气病及血,多夹湿痰死血。

颜面皮肤麻木,伴有口眼㖞斜,病在左歪在右,病在右歪在左,多为气血不足、风痰之邪窜入,见于中风的中络证。

头皮麻木,若以麻为主,头晕心悸,面色无华,爪甲唇舌色淡,脉细无力者,多因失血、久病、脾虚,气血亏虚,肌肤失养所致,属血虚证。若以木为主,眩晕,肢体倦怠,胸脘满闷,呕恶吐涎,舌苔厚腻,脉弦滑者,多因劳倦伤脾,脾虚湿盛,痰湿阻络所致,属痰湿阻络证。

四肢皮肤麻木,以麻为主,活动正常,伴有关节痛等,多为寒湿阻滞,见于痹症。麻木在上肢者,多属风湿,或气虚夹痰;在下肢者以寒湿、湿热为多见。

局部肌肤顽麻,知觉尚存,多为痰湿阻滞或血瘀闭阻。周身皮肤麻木,多属营分阻滞,卫气不行,营卫失和。

在外科疮疡,疮未溃而先有麻木者,是毒邪壅塞未散;疮已溃而后有麻木者,是肌肉腐烂,气血已亏。

（三）疼痛

皮肤经络闭塞不通或精血不足,经脉失养而发生疼痛。一般而言,痛处红热为热证,痛处皮色不变为寒证;痛而喜按为虚证,痛而拒按为实证;痛有定处为血瘀证,痛无定处为气滞证;皮肤痛无定处,忽彼忽此,走注甚速者,多为风证;肿势急骤,痛无休止,如有鸡啄,按之中软应指者,为疮疡化脓。若病人周身皮肉酸痛,多见于外感风寒或风湿的表证。若身痛如被杖打,面赤发斑,多属"阳毒",多见疫毒证。若久病卧床不起,周身疼痛,多见气血亏虚证。

在疮疡中,一般凡局部皮肤色赤焮痛,痛在皮肤肌肉之间,局限一处者,属阳证,轻而易治;凡皮色不变,疼痛较轻者,多属阴证,重而难愈。肿疡以知痛为顺,为易治;若日久如故,竟不知痛,属病位盘踞要害,为难治。

（四）寒热

外感六淫、疫疠等邪气,或内伤七情、饮食、劳倦等均可导致皮肤寒热感觉的变化,通过皮肤寒热的感觉可以确定疾病的表里寒热虚实。一般肌肤不温或畏寒者,多见于虚寒证,由于气血亏虚,阳气不足,肌肤失于温养;或气机郁闭,卫气不得外达,或阳气亡脱。肌肤灼热,可见于实热证,为热邪蕴结于皮肤所致;肌肤潮热,伴口燥咽干,舌红少苔,脉细数,可见于虚热证,为阴虚内热所致。初按肌肤不甚热,扪之稍久方觉有灼手的感觉,为"身热不扬",属湿温病,湿热蕴结所致。皮肤恶寒发热同时并见,多见于外感表证,恶寒重发热轻,多属外感风寒表证;恶寒轻发热

458

重,多属外感风热表证;发热较轻,恶风,伴自汗,脉浮缓,多属外感表虚证。

三、功能异常

皮肤是人体的屏障,卫气循行其间,保护机体,温养脏腑、肌肉、皮毛,调节汗液的排泄。如果皮肤组织及卫气的功能发生改变,人体就会发生疾病。如《灵枢》曰:"……肉不坚,腠理疏,则善病风。""……此外伤于风,内开腠理,毛蒸理泄,卫气走之,固不得循其道,此气慓悍滑疾,见开而出,故不得从其道,故命曰漏泄。"因而皮肤功能的异常主要表现为抵御外邪的力量减弱,汗出异常及毛发异常等方面。

(一)易感外邪

肺卫之气不足,卫表不固,腠理疏松,易招致外邪的侵袭,常见易感冒,自汗出,畏风,脉浮缓的卫表不固证。

(二)汗出异常

皮肤上的毛孔(玄府)是汗液排泄的通道,营卫不和,毛孔开合失司,常常导致汗出异常。汗出异常可分为无汗、汗出、汗出不畅三类。

(1)无汗:表证无汗者,伴有恶寒发热,头身疼痛、鼻塞流涕,舌苔薄白,脉浮紧,多属风寒表证,因寒性收引,寒邪袭表,腠理致密,玄府闭塞所致。里证无汗出者,多因津血亏虚,化汗乏源,或阳气虚,无力化汗所致。

(2)汗出:表证汗出者,多见于风邪犯表证和风热表证,由于风性开泄,热性升散,故风邪、热邪袭表,使肌腠疏松,玄府不能密闭而汗出。里证汗出者,多见于里热证,如风热内传或寒邪入里化热,或其他原因导致里热炽盛,迫使津液外泄,则汗出量多。亦可见于里虚证,若阳气亏虚,肌表不固而汗出,如自汗;或阴虚内热,蒸津外泄而汗出,如盗汗。汗出不畅易生白㾦,为湿热交阻,热蒸湿遏所致。

(三)毛发异常

毛发附着于皮肤上,依赖于脏腑精气,气血津液的濡养,《灵枢·经脉》"手太阴气绝,则皮毛焦。太阴者,行气温于皮毛者也。故气不荣,则皮毛焦;皮毛焦,则津液去皮节;津液去皮节者,则爪枯毛折;毛折者,则毛先死。"因而毛发的异常常可以反映脏腑的虚实,气血津液的盛衰等。

1. 发　头发的生长与肾气和精血的盛衰关系密切,正常人发黑稠密润泽,是肾气充盛,精血充足的表现。

(1)颜色异常:发黄干枯,稀疏易落。多属精血不足,可见于大病后或慢性虚损病人。小儿头发稀疏黄软,生长迟缓,甚至久不生发,多因先天不足,肾精亏损所致;小儿发结如穗,枯黄无泽,多属于疳积。青年白发伴有耳鸣、腰酸等症者,属肾虚;伴有失眠健忘等症者,为劳神伤血所致。发白有因先天禀赋所致者,不属病态。

(2)脱发:是指头发脱落的症状,多为血热生风或血虚受风所致。若头发突然片状脱落,显露圆形或椭圆形光亮头皮,局部微痒,称为斑秃,伴心烦口渴,舌红苔黄,脉弦滑数,多由于精神刺激,心火亢盛,血热生风所致,属于血热生风证。若头皮发痒、多屑、多脂油亮,经常脱落,日久头顶或两额角逐渐稀疏,伴耳鸣腰酸,舌红少苔,脉细数,多因肝肾亏虚,阴血不足,发失所养。发梢分叉,容易脆折者,属于阴血亏虚证。若头发细软干燥少华,均匀脱落,日渐稀疏,伴少气乏力,语声低微,肢体麻木,舌淡苔少,脉细弱,多因产后或久病等,气血两虚,发失所养,属于气血两虚证。若头发部分或全部脱落,或须眉俱落,日久不长,伴头痛,口渴不欲咽,唇紫,舌有瘀斑,脉细涩,多因瘀血不去,新血不生,血不养发所致,属于瘀血证。

2. 脱屑　指头皮上脱落的皮肤残片。多属实证、热证。若头皮脱落灰白色糠秕状干燥脱屑,脱屑处皮肤呈圆形或椭圆形斑片,表面呈淡红色或白色,伴头皮痒,口干舌燥,苔薄微黄,脉浮或微数,属于肌热当风,风邪侵入,郁久化燥所致的风热化燥证。若脱落细薄油腻皮屑,黏着发间,脱屑处皮肤有边界不清的红斑,头皮光亮油腻,伴口黏而干不欲饮,苔白腻,脉滑微数,属于内蕴湿热,久郁生风所致的湿热生风证。若脱屑堆叠,脱屑处皮肤潮红,头皮瘙痒,搔之有血渍,伴口干欲饮,舌红苔薄黄或少苔,脉弦数,常见于阳热之体,营血伏热,化燥伤风所致,属于血热化燥证。若脱屑细小,色灰白,头皮奇痒,发干燥易折,脱屑处皮肤有鲜红圆形斑块。多见于儿童,由于毒邪侵入,浸淫皮肤所致,属于毒邪浸淫证。

3. 体毛　指生长在皮肤上的毫毛、阴毛、男子的胡须等,它们都依赖于气血的濡养。一般而言,体毛色深润泽,形粗而长,浓密,为气血旺盛的表现;色浅枯槁,形细而短,稀疏,是气血虚少的表现。毫毛耸立为邪实;毫毛焦与枯败为正虚。如毛焦,寒热在于皮肤;毛悴,情志伤于脏腑;毛败,肺热津亏;毛枯,脾虚而发痹病;毫毛折落,多为肺气内绝。

男子胡须的生长与阳明、少阳血盛相关,通髯极须者,少阳多血,美须者阳明多血,如《灵枢》所述"足阳明之上血气盛则髯美长,血少气多则髯短,故气少血多则髯少,血气皆少则无髯。""足少阳之上,气血盛则通髯美长,血多气少则通髯美短,血少气多则少髯,血气皆少则无须。""手阳明之上,血气盛则髭美。血少气多则髭恶,血气皆少则无髭。"妇女不生胡须,是由于妇女为气有余而血不足之体,血不荣口唇,故无须。"……血独盛者澹渗皮肤,生毫毛。今妇人之生有余于气,不足于血以其数脱血也,冲任之脉,不荣口唇,故须不生焉。"胫毛生长情况与少阳气血的盛衰有关,"足少阳之下,血气盛则胫毛美长,外踝肥;血多气少则胫毛美短,外踝皮坚而厚,血少气多则胻毛少,外踝皮薄而软,血气皆少则无毛,外踝瘦无肉"。腋毛的生长与手阳明经气血盛衰相关,"手阳明之下血气盛则腋下毛美,……"。阴毛的生长与足阳明经气血盛衰相关,"足阳明之下血气盛则下毛美长至胸,血多气少则下毛美短至脐,……血气皆少则无毛有则稀、枯悴,……"。人体眉毛的生长与足太阳经、手少阴经气血盛衰相关,"足太阳之上,血气盛则美眉,眉有毫毛血多气少则恶眉,……""手少阴之上,血气盛则眉美以长,……"。

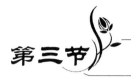

第三节 皮毛常见征象归纳表

表4-9-1 皮毛常见征象归纳表

	病症	虚证类	实证类	虚实夹杂类
	皮肤赤			
	丹毒		热毒浸淫、湿热化火	
	胎赤		胎中热毒	
	蜘蛛痣		血瘀肝络,肝气郁阻	
	硃砂掌			肝血瘀阻,肝肾阴虚
	肤色白			
	白癜风			风湿侵袭,血不荣肤
	虫积白斑			虫积耗血肌肤失养
	花斑癣		湿热郁结肌腠	
	黄疸		寒湿阻留、湿热蕴蒸	肝失疏泄
	肤色青		瘀血积滞肤下	
	肤色黑			
	黧黑斑		肝郁气滞	阴虚火旺
	黑疸	劳损伤肾		
形态异常	皮肤萎缩	肝肾阴虚、脾虚		
	粗理肤薄	卫气虚弱		
	皮肤甲错	血虚津亏	血热、瘀血内阻	
	皮肤干燥	伤津脱液	寒邪束表	
	皮肤湿润	阳虚亡阳	内热蒸津	营卫不和
	皮肤硬化		风湿瘀血痹阻	
	皮肤肿胀			
	水肿			阳虚水泛
	气胀		气滞、血瘀	
	斑	脾虚血失统藏	温邪热毒,内迫营血	阳虚寒凝
	疹			
	麻、风、隐		外感风热,热入气营	
	水痘		外感时邪,湿热内蕴	
	热疮		湿热熏蒸	
	漆疮		感受漆毒	先天畏漆
	湿疹		风湿热郁	血虚生风化燥
	发际疮		湿热内蕴	卫气不固感受邪毒

461

	病症	虚证类	实证类	虚实夹杂类
形态异常	痈		湿热火毒蕴热,气血壅滞	
	疽			气血虚,阴寒凝滞
	疔		疫、火、疠邪毒内阻	
	疖		湿热蕴结	
感觉异常	瘙痒	血虚生风	感受风寒,风湿相搏,血热生风,虫	血虚风燥
	麻木	气、血虚	气血凝滞,寒湿瘀痰,风痰入络	气虚风痰,营卫不和,卫气不行
	疼痛	精血不足,经脉失养	经络闭塞、热、寒、血瘀、气滞,疫毒	
	寒、热感	阳虚、阴虚,劳倦	外感六淫,疫疠,七情,饮食	
功能异常	容易感冒	卫表不固		
	汗出异常			
	无汗	津血不足,阳虚	风寒束表	
	汗多	阳虚,内热,气虚表不固	风湿、风热,里热炽盛	
	汗出不畅		湿热交阻	
	毛发异常			
	稀疏黄软	肾血不足,肾虚		
		肝肾亏虚		
	脱发	肝肾亏虚,阴血虚	血热生风,瘀血	血虚受风
	脱屑		实热,风热化燥,湿热生风,血热化燥时邪毒浸淫	
	体毛枯槁	脾虚,气血虚少,肺热津亏	眉、须、胫、腔、阴部与所注经络气血有关	

皮肤受卫气充养,内应肺气主呼吸、宣通水道的功能,是机体的第一道防线,有抵御外邪,调节体温,分泌汗液,排出邪毒的作用。皮肤的色泽枯荣,显示气血津液盈亏,气机、气化的顺逆,盛衰;病色变化又反映疾病的性质、与脏腑的关系以及病情的转归趋势。皮肤形态异常的变化,除了皮肤的局部病变(皮肤病)外,更多的是全身病变在皮表的反映(表4-9-1),如黄疸指示肝胆湿热;水肿指示脾虚水湿潴留;阳斑为热入营血的征象等,在辨证中有非常重要的意义。

皮表络脉的色泽形态变化,直接反映血流的运行情况,如小儿山根青、指纹粗长、下肢血脉曲张等均提示不同病变引起的血脉瘀阻,红缕赤痕(蜘蛛痣)是肝脏气血瘀滞严重的指征。

毛发为血之余,肾之华,毛发之色泽、疏密与精血盈亏有关。分布在不同部位的体毛有不同的作用,毛发的生长和脱落亦反映机体生长壮老的生理特征。

第四节 病案举例

病案一:

周某,男,50岁,1965年4月24日初诊。周身发风疹已3月余,皮肤痒甚,用镇静剂和抗过敏药,效果不显著。脉弦缓,舌红后根黄腻苔。属血燥兼风,治宜养血、祛风、利湿,处方:细生地四钱,骨碎补二钱,白蒺藜三钱,羌活一钱,蝉衣一钱,胡麻仁(炒)三钱,豨莶草三钱,地骨皮二钱,炒丹皮一钱,蜂房二钱,荷叶三钱,地肤子二钱。五剂。一剂两煎,共取200毫升,蜂蜜二两(冲),分早晚两次温服。

4月29日复诊:服两剂后,风疹发出较多,再服三剂,则渐好转,皮肤瘙痒减轻,但夜间较重,食纳较佳,大小便正常。脉如前,黄腻苔减退。原方加玄参二钱,五剂,煎服法同前。并拟外洗方:地肤子一两,苦参一两,蜂房五钱,荆芥五钱,水煎去渣,兑入浴盆洗,二剂。治疗而愈。 (选自《蒲辅周医疗经验》)

按:风疹多从风治,可用荆防败毒散、消风散、胡麻散加减,外洗方可用浮萍、豨莶草、蛇床子、苍耳子、防风。本例发病已三月,化热化燥,故合用生地黄、丹皮、地骨皮、胡麻仁,凉血润燥。

病案二:

胡某,男,78岁,四川人。初诊:1974年10月28日。全身瘙痒入冬尤甚,已4年余。初发现糖尿病,皮肤发痒,夜间更甚,抓至出血方能解。曾在某地医院诊治,用抗过敏的药片和针剂,均未奏效。此次加重,情绪波动则瘙痒不能忍耐。检查:全身遍布抓痕、血痂,胸背、两大腿、前臂有色素沉着,皮肤肥厚,呈苔藓样变,部分脱屑。肛周和会阴间杂色素减退斑。证属高年气阴两亏,血虚不能调养肌肤,以致生风生燥,肝火偏旺,乃肾阴不足。苔薄舌红,脉弦滑。先拟养阴血、平肝火,以祛风润燥。处方:大生地15g,全当归12g,炒白芍9g,龙胆草4.5g,炒黄柏9g,制首乌9g,肥玉竹9g,珍珠母30g(先煎),苦参片12g,乌梢蛇片3g(分吞)。外用白杨膏,每日搽3~4次。忌饮酒类,不吃鱼、虾、蟹等发物。

二诊:11月8日。服药10帖,瘙痒有所减轻,皮肤也较润滑。但口渴咽干欲饮,胃中灼热,大便干结。舌红苔剥,脉滑数。拟益气养血、滋阴生津以治其本,祛风止痒以治其标。处方:孩儿参12g,生黄芪9g,全当归9g,肥玉竹9g,天花粉15g,麦冬9g,肥知母9g,生大黄9g(后下),苦参片12g,乌梢蛇片3g(分吞)。4帖,加用降血糖药片。外用同前。

三诊:11月12日。瘙痒大部分减轻,尚有部分肥厚,大便已软。处方:前方去大黄、生黄芪,加生地、白花蛇舌草各30g,小胡麻9g。又服10帖,基本痊愈,阴部尚感轻度瘙痒。外用青吹口散油膏、地塞米松软膏混合外搽。

(选自《顾伯华学术经验集》)

按:全身皮肤瘙痒,病因比较复杂,但临床所见,可分两类。其一是湿热蕴于肌肤,不得疏泄所致,用清热化湿之苍术、黄柏、茵陈、蒲公英、山栀、土茯苓、地肤子、苦参片等即可收效。此病例乃血虚肝旺,以致生风生燥,肌肤失养所致,所以用养血平肝、祛风润燥、滋阴降火之法取效。

病案三:

黄某,男,成年"蛇丹"发于左胸背及左臂,水疱刺痛,继续蔓延,此由心经毒火为患。治以清解,佐以重镇法。黄柏9g,丹皮6g,半枝莲12g,灯心6g,蒲公英15g,代赭石30g,牡蛎30g,灵磁石30g,珍珠母30g。

(选自《老中医经验汇编(第一辑)——夏少农医案40例》)

按:带状疱疹俗名蛇丹,刺痛颇剧,一般止痛药只能暂止,但服重镇药非但能很快止痛,并能制止疱疹扩大,应用重镇止痛药,必须在原有辨证论治基础上加入使用,其效更好。

464

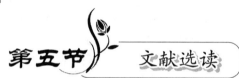

第五节　文献选读

1.《素问·五脏生成篇》:"肺之合皮毛也,其荣毛也。"

2.《素问·经脉别论》:"食气入胃,浊气归心,淫精于脉,脉气流经,经气归于肺,肺朝百脉,输精于皮毛。"

3.《素问·至真要大论》:"诸痛痒疮,皆属于心。"

4.《灵枢·本脏》:"卫气者,所以温分肉,充皮肤,肥腠理,司开合者也。……卫气和则分肉解利,皮肤调柔,腠理致密矣;……"

5.《灵枢·水胀》:"水始起也,目窠上微肿,如新卧起之状,其颈脉动,时咳,阴股间寒,足胫肿,腹乃大,其水已成矣。以手按其腹,随手而起,如裹水之状,此其候也。""肤胀者,寒气客于皮肤之间,冬冬然不坚,腹大,身尽肿,皮厚,按其腹,窅而不起,腹色不变,此其候也。"

6.《灵枢·夭寿刚柔》:"黄帝曰:何谓形之缓急?伯高答曰:形充而皮肤缓者则寿,形充而皮肤急者则夭,形充而脉坚大者顺也,形充而脉小以弱者气衰,衰则危矣。若形充而颧不起者骨小,骨小则夭矣。形充而大肉䐃坚而有分者肉坚,肉坚则寿矣;形充而大肉无分理不坚者肉脆,肉脆则夭矣。此天之生命,所以立形定气而视寿夭者,必明乎此立形定气,而后以临病人,决生死。"

7.《灵枢·营卫生会》:"黄帝曰:人有热,饮食下胃,其气未定,汗则出,或出于面,或出于背,或出于身半,其不循卫气之道而出,何也?岐伯曰:此外伤于风,内开腠理,毛蒸理泄,卫气走之,固不得循其道,此气慓悍滑疾,见开而出,故不得从其道,故命曰漏泄。"

8.《灵枢·五癃津液别》:"天暑衣厚则腠理开,故汗出,寒留于分肉之间,聚沫则为痛。天寒则腠理闭,气湿不行,水下留于膀胱,则为溺与气。"

9.《灵枢·刺节真邪》:"阴阳者,寒暑也,热则滋雨而在上,根茎少汁,人气在外,皮肤缓,腠理开,血气减,汗大泄,皮淖泽。寒则地冻水冰,人气在中,皮肤致,腠理闭,汗不出,血气强,肉坚涩。""虚邪之中人也,洒晰动形,起毫毛而发腠理。其入深,内搏于骨,则为骨痹;搏于筋,则为筋挛;搏于脉中,则为血闭,不通则为痈。搏于肉,与卫气相搏,阳胜者,则为热,阴胜者,则为寒。寒则真气去,去则虚,虚则寒搏于皮肤之间。其气外发,腠理开,毫毛摇,气往来行,则为痒。留而不去,则痹。卫气不行,则为不仁。"

10.《灵枢·经脉》:"手太阴气绝,则皮毛焦。太阴者,行气温于皮毛者也。故气不荣,则皮毛焦;皮毛焦,则津液去皮节;津液去皮节者,则爪枯毛折;毛折者,则毛先死。"

11.《灵枢·五变》:"黄帝曰:人之善病风厥漉汗者,何以候之?少俞答曰:内不坚,腠理疏,则善病风。黄帝曰:何以候肉之不坚也?少俞答曰:䐃肉不坚,而无分理。理者麤理,麤理而皮不致者,腠理疏。此言其浑然者。"

12.《灵枢·痈疽》:"寒邪客于经络之中,则血泣,血泣则不通,不通则卫气归之,不得复反,故痈肿。寒气化为热,热胜则腐肉,肉腐则为脓。……""营卫稽留于经脉之中,则血泣而不行,不行则卫气从之而不通,壅遏而不得行,故热。大热不止,热胜,则肉腐,肉腐则为脓。然不能陷,骨髓不为焦枯,五脏不为伤,故命曰痈。""热气淳盛,下陷肌肤,筋髓枯,内连五脏,血气竭,当其痈下,筋骨良肉皆无余,故命曰疽。疽者,上之皮夭以坚,上如牛领之皮。痈者,其皮上薄以泽。此其候也。"

13.《灵枢·百病始生》:"是故虚邪之中人也,始于皮肤,皮肤缓则腠理开,开则邪从毛发入,入则抵深,深则毛发立,毛发立则淅然,故皮肤痛。"

14.《灵枢·五音五味》:"黄帝曰:妇人无须者,无血气乎?岐伯曰:冲脉任脉皆起于胞中,上循背里,为经络之海,其浮而外者,循腹右上行,会于咽喉,别而络唇口,血气盛则充肤热肉,血独盛者澹渗皮肤,生毫毛。今妇人之生有余于气,不足于血以其数脱血也,冲任之脉,不荣口唇,故须不生焉。"

15.《灵枢·阴阳二十五人》"足阳明之上血气盛则髯美长,血少气多则髯短,故气少血多则髯少,血气皆少则无髯。……足阳明之下血气盛则下毛美长至胸,血多气少则下毛美短至脐,……血少气多则肉而善瘃,血气皆少则无毛有则稀、枯悴,善痿厥,足痹。"

"足少阳之上,气血盛则通髯美长,血多气少则通髯美短,血少气多则少髯,血气皆少则无须,……足少阳之下,血气盛则胫毛美长,外踝肥;血多气少则胫毛美短,外踝皮坚而厚,血少气多则胻毛少,外踝皮薄而软,血气皆少则无毛,外踝瘦无肉。"

"足太阳之上,血气盛则美眉,眉有毫毛血多气少则恶眉,……""手阳明之上,血气盛则髭美。血少多则髭恶,血气皆少则无髭。手阳明之下血气盛则腋下毛美,……""手少阴之上,血气盛则眉美以长……"

16.《诸病源候论·面体病诸候·蛇身候》:"谓人皮肤上如蛇皮而有鳞甲,世谓之蛇身也。此由血气否涩,不通润于皮肤故也。"

17.《医碥·问证》:"外感恶寒,虽近烈火不除,必表解乃已。内伤恶寒,就得温暖即解。"

18.《温热经纬·余师愚疫病篇》:"余断生死,则又不在斑之大小、紫黑,总以其形之松浮、紧束为凭耳。如斑一出,松活浮于皮面,红如朱点纸,黑如墨涂肤,此毒之松活外见者,虽紫黑成片可生;一出虽小如粟,紧束有根,如履透针,如矢贯的,此毒有根锢结者,纵不紫黑亦死。"

19.《医宗金鉴·幼科杂病心法要诀·瘟疫门》:"伤寒发斑、疹、痧,皆因汗下失宜,外邪复郁,内热泛出而成也。惟时气传染,感而即出,亦犹疫之为病,烈而速也。发于卫分则为痧,卫主气,故色白如肤粟也。发于荣分则为疹斑,荣主血,故色红。肤浅为疹,深重为斑。斑形如豆,甚则成片连连。斑疹之色红者轻,赤者重,黑者死,此以色辨热之浅深验死生也。若其色淡红稀暗者,皆因邪在三阳,已成斑疹,由外入里,邪从阴化,或过服凉药所致,是为阴斑、阴痧、阴疹,法当从阴寒治也。"

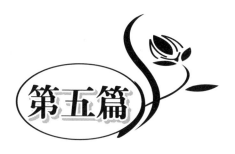

第五篇

病案书写和选读

第一章
病案书写

病案,古称"诊籍",又称"医案"、"病历"。病案是临床诊疗过程的纪实。它既记录了病人的发病、病情变化和接受治疗的情况,又是医师对病情的认识,诊疗实践的记录,是人类的健康档案。对病人、医务人员、医学科学和社会法制等方面都有重要价值。在总结和提高医者学术水平,开展临床研究,交流临床经验等方面都有重要意义。

20世纪90年代起,《中医诊断学教材》中都编写了病案书写章节,而且1991年颁布的《中医病案书写规范》明确规定,书写中医医案要求中西医双重检查、双重诊断。要写好这样的中医病案,就不但要有扎实的中医基础理论,临床能力,还必须掌握现代医学的基础知识、体格检查、理化检查知识和临床专业知识。要达到这样的要求,不仅对学生,对教师亦是比较高的要求。中医诊断学是以感知(四诊)、哲理(阴阳五行)、文理为基础构建的学科,要求一定的语文基础;西医诊断学是以感知、检测、数量为基础构建的学科,离不开数、理、化。二者知识跨度大,不是一门基础课程能完成的。应该在学习《诊断学基础》(西基)后,掌握了中、西医学基础理论才能达到。教材内容应体现学科的主题目标和任务,避免重复或疏漏。当然将中西医结合的病史要求和范例放在附篇中,作为示教或阅读资料尚无不可。但作为本学科的教学内容,感到过于超前。而本学科在四诊、八纲、辨证、分部诊断等教学基础上,结合前期课程:中基、本草、方剂、解剖、生理等学科知识,要求学生书写中医病案是完全必要的。

中医传统医案与现代的门诊病案非常接近。要在诊察病人过程中,及时理顺思路,找出病症的主症,辨识发病机制,作出初步诊断,决策治则治法,并用简明的文字,精当的语句,写录在案,达到辨证立论合理,论点明确,脉因证治、理法方药齐全,亦不是很容易的事,所以必须通过授课讲解,临床实习,阅读医案文献等教学过程才能逐步实现。亦为今后写好中西医结合的完整病史打基础。

第一节 病案的沿革

在公元前22世纪的殷商时期,就出现了从医之"巫",是历史上最早的职业医生。在甲骨文中记载的医事活动可视为病案的萌芽。《左传》载医缓给晋侯治病的记录,可谓春秋战国时期的病案雏形。《史记》记载西汉初医家淳于意留下的 25 则"诊籍",是我国最早的病案的滥觞。北齐徐之才后人所辑《徐主八代医方》,可能是医案的专书。宋、元之后医案盛行。宋代许叔微的《伤寒九十论》是我国现存最早的病案专著。宋、金元著名医家如钱乙、张从正、李东垣、朱丹溪、罗天益等,都给后人留下了病案。明代出现很多个人医案专著,如汪石山的《石山医案》,薛己的《薛氏医案》,喻昌的《寓意草》等;并出现了专题医案,专科医案等,又进一步对医案进行专门研究,出现了《明医类案》、《补辑明医类案》、《续明医类案》等医案的汇编。提出了科学的、实用的、可行的"规范"格式,大大促进了医案的发展,对交流、提高临床医疗水平有很大的帮助。清末,随着西方医学在我国的广泛传播,中西医汇通派率先进行了医案书写的改革,开始向现代病案过渡。新中国成立以来,在发展中医,中西医结合的医学卫生方针的指引下,对中医病案书写提出了新的要求。1983 年,卫生部中医司又颁布了《中医病历书写格式和要求》在全国试行,1991 年,国家中医药管理局又颁布了《中医病案书写规范》,这一规范要求保持和发扬中医传统医案的特色和优点,又要求汲取现代医学病案的长处,是现代中医病案书写的准则。

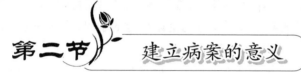

第二节 建立病案的意义

病案是医生在诊疗工作中形成的文字资料。中医医案是在中医理论指导下,医生通过四诊搜集资料和必要的实验室检查资料、护理以及治疗等全部医疗活动收集的资料,进行逻辑思维整理形成的全部医疗工作的真实记录。它反映了病人发病、病情演变、转归和诊疗情况的全过程,是临床医师进行正确诊断、抉择治疗和制定预防措施的科学依据。病案既是医疗质量、业务水平和医院管理的反映,也是临床教学、科研和信息管理的基础资料;同时亦是具有法律效应的医疗文件,是涉及医疗纠纷和诉讼的重要依据。

书写中医病案是验证中医基础理论,积累临床经验,促进临床医学发展的重要资料。医案著作还是学习交流临床经验的极好材料。尤其刚出校门的医生,在学校的教学中主要学习了诊疗常见病多发病的一般规律和常法,而对临床上千变万化的特殊病症,单靠书本知识或自己的实践经验积累和化裁是不够的,只有多读医案,才能丰富学识,拓展思路,增强应变能力,在汲取他人临床经验的同时,提高辨证论治水平。

因此,临床医师从实习医师开始,直至行医的全过程,包括各类执业医师都必须以极端负责的精神和实事求是的态度,严格按照规定认真地书写病案。

第二章 中医门诊病案的内容和要求

中医门诊病案,指病人在门诊就诊时的全部诊疗资料。分"初诊记录"和"复诊记录"。

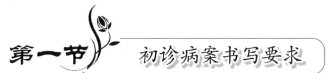

第一节 初诊病案书写要求

(一)一般项目

包括姓名、性别、年龄、婚姻、职业、工作单位、住址、过敏史、初诊日期、门诊号等。

(二)问诊

主诉应扼要记录患者就诊的主要症状(临床表现)及其持续时间。不应以病名代替主诉。

病史应确切、扼要地记述主症发生、发展、变化过程和诊治经过,与现病有关的既往史、个人史。亦应记录在其他医疗单位的诊断结果。

(三)望、闻、切诊

重点检查并记录与诊断有关的阳性体征及有鉴别诊断意义的阴性体征。

(四)舌象、脉象

(五)理化检查

最近检查的各种实验室检查及特殊检查结果。

(六)辨证分析

归纳四诊所得的主症、阳性体征、舌象、脉象等,分析病因病机,列出辨证分型。

(七)诊断

中医证名或病名诊断;已经西医明确诊断的病名。诊断尚未明确者,应在诊断病名后打"?"。病情复杂难以诊断,或经治无效的病人,应请示上级医生会诊,协助诊断。

(八)治法

(九)方药

写出所选中药方剂名,如为自拟方则写明自拟方。每行写四味药,药物名称右上角写特殊煎服法,右下角写剂量。

(十)医嘱

进一步诊治建议,护理饮食宜忌等。

(十一)医师签名

写在右侧靠边处。每次记录医师均须签全名,字迹务必清晰易辨。

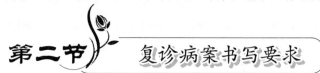

第二节 复诊病案书写要求

(一)重点记录治疗后的病情变化、药物反应、上次就诊做各项理化检查的报告内容,特别注意新出现的症状,避免用"病情同前"字样。

(二)望、闻、切诊

重点复查上次发现的阳性体征,尤其舌象、脉象的描述。并注意新发现的体征。

(三)诊断无变化者不再填写诊断,诊断变化者再写诊断。

(四)如病机治法发生变化,应作分析。

(五)其余同初诊病案。

472

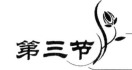

第三节 中医内科门诊病案示例

(一)初诊病案示例

姓名:黄某　　性别:女　　年龄:32 岁　　科别:内科

疾案号:901506　　　　　　日期:1991 年 9 月 10 日(初诊)

问诊:

主诉:尿频、尿急、尿痛 2 天。

病史:患者昨起尿频,解尿时灼热刺痛,少腹隐痛,尿色黄赤,口苦,便秘,腰酸乏力,恶心纳呆,2 年前有类似症状发作。

望、闻、切诊:消瘦,面色少华,腹部无压痛,左肾区叩击痛(+)。

舌象:舌质红,苔黄腻。脉象:脉濡带数。

实验室检查:尿常规:白细胞满视野,红细胞 100 个/Hp,尿蛋白:弱阳性。

辨证分析:湿热蕴结下焦,膀胱气化失司,故见尿频尿急、灼热刺痛;腰为肾之府,湿热侵犯于肾,则腰痛拒按。舌质红,苔黄腻,脉濡带数,均为湿热之象。

诊断:淋证(热淋)

西医诊断:尿路感染(?)

治法:清热利湿通淋。

方药:八正散加减。

炒黄柏12g,萹蓄12g,瞿麦12g,黑山栀12g,车前草30g,飞滑石15g(包),生大黄(后下)6g,蒲公英30g,生甘草4.5g,台乌药9g,3剂。

每日1剂,水煎2次,分2次温服。

医嘱:多饮水,忌食辛辣,注意休息,大便通畅,保持阴部清洁。

(二)复诊病案

科别:内科　日期:1991年9日13日

前药服后尿频、尿急、尿痛改善,少腹隐痛消失,今尿常规检查:白细胞50个/Hp,红细胞25个/Hp,尿蛋白:阴性。

舌质红,苔薄黄腻,脉濡带数。

前方见效,守法再进。前方加半枝莲30g,粉萆薢15g,5剂。

每日1剂,水煎2次,分2次服。

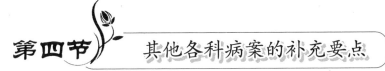

第四节 其他各科病案的补充要点

各科病案均以内科病案为基准,结合各科临床诊疗的特点加以补充。一般进入专科后启用。

一、外科门诊病案补充要点

完整填写病案的一般项目,(同中医内科门诊病案书写要点),补充外科的有关内容。

1. 问诊　须询问与外科有密切关系的病症情况。如有肿块,则应了解肿块的始发情况、发展速度、是否疼痛、影响功能程度。又如患疮疡,则应了解疮疡的初起情况、有否酿脓。若有发热,则应了解发热与病变发展的关系。

2. 望、闻、切诊　应重点描述疮疡的肿胀情况,肿势是否散漫,疮顶高突还是平塌、疮周色泽红活还是紫滞;脓液稠厚还是稀薄,是否有腥臭味;若有肿块,则应描述肿块的软硬度、活动度;若是脓肿,应描述有否波动感、触痛情况如何等。肛门直肠检查,应描述有否肿块、结节、息肉、异物,发生部位;有否压痛;指套有否污染脓血迹等。

3. 理化检查　必要的血、尿常规;脓液涂片等培养,记录其他单位已作的检查报告。

4. 治法方药　除内治辨证论治外,还应详细写出外治、手术及其他的治疗方法等。

5. 医嘱　如疗疮忌挤压,脱疽忌烟等要写明。

二、中医妇科门诊病案补充要点

认真填写门诊病案的一般项目。再补充妇科的有关内容。

1. 问诊　除一般问诊内容外,还应特别注意详细询问经带胎产史。应记录月经初潮年龄,月经周期,行经天数,经量、经色、经质,末次月经、绝经年龄等,以及带下量、色、质、气味的情况。还应记录结婚年龄和生育情况(正产、早产、流产、现在子女、末产时间、难产情况、目前落实计划生育的措施等)。

2. 望、闻、切诊　妇科的检查项目:(专科学习后填写)

(1)外阴:外阴的发育情况,有无畸形,有无红肿、炎症、溃疡、手术瘢痕、阴毛的疏密与分布状况,有无肿瘤,外阴是已婚式还是经产式,外阴有无白斑湿疹,分泌物的性状等。

(2)阴道:是否通畅,有无畸形,阴道部有无红肿结节、溃疡、肿瘤,阴道的长度,有无阴道前壁膨出,带下量的多少,色泽性质,阴道有无出血等。子宫颈大小、色泽、外口形状,有无糜烂出血、裂伤、息肉、肿瘤、宫颈硬度、举痛等。子宫体大小、位置、活动度,有无压痛肿块,肿块的大小性质与子宫体的关系等。双侧附件(输卵管与卵巢)有无包块,包块的大小、性质、疼痛、活动度与周围组织有无粘连等。

3. 实验室及特殊检查结果,应如实记录。

4. 诊断　写出中西医双重诊断,如患有几个病变,根据主次分别注出。

5. 医嘱　应写出妇科治疗注意事项,如经期卫生、房事等。

三、中医儿科门诊病案补充要点

除按照中医病案书写格式的要求外,根据中医儿科特点,应补充以下几点。

1. 写清年龄的岁、月,以免用药剂量错误。此外,在病案首页必须写清药物过敏史。

2. 小儿个人史应包括胎产史,第几胎、第几产、初生时体重,喂养情况,生长发育史,以及预防接种史等内容,特别要记录与本病有关的病史,如癫痫患儿要问清是否是难产、钳产或剖宫产,出生后有否青紫、窒息,此外,有无外伤史、手术史以及家属遗传史等。又如疳证患儿要问清初生时体重,何种喂养方法,何时会哭笑、抬头、行走、出牙等生长发育情况,以助诊断。

3. 检查项目　小儿头形,囟门闭合否,毛发多少、色泽,苗窍润洁,啼哭泪水,有无鼻煽。指纹隐显、色泽。哭声嘶扬。心肺听诊,腹部按诊等情况。

4. 医嘱　避免用大辛大苦之品;饮食清淡、容易消化,常带三分饥和寒。

四、中医眼科门诊病案补充要点

在门诊病案基础上,根据眼科特点,应补充以下内容。

1. 问诊　目的异常感觉。如目赤、目痛情况,视物的清晰程度,眼眵多少以及有否家族史,用眼时间,放射线刺激等。

2. 望、闻、切诊　眼外形,眼睑、络脉、色泽,瞳仁大小反应,眼球运动,视力检查结果(近视力,远视力)。眵泪,压痛,视野,眼压等。(部分内容专科学习后进行)

五、骨伤科门诊病案补充要点

按门诊病案一般项目外必须补充以下内容。

1. 问诊　重点描述受伤情况,如受伤场地,致伤物件、疼痛程度、伴发症状、经过何种处理等。

2. 望、闻、切诊　损伤情况,部位、肿胀、疼痛、肿块、温度、波动、瘀斑、畸形等。伤口情况,如伤口大小、深浅、颜色、分泌物等,压痛、叩击痛、性质(如放射痛等)。

3. 根据骨伤科特点,作骨、关节检查,如活动度、骨损害、特殊响声等。神经血管检查,如感觉、肌力、运动、反射等。以及X线检查结果等。

4. 处方用药　除内服药物外,必须记录外治、手法等。

六、针灸、推拿科门诊病案补充要点

首先完整填写姓名、性别、年龄等一般项目。着重要补充的内容:

病痛部位与经络关系,曾用过针灸、穴位、手法、反应如何,有否晕针史等。治疗法则、取穴、补泻手法、治疗间隔时间、疗程等。

推拿病案应将所应用的手法与所取的穴位或部位结合书写,例如,"揉足三里"、"推三关"、"摩腹"等。

第五节　如何写好中医病案

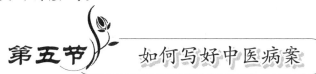

中医病案的书写与现代医学病案不尽相同,它有自己的特点。其中最显著的是它以几千年来逐步形成的独具一格的中医基本理论作指导。同时要有丰富的临床经验,现代医学基础和文字表达能力。

一、中医理论水平

书写中医病案，首先要做好有关疾病信息的收集和处理工作。疾病信息是临床诊断的客观基础，其内容包括主诉、病史、症状、体征、各种检查结果等。对中医来说，望闻问切四诊是获得病情信息的主要手段。收集疾病信息离不开理论指导。观察什么，如何观察，什么与疾病有关，什么无关，都以相关的理论为基础。

中医基本理论的内容主要包括阴阳五行、五运六气、脏腑经络、病因病机、诊法辨证、药物性味归经、治则治法等。概括地说，阴阳五行学说是理论基础，而整体观念和辨证论治是中医理论的两个重要特点。在中医理论指导下，对疾病的征象进行去伪存真、去粗取精、由此及彼、由表及里的分析、推理、归纳，就得出理法方药的诊疗准则。

案例：血虚证（缺铁性贫血）

赖某，女，42 岁。小学教师。初诊：1986 年 12 月 4 日。初诊：头昏目眩，劳累后症状加重，甚则出现晕厥之状。左耳鸣响似飞蚊声，面容萎白，唇淡，心悸，胆怯，梦多，恍若真境，醒后历历在目。月经色淡量少。胃纳尚好，但饮食偏嗜。现测血压 110/68mmHg。血检：血红蛋白 8.2g/L，红细胞 3.1×10^{12}/L，白细胞 4×10^9/L。曾先后服用硫酸亚铁及枸橼酸铁铵溶液，均因引起恶心、胃脘不适而中止服用，血象亦未见改善。脉细弱无力，偶有结代，苔薄白，舌质淡胖。治拟益气以生血，助阳以生阴。

处方：炙黄芪 30g，潞党参 12g，炙甘草 6g，大熟地 12g，当归身 15g，紫丹参 15g，旱莲草 12g，枸杞子 12g，巴戟天 12g，仙灵脾 12g，生铁落 60g（先煎），春砂仁 3g（后下）。7 剂。

服上方 7 剂，眩晕、心悸等症略有改善，耳鸣未见减轻，苔脉如前，原方去旱莲草、白术，加灵磁石 30g（先煎），五味子 4.5g。7 剂。续以膏滋方培补。

膏滋方：执教廿余年，培育桃李，日夜操劳。以致心血暗耗，脾胃阳气益亏。故见头目眩晕，耳鸣，心悸，胆怯，梦扰不安，肢冷等症：阴血亏耗，上不能滋养头面，下无以充盈经脉，故见面白唇淡，经水色淡量少。脉细弱，结代，苔薄白，舌质淡胖。证属气血阴阳不足，心脾肝肾俱虚。日久恐有致损之虞，不容忽视。幸食欲尚好，胃气未败，颇宜进补。本着气血同源，阴阳互根之旨。治拟益气以资生血之源，补阳以助生阴之机。

处方：巴戟肉 120g，仙灵脾 150g，肉苁蓉 120g，五味子 80g，上官桂 60g，炙黄芪 200g，红参 50g，潞党参 150g，云茯苓 150g，炒白术 150g，炙甘草 120g，大熟地 200g，白归身 150g，大白芍 150g，川芎 80g，枸杞子 150g，楮实子 150g，潼白蒺藜各 150g，灵磁石 200g，生铁落 300g，茶树根 200g，春砂仁 60g，佛手干 120g。

上药用清水隔宿浸泡,煎 3 汁,去渣取汁,文火浓缩。红参另煎浓汁。加鹿角胶 60g,陈阿胶 120g,用陈绍酒 250g 炖烊,加冰糖 500g,均于收膏时乘热冲入膏中调匀。每日早晚各服 1 匙,隔水蒸化。如遇伤食感冒,请暂停服用。忌莱菔,切勿饮茶。请纠正饮食偏嗜习惯。

复诊:1987 年 2 月 27 日。膏滋药已服完。头晕、目眩、心悸等症状基本消失,耳鸣明显减轻,睡眠亦安,面色转华,食欲正常,已逐步纠正饮食偏嗜。血压 120/78mmHg。血检:血红蛋白 11.2g/L,红细胞 3.8 × 10^{12}/L,白细胞 4.6 × 10^{9}/L。脉细,苔薄腻。续以丸剂巩固。

本例由于劳倦伤脾,以致积劳成疾,因劳致虚。表现出阴血不足,阳气亏虚之象。其病涉及心、脾、肝、肾诸脏。故用红参大补元气,四君、四物补益气血,活跃气血生机外,再用温肾补阳以助阴,借"善补阳者,必于阴中求阳,则阳得阴助而生化无穷;善补阴者,必于阳中求阴,则阴得阳升而泉源不竭"之意,为阴阳相济之妙用也。   (《中医膏方经验选》)

上案从四诊合参,辨证分析,立法处方,乃至按语启迪,都体现了作者深厚的中医根底。没有翔实的中医理论基础,就不会有高水平的中医临床实践,也不会有出色的中医病案。

二、中医临床能力

病案质量优劣,除了理论水平外,主要体现在理、法、方、药等方面,与撰写者的临床洞察力和治疗经验有密切关系。对同一个病人,同样采用望、闻、问、切四诊合参,不同临床水平的医生可以采集到不同的素材。如果缺乏临床经验,没有丰富的诊断和鉴别诊断知识,就容易把某些重要线索遗漏。譬如,当代名医蒲辅周曾为一位高姓男孩,诊治流行性乙型脑炎。会诊时,患儿高热烦躁,腹满下利,日夜不能安睡,不食,狂叫不宁,苔黄少津,唇干,脉沉数弦急等,似为热证征象。但蒲氏同时又发现患儿"爪甲青","予水则拒",而且曾服寒凉大剂及至宝、牛黄、犀、羚而病势不减。经过仔细辨察,蒲氏认定因服寒凉太早,太过,已成寒中之证。于是处以党参、白芍、川椒、干姜、乌梅,佐以枳实、黄连,浓煎温服。结果一剂热退,睡安躁减;再剂利止,胀消烦除。续以温脾和胃调理而愈。"爪甲青"、"予水则拒",以及"曾服寒凉大剂而病势不减"是其辨证依据。没有独到的临床经验,不可能作出如此果断而深入的辨证。

临床经验丰富的医生一般会比初涉临床者更重视医学心理学,取得患者的信任和密切配合,才能采集真实、完整的病史。四诊检查也需要熟练的技能,才能抓住重要的阳性体征。不失时机地拯救病人。

刘树农教授在一次下午门诊时,诊察一位由外地来沪的中年干部,主诉胸闷如堵,却否认明确的心脏病史,诊脉时发现患者左手脉伏不显,经心电图检查无

477

明显异常。刘教授认为证属心气不宣,为心脉痹阻之先兆,动员病人去急诊室留观。虽当时尚未出现明显症状,至当天午夜果然发生心绞痛,由于抢救及时,使病人转危为安。可见脉诊在临床诊断中的重要性。细辨脉象可以及早发现病情,及时采取防治措施,变被动为主动。同样,在针灸治疗中,若能精心诊脉,辨证取穴,亦可显著提高疗效。法国针灸医生在治疗一位顽固性妊娠呕吐时,切脉诊断提示"肝脏充血,胃受刺激"。针刺鸠尾、胃俞、三里、行间穴,一次治疗后,呕吐自每天 50 次左右减至 6~7 次,8 天后第 3 次治疗时已不再呕吐,乐于进食,直至自然分娩。 （摘自《针灸疗法国外文献集锦》1988,89）

病案还应该如实地记载诊疗过程中的不良反应或失误,认真追寻失败原因,探讨纠偏的方法,才能在实践中不断提高理论水平,积累经验。

摘录日本医者中井京讲演稿(汉方药使用による失败 2 例)葛根汤的失败案例。

1952 年早春。病人:30 岁的农家男性,职业:消防队员。主诉:感冒恶寒,头痛,发热,项背强痛,无汗。处方:葛根汤冲剂。服药效果:只服药一次,汗流如淌,恶寒消除,同时出现严重的心悸、心慌,头昏重,去厕所时险欲昏倒,困倦无力。出现上述不良后果的原因:①主诉无汗出,但未经按诊触摸皮肤,确认皮肤是干燥的还是湿润的,如果是湿润的必须用桂枝加葛根汤。即使是干燥的,也应该考虑到由于消防活动引起的津液耗损,属于柔痉(虚),应选用瓜蒌桂枝汤,可以解除肩背及全身的肌肉疼痛。②没有确认脉象的浮沉迟数。如果脉象沉迟应从少阴病脉证并治中求方。如:少阴病身体痛,手足寒,骨节痛,脉沉者附子汤主之。该病例为表虚证误治。(提示:葛根汤治刚痉(实),解肌发汗,汗出过多,耗津伤气以致心阳虚)。善后处理:当时先用强心剂处理。经再度学习伤寒论辨发汗后脉证并治第十七的 13 条:发汗后病不解反恶寒者虚故也,芍药甘草附子汤主之;18 条:太阳病发汗汗出不解,其人仍发热心下悸,头眩身𣬠动振振欲擗地者真武汤主之。遵其经义,取桂枝加芍药汤、真武汤治愈。

以上提示,病案主要是临床实践的记录,只有在丰富实践经验和临床素材的基础上书写好的病案,对开展学术交流,学习临床经验有一定的帮助。

三、现代医学基础

中医和西医在我国同时并存,是我国医学的现状和特点,对同一病人和疾病,运用两种不同的医学知识和方法,从不同方面来观察和分析,所得到的认知可以说是更加深入而全面的,体现了我国中西医结合医学发展方针的先进性和可行性。在病案中反映中西医结合的内容,有助于取长补短,提高疑难杂证的诊断率和治愈率,促进医学发展和提高。

目前,在临床诊治的中西医结合方面,出现三种形式:①在传统四诊的基础上,采用现代医学的诊断技术,以求对疾病作出明确的定位、定性以及定量诊断;②采用明显优于纯西医或纯中医治疗效果的中西医结合治疗方案;③通过临床和实验室指标的动态观察和实验研究,阐明疾病发生及治愈的机制,验证中医理论的科学性。由于病案是临床实践真实而完整的的反映,因此以上三个趋势已日益反映在中医病案的书写中。

现代中医病案是传统中医医案的发展与提高,它不仅保持了中医传统的辨证论治特点,而且增加了现代医学的诊治内容,这对促进中西医结合,无疑起了很好的作用。因此,中医药管理局于 1991 年颁布的《中医病案书写规范》也明确规定,书写中医医案要求中西医双重检查、双重诊断。这样,要写好现代中医病案,就非具有现代医学知识不可。如人体解剖、显微解剖,生理、病理,微生物和寄生虫,药理,临床基础等知识,如体格检查和各种理化检查知识,某些临床专业知识等,全是必需的。在现代医学基础和临床专业知识尚未学习以前,可以查阅患者的病史,摘录其他科或医疗单位已经进行检查的结果(近期),或者已经作出的明确诊断(病名或证名)。亦有助于更加全面地了解病情,作出比较正确的决策。

病案一：

何某,女,38 岁,教师。初诊:1986 年 12 月 3 日。初诊:反复咯血已将十载,痰中夹血,甚则大量咯血。今年先后咯血 7～8 次,有时月经不止,常服卡巴克络,紫珠草溶液,维生素 K_3 以及注射抗生素等。平时咳痰不多,感邪则痰量剧增。近月来痰中带血,血色鲜红发绀相兼。口干咽燥,大便干结二三天一行,神疲乏力,气短,腰酸耳鸣,情绪急躁,胸痛,舌质红,脉弦细数。外院曾作支气管造影检查,确诊支气管扩张。童年曾有百日咳及肺结核史。肺阴素虚,燥热伤络,以致反复咯血,金水同源,日久殃及肾阴,治拟滋肾阴以潜阳,清燥热以宁肺络,佐以凉血化瘀,润肠通便。

处方:大生地 15g,京元参 12g,野百合 15g,制大黄 9g,生地榆 30g,生蒲黄 15g,茅根 30g,鱼腥草 30g,桔梗 4.5g,桑白皮 15g,炙百部 12g,黛蛤散 15g(包),参三七粉 6g,分 2 次吞服。7 剂。

服上药后,咳嗽渐减,近二日来痰血消失。大便日二次质溏。口干咽燥,减而未除,仍觉乏力,腰酸,耳鸣。原方去茅根、参三七粉,加太子参 15g,制大黄减为 6g,生地榆减为 15g。续服 7 剂。

按:支气管扩张咯血,属中医血证。多见反复发作,缠绵难愈,成为终身之累,大咯血甚至危及生命。此症一般肺阴亏耗,但日久肺肾俱虚。与凉营化瘀,益气摄血等法配合使用。再嘱其每日服用藕粉,具有清肺和胃,养阴止血作用,是一种行之有效的食疗方法,长期服用,必有裨益。经治半年多来咯血未见复发,精神日振,面色华润,腰酸胸痛等症消失,基本恢复健康。

（《中医膏方经验选》）

病案二：

申某,29 岁,女,已婚,干部,1960 年 9 月 7 日初诊。主诉 9 个月来头痛,以前额及两颞部为甚。开始由于过劳及睡眠不足,渐觉双目视物不清,似有云雾状物阻碍着,以左目为甚。咽部常有异物阻堵感,在发病后二十多天,曾住本市某医院检查:眼底及周边视野无明显改变,中心视野有双颞侧缺损。咽后壁不平滑,曾经多次会诊为咽后壁囊肿。头痛及眼病曾请国内外多位专家会诊,诊断为蜘蛛膜炎(视交叉部)及颅咽管瘤待除外。缺乏好的治疗办法,三个月来经针灸及中药汤剂治疗,亦效果不佳,食欲及二便正常,脉象左关沉弦急,余沉细,舌质淡,中心微有腻黄苔,诊断属血虚肝肾真阴不足,肝火上炎,治宜养血滋肝肾之阴,兼清降肝火并宜缓图。

处方:干生地三两,白芍一两,当归一两,川芎八钱,潼蒺藜一两,白蒺藜一两,决明子一两,煅石决明二两,女贞子二两,石斛二两,蝉衣一两,谷精珠一两,建曲二两,菟丝子一两,桑叶一两,黄菊花一两,枸杞一两,覆盆子,青葙子一两,茺蔚子一两,夜明砂一两(炒香),共为粗末和匀,分三十包,每剂约八钱,每天一包,纱布包煎服。

同年 12 月 21 日二诊:自觉服药后头痛已减,视物较前清楚,近来在医院检查视力及视野都有好转,已恢复半天工作,但看书时久,左目仍胀。食欲二便均正常。原方去决明子之泻火,加地骨皮一两以强阴,仍为粗末同上服法。

1961 年 5 月 28 日三诊:服药后自觉大有进步,头痛又减,视力已转佳,左眼较差,食欲及二便正常,脉沉细迟,舌淡无苔,肝火已平,原方去菊花,改用红花五钱,桂枝(去皮)一两,以和血通络。仍为粗末,分成 60 包,再小其剂每日煎服一包,以后照原方略加减,续服六个月,症状全部消失。

按:患者经西医检查,初步诊断为:①蜘蛛膜炎(视交叉部)?②颅咽管瘤。③咽后壁囊肿?主要表现为头痛及视物模糊、双颞侧视野缺损及咽部发堵感。现代医学尚乏好办法而转中医治疗。根据"目得血而能视"、"肝开窍于目","目者,五脏六腑之精也",以及"肾藏精"等理论,采取滋肝肾之阴与养血清肝火之药同用,使肝血得养,肝火得宁,肾水得济,阴精得充,而后视力及视野渐趋好转,并目主要证候解除,其他诸症逐步消失。说明治病解决主要矛盾,是提高疗效的关键。

(《蒲辅周医案》)

四、文字表达能力

病案要求书写者对病人及其家属的叙述、医生的体检、各种物理化学检查的结果,及时作出分析和判断,提出处理计划,并正确、清晰、简洁、迅速地用文字记录在案,没有相当的文字表达能力,是写不出精彩病案的。

病案书写要求表达确切,合理,不能前后矛盾,注意逻辑、语法。使用文字不能出歧义。如治法写二陈汤加味,实际加进了人参、附子、当归、黄芪、怀山药、建曲、麦芽、白术、山楂等温阳、益气、补血、健脾、消食一大串药,已完全改变了二陈汤燥湿祛痰的性质,从逻辑上犯了变换命题的错误。在辨证分析时,不是通过对四诊要点的分析,推导出辨证论治的结果,而是先设定一个辨证结论,再由此展开论述,最后回归到原先的结论上来,形成了"先结论——再认识"的逻辑怪圈。如水肿病例的辨证分析是"该患者脾肾两虚,水湿泛滥而致水肿……四诊合参,此为脾肾阳虚水肿。"表达了撰写者的表达能力较差。

中医病案书写时还运用大量的专业术语,这些术语一般不允许一词多义。避免语意不清或歧义。如某案描写脉象时写"脉微数",数、微均为中医脉象的专有名词,但微和速均为中文中的模糊的数量词,这样"脉微数"可以理解为是微和数脉的兼脉,或写为"脉微而数";另外可理解为脉率略数。所以书写时必须用词确切,方能表达清晰,防止歧义。

传统医案书写很注意修辞,可增强医案的表达力和文采。在辨证分析时往往引出经典文献中的警策之句,增加说服力。亦常采用排比的因果句式。如"脾气不足,运化失职,水湿泛滥则周身浮肿;脾虚日久,土不生金,肺气不足则神疲气短。"读起来有很好的节奏感。在写病因病机或治则治法时,常用四个音节的短语表达,如阴虚阳亢,滋阴潜阳等。熟悉并准确地引用经文,使用中医术语,不但能提高文字表达力,而且是写好病史的一个重要基础,并有助于突出中医特色。但病案书写最重要的是表达确切,文词简练,逻辑性强,层次清楚,重点突出,并能正确使用标点符号。简化汉字、中药名称、计量单位、数字用法等要符合规范要求。

481

第三章
病案选读

中医医案的起源很早,它和医学一样,也走过了相当漫长的发展路程。不断充实和创建中医学术理论,又为中医临床积累了丰富的诊疗经验。阅读病案,可在最短时间内,接触众多生动的案例,不但能加深对疾病的认识,并看到基础理论对指导临床诊治的意义,更能从各方医家的案例中,吸取经验,拓展思路,增加处理疾病的能力和应变力。亦是学习病案书写的重要途径。

第一节 病案归类

前面曾讨论过中国传统医学是建立在医学、哲学和文学相结合的基础上,与医学、实验和数学相结合的西方医学有着很大的差别。中医病案受中国文化底蕴的影响,辞藻丰富,体裁多样,构成医案形式的多姿多彩,对临床疗效的总结和医术传承带来一定的影响。随着临床医学的发展,历代医家对医案书写作过不少的探索,如明代韩柔的《韩氏医通》中明确指出写医案要有一定格式,凡治一病,首填某地、某人、某年月日,然后再记录"六法兼施的内容"。即望形色、闻声音、问情状、切脉理、论病原、治方术六大部分。清代喻昌的《寓意草》中专列《与门人定议病式》一篇,讨论医案规范化格式的内容,已初步达到了现代病案记录的基本要求。19世纪后半叶至20世纪初,西方医学在我国广泛传播,张锡纯是中西医汇通派的著名代表,提出"衷中参西"的主张,在医疗实践中进行了中西医合参的探索,并提出病历体医案的新形式。这种医案在记录病人的姓名、年龄、籍贯、地址、职业等后,即标明病症名,然后分项记录病因、证候、诊断、治则(治法)、处方(方解)、效果等。有时还说明医理或药理等项。不但发扬中医特色,而且还便于查考、统计和总结。同时代的何廉臣则不但向全国中医界提出了统一医案撰写格式的呼吁,而且大胆地付诸于实践。设计了医案书写的8项程式(病者、病名、原因、证候、诊断、疗法、处方、效果),编纂了《全国名医验案类编》,对医案书写作了示范,亦为当今病案书写格式规范的借鉴。为了便于对传统病案的学习和研究,先对病案作一大致的归分。

一、临证体医案

临证体医案一般是医家诊病时当场留下的诊疗记录,也称"脉案"。在没有建立病卡之前,脉案常常直接写在处方笺上。现在都写在门急诊就医记录册(病历卡)上。它的前半部分是按语,概括病人就诊时的症状、患病经过、引发原因及分析病机、提出诊断,列出治法等。后半部分为处方的具体内容。除了药物的名称和用量外,往往注明药物的炮制及煎服法等。其优点是当场记录,真实可靠,能反映医家诊疗的原貌。但亦有因诊务繁忙而书写过于简单,或缺乏条理性。临证体医案写作的文体,亦有不同形式。

(一)叙录式

在临证体医案中,用比较自由的散文体叙录的医案占绝大多数,写法繁简不一,形式多样。最简单的仅用单个脉症,没有理法;或仅点明辨证结果或治疗大法,其余皆略;或只谈病因、病机和治法,略于病史、症状和脉舌。这种不完整的病案,不仅总结经验有困难,而且给后人学习特别是初学者带来一定的困难。

例如:

案例:邵师母,苦腹胀。膈下逐瘀汤。

(《近代中医流派经验集·先师范文虎临床经验简介》)

案例:肝阳盛,肝阴虚,吸引及肾,肾亦伤矣。益肝体,损肝用,滋养肾阴,俾水木相荣,病当自愈。

生地　白芍　小蓟　赤芍　当归　血余　丹皮　阿胶　甘草　茅根

(《柳选四家医案·静香楼医案上卷》)

与此相反,有的病案以论述病因病机为主体,脉证夹杂其中,议论庞杂,没有系统的脉症,文脉尚欠清晰,说理过于冗长,这种写法,实用性欠缺。

案例:费统帅。肾虚则生火,木燥则生风,水亏木旺,肝风鸱张,风乃阳化,故主上旋。阳明胃上,适当其冲,所以中脘不时作痛。木侮不已,胃土日虚,而风阳震撼,所以左乳下虚里穴动跃不平。肝风上旋至巅,所以头昏目重,一身如坐舟中,肝为藏血之海,肝脏既病,则营血不和,遍身肌肤作痒。吾人脏腑阴阳,一升必配一降。肝,脏也,本主左升;胆,腑也,本主右降。升者太过,则化火化风;降者太过,则生沦陷诸疾。必得升降控制,而后可以和平。今肝升太过,则胆降不及,胆木漂拔,所以决断无权,多疑忘恐。面色并不虚浮。而自觉面肿,阳气壅于上故也。舌苔白腻,冷从咽中出,以肝胆内寄相火,阳气升腾,龙相上逆,寒湿阴气,随风泛动。倘实以寒湿盛极,而致咽中冷气自冲,断无能食如平人之理。丹溪谓上升之气,自肝而出,中挟相火,夫邪火不能杀谷,而胃虚必求助于食,可知胃虚及胃之阴液空虚,非胃之气虚也。脉象细弦而带微数,亦属阴虚阳亢之征。为今之计,惟有静药以滋水养肝,甘以补中,重以镇摄。阳气得潜,则阴气自收,盗汗亦自止也。特内因之症,不能急切图功耳。

玄武板六钱(灸)　煅龙骨三钱　块辰砂三钱　大生地四钱　生牡蛎六钱

白芍二钱　天冬二钱　茯神三钱　生熟草各三分　洋青铅六钱　怀小麦六钱南枣四枚。

（《张聿青医案·肝火肝阳》）

以下介绍几种脉因症治完备，体现中医理论和辨证论治精神的病案。值得细读和仿效。

1. 先阐明病机，次叙述症状、脉舌，后立法处方

案例：一水能济五火，一金能行诸气；肾为下渎，肺为上源，金水相涵，方能滋长。今诊脉象两尺虚细而数，左关细弦而数，右部浮芤而数，失红之后，呛咳漫热，大肉消瘦。盖肾水久亏，肝阳无制，熏灼肺金。损症已成，实非轻浅。拟壮水柔肝，清暑肺胃之法，竭力挽救。

天门冬　麦门冬　北沙参　潼沙苑　败龟板　旱莲草　左牡蛎　生甘草川石斛　怀山药　女贞子　毛燕窝　川贝母　莲心

（《孟河费伯雄先生医案·虚损》）

2. 先记述发病经过、症状和脉舌，次分析病因病机，后立法处方

案例：旬日内遍体俱肿，肤色鲜明。始也，原有身热，不慎风而即止，亦无汗泄。诊脉浮紧，气喘促，小便闭，舌白，不思饮。证系水湿之邪，借风气而鼓行经隧，是以最捷。倘喘甚气塞，亦属至危之道。治当以开鬼门，洁净府为要着。

麻黄五分　杏仁三钱　赤苓三钱　苏子二钱　桂木　薏仁　紫菀七分　椒目五分　浮萍一钱五分　大腹皮一钱五分

外用麻黄、紫苏、羌活、浮萍、生姜、防风各五钱，闭户煎汤，遍体揩熨，不可冒风。

（《柳选四家医案·爱庐医案》）

3. 病因、病机、症状、诊断、立法等交融一体，夹叙夹议

案例：痰浊蒙于肺胃，气机窒塞，不得疏化；湿热郁于脾脏，营分受灼，不得外达，辗展淹缠，两旬不已。刻形脉象细数，而不外浮，舌苔白浊满罩，中心厚腻，而舌底绛色隐。唇色干焦，不渴不饮，神情呆钝，入暮语謇神糊、小便黄短，大便稀水色紫。种种见象，皆痰浊上蒙，郁热内蕴所致。疏气机以化浊痰，清脾营以泄郁热，自属一定治法。所虑病久正伤，气愈弱则痰愈壅，热愈盛则阴愈伤。痰盛则气逆神蒙，热盛则风痰暗动。此暗病之变，不可不防。兹拟与清燥泄热之中，参用扶正凉营之品。

鲜生地(豆豉打)　羚羊角　胆星　粉丹皮　大贝母　枳实　竹沥　姜汁干菖蒲根

（《柳宝诒医案·伏温》）

(二)病历式

将传统医案的内容拆开，按病者、病名、病因、证候、诊断、疗法、处方、效果等

分项记述,这种形式的医案,称之为病历式医案。这种病案格式统一,内容比较完整,便于资料的汇总,统计和分析,亦促进中西医的学术交流。

案例:热毒赤痢案

[病者]卢从之,所逾四稔,体弱,住泗洲楼。

[病名]热毒赤痢。

[原因]平时阴虚,目疾时作,夏受暑而不觉,至秋后乃发赤痢。

[证候]手足麻木,腹中绞痛,下痢纯赤,小便涩少。

[诊断]脉左关弦长,右手虚缓。脉症合参,此暑邪与积热下陷足厥阴肝。肝主筋,所以手足筋麻;肝主痛,所以腹痛;肝藏血,肝病而失其藏血之司,所以血痢时下,种种现象,莫非肝病。

[疗法]治宜滋养肝血,清解伏热,用阿胶、归、芍,以养其肝血;白头翁、川连、黄柏、黄芩、秦皮,丹皮以清肝经湿热;再加金银花、生甘草、滑石,以解暑而清热毒。

[处方]陈阿胶钱半(烊冲)　油当归钱半　生白芍三钱　青子芩一钱　小川连一钱　川黄柏一钱　北秦皮一钱　粉丹皮钱半　双宝花三钱　白头翁钱半　生甘草八分　飞滑石三钱(包煎)　每日服二剂。

[效果]三日痢减,七日诸恙悉退,十日其病霍然矣。

按:此治厥阴热痢之正治。方用《金匮要略》白头翁加阿胶、甘草汤为主。因其平日阴虚,再加归、芍养血和肝,芩、丹、滑、银肃清伏热。疗法因恰当周到,断语亦深切病机。

二、笔记体医案

笔记式医案是医者诊后用回忆追述的方式写下的医案。不是病人就诊时的"当场记录"而是事后经过医生本人提炼加工后形成的诊疗经验谈,故又称为医话体医案或追忆体医案。

根据写作风格不同,将笔记体医案大致分为过程式、夹议式、问答式和日记式4种。其共同特点是:①诊疗过程叙述清楚;②比较详细地反映医家的临床思维、辨证用药的决策过程;③大多为疑难危重或有新意的案例,故富有启迪性;④文字流畅,有分析有体会,易读好懂。可作为医家学术见解的佐证。大多散见在医学论著中。秦伯未编的《清代名医医话精华》,是一本专门收集清代名医笔记体医案精华的选本。

(一)过程式

注重反映诊疗过程,有助于学者熟识病症的传变规律和相应的治疗对策。其写法有简有详。明代以前医著中的这类医案大多简要,少有论理;明代以后则出现了许多详细记述医家辨证论治过程的笔记体医案。

485

案例：丹溪治一人，六月投渊取鱼，至秋深雨凉，半夜小腹痛甚，大汗，脉沉弦细实，重取如循刀刃责责然。与大承气汤加桂二服，微利痛止。仍连日于申酉时复痛，坚硬不可近。每与前药，得微利，痛暂止。于前药加桃仁泥，下紫黑血升余，痛亦止，脉虽稍减，而责责然犹在。又以前药加川附子，下大便之行，有紫黑血如破絮者二升有余。又伤食，于酉时复痛在脐腹间。脉和，与小建中汤，一服而愈。

（《古今医案按·腹痛》）

（二）夹议式

在医案追述诊疗过程中，穿插了许多议论，或阐述病机，或说明药理，或引经据典，或借题发挥不一，可称为夹议式。

案例：胡生考成，夜半潮热，头脑晕痛，脉来浮数，舌心带燥，似表有热邪。然其平时面色失华，声音不扬，知为中虚之体，不敢清散，姑以六君去术加金钗与之。是夜潮热愈积，口出谵语，次早再诊，脉仍浮数，目赤舌刺，汗出透衣，开目谵语，昏不知人，小水赤色，大便不通。种种见症颇似实热。但潮热虽重、尚可覆被；舌虽干刺不喜冷水：与粥一杯，便如虎嗜，再啜发呕。参诸平时声色，而又发自半夜，知其表虽热而里实寒。若果阳明实热见此证候，便扬手掷足，安得覆被昏睡耶？又安得渴不消水，啜粥辄呕耶？昔喻言有谓热邪即盛，真阳复虚，此是真阳既虚，而热邪复盛耳。授以益元汤，原方中姜、附、参、草、艾叶、葱白回阳补虚，合乎甘温能除大热之旨。浮水之泛，有黄连折之；阴气下竭，有知母滋之。且二味苦寒，更借以制姜、附之猛烈，庶于口干舌刺之症，服之坦然无疑。若夫大汗伤津，有麦冬、五味子生津敛液，仍以姜、枣和谐营卫。更入童便冷服者，犹恐格阳之症，拒药不入，合乎热因寒用，其始则同，其终则异。统而言之，究归清补之药耳。一剂诸款悉减，再剂热退身凉。但愈后难健，调理之药，大剂养荣汤，叠服数十剂，始获如原，盖由少年禀赋不足故耳。

本案例着力于寒热真假的鉴别和用药心法的剖析。说理透彻，并注意理论与实验的密切结合，阅读后可以加强对理法方药的认识。

（三）问答式

通过回答有针对性的提问，把医家在诊治疾病过程中的独到认识和经验提示出来。

案例：问曰：一友久患伤寒之后，僵卧不起，起即晕去，日微寒微热，夜间烦躁不安寐，饥饱莫辨，寒温不适，呼牛则牛，呼马则马，如醉如痴，不知所以，淹淹一月矣。子用滚痰丸一二两，下黑痰如胶者数升而愈，请言其详。

答曰：病有可知有不可知者，须细心体察，问其平日性情喜好，时日久暂，其难其慎，知病之真而后药之，不误也。此人年仅二十余，初诊视时，见唇红面白，肌肉不瘦，似无病者。按脉则六部沉伏有力，此亦病后之脉，无足怪也。询其所服何药,彼言伤寒所服发散、清利,难以尽述。伤寒后又一月矣,因某头痛为虚,用补中益气汤,诸病自如;因其寒热似疟,而用小柴胡汤和解,病亦如是;亦有因烦躁而用安神者,有因不食而用消导者,亦复如是。诸医束手无措,强予药之。予曰:不知某病而用药,是欲入而闭之门,容思之。明日又复诊视,见席上糖品甚多,时时咽嚼,因问其性之所喜,彼云惟喜甘甜及炙煿、糯米之物。观其症,察其脉,问其食物,详其药饵,必是痰郁症也。宜滚痰丸,下之即愈。主人谓其久病不食,头晕体弱,不敢轻用。予曰:凡病之不可名状者为痰。《脉经》云,(脉)沉伏有力者属痰。此伤寒余邪未尽,宿食未行,加之炒品之类频频不辍,以致瘀浊顽痰结固不通。故曰积滞不去,则新气血不生,所以淹淹僵卧而不愈也。况大便半月未解,郁痰必真,用之无疑。既以滚痰丸五钱,碾末灌之,微行黑粪,未畅也。又用五钱催之,大下黑痰如胶者数升,即自起居,头亦不晕,次早服四钱,所下皆黑黄粪耳,神气大爽,屡求食矣。下午再服三钱,但虚努无有也。予曰:尽矣,勿过之。日以糜粥养身,补中益气汤滋助,不半月而气体复原。夫人之性命攸关,苦非精诚体察,胶柱鼓瑟,妄意乱投,未不误人者。

该案例通过问答的形式,把医家如何去粗取精,去伪存真、由此及彼,由表及里地辨识"痰郁"病症的经验详细介绍,具有很强的示范性。

(四)日记式

保存在日记中的医案,写法上与笔记体医案没有多大区别,只不过它在追述时,把诊治疾病的经过与纪事结合在一起。日记式医案一般多出于医家本人之手,但有些文人名士略懂医药,并爱好医药,在他们留下的纪实日记中,有时也可见到医案的陈述。

案例:光绪六年八月初六日壬寅五鼓,苏拉带余与昂庭进大内,乃有景运门进,过乾清门,至内务府直庐,复至军机直庐谒见。各大臣同事之薛、马、汪、赵皆已在,而内务府堂官成集,各见礼毕。辰初内监宣进,余与昂庭暨同事诸人,随内务府大臣进内右门,历长街至月华门少坐。内监看茶即传进。经启祥宫,过吉祥门,至长春门,立门外候旨。少顷,内监传薛宝田、仲学辂。内务府大臣五人、太医院二人前余与昂庭随进。先至钟粹宫,庭中桂花已放,异香扑鼻,盆内夹竹桃犹盛开。屏息立檐下。慈安皇太后、皇上召见。宫内辅地用乌金砖,光滑如镜,时虞倾跌,足缩缩而进。是日不重帷,慈安皇太后正坐,皇上偶坐,内务府大臣皆跪。太医院堂官李德立引余与昂庭行三跪九叩首礼。礼毕,皇太后问余何处人,对以江苏人;问多少年纪,对六十六岁;问从旱路来、水路来,对从海道来;问一路安静?对安静;又谕慈禧皇太后病要小心看,对是。复随内务府大臣、太医院至长青宫,庭中花木与钟粹宫等,惟苹婆果树甚多,实将红熟。恭候。慈禧皇太后召见。行礼毕,慈禧太后问何处人及年岁,对如前。内务府大臣、太医院跪在左边,余与昂庭跪在右边。皇太后命余先请脉,余起行至榻前。榻上施黄纱帐,皇

487

太后坐在榻中,榻外设小几,几安小枕。皇太后出手放在枕上,手盖素帕,露诊脉之三部。余屏息跪,两旁太监侍立。余先请右部,次请左部,约两刻许。奏圣躬脉息由寸数,左关弦,右寸平,右关弱,两尺不旺。由于郁怒伤肝,思虑伤脾,五志化火,不能荣养冲任,以致胸中嘈杂,少寐乏食,短精神,间或痰中带血,更衣或溏或结。皇太后问此病要紧否?奏皇太后万安,终求节劳省心,不日大安。内务府太臣广奏节劳省心,薛宝田所奏尚有理。皇太后曰:我岂不知,无奈不能。皇太后问果成劳病否?奏脉无数象,必无此虑。退下,仍跪在右边。俟昂庭请脉毕,同太医院先出。随后薛抚屏、汪子常、马培之进请脉,余与昂庭到太极殿东配殿立方,内务府大臣、太医院与诸医毕至。方内先叙病原,次论方剂。草稿呈内务府、太医院与诸医看后,用黄笺折子楷书进呈皇太后御览。所用之药,内务府大臣用黄签在本草书上标记。御览后,御药房配药,在东配殿赐饭。设两席,中一席内务府大臣正面,医生陪坐;旁一席诸医及太医院诸人随坐。席备满汉珍羞罗列,尤美者乳茶、红萝卜丝汤,京米粥、乳饼,皆市所未有。饭毕饮茶,茶极甘冽。午正,内监传旨散直,随内务府大臣趋出,至直庐,坐堂郎中暨各司员索方,誊送内务府大臣及军机大臣。少顷,由景运门出大院,西南行,经文渊阁后,过三座门,出东华门,至黄酒店,拜薛抚屏观察,汪子常大令。归寓小憩,恭纪一诗以志恩宠;博士羊曾啖(余昔司训上元),天厨馔又尝。尧葱兼舜韭,玉液并琼浆(乳茶甚佳)。罗列麒麟脯,追陪鹓鹭行。幸叨储药笼,圣寿祝无疆。

案方:病由积劳任虑,五志内烦,伤动冲任督,以致经络久虚,元气不能统摄。盖心肝脾三经,专赖冲任脉中之血周流布护;血为阴类,静则阳气始潜,五志不扰;《金匮杂病论》各方以调和冲任为紧要。《难经》云:心不足者,养其荣卫。荣卫为血脉之所生,心为之主。然营卫起于中州,肝肺脾肾实助其养,养其四脏则心自安矣。腿足无力,气血不荣也;精神短少,荣气亏也;痰中带血,木火上炎也;更衣或溏或结,脾气不调也;背脊时冷时热,督脉空虚也。拟养心、保元二汤加减。

人参　云茯苓　酸枣仁　柏子仁(炒)　甘草　怀山药　大白芍　归身杜仲(炒)　熟地黄(炒)　牡蛎　龙眼肉

(选录自清·薛宝田《北行日记》)

该案是清代名医薛宝田初次为慈禧太后会诊过程的详细记录。未作修改。光绪六年(1880年)6月,慈禧太后身体不适,因太医治疗效果不显,遂诏征天下医士,令直省各督抚保荐精通医理者入京。如皋名医薛宝田,就是当时被浙江巡抚谭钟龄举荐的。薛氏于7月13日启程,10月21日到家寓,历时98天,《北行日记》就是这98天日记的汇集。其中43天,薛氏居宫中为慈禧太后及其他皇亲国戚看病。9月19日,慈禧身体逐渐康复,遂传旨令归。上案不但体现了薛氏辨证用药的经验,而且亦是一份反映宫庭医事的珍贵资料。

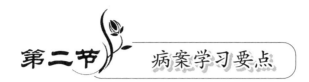

第二节 病案学习要点

一、学习诊察辨证经验

辨证是立法处方的前提。辨证正确才能取得良好的疗效。从医案中可以学到前贤辨别和诊疗多发病常见病、疑难病和重急病症的经验；亦可吸取前人碰到误诊或治疗失误的教训，对于提高诊疗水平，防止类似事故的发生都是十分有益的。“智者以教训防止事故，愚者以事故换取教训”。务必多读医书医案，防患于未然。

案例：屯田孙侍御潇湘夫人。久痢不止，口干发热，饮食不进，犹服香连等药，完谷不化，尚谓邪热不杀谷，欲进芩连，数日不食，势甚危迫。余诊之，脉大而数，按之极微。询之小便仍利，腹痛而喜手按，此火衰不能生土，内真寒而外假热也。小便利则不热可知，腹喜按则虚寒立辨。亟进附子理中汤，待冷与服。一剂而痛止，连进一十余剂，兼服八味丸而康。

（《删补颐生微论》卷四）

案例：一儿四岁，泻久不止，每日夜必数次，间发潮热，作渴唇红，面貌羸瘦，其腹如鼓。喜食善饮，故可治耳。若竟投诃果，必致不救。丹溪云：“善食而瘦者，此胃中有伏火，易于消化也。”此儿平日善饭，且系疳火作泻，如用木香、肉果等类，反助其火，则清纯中和之气，变为燥热燔燎之症，火愈甚，则泻愈迫矣。予先用化食消积之药，次投以平胃散加黄芩、黄连、白术、神曲、麦芽，二剂而泻减，后以五疳丸调理而愈，此为实症似虚之候，切勿防其慢惊而投温补之剂也。

（《医捻大成·泄泻章》）

案例：熊清平乃郎，将冠得温热病。自以感冒清治之，已不中病。延医更谓阴虚，投以六味地黄汤，益不中病。迁延旬日，胸腹饱胀，稍按甚痛，潮热渐退，四肢冰冷，手足爪甲皆黑、舌苔干燥，口不知渴，与之以水则咽，大便五日未通，小便赤涩而少，咽喉肿塞，口不能言，耳聋不知所问，六脉举按皆无。医者不审热深厥深之旨，郁热蓄盛，脉反滞涩之变，热甚神昏，口不知渴之情，复不将望闻问切四字校勘，仅守发厥脉伏之假象，冒为真据。且将胸腹饱胀为阴寒上逆，而可按拒按置之不辨；咽喉肿塞，妄为虚阳上浮，而色之赤白，口气温冷，又置之不辨；又以大便燥短谬为阴凝不化，而痞满实坚全俱，又置之不察。直将一切内热明证概为假热，竟用四逆汤，附子用到一两。清夫妇疑而未进，就正于余。内外一探，知为湿热重病，阳邪亢热已极，反兼寒化，如醋暑雨雹之象。势亦在危，而细勘详询，明是在表失表，在里失里，酿或极重热症。再诊其脉，举按虽无，而沉候至骨，劲指甚坚，根蒂未绝，喜其可治。因谓曰："此大热症也。"遂疏黄连解毒汤合普济消毒饮，重加大黄，嘱其日夜二剂，务俾大便通，则火不伏而厥可回，脉可出。清因二医，一用附子干姜，一用黄连大黄，冰炭莫辨，无所适从。然其妇急欲将余方购药，而清究不能决。更延一医，匆匆一视，又谓阴毒。其妇曰："生死有数。若服谢先生药，死亦无恨"。清因妻意甚坚，勉为煎就，意仍孤疑。其妇强为徐灌。约二时之久，一剂已终，小水甚长，即索水饮。清见人事略醒，复煎一剂。是夜连得大利，果厥回脉出。次早复视，更以凉膈散，重服清胃药而健。

（《得心集医案·阳症似阴》）

　　以上三例为真寒假热、真热假寒、阳证似阴，实证似虚的案例。李中梓云："夫虚者补之，实者泻之，寒者温之，热者清之，虽在庸浅，当不大谬。至如至实有羸状，误补益疾；至虚有盛候，反泻含冤；阴症似乎阳，清之必毙；阳症似乎阴，温之转伤。当斯时也，非察于天地阴阳之故，气运经脉之微，鲜不误者。""大抵症之不足凭，当参之脉理；脉又不足凭，当取之沉候。……脉辨已真，犹未敢恃，更察禀之厚薄，症之久新，医之误否。夫然后济以汤丸，可以十全。"此类病案宜多读，才能真正掌握其辨证要领，以便临证时应用。

　　案例：嘉庆辛未春，予患眩晕，不出户者累月。友人张汝功兄来，言洪梅翁病剧。述其症状，起初少腹痛、呕吐，医谓寒凝厥阴，投入暖肝煎，痛吐益甚，又谓肾气上冲，更用理阴煎合六君子汤，每剂俱用人参，服之愈剧。脘痞畏食，昼夜呻吟，面目色黄，医称体亏病重，补之不应，虑其虚脱，举室忧惶。复有指为疸证，欲进茵陈蒿汤者。嘱邀予诊以决。予辞以疾，汝兄强之，于是扶掖而往。诊毕笑谓翁曰："病可无妨，但药只须数文一剂，毋大费主人物料。"方疏加味逍遥散，加郁金、陈皮、谷芽、兰叶。乃弟并锋翁曰"家兄年将花甲，病经多日，痛呕不食，胃气空虚，轻淡之品恐不济事。"予曰："此非虚证，药不中病，致益剧耳"。经云诸痛属肝，病由肝郁不舒，气机遏抑，少腹乃厥阴部位，因而致病。肝气上逆，冲胃为呕。温补太过，木郁则火，诸逆冲上，皆属于火，食不得入，是有火也。至于面目色黄，亦肝郁之所使然，非疸证也。逍遥一方，治木郁而诸郁皆解，其说出赵氏（《医贯》）。予辑载拙集《医述》中，检书与阅，翁以为然。初服各证均减，服至四剂，不痛不呕，黄色尽退，共服十二剂，眠食如常。是役也，翁病召诊日，皆汝兄代邀，语予曰：翁前服参药不应，自以为殆，子药如此之轻，见效如此之速，甚为感佩，嘱予致意，容当图谢。予曰："医者愈病，分所当然。"

（《程杏轩医案续录》）

　　此二案说明识证的重要性。华岫云谓："医道在乎识证、立法、用方、此为三大关键。一有草率，不堪司命。……至于识证，须多参古圣先贤之精义，由博返约，临证方能有卓然足见"。医生若要提高识证能力，除了临床实践外，尚需向有经验的老医生请教，更重要的多读医书，多看医案。积累有关的知识和经验。

490

二、体会立法用药精义

历代医案中大多是疑难的、复杂的、严重的和有特殊性的病症。就有相应的与众不同的治法，简便有效的单验方，数种方法同时运用的综合疗法和对某种药物独到的用药经验。还可从历代医案中寻找有价值的治法方药，运用到现代病的防治。

案例：晕眩兼足弱证

罗少耕观察方。久病痰体，痰邪随伏随起。自病以来，阴虚于下，阳冒于上。早有耳蒙，又有溺数。近复晕眩骤作，两足不能自持，步履维艰，大似上重下轻之势。上重者属热，心肝必有郁火；下轻者属寒，脾胃又为两亏。用药遂极其牵制，非铢两病端实不易落笔。拟煎丸并用，煎主熄养其上，丸主温纳其下。调理分服，可通西法所谓上为压力，下为吸力是也。

煎方：大生地三钱，西洋参二钱，瞳蒺藜三钱，白蒺藜三钱，黑料豆三钱，宋半夏钱半，川贝母三钱，桑寄生三钱，炒杜仲三钱，淡苁蓉钱半，东白芍钱半，杭菊花钱半，梧桐花钱半，化橘红五分，宣木瓜钱半，竹二青钱半，丝瓜络钱半，灵磁石（飞辰砂拌打）三钱。

参茸丸方（但能丸服，不能煎服；但能朝服，不能晚服；但能空腹服，不能饭肚服）吉林人参五成（去芦切片研末），血蜡鹿茸五成（先刮去毛，酥油拌烘，切片研末）。右味对半搭配，各研细和匀，再研，以龟甲胶纯烊酌量多少为丸，如梧桐子样大小。每晨空肚吞服八分，多至一钱，随即压以食物，俾药下趋不为上潜。此丸自冬至起服至交春止，以四十五天为度。

（《陈莲舫医案秘钞》前编）

案例：多年漏经证

康家湾有钱连源者，为苏北永兴集人，旅沪多年，其妻年当三十二岁时，以产后失调，续患漏经证。虽所下不多，而断续不已。延医诊治，数易其医，而均无效。如此一年有余，所费颇可观。以其下血不多，或昨有而今无，或朝无而夕有，遂忿恨而绝药，于是不信医矣。年复一年，延主十二年之久，病者已四旬有四岁，而病依然如旧。……因思以单方试之，曾记《医宗金鉴·妇科心法》中有地榆苦酒煎一方，姑一试以瞻其效否。因为处方如次，嘱其如法服之，每剂分早晚二次服，计四剂八服而愈。

地榆一两，陈醋六两，煎滚，再慢火熬片时。次晨空心，炖温服之。

（《金鉴·妇科》中此方醋无分量，予酌定之。）

本案没有细述病机和辨证，只提一张单方试用，表明有效的单方和经验都是宝贵的。常言道："单方一味，气煞名医"。可以在临床加以应用。

案例： 缪仲淳治娄东王官寿，患遗精，闻妇人即泄，瘠甚欲死，医告术穷。缪之门人以远志为君,莲须、石莲子为臣,龙齿、茯神、沙苑蒺藜,牡蛎为佐使,凡服稍止,然终不断。缪于前方加鳔胶一味,不终一剂而愈。

(《续名医类案》卷二十遗精)

本案提示鳔胶对遗精有显著作用。

三、重视医论医嘱

医论主要见于综合性医书或医家专著中。如《诊余举隅录》、《清代名医医案精华》,其中有许多精湛的论述和经验总结,是历代医家运用基础理论指导临床实践,又在实践中使经验得到锤炼和升华的结晶。这样的医理是经得起实践检验的,值得学习和应用的。

医嘱是指导病人如何调养休息、用药宜忌,防止复发、及早恢复的指南,至关重要。一般较为原则,如戒烟酒,适寒温,慎起居,忌肥甘,远房帏,怡悦开怀等。对于某种病的特殊医嘱更要具体注明。

案例:李卓如,数十年宦途操心,心气不足,假用于肝。肝为罢极之本,遂至生风夹痰,扰攘头项。巅顶之上,惟肝可到,所以胀势更凶,肝与胆为表里,肝火煽炼胆汁为痰,凝住坚块属马刀痈,未至石疽。肝通于心则为艰寐。心不交肾,小便反多。气火有升,津液内枯,大便容易艰燥。历治旬余,尚少把握。由于脉之早晚不定,起伏不定,大致弦滑为多,细软为少。种种气虚生痰,阴虚生风,痰热互郁,郁火内生。不能凉化者,为少火内亏也。不能温补者,为壮火内炽也。虽主潜阳育阴,而熄风化痰必得配合其间,方无偏胜。大致夏热秋燥与病不甚合,一大转机者,入中秋以后以冀向安。饮食起居尤须加意于服药之外。未识高明以为然否。

轻方:西洋参钱半　海贝齿钱半　广橘络一钱　炒丹参　丝瓜络三寸　元生地三钱　明玳瑁八分　东白芍钱半　川贝母(去心)钱半　抱茯神三钱　杭菊花钱半　白蒺藜(生刺)　合欢皮三钱

重方:吉林须八分　煅牡蛎三钱　抱木神三钱　梧桐花钱半　丝瓜络三寸　陈阿胶(蛤粉炒)钱半　东白芍钱半　海贝齿钱半　伸筋草钱半　炙龟甲三分　炒丹参钱半　白蒺藜(去刺)三钱　新会络一线　濂珠粉一分　竹二青(玖魂露炒)钱半。

可酌用丸方:天王补心丹　生脉散,首乌丸　酸枣仁汤

不用诸方:阳和汤　归脾丸,大活络丹　指迷茯苓丸,人参再造丸,都气丸

夏天感冒风热,如身热咳嗽,头项更胀,口干,服二三剂不等,平即不服。

冬桑叶钱半　新会红一钱　焦米仁三钱　佛手花四分　柔白薇钱半　光杏仁三钱　嫩钩藤钱半　川石斛三钱　左秦艽钱半　竹二青钱半　川贝母(去心)(原无剂量)　杭菊花钱半　荷叶一角　香青蒿钱半

感冒暑湿：佩兰叶钱半　新会红一钱　益元散三钱　炒夏曲钱半　白茯苓三钱　竹二青钱半　厚朴花四分　黄防风钱半　焦米仁二钱　川通草四分　荷梗三寸

食物酌用：燕窝（或白或毛）　莲子　绿豆汤　稻叶露　白木耳　芡实　荷花露　鲜藕梨　苹果　吉林参（逢节用荷花露煎服）

冬天宜服：鱼肚　红旗参

（《陈莲舫医等秘钞》）

案例：予族八一兄，素能饮酒，年五十，得肿胀病，通身水肿，腹胀尤甚，小便涩而不利，大便滑泄，召予治，予曰："若戒酒、色、盐、酱，此病可保无危，不然去生渐远。"兄曰："自今日戒起"。予以丹溪之法，而以参术为君，加利水道、制肝木、清肺金等药，十帖而小水长，大便实，肿退而安。又半月，有二从弟平日同饮酒者曰："天民弟素不饮酒，山中之鹿耳。我与兄，水中之鱼也，鹿可无水，鱼亦可无水乎？"三人遂痛饮，沉醉而止。次日病作甚于前，复来求治。予曰："不可为矣。"挨过一月而逝。

前案中处轻重二方外，指出不用和可酌用的成方，平时食疗之品，以及夏天感冒风热或暑湿时的备用方。可见医嘱的周详对病家是很有帮助的。次案例对肿胀禁忌，嘱咐甚为明确，病家犯禁，以致不救。可见医家详加嘱咐，病家遵循医嘱的重要性。

493

四、揆度转方心法

对每个复诊病人都存在"守方"和"转方"的思考。对实证病例，经治邪祛后，即应转方，不应追穷不舍而伤正，此谓"中病即止"；对虚证或虚实夹杂的慢性病人，经治症状体征有所改善，但主症仍在，病机未除，应在坚持针对性治疗方药基础上，根据兼症情况适当加减，即谓"效不更方"，如何掌握更方时机、更方法度对疗效很有关系。历代名医在这方面为我们提供了宝贵的经验，值得用心学习。

案例：孙，向患湿壅生痰，必吐出乃快，此痰郁中焦之病。刻诊脉弦滑，左脉细数，兼有木火内郁。迩来咳而不吐，肺胃之气为痰所阻，而不得清降也。痰之本在脾胃，痰之标在肺胃。拟用煎剂治标，丸方治本。

旋覆花　海浮石　青盐半夏　茯苓　橘红　南沙参　百合　银杏肉　川贝母　苡仁　荸荠　竹茹（姜汁炒）另：台参须煎汤过药。

二诊：拟健脾化痰，以治其本。

党参　白术　云茯苓（风化硝化水拌炒）　盐半夏　炙甘草　橘红　枳壳　海浮石　怀山药　沉香

药为细末，用竹沥、姜汁和蜜水泛丸，每日空心广陈皮汤送下四钱。

（《柳宝诒医案·痰饮》）

案例真州张右山兄令眷。久便血不止,以病状来郡,问治于余。询前治法,先用归地凉血不效;继用补中益气不效;又用归脾汤,重用人参,亦不效。困惫在床,求药治疗。证经三治法罔效,岂非阴结乎?经曰阴络结则血下溢,余用桂枝、赤芍、生姜、大枣和营而开络,人参、白术、茯苓、炮姜、甘草补脾以助其健运之常,当归、枣仁引血归经,始以此试之。不意竟属斯证,三次来郡取药,半月而血全止。

(《素圃医案》卷四)

案例:钱某,男,13 岁,学生。初诊:1986 年 10 月 13 日。幼年患哮证。无论何季均发。近半年来哮喘几乎持续发作,呼吸急促,咳呛甚剧,不能平卧,痰涎稠黏,不易咯出,喷嚏,流涕不止,额上出汗。舌尖红,质淡紫,苔黄腻,脉滑数(124次/分)。用泼尼松、氨茶碱以及抗生素等未能奏效。用沙丁胺醇喷雾剂,仅能暂时缓解。追问病史:哺乳期曾患奶癣。

体检:体温 37.8℃,心率 120 次/分,呼吸 36 次/分,听诊两肺哮鸣音满布。

哮证宿疾多年,因外感风邪而诱发,痰浊壅肺,郁而化热。急则治其标,以救燃眉。生拟宣肺平喘,化痰祛邪。

处方:生麻黄 4.5g,射干 9g,炙地龙 9g,炙紫菀 12g,炙款冬 12g,石韦 15g,苍耳子 9g,桑白皮 15g,鱼腥草 30g,黄芩 9g,生南星 9g。

上方起初三天,每天服 2 剂,各煎 2 汁,一昼夜分 4 次服完,同时服用氨茶碱。三天后寒热退清,喘息略减。改为每天煎服 1 剂,哮喘白昼缓解,夜间常发哮鸣,但程度减轻。一周后,原方去石韦,鱼腥草,加党参 12 克,仙灵脾 12 克,续服 7 剂。哮鸣、喷嚏等症状消失,略存咳嗽。又给予培补脾肾,养肺化痰之品,煎服 7 剂后,改用膏滋方调治。

膏滋方:哮证反复发作已九载。上月外邪引动宿疾而诱发,经服汤剂治疗,哮喘逐步缓解。刻诊:胸闷不舒,气短,活动即感气急,略有咳嗽,喉间有痰,畏寒肢冷,倦怠无力,面色少华,纳谷不香。脉小滑略数(90 次/分),苔薄腻,舌质淡胖,哮证宿根深痼,肾阳式微,脾气亏虚,肺气耗伤,痰浊未清。治拟益肾温阳,补气健脾,宣肃肺气,化痰止咳。

处方:熟附块 120g,川桂枝 80g,仙灵脾 200g,补骨脂 150g,胡桃肉 150g(打),五味子 80g,紫河车 80g,生晒人参 50g,炙黄芪 150g,白茯苓 200g,炒白术150g,炙甘草 100g,白果肉 150g,大熟地 150g,大麦冬 150g,山萸肉 150g,生麻黄100g,炙地龙 100g,苍耳子 100g,炙苏子 150g,光杏仁 120g,炙款冬 150g,桑白皮120g,炒防风 80g,粉丹皮 100g,黄芩 120g,陈皮 100g,佛手干 100g。

上方除生晒人参、紫河车外,余药均用清水隔宿浸透,煎 3 汁,去渣取汁,文火浓缩,加陈阿胶 160g,打碎,用陈绍酒 250g 炖烊,加冰糖 500g,于收膏时将生晒人参另煎浓汁冲入,紫河车研细粉调入膏中。每早晚各服一匙,隔水蒸化。如遇感冒发热,伤食停滞,请暂停服用。服膏方期间,防止闻吸异味尘烟。忌莱菔、饮茶、虾蟹鱼腥以及生冷辛辣食物。

1987年6月1日,由其母伴来就诊。据称:服膏滋方后,今春体质比往年好,曾患感冒亦未诱发哮证。近三天来,流涕喷嚏,咳嗽时略有气急,宿恙似有欲发之象。再给予初诊宣肺平喘,化痰祛邪之剂,连服7剂,咳嗽气急消失。以后给予河车大造丸10g,或左归丸10g,日服2次,两丸交替服用,以后哮证竟然未见复发。

复诊:1987年11月23日。

膏滋方:哮证九载,病根顽固,去冬膏方进补,后又丸药调,近一年来,喘息竟未发作。确非始料所及,实属可喜。体质逐渐强壮,身高骤增,已能正常参加学校活动。学习成绩上升。偶患感冒,虽见咳嗽痰多,亦未诱发哮证。但闻到异气怪味,常觉胸闷不舒。舌苔薄腻,脉象小滑。病情渐入坦境。再予培补脾肾为主,辅以养肺化痰之品,如能肾气渐充,脾气渐健,肺气渐固,则根治有望矣。

处方:仙灵脾200g,补骨脂150g,巴戟天150g,胡桃肉150g(打),五味子80g,紫河车80g,大熟地150g,山萸肉150g,怀山药150g,制黄精150g,炙黄芪150g,潞党参150g,白茯苓200g,炒白术150g,炙甘草100g,生麻黄60g,炙地龙100g,苍耳子100g,炙款冬150g,粉丹皮100g,陈皮100g,六神150g。

1988年11月17日又来膏方门诊,报告:一年来未发哮喘,体格较健,并能参加学校各项体育活动。方从略。配料、服法及医嘱等,基本同前。

评按:本案乃支气管哮喘,中医属哮证范围。病史已达九年,宿根顽痼,反复发作,久治不愈。本证虽有冷哮、热哮之别,但在临床上难以截然划分。或先属冷,后因痰浊内蕴而转化为热;或本体虚寒而邪气实热。可见纯寒不热或纯热不寒者,并不多见。因此,在遣方用药时,理应虚实兼顾,温凉并用。本案就诊时哮证发作半月,痰稠,发热,舌红苔黄,病邪已从热化,故用麻黄、紫菀、款冬之辛温以宣肃肺气化痰平喘,又用桑白皮、鱼腥草、黄芩之苦(甘)寒以泻肺清热平喘。此时偏于攻邪治实。经服开路药治疗后,哮证缓解,但见动则气急,畏寒肢冷,倦怠纳少,舌质淡胖等脾肾虚寒之象,故膏方以温肾补脾益气为主,稍佐宣肃肺气,清化痰热。处方有金匮肾气丸、生脉饮、玉屏风散、四君子汤、定喘汤等综合组成。膏方重点着眼于益肾固本。由于患者哺乳期患奶癣、四岁时患哮证,《临证指南医案》称之谓"幼稚天哮",与肾气亏虚有密切关系。特别是患者正将进入发育时期,经过调理治疗后,如肾气渐充,故有根治的希望。方中除选用附子、仙灵脾、补骨脂、胡桃肉、熟地、萸肉等以补肾温阳外,选用一味紫河车,此乃血肉有情之品,即能大补肾藏精气,又能增进免疫功能,从而加强机体抗病能力,且有较好的抗过敏作用。长期以来,笔者喜用此药来治疗支气管哮喘,效果甚佳。本方服膏方后,哮症所以不发,确与抓住其身体发育阶段,重用补肾固本法有关。本

495

证患者多属过敏体质,因此,还应用抗过敏的药物,贯彻始终,亦有利于控制或减少其发作。膏方中苍耳子、桂枝、防风、牡丹皮等均可选用。

(《中医膏方经验选》)

按:病有缓急标本。急则顾命,缓则治病;急则治标,缓则治本。临床上治标方、治本方经常互换更用,且形式多样。如早服治标方,晚服治本方,煎以治标,膏方丸药图本。此外,病程不同阶段的治疗侧重点不同,需要随症易方;又治疗无效,病重药轻;或病轻药重,过于伤正;或病症虚实混淆,方药主次颠倒,法与方不合,方药组合失宜必须易方,还有治病方与善后调理的更替等,必须细心揣摩先辈案例的用药经验,并在自己的临床实践中体会、应用。

五、掌握名言警句

完整的医案包括理法方药四部分。医案说理部分及案后的述评按语,经常引用经典著作中的至理名言、医学谚语,亦有经作者根据长期医疗实践的经验,反复锤炼而成的医学警句。这些名言警句对于临床治疗具有很大的指导意义。读者学习医案时应注意随时收集、理解、掌握其要义,以便日后应用。医案中的名言警句包含着病因、病机、病症、治则、脏腑、生理病理等多方面的内容,现将部分名言警句摘录于下,以供参考。

脏腑生理病理:肾为真阴之根,统五内之精。肺为元气之本,司百脉之气。肝为风木之脏,全赖肾水济之,血液以濡之,中宫敦阜之真气以培之。女子以肝为先天。心主身之血脉,脾主身之肌肉,肝主身之筋膜,肾主身之骨髓,肺主身之皮毛。脾为后天之本,肾为先天之本。脾为生痰之源,肺为贮痰之器。痰之本在脾肾,痰之标在肺胃。肺为水之上源,脾为水之堤防,肾为水之下源。纳食主胃,运化主脾。能纳不能运,病在脾;能运不能纳,病在胃。脾宜升则健,胃宜降则和。太阴湿土,得阳始运;阳明燥土,得阴自安,以脾喜则刚燥,胃喜柔润也。胃为水谷之海,脾为生化之源。肝木之病,犯胃则呕,克脾则胀,上升则撑痛而气逆,下陷则滞痛而便艰。肝者罢极之本。肝气虚则恐,实则怒。头者精明之腑。头为诸阳之会。脑为髓之海,腰为肾之府,膝者筋之府。耳者宗脉之所聚也。肾开窍于耳,心寄窍于耳。肝开窍于目。五脏六腑之精气,皆上注于目而为之精,精之窠为眼。心主血,肝藏血,脾统血。血随气行,气赖血辅,气主煦之,血主濡之。夫血生于心,统摄于脾,藏受于肝,宣布于肺,施泄于肾,流注一身,所在皆是。气为血帅,气行则血行,气滞则血滞。气为血之引导,血为气之依归。心为主宰,肾为根本,精之封藏,虽在肾,神之主宰,则在心,精之蓄泄,听命于心。心为君主,肾为相火,肾司二阴,胃司九窍,肾伤窃气于肺,肝病必传于脾。脏寒生满病,脾虚生气胀。上焦如雾,中焦如沤,下焦如渎。肾主纳气,肺主出气,咳为肺病,喘为肾病。肺属金,如悬钟,空则鸣,实则咳,破则哑。肺热叶焦,发为痿疐。肺为娇脏,为五藏华盖,不耐邪侵,精、气、神为人身三宝,精藏于肾,气出于肺,神藏于心。胃中寒,则腹胀。胃中热则消谷,令人悬心善饥。膀胱不利为癃,不约为遗溺。诸痛痒疮,皆属于心。诸湿肿满,皆属于脾。诸风掉眩,皆属于肝,诸寒收引,皆属于肾。诸气愤郁,皆属于肺。

病因:风者百病之长。暑乃郁蒸之热,湿为濡滞之邪。伏暑为病,湿热居多。秋伤于湿,冬生咳嗽。人年四十,阴气自半,饮食自倍,肠胃乃伤。怒伤肝,喜伤心,思伤脾,忧伤肺,恐伤肾。形寒寒饮则伤肺。膏粱无厌发痈疽,淡泊不堪生肿胀。风性则动,热胜则肿,燥胜则干,寒胜则浮,湿胜则濡泻。气虚身热,得之伤暑。痛者,寒气多也,有寒故痛也。暑热伤气,湿着阻气。

病症:五脏六腑皆令人咳,非独肺也。咳嗽痰喘之病,浅则在肺胃,深则属肝肾。喘病之因,在肺为实,在肾为虚。肺病以中气健旺,能食便坚为佳。荣气虚则不仁,卫气虚则不用。中气不足,溲便为之变,肠之苦鸣。清气在下,则生飧泄。久利久泄,无不伤肾。暴泻为实,久泻为虚。血之与气并走于上,则为大厥,厥则暴死。气复反则生,不及则死。怪病生于痰。无痰不作眩,上虚则眩。久病入络。久痛入络。不通则痛,通则不通。络虚则痛,麻为气虚,木是湿痰败血。胃不和则卧不安。肿为水溢,胀属气凝。风胜为行痹,寒胜为痛痹,湿胜为著痹。胆移热于脑,令人辛颏鼻渊。湿热不攘,大筋緛短,小筋弛长,緛短为拘,弛长为痿。肺热叶焦则生痿疐。烦劳则张,精绝辟积于夏,令人煎厥。

治则:治病必求其本。缓则疗病,急则顾命。治风先治血,血行风自灭。莫见血以投凉,身因嗽以理肺。见痰休治痰,见血休治血,当以病因传变推求。血脱补气,以有形之血不能速生,无形之气所当急固。夺汗则无血,夺血者无汗。气因精夺,当养精以固气。因虚致病者,当治虚,其病可退;因病致虚者,当治病,其虚可保。补脾先以补肾,以火能生土;补肾宜兼补脾,以脾为化生之源。治水必先行气,以气化水亦化;治气宜兼治水,以水行气亦行。上燥治气,下燥治血(徐灵胎谓:上治肺,下治肾)。损其肺者,益其气;损其肾者,益其精。初病在气,久则入血。在卫汗之可也,到气才可清气,入营犹可透热转气,入血则恐耗血动血,直须凉血散血。病痰饮者,当以温药和之,治湿不利小便,非其治也。怒胜思,思胜恐,恐性喜,喜胜忧,悲胜怒。暴崩当温涩,久漏宜宣通。本虚失脱治在肾,邪干窍闭治在胆。治痿独取阳明。遗精有梦治心,无梦治肾。气虚则补中以行气,气滞则开郁以宣通,血衰则养营以通络,血瘀则通络以攻痹,此治癥瘕之大略。毒药攻邪,五谷为养,五畜为益,五菜为充。坚者削之,客者除之,劳者温之,结者散之,留者攻之,燥者濡之,急者缓之,散者收之,损者温之,逸者行之,惊者平之,上下交损,当治其中。开鬼门,洁净府,去菀陈莝。大毒治病,十去其六,常毒治病,十去其七,小毒治病,十去其八,无毒治病,十去其九,谷肉果菜,食养尽之。新邪宜急散。宿邪宜缓攻。

497

熟记名言警句,对临床病症的认识、联想和分析都有很大帮助。(看问题落在点子上)使你很快地将诸多的表象勾画出病症的轮廓,并找到病症的本原和归结,得出合理的处置方法。在书写病史时可作为病案分析,以理立论的依据。所以要求学生广读经典名著,才能熟悉与正确地运用医理。提高病案质量。

跋

回顾 20 世纪 60 年代（1958 年），一百多个学生寂静地坐在扶手靠背椅上，边听讲边低头在刻印的讲稿上记着。蔡中慧老师竭尽全力地放声讲述"舌诊之要"，并自行伸舌姿势作示教的场景历历在目，记忆犹新。当时的教师就凭一张口，一支粉笔，几页讲稿（临时编印，学完后装订成册）进行课堂教学的。能帮助提高听课效果的是板书（字迹端庄），语调（抑扬顿挫）和教态（沟通心灵）。而最能吸引学生注意力的还是：讲课的内容。我得到的启示是：内容是教学的灵魂。

1959～1960 年首次由国家卫生部组织五个中医院校编写并出版了中医学院试用教材（讲义）。1963 年对中医诊断学讲义进行修订。出版的"中医诊断学讲义"内容精要而简洁。经过十多年临床，逐渐领悟到中医药的兴衰存亡取决于中医自身的发展和实效，而自己能为此作为的甚少。故决心选择重返学校学习提高的道路。从研读硕士起，在导师张伯讷、金寿山、殷文治教授指导下，进行脉学理论学习和脉诊客观化研究，为解读、整理、挖掘、验证中医传统理论、开创客观化研究打下基础。并经历了临床医疗实践和进行实验研究的知识积累、中西医学基础理论逐步得到磨合，进一步认识了中国医学"博大精深"，中医发展势在必行。并感觉到我们当代学子继承发扬传统医学的重任义不容辞。

1982 年我参与重建中医诊断教研室，并受任中医诊断学的教研工作。学习了《中医诊断学》五版教材及相继出版的由北京、西北、华北等地区编写的《中医诊断学》、中医专家编著的教学参考书、专著如《中医症状鉴别诊断学》（1984）、《中医证候鉴别诊断学》（1985）、《实用中医临床诊断学》等。1987 自编了《中医诊法学》，1995 参加编写六版教材等，确实感到中医诊断学的内容比以往丰富，篇幅亦大为增加，但是，增加部分的内容，主要为参考文献和研究进展的文献摘要。缺乏与核心内容的融会贯通，不免有些资料堆积的感觉；另一个不足之处，是中医诊断学的内容与前期基础课、后期临床学课的衔接不够，这些问题必须重视克服，才能使中医诊断学确实起到基础教学和临床各科的桥梁作用。

近年来，由于重视基础教学与临床实践相结合；与科学研究相结合的方针，将舌诊、脉诊等客观化研究成果逐步充实到教学中来，使学生更好地理解和掌握中医诊法的内涵和技能。中医诊断学又通过实验教学，提高了四诊操作能力，尤其临床带教和电脑模拟诊断训练，促进了学用结合，使教学不断地得到发展。但在教学内容上亦有超越实际的过高要求。如有的教材强调了辨证与辨病相结合，提出撰写中西医结合病史，中西医双重诊断等要求，似乎脱离实际，"拔苗助长"，与"根深叶茂"自然规律相悖。不但难以达到目标，反而淡化了中医基础知识和技能操作的学习。

加强四诊和辨证知识的教学和技能训练是提高中医诊断学的当务之急。我们从学生到教师，从教室到临床，起初时常为书本知识与面对病员一时对不上号而感到困惑。逐步感到中医观察病人和辨识病情方法的奇特，有效。当然，这种感觉是要靠认真实践、积累经验才能获得的。然而，我们如果在教学上再下功夫，将中医理论知识纵横贯通，将全面观察，多点分析的思路落到实处，不就可以使学生学得的知识更快地活用起来吗？因此，新增添《分部诊断》一篇，以机体分部的组织结构和功能为基础，将患者出现的病理现象分别罗列于形态、感觉、功能异常变化三项之下，进行分析、辨别和归纳，得出贴近临床表现的证候类别。让学生充分领会如何运用基础知识、经过"看病，识病"的实践过程，学会综合分析抓住重点、顾及一般的诊断技能。以冀达到学以致用的目标。

该讲稿内容曾多次为中医、中西医结合、西医学习中医等不同层次的学员授课，取得实用、易懂的良好反响。今又经名师研究室各位老师帮助整理，编写成册。显示了研究老师在教学研究的过程中，不断跨出的新步伐，留下的新足迹。

当然有些观点和理念尚欠成熟，就以个人的拙见，愿与师长和同道们共同探讨。抛砖引玉，迄求真谛。

费兆馥

2008 年 12 月